AF232185

DE LA

FIÈVRE PUERPÉRALE.

Librairie de J.-B. Baillière et Fils.

BULLETIN DE L'ACADÉMIE IMPÉRIALE DE MÉDECINE, publié par les soins de la Commission de publication de l'Académie, et rédigé par MM. F. Dubois, secrétaire perpétuel, Devergie, secrétaire annuel. — Paraît régulièrement tous les quinze jours , par cahiers de 3 feuilles (48 pag. in-8). Il contient exactement tous les travaux de chaque séance. Prix de l'abonnement pour un an *franco* pour toute la France,   15 fr.

Collection du 1er octobre 1836 au 30 septembre 1858 : vingt-deux années formant 23 forts volumes in-8 de chacun 1100 pages.   160 fr. Chaque année séparée in-8 de 1100 pages.   12 fr.

Ce Bulletin *officiel* rend un compte exact et impartial des séances de l'Académie impériale de médecine, et présentant le tableau fidèle de ses travaux. Il offre l'ensemble de toutes les questions importantes que les progrès de la médecine peuvent faire naître ; l'Académie étant devenue le centre d'une correspondance presque universelle, c'est par les documents qui lui sont transmis que tous les médecins peuvent suivre les mouvements de la science dans tous les lieux où elle peut être cultivée.

DES PLAIES D'ARMES A FEU. Communications à l'Académie impériale de médecine, par MM. les docteurs Baudens, Roux, Malgaigne, Amussat, Blandin, Piorry, Velpeau, Huguier, Jobert (de Lamballe), Bégin, Rochoux, Devergie, etc. Paris, 1849, in-8 de 250 pages.   3 fr. 50

DE LA SYPHILISATION ET DE LA CONTAGION DES ACCIDENTS secondaires de la Syphilis, communications à l'Académie de médecine par MM. Ricord, Bégin, Malgaigne, Velpeau, Depaul, Gibert, Lagneau, Larrey, Michel Lévy, Gerdy, Roux, avec les communications de MM. Auzias Turenne et C. Spérino, à l'Académie des sciences de Paris et à l'Académie de médecine de Turin. Paris, 1853, in-8 de 384 pages.   5 fr.

TRAITÉ PRATIQUE DES MALADIES DES ORGANES SEXUELS DE LA FEMME, par le docteur F. W. de Scanzoni, professeur d'accouchements et de gynécologie à l'Université de Wurzbourg, etc., traduit de l'allemand sous les yeux de l'auteur, avec des notes, par les docteurs H. Dor et A. Socin. Paris, 1858. 1 vol. grand in-8 de 560 pages, avec figures.   8 fr.

TRAITÉ DE LA FOLIE DES FEMMES ENCEINTES, des Nouvelles accouchées et des Nourrices, et Considérations médico-légales qui se rattachent à ce sujet, par le docteur L. V. Marcé, ancien interne, lauréat des hôpitaux et de la Faculté de médecine, membre titulaire de la Société anatomique. Paris, 1858, in-8° de 400 pages.   6 fr.

DE LA FIÈVRE PUERPÉRALE OBSERVÉE A L'HOSPICE DE LA MATERNITÉ, par le docteur Stéphane Tarnier, ancien interne de l'hospice de la Maternité, lauréat de la Faculté de médecine. Paris, 1858, in-8 de 208 pages.   3 fr. 50

DE LA FIÈVRE PUERPÉRALE chez la femme, le fœtus et le nouveau-né, par le docteur Paul Lorain, ancien interne, lauréat des hôpitaux. Paris, 1855, in-4° de 204 pages.   3 fr. 50

Paris. — Imprimerie de L. Martinet, rue Mignon, 2.

DE LA

FIÈVRE PUERPÉRALE

DE SA NATURE

ET DE SON TRAITEMENT

COMMUNICATIONS

A L'ACADÉMIE IMPÉRIALE DE MÉDECINE,

PAR MM.

GUÉRARD, DEPAUL, BEAU, PIORRY,
HERVEZ DE CHÉGOIN, TROUSSEAU, PAUL DUBOIS, CRUVEILHIER,
DANYAU, CAZEAUX, BOUILLAUD, VELPEAU, J. GUÉRIN,

PRÉCÉDÉ

DE L'INDICATION BIBLIOGRAPHIQUE DES PRINCIPAUX ÉCRITS
PUBLIÉS SUR LA FIÈVRE PUERPÉRALE.

PARIS,

J.-B. BAILLIÈRE ET FILS,

LIBRAIRES DE L'ACADÉMIE IMPÉRIALE DE MÉDECINE,
Rue Hautefeuille, 19.

LONDRES,   NEW-YORK,
H. BAILLIÈRE, 219, REGENT-STREET. | H. BAILLIÈRE, 290, BROADWAY.

MADRID, C. BAILLY-BAILLIÈRE, CALLE DEL PRINCIPE, 11

1858.

AVIS DES ÉDITEURS.

En publiant la *Discussion sur la Syphilisation* (1), nous avons dans l'avertissement tracé une courte revue rétrospective des points les plus importants de la science qui ont fait l'objet des travaux de l'Académie jusqu'en 1852 ; depuis lors de nombreuses séances ont été consacrées : au *Mode de préparation de l'Opium indigène* (2), à la *Paralysie et à l'atrophie musculaire progressive* (3), à la *Surdi-mutité* (4), à l'emploi du *Perchlorure de fer* (5), aux *Marais à sangsues* (6), au *Traitement des Déviations utérines* (7), au *Diagnostic et à la curabilité du Cancer* (8), au *Traitement de la Variole* (9), à la *Nouvelle nomenclature médicale* (10), au *Délire et à la Folie au point de vue anatomo-pathologique* (11), à un *Procédé nouveau pour établir et entretenir le Séton à la nuque et à la Révulsion* (12), à un *nouveau mode d'Occlusion des yeux dans les*

(1) *De la Syphilisation et de la contagion des accidents secondaires de la Syphilis*, Communications à l'Académie de médecine par MM. Ricord, Bégin, Malgaigne, Velpeau, Depaul, Gibert, Lagneau, Larrey, Michel Lévy, Gerdy, Roux, avec les Communications de MM. Auzias-Turenne et C. Spérino, à l'Académie des sciences de Paris et à l'Académie de médecine de Turin. Paris, 1853, in-8 de 384 pages.

(2) *Bulletin de l'Académie*, t. XVIII, p. 278, 450, 476 ; t. XIX, p. 732.
(3) — — t. XVIII, p. 490, 546, 592, 623.
(4) — — t. XVIII, p. 656, 679, 737, 772, 815 à 1056.
(5) — — t. XIX, p. 82 et suiv.
(6) — — t. XIII, p. 813, 837 ; t. XIX, p. 196, 457, 506.
(7) — — t. XIX, p. 357, 628 et suiv.
(8) — — t. XIX, p. 1113 ; t. XX, p. 7 à 447.
(9) — . — t. XX, p. 478 à 643.
(10) — — t. XX, p. 648 à 904.
(11) — — t. XX, p. 908 à 1071.
(12) — — t. XXI, p. 53 à 337 et 611.

ophthalmies (1), aux *Kystes de l'ovaire* (2), aux *effets de la Ligature de l'œsophage sur les animaux* (3), à la *Méthode sous-cutanée* (4), à l'*Éthérisation envisagée sous le rapport de la responsabilité médicale* (5), à la *Statistique des causes de décès* (6), à l'*herpès tonsurant et sa transmissibilité des animaux à l'homme* (7).

Mais aucune question n'a aussi vivement préoccupé le monde médical que la longue et solennelle discussion de la *Fièvre puerpérale*. Pendant près de cinq mois l'Académie impériale de médecine a consacré une grande partie de ses séances à l'exposition des doctrines des praticiens les plus expérimentés et dont l'opinion sur ce sujet fait justement autorité dans la science.

C'est cette discussion que nous publions telle qu'elle a été enregistrée dans le *Bulletin de l'Académie impériale de médecine*. Comme garantie d'exactitude, nous devons dire que chacun des orateurs a revu et corrigé ses épreuves.

Nous avons pensé faire une chose utile en complétant ce travail par une indication bibliographique des *principaux* écrits publiés sur la fièvre puerpérale ou s'y rattachant.

Paris, 5 août 1858.

(1) *Bulletin de l'Académie*, t. XXI, p. 437 à 578.
(2)   —   —   t. XXI, p. 583; t. XXII, p. 21 à 323.
(3)   —   —   t. XXI, p. 961, 983, 999, 1005; t. XXIII, p. 999 et suiv.
(4)   —   —   t. XXII, p. 363 à 724.
(5)   —   —   t. XXII, p. 820 à 1097.
(6)   —   —   t. XXIII, p. 32 à 109.
(7)   —   —   t. XXIII, p. 223 à 327.

INDICATION BIBLIOGRAPHIQUE

DES PRINCIPAUX ÉCRITS PUBLIÉS

SUR LA FIÈVRE PUERPÉRALE.

HIPPOCRATE. Œuvres, traduites par E. Littré. T. II, *Epidémies*, livre I. — T. III, livre III. — T. VIII, *Maladies des femmes*.

SPACH (Is.). Gynœciorum, sive de mulierum tum communibus, tum gravidarum parientium et puerperarum affectibus et morbis. Argentorati, 1597, in-folio.

 Cet ouvrage contient les écrits sur les maladies des femmes de Akakia, G. Albucasis, Bauhin, Bonavioli, Bottoni, Lebon, Lacorde, Mercado, Mercurialis, Monté-Moschion, A. Paré, Plater, Rocheus, Rousset, Ryff, Sylvius, Trincavelli, Trotusa.

WELSCH et SUTZBERGER. Historia medica novum istum puerperarum morbum continens qui ipsis der friesel dicitur 1655. In A. Haller *Disputationes ad morborum*. T. V, p. 445 à 480.

WILLIS (Th.). Opera medica et physica, Lugduni, 1676, t. I, p. 175 et suiv., in-4.

STRÖTHER (Ed.). Criticon febrium, or a critical essay on fevers. London, 1718.

PEU. La pratique des accouchements. Paris, 1726, in-8.

PUZOS (Nic.). Des maladies aiguës produites par les dépôts laiteux; à la suite de son *Traité des accouchements*. Paris, 1759, in-4, p. 367 à 394.

DENMAN (Th.). Essays on the puerperal fever and on puerperal convulsions. London, 1768, in-8.

LEAKE (John). Practical observation on the childbed fever. London, 1770, in-8.

RAULIN. Traité des maladies des femmes en couches. Paris, 1771, in-12.

WHITE (Ch.). Avis aux femmes enceintes et en couches, ou Traité des moyens de prévenir et de guérir les maladies qui les affligent dans ce deux états. Paris, 1774, in-12.

KIRKLAND (Th.). A Treatise on childbed fever. London, 1774, in-8.

HULME (Nath.). A Treatise on the puerperal fever. London, 1772, in-8.

GASTELIER (R.-G.). Traité de la fièvre miliaire des femmes en couches. Paris, 1779, in-8. — Des maladies aiguës des femmes en couches. Paris, 1812, in-8.

DOULCET (D.-C.). Mémoire sur la maladie qui a attaqué en différents temps les femmes en couches à l'Hôtel-Dieu de Paris. Paris, 1782, in-4.

WALTER. Des maladies du péritoine (*Nouveaux mémoires de l'Académie des sciences de Berlin*, année 1782), in-4, avec 2 planches.

ERMERINS (J.-P.). Dissertatio medica de febre vulgo dicta puerperali pro singulari specie non habenda, Lugduni Batav. 1782, in-4.

DELAROCHE. Recherches sur la nature et le traitement de la fièvre puerpérale. Paris, 1783, in-12.

FRANK (J.-P.). De venesectionis apud puerperas abusu, in *Delectus opusculorum*. Ticini, 1787, t. IV, p. 9 et suiv.

NOLTE (E.-C.). Dissertatio e febre puerperarum, in Frank, *Delectus opusculorum*. Ticini, 1788. V, p. 1 à 69.

DOUBLET. Nouvelles recherches sur la fièvre puerpérale. Paris, 1791, in-12.

PLESSMANN (Fr.). La médecine puerpérale, ou des accidents de la maternité. Paris, 1797, in-12.

CLARKE (J.). An Essay on the epidemic disease of Lying in Women, on the Years 1787 and 1788. London, 1788, in-4. — Practical essays on the menagement and on the inflammatory and febrile diseases of Lying in Women. London, 1793, in-8.

CHAMBON (N.). Maladies des femmes en couches. Paris, an VII. *De la fièvre putride*, t. II, p. 227.

GUINOT. Mémoire sur l'emploi du carbonate de potasse dans les fièvres puerpérales (*Recueil périodique de la société de médecine de Paris*. an VIII, t. VII, p. 1 et suiv.).

VIGAROUS (J.-M. J.). Cours élémentaire de maladies des femmes. Paris, 1801. *De la fièvre puerpérale*, t. II, p. 376 à 487.

GASC (J.-Ch.). Dissertation sur la maladie des femmes à la suite des couches, connue sous le nom de *fièvre puerpérale*. Paris, 1801, in-8. — Réimprimé à la suite du *Traité de l'art d'accoucher* de G.-G. Stein. Paris, 1804, t. II, p. 183 à 290.

PUJOL (A.). Mémoire sur une fièvre puerpérale (*OEuvres de médecine pratique*. Castres, 1802, ou Paris, 1823, t. IV, p. 277.

LAENNEC (R.-Th.-H). Histoires d'inflammation du péritoine (*Journal de médecine* de Corvisart, Leroux et Boyer. Paris, 1802, t. IV, p. 499 à 547 ; t. V, p. 3 à 59).

SCHWEIGHAEUSER (J.-F.). Catalogue systématique des écrits relatifs à la médecine puerpérale qui ont paru depuis 1785 à 1800 (*Archives de l'art des accouchements*. Strasbourg, 1802, t. II, p. 194 à 320). — Tablettes chronologiques de l'histoire de la médecine puerpérale. Strasbourg, 1806, in-12.

LOBSTEIN (J.-F.). De la fièvre puerpérale (*thèse*). Paris, an XII, in-4.

ROUTIER (J.-B.). Considérations sur la maladie des femmes en couches dite *fièvre puerpérale*. Paris, 1803, in-8 de 48 pages.

MERCIER. Existe-t-il une fièvre puerpérale. Paris, 1804, in-8.

ROBERT (L.-J.-M.). Nouvelles vues physiologiques sur la nature et le traitement de la fièvre puerpérale. Marseille, 1812 (pag. 361 à 445 de son ouvrage l'*Art de prévenir le cancer au sein*).

BAYRHOEFER (C.-F.). Bemerkungen ueber das epidemische Kindbetterinnenfieber. Francfort, 1812, in-8.

NAEGELE (F.-K.). Schilderung des Kindbettfiebers. Heidelberg, 1812, in-8.

HEY (W.). A Treatise on the puerperal fever. Illustrated by cases, which occured in Leeds and its vicinity, in the Years 1809 and 1812. London, 1815, in-8.

SÉDILLOT (A.-J.). Recherches historiques sur la fièvre puerpérale. Paris, 1817, in-4.

LEGOUAIS. Réflexions et observations sur l'emploi des saignées et des purgatifs dans le traitement de la fièvre puerpérale (*thèse*). Paris, 1819, in-4.

ARMSTRONG (J.). Facts and observations relative to the fever commonly called puerperal. London, 1819, in-8.

VANDENZANDE. Considérations pratiques sur la fièvre puerpérale. Anvers, 1821, in-8.

MACKINTOSH (J.). A Treatise on the disease termed puerperal fever. Edinburgh, 1822, in-8.

CAMPBELL (W.). A Treatise on the epidemic puerperal fever, as it prevailed in Edinburgh in 1821-1822. With an Essay of the Dr Gordon, on the puerperal fever of Aberdeen in 1789-1792. Edinburgh, 1822, in-8.

SCOUTETTEN. Mémoire sur l'anatomie pathologique du péritoine (*Archives de médecine*. 1823 et 1824, t. III, p. 497; t. IV, p. 386; t. V, p 537).

GARDIEN. Traité complet d'accouchements, et des maladies des filles, des femmes, etc. Paris, 1824, t. III, p. 349 et suiv.

RIBES (F.). Exposé sommaire de quelques recherches anatomiques, physiologiques et pathologiques (*Mémoires de la Société médicale d'émulations*. Paris, 1817, t. VIII, p. 604 à 674). — Recherches sur la phlébite (*Revue médicale*, Paris, 1825, t. III, p. 5).

SIEBOLD (A.-E.). Versuch einer pathol. und therap. Darstellung der Kindbettflebers. Francfort, 1826, in-8.

VELPEAU. Mémoires sur l'emploi des frictions mercurielles dans le traitement de la péritonite puerpérale (*Revue médicale*. 1827, t. I, p. 5, 41; *Archives de médecine*. 1829, t. XIX, p. 535). — Recherches et observations sur l'altération du sang dans les maladies (*Revue médicale*. 1826, t. II, p. 440; t. III, p. 68; t. IV, p. 212; 1827, t. II, p. 216).

DUGÈS (A.). Mémoire sur la péritonite puerpérale. (*Journal hebdomadaire de médecine*. Paris, 1828 et 1830, t. I et VI.)

DANCE (J.-B.). Essai sur la métrite aiguë puerpérale (*thèse*). Paris, 1824, in-4. — De la phlébite utérine et de là phlébite en général, considérées sous le rapport de leurs causes et de leurs complications (*Archives de médecine*, 1828, t. XVIII, p. 473, et XIX, p. 5, 161). — Observations sur plusieurs affections de l'utérus (*Archives de médecine*, 1829, t. XX, p. 521, t. XXI, p. 190).

GOOCH. An account of some of the most important diseases of Women. London, 1829, in-8.

LUGOL. Observations de péritonites puerpérales, recueillies à l'hôpital Saint-Louis (*Journal des progrès des sciences médicales*, 1829, t. XIX, p. 187 à 230).

COLON. Péritonite guérie par les frictions mercurielles (*Journal universel des sciences médicales*. Paris, 1829, n° de septembre).

DANYAU (A.). Essai sur la métrite gangréneuse (*thèse*). Paris, 1829, in-4.

TONNELLÉ. Traitement de la fièvre puerpérale, et en particulier des saignées locales en général, etc. (*thèse*). Paris, 1830, in-4. — Des fièvres puerpérales observées à l'hospice de la Maternité en 1829 (*Archives générales de médecine*. Paris, 1830, t. XXII, XXIII.)

LEGALLOIS (E.). Des maladies occasionnées par la résorption du pus (*Journal hebdomadaire de médecine*. Paris, 1829, t. III, p. 166, 321). — Sur la fièvre puerpérale. Paris, 1830, in-8.

BAUDELOCQUE (A.-C.). Traité de la péritonite puerpérale. Paris, 1830, in-8.

CONQUEST (J.-T.). Observations on the puerperal inflammation commonly called puerperal fever (*The London medical and surgical journal.* 1830, t. V).

RÉCAMIER. Recherches sur les maladies puerpérales (*Revue médicale.* 1831, t. I, p. 5, 176).

PUNTOUS. Cas de péritonite puerpérale, suivie d'ascite et de perforation spontanée des parois abdominales (*Revue médicale.* 1832, t. II, p. 222).

VEST (V.). Considérations sur la nature et les causes de la maladie appelée fièvre puerpérale, fondée sur des observations cliniques. Strasbourg, 1832, in-4.

NONAT. Sur la métro-péritonite puerpérale compliquée de l'inflammation des vaisseaux lymphatiques de l'utérus, *Thèse.* Paris, 1832, in-4.

LEE (R.). Researches on the Pathology and Treatment of some of the most important diseases of women. London, 1833, in-8.

CRUVEILHIER (J.). Anatomie pathologique du corps humain, XIIIe Livraison. Contenant : Des maladies des femmes en couches en général, et du Typhus puerpéral en particulier, avec 3 planches coloriées, présentant les caractères de la maladie observée pendant près de trois ans de pratique, à l'hospice de la Maternité (1830-1832).

BERIER-FONTAINE. Typhus puerpéral observé à la Maternité en 1831, *Thèse.* Paris, 1835, in-4.

BRIGHT (R.). Cases and observations illustative of diagnosis when adhesions have taken place in the peritoneum (*Medico-chirurgical Transactions of London.* London, 1835, t. XIX, p. 176).

DUPLAY. De la présence du pus dans les vaisseaux lymphatiques de l'utérus à la suite de l'accouchement (*Archives de médecine*, 2e série. Paris, 1836, t. X, p. 308).

MOORE (G.). Inquiry into the pathology, causes and treatment of puerperal fever. London, 1836, in-8.

ALEXANDER (J.). Medical commentaries on puerperal fever. London, 1836, in-8.

EISENMANN (G.). Die Kindbettfieber, Ein naturhistor. Versuch, Erlangen. 1834, in-8. — Die Wund-fieber und die Kindbettfieber, *Erlangen.* 1837, in-8.

MERCIER (L.-A.). De la péritonite considérée comme cause de stérilité chez les femmes (*Gazette médicale.* 1838, p. 577).

SIDEY. Observation sur les rapports qui existent entre la péritonite puerpérale et quelques autres affections inflammatoires qu'on observe souvent en même temps (*Gazette médicale.* 1839, p. 74).

FERGUSON (R.). Essays on the most important diseases of women, Part. I, Puerperal fever. London, 1839, 1 vol. in-12.

VOILLEMIER. Histoire de la fièvre puerpérale qui a régné épidémiquement à l'hôpital des Cliniques pendant l'année 1838 (*Journal des connaissances médico-chirurg.* Paris, 1840.)

HELM (Th.). Traité des maladies puerpérales. Paris, 1840, in-8.

RACIBORSKI (A.). Histoire des découvertes relatives au système veineux envisagé sous le rapport anatomique, physiologique, pathologique et thérapeutique (*Mémoires de l'Académie de médecine.* Paris, 1841, t. IX, p. 447 et 654).

BOURDON (H.). Notice sur la fièvre puerpérale et sur ses différentes formes observées à l'Hôtel-Dieu de Paris en 1840 (*Revue médicale.* Paris, 1841, t. II, p. 348.)

LASSERRE (J.-B.-H.). Recherches cliniques sur la fièvre puerpérale faites à la Maternité, *Thèse.* 1842.

BOUCHUT (E.). Études sur la fièvre puerpérale (*Gazette médicale de Paris*). 1844, p. 85, 101, 149.

DUCREST. Recherches sur une production osseuse à la surface du crâne chez les femmes mortes en couches (*Mémoires de la société médicale d'observation.* Paris, 1844, t. II, p. 381 à 432).

MOREAU (Alexis). Recherches sur la fièvre puerpérale épidémique observée à la Maternité de Paris en 1843 et 1844, *Thèse.* Paris, 1844, in-4.

BESANÇON (E.-M.-V.). De la fièvre puerpérale, *Thèse.* Paris, 1844, in-4.

BOTREL. Mémoire sur l'angioleucite utérine puerpérale (*Archives de médecine.* 1845, 4ᵉ série, t. VII, p. 416; t. VIII, p. 1, 129).

D'ARCET (Félix). Recherches sur les abcès multiples et sur les accidents qu'amène la présence du pus dans le système vasculaire, suivies de remarques sur les altérations du sang. Paris, 1845, in-4.

HERSENT (E.-E.). Recherches sur la composition du sang dans les fièvres puerpérales, *Thèse.* Paris, 1845, in-4.

DUCREST et H. DE CASTELNAU. Recherches sur les cas dans lesquels on observe des abcès multiples, et comparaison de ces cas sous leurs différents rapports (*Mémoires de l'Académie de médecine.* Paris, 1846, t. XII, p. 1 à 151).

BUREAU. De la fièvre puerpérale, *Thèse.* Paris, 1846, in-4.

DUFRESNE (Ed.). De la fièvre puerpérale, *Thèse.* Paris, 1846, in-4.

LE RAY. De la fièvre puerpérale, *Thèse.* Paris, 1846, in-4.

NAIL. Dissertation sur la fièvre puerpérale, *Thèse*. Paris, 1846, in-4.

LEFEBVRE (Aug.). De la fièvre puerpérale, *Thèse*. Paris, 1847, in-4.

OZOUF (A.-Th.). De la fièvre puerpérale, *Thèse*. Paris, 1847, in-4.

DEFOLLEVILLE. De la fièvre puerpérale considérée sous le rapport de la prophylaxie, *Thèse*. Paris, 1847, in-4.

MASSON. De la coïncidence des épidémies de fièvres puerpérales et des épidémies d'érysipèles ; de l'analogie et de l'identité de ces deux maladies, *Thèse*. Paris, 1849, in-4.

BÉHAGUE (A.-E.). De la fièvre puerpérale, *Thèse*. Paris, 1849, in-4.

GILSON. De la fièvre puerpérale, *Thèse*. Paris, 1849, in-4.

VERNAY (E.). De la fièvre puerpérale épidémique, *Thèse*. 1849, in-4.

SÉDILLOT (C.). De l'injection purulente ou pyoémie. Paris 1849, in-8, avec pl. col.

WIÉGER. Des moyens prophylactiques mis en usage au grand hôpital de Vienne contre l'apparition de la fièvre puerpérale (*Gazette médicale de Strasbourg*. 1849).

DUHAMEL. Considérations sur la fièvre puerpérale et sur les rapports pathologiques qui existent entre les mères affectées de cette maladie et leurs enfants, *Thèse*. Paris, 1850, in-4.

LECONTE (O.). Sur le traitement de la fièvre puerpérale (*Union médicale*. Paris, 1851, p. 70, 86, 90, 94).

ARNETH. Note sur le moyen employé par M. Semmeliveis pour empêcher le développement des épidémies puerpérales dans l'hospice de la Maternité de Vienne (*Annales d'hygiène publique*. Paris, 1851, t. XLV, p. 281).

JOUX (Am.). Sur l'insalubrité relative des hôpitaux, eu égard au traitement des maladies chirurgicales, et des meilleures conditions de salubrité des lieux destinés au traitement des maladies chirurgicales, *Thèse*. Paris, 1852, in-4.

CABOY. De la fièvre puerpérale, *Thèse*. Paris, 1853, in-4.

DECOURCELLE (M.-C.-H.). Quelques considérations sur les causes et le traitement de la fièvre puerpérale à l'état sporadique, *Thèse*. Paris, 1853, in-4.

LORAIN (Paul). La fièvre puerpérale chez la femme, le fœtus et le nouveauné. Paris, 1855, in-4 de 204 pages.

CHARRIER (A.). De la fièvre puerpérale, épidémie observée en 1854 à la Maternité de Paris. Paris, 1855, in-4.

LEBORGNE (A.-R.). Quelques observations recueïllies dans une épidémie de fièvre puerpérale, *Thèse*. Paris, 1856.

MAILLIART (E.-V.). De l'état puerpéral et de son influence sur les maladies, *Thèse*. Paris, 1856.

SIMPSON (J.-Y.). The obstetric memoirs and contributions, Edinburgh, 1856, Pathology of the Puerperal state, t. II, p. 1 et suiv.

ZANDICK. Études sur la fièvre puerpérale épidémique, et en particulier sur l'épidémie qui a régné à Dunkerque, de juin 1854 à mars 1855. Paris, 1856, in-8.

LEPETIT. De la fièvre puerpérale, épidémie observée en 1856 à l'hôpital des Cliniques et à l'Hôtel-Dieu de Paris, *Thèse*. Paris, 1856, in-4.

PIÉDAGNEL. Moyen préservatif de la fièvre puerpérale (*Union médicale*. Paris, 1856, p. 588).

BARKER. De l'usage du *veratrum viride* dans la fièvre puerpérale (*Gazette hebdomadaire de médecine*. Paris, 1857, t. IV, p. 881).

LÖTZ (DE). De l'état puerpéral considéré comme cause d'endocardite; Rapport de M. Bouillaud (*Bulletin de l'Académie de médecine*. Paris, 1857, t. XXII, p. 744).

BARBRAU (E.-A.-F.). De la métro-péritonite puerpérale et de son traitement par le sulfate de quinine à haute dose, *Thèse*. Paris, 1857.

DUMONTPALLIER. De l'infection purulente et de l'infection putride à la suite de l'accouchement, *Thèse*. Paris, 1857, in-4.

TARNIER (Stéphane). Recherches sur l'état puerpéral et sur les maladies des femmes en couches, *Thèse*. Paris, 1857, in-4.

BILLOIR. De la phlébite utérine puerpérale, *Thèse*. Paris, 1857, in-4.

GALLARD. Qu'est-ce que la fièvre puerpérale? Paris, 1857, in-8, extrait de l'*Union médicale.*

JACQUEMIER. Étude et discussion sur la fièvre puerpérale (*Gazette hebdomadaire de médecine*). 1857, t. IV, p. 857 ; 1858, t. V, dans divers numéros des pages 145 à 482).

DOR (H.). Épidémie de fièvre puerpérale à Prague (*Gazette hebdomadaire de médecine*. 1858, t. V, p. 146).

VIRCHOW. Études sur les maladies puerpérales qui ont régné à la Charité de Berlin (*Gazette hebdomadaire de médecine*. 1858, t. V, p. 516).

WROTNOWSKI (J.). De la fièvre puerpérale, *Thèse*. Paris, 1858, in-4.

HÉLOT (Ch.). De la fièvre puerpérale, *Thèse*. Paris, 1858, in-4.

MATTEI. Études sur la nature et le traitement des fièvres puerpérales, des résorptions purulentes et des résorptions putrides. Paris, 1858, in-8 de 51 pages.

MURPHY (W.). De la fièvre puerpérale, trad. de l'anglais, par Gentil. Paris, 1858, in-8, 32 pages.

BEHIER (J.). Étude sur la maladie dite fièvre puerpérale. Lettres adressées à M. le professeur Trousseau. Paris, 1858, in-8 de 204 pages. (Extrait de l'*Union médicale*.)

PIDOUX. Notes sur la fièvre puerpérale, à l'occasion des débats académiques (*Union médicale*, 5 juin 1858 et suiv.).

AUBER (Édouard). De la fièvre puerpérale devant l'Académie impériale de médecine de Paris, et des principes du vitalisme hippocratique appliqués à la solution de cette question. Paris, 1858, in-8 de 110 pages.

FLEURY (L.). La fièvre puerpérale et l'Académie impériale de médecine. Paris, 1858, in-8.

TARNIER (Stéphane). De la fièvre puerpérale observée à l'hospice de la Maternité. Paris, 1858, in-8 de 208 pages.

MORDRET (A.-E.). De la mort subite dans l'état puerpéral (*Mémoires de l'Académie impériale de médecine*. Paris, 1858, t. XXII, p. 153 à 330).

DU TRAITEMENT

DE LA

FIÈVRE PUERPÉRALE.

I. — COMMUNICATION DE M. GUÉRARD.

(Séance du 23 février 1858.)

Messieurs, il y a environ un mois, je fus appelé, avec mon honorable confrère et ami M. Depaul, à donner des soins à une jeune femme, qui, parvenue au cinquième mois de sa grossesse, avait fait une fausse couche et se trouvait atteinte d'une fièvre puerpérale, aux progrès de laquelle elle succomba en peu de jours, malgré nos soins et bien que nous eussions employé un médicament récemment indiqué comme propre à enrayer la marche de cette terrible maladie, je veux parler du *sulfate de quinine*.

Ce malheureux événement fit naître en moi la pensée qu'il pourrait être utile de provoquer, au sein de l'Académie, une discussion sur la fièvre puerpérale.

Plusieurs motifs militent en faveur de l'opportunité d'une semblable discussion :

D'abord, la gravité de la maladie, qui, par la fréquence de ses retours sous forme épidémique, ainsi que par le nombre des victimes qu'elle frappe dans des conditions physiologiques éminemment propres à exciter notre intérêt, mérite d'être rangée en tête des fléaux les plus dévastateurs.

En second lieu, l'Académie, depuis sa fondation, n'a jamais eu occasion de s'occuper d'une manière approfondie de la maladie dont nous parlons.

Bien plus, depuis la création du *Bulletin*, c'est-à-dire depuis 1836, la Compagnie n'a reçu que *quatre* communications relatives à la fièvre puerpérale, et toutes de la part de savants étrangers.

Ces communications sont les suivantes :

1° Lettre du professeur Faye (de Norwége) sur le traitement de la fièvre puerpérale (31 juillet 1849);

2° Lecture de M. Arneth sur le procédé employé par M. Semmeliveis pour empêcher la propagation de la fièvre puerpérale dans les salles de la Maternité de Vienne (7 janvier 1851); publié dans *Annales d'hygiène publique*, t. XLV, p. 281.

3° Lecture faite par M. Devilliers fils sur quelques-uns des phénomènes physiologiques de l'état puerpéral et sur leur influence pathologique (7 janvier 1851);

4° Lettre de M. Beau sur l'emploi du sulfate de quinine dans la fièvre puerpérale (27 mai 1856).

Et cependant, depuis trente ans, de nombreux et importants travaux ayant pour objet la fièvre puerpérale ont été publiés, tant en France qu'à l'étranger. Nous citerons, parmi les premiers, ceux de Legouais, Dance, Dugès, Baudelocque; MM. Tonnelé, Paul Dubois, Velpeau, Danyau, Trousseau, Duplay, Voillemier, Jacquemier, etc.

Des élèves distingués des hôpitaux, et en particulier de la Clinique et de la maison d'accouchement (Maternité), ont également ment pris cette maladie pour sujet de leur thèse inaugurale (1).

Parmi ces travaux, il en est plusieurs qui méritent de faire autorité dans la science ; ils tendent à en reculer les bornes par l'influence qu'ils ne peuvent manquer d'exercer sur les doctrines médicales ressortissant aux questions qui s'y trouvent élaborées.

---

(1) Voici l'indication de quelques-unes de ces thèses :

DE FOLLEVILLE. *De la fièvre puerpérale considérée sous le rapport de la prophylaxie.* 1847.

MASSON. *De la coïncidence des épidémies de fièvres puerpérales et des épidémies d'érysipèles : de l'analogie et de l'identité de ces deux maladies.* 1849.

DUHAMEL. *Considérations sur la fièvre puerpérale et sur les rapports*

Et, en effet, les doctrines relatives à la fièvre puerpérale se sont profondément modifiées par suite des publications que nous venons de rappeler, et, sans revenir aux théories anciennement admises sur cette affection, nous nous sommes éloignés de plus en plus de celles qui leur avaient succédé.

Aujourd'hui, la science est assez riche de faits observés avec soin pour permettre de déduire de l'analyse et de la comparaison de ces faits quelques principes relatifs aux circonstances propres à favoriser ou à empêcher le développement de la fièvre puerpérale.

Cette tâche revient de droit à l'Académie, au sein de laquelle se trouvent réunies des conditions qu'il serait difficile de rencontrer ailleurs d'une manière aussi complète, je veux parler de la science associée à la plus grande liberté de critique et de discussion.

Les principales questions à résoudre dans l'espèce d'enquête qui va s'ouvrir, portent sur les trois points suivants :

1° *Nature de la maladie ;* 2° *mode de propagation ;* 3° *traitement.*

1° *Nature de la maladie.* — Par cette expression, nous cherchons seulement à déterminer la place qui doit être assignée à la fièvre puerpérale dans le cadre nosologique.

Nous ne nous arrêterons pas à l'hypothèse ancienne d'après laquelle la maladie, dont nous nous occupons, était attribuée à la rétention des lochies ou du lait.

pathologiques qui existent entre les mères affectées de cette maladie et leurs enfants. 1850.

CHARRIER. *De la fièvre puerpérale* (épidémie observée en 1854, à la Maternité de Paris). 1855.

LORAIN. *De la fièvre puerpérale chez la femme, le fœtus et le nouveau-né.* 1855.

DUMONT-PALLIER. *De l'infection purulente et de l'infection putride à la suite de l'accouchement.* 1857.

BILLOIR. *De la phlébite utérine puerpérale.* 1857.

TARNIER. *Recherches sur l'état puerpéral et sur les maladies des femmes en couches.* 1857.

Nous laisserons aussi en dehors les phlegmasies franches, qui se montrent souvent à la suite des couches.

Mais nous nous demanderons quelle est la part qui doit être faite aux phlegmasies locales dans la production de la fièvre puérpérale.

Et, en second lieu, nous examinerons si cette maladie est due à une infection purulente.

Pour la première question, nous établirons d'abord en principe que, quand deux faits ou phénomènes contemporains sont liés l'un à l'autre par une relation de causalité, cette relation peut être mise en évidence par certaines conditions, dont les plus importantes sont les suivantes : 1° l'existence de l'effet est subordonnée à celle de la cause; 2° l'apparition de celle-ci précède toujours le développement de celui-là.

Or, parmi les phlegmasies locales que l'autopsie fait découvrir chez les femmes mortes de fièvre puerpérale, il n'en est aucune qui satisfasse aux deux conditions dont nous venons de parler : ainsi, dans les cas foudroyants, qui ne durent que quelques heures, il peut n'y avoir aucune trace appréciable de phlegmasie locale, et même cette particularité s'est rencontrée quelquefois après plus de douze jours de maladie.

Les lésions, quand elles existent, ne sont pas constantes : ainsi, M. Tonnelé (1), dans 222 autopsies, a vu manquer 29 fois la *péritonite*, 25 fois la *métrite* et l'inflammation des *annexes de l'utérus*, 88 fois la *phlébite* et la *lymphite utérines*. M. Voillemier (2) n'a trouvé que 3 fois la *phlébite utérine*, et 2 fois la *lymphite*, sur 24 autopsies. M. Bourdon (3) n'a également ment rencontré qu'une seule fois la *phlébite utérine* dans 5 autopsies qu'il a pratiquées.

Pour ce qui est de l'ordre dans lequel se succèdent les symptômes propres aux phlegmasies locales et à la fièvre puerpérale, nous ferons observer que, pendant les premières heures qui suivent l'expulsion du fœtus et du délivre, il ne s'écoule au

(1) *Archives générales de médecine*, t. XXII, p. 482, 1830
(2) *Journ. des connaiss. médico-chirurgicales.* 1839-1840, VII° année.
(3) *Revue médicale*, t. II. 1841, p. 342.

dehors que du *sang pur*, et en plus ou moins grande abondance.
Les lochies ne se montrent que beaucoup plus tard.

Or, il n'est pas rare de voir la fièvre puerpérale se déclarer aussitôt après, si ce n'est même pendant le travail de l'accouchement. Les phlegmasies locales, lorsqu'elles se montrent, n'apparaissent que plus ou moins longtemps après la délivrance.

Elles se multiplient souvent à mesure que la maladie se prolonge, et, dans ce cas, on trouve du pus dans le péritoine, dans les veines et les lymphatiques utérins, dans les ovaires, dans les plèvres, dans les muscles, etc.

Enfin, ces lésions locales sont variables en constance, en nombre et en intensité, suivant les épidémies.

Cette diffusion du pus dans une foule d'organes a conduit M. Voillemier (1) à définir la fièvre puerpérale une « maladie » générale dont le caractère anatomique est l'existence du pus » dans tel ou tel point de l'économie. »

Cette définition, qui rejette au second rang les phlegmasies locales, ne peut pourtant pas être admise, puisque, comme nous l'avons dit plus haut, la maladie peut se développer, parcourir ses phases et amener une terminaison fatale, sans qu'à l'autopsie on parvienne à découvrir aucune trace de phlegmasie locale, et cela non-seulement dans les cas suraigus, mais même après douze jours et plus de durée.

En résumé, les phlegmasies locales ne sont pas constantes ; elles peuvent ne pas exister ; elles ne se montrent pas d'emblée ; elles se multiplient quand la maladie se prolonge ; enfin, elles sont variables, suivant les épidémies, aussi bien sous le rapport de leur nombre que sous celui de leur marche et des désordres auxquels elles donnent lieu.

Ces phlegmasies locales sont donc secondaires et subordonnées à une cause générale.

Passons maintenant à la seconde question : La fièvre puerpérale est-elle due à une infection purulente ?

L'altération du sang par le pus a donné lieu, depuis près de quarante ans, à une foule de recherches intéressantes,

____

(1) *Loc. cit.*

parmi lesquelles je rappellerai celles de Ribes, Maréchal, Dance, Blandin, et de MM. Velpeau, Cruveilhier (1), etc. De ces recherches est née la doctrine de l'*infection purulente*.

Je n'ai point à discuter ici le mérite ou la valeur de cette doctrine ; je me propose seulement d'établir par des faits qu'elle ne me paraît pas applicable à la fièvre puerpérale, ce qui, toutefois, n'exclut pas la possibilité du développement, chez les femmes en couches, d'une véritable infection purulente, auquel cas il y aura lieu de formuler le diagnostic différentiel des deux maladies.

Le point de départ de l'infection purulente est la présence du *pus* dans les veines ou les vaisseaux lymphatiques.

Nous avons vu plus haut que, chez les femmes atteintes de fièvre puerpérale, la phlébite et la lymphite ont fait très souvent défaut.

Mais, d'un autre côté, la phlébite peut se montrer à la suite des couches et le pus remplir les veines utérines, sans amener le développement de la fièvre puerpérale. Ainsi, M. Duplay a trouvé, chez des femmes atteintes de phlébite utérine et mortes après plusieurs mois de maladie, du pus concret dans les veines utérines et ovariques sans qu'il y ait eu fièvre puerpérale (2). Dance a cité un fait analogue, dans lequel il trouva en outre des abcès multiples (3).

De plus, divers expérimentateurs ont injecté du *pus* dans les veines sans produire ni symptômes ni lésions graves : Gaspard a vu, par suite de l'injection de 5 à 8 grammes de pus non altéré dans la jugulaire d'un chien, se déclarer un frisson intense, des vomissements, des déjections alvines fétides ; le lendemain, le rétablissement était complet (4).

Dans leurs recherches sur les *abcès multiples*, MM. de Castelnau et Ducrest sont arrivés au même résultat quand ils se sont bornés à une *seule* injection de pus, et l'on est fondé à croire, d'après les symptômes observés, que, si les injections

(1) *Archives de médecine*, t. VI, 2ᵉ série. 1834, p. 231.

(2) *Archives de médecine*, t. XVIII. 1828, p. 516.

(3) *Anatomie pathologique*, avec planches, XIIIᵉ livraison.

(4) *Journal de physiologie expérimentale de Magendie*, t. I et II.

n'avaient pas été renouvelées jusqu'à ce que les accidents
devinssent continus, les animaux auraient pu se rétablir
spontanément et dans un laps de temps très court (1).

Félix d'Arcet a obtenu, de son côté, des résultats un peu
différents en employant du pus d'homme ou de chien ; mais il
n'a jamais déterminé la formation de noyaux purulents caractéristiques des abcès multiples (2).

Enfin, M. Duplay a publié l'observation d'une femme de
vingt-sept ans, morte deux jours après son entrée à l'hôpital
de la Pitié, et chez laquelle on n'observa aucun des symptômes
attribués à la résorption purulente ; à l'autopsie, on trouva
du pus dans les artères et les veines. Ces vaisseaux n'offraient
aucune trace de phlegmasie ; l'utérus était sain, etc. (3).

Il n'est pas hors de propos de rappeler que les symptômes
de l'infection purulente, et notamment les *abcès pyoémiques*,
ont été attribués à l'arrêt des globules de pus dans les capillaires sanguins.

Mais une origine semblable a été assignée aux accidents et
surtout aux phénomènes convulsifs qui se manifestent à la
suite de la transfusion, dans les veines d'un animal, du sang
provenant d'une autre espèce à globules plus volumineux.
Les expériences récentes de M. Brown-Séquard sur ce sujet
démontrent que cette explication n'est pas fondée et qu'à
l'aide de certaines précautions cette transfusion est tout à fait
inoffensive. Nous venons de voir qu'il en est de même de l'introduction artificielle du pus dans le système circulatoire.

En joignant aux arguments résultant des faits que nous
venons de passer en revue, ceux que nous avons déjà empruntés à l'ordre d'apparition des symptômes de la fièvre puerpérale et des phlegmasies vasculaires de l'utérus et de ses
annexes, nous sommes conduits à conclure que la fièvre puerpérale *n'est pas due à une infection purulente.*

______

(1) *Rechercher les cas dans lesquels on observe les abcès multiples*, etc.
(*Mémoires de l'Académie de médecine*, t. XII. 1846.)

(2) *Thèses de Paris*, 1842. *Recherches sur les abcès multiples*, etc.

(3) *Archives de médecine*, t. VI, 2ᵉ série. 1834, p. 223.

Si cette maladie ne dépend ni des phlegmasies locales ni de l'infection purulente, qu'est-elle en réalité?

Ici, le problème devient beaucoup plus difficile; mais peut-être n'est-il pas absolument insoluble.

Remarquons d'abord que les épidémies de fièvre puerpérale, bien que dissemblables, ont toutes un air de *famille* qui ne permet pas de les confondre avec d'autres maladies.

> . . . . *facies non omnibus una*
> *Nec diversa tamen, qualem decet esse sororum.*
>
> (Ovid. Métam.)

Ces épidémies présentent deux ordres de symptômes caractéristiques, dépendant : 1° les uns, de la femme en état de gestation; 2° les autres du milieu dans lequel elle vit. Ceux-ci déterminent la *forme* de l'épidémie; ceux-là résultent de la *nature intime* de la maladie.

Malgré les efforts tentés pour arriver à soulever le voile qui les cache, les modifications du milieu dans lequel nous vivons, et qui impriment aux épidémies leur physionomie particulière, sont complétement inconnues. Toutefois, l'influence qu'elles exercent, peut être assez nettement accusée pour que leur existence ne puisse pas être révoquée en doute.

En 1842 et 1844, tandis que les femmes récemment accouchées dans la salle de Gésine, de l'Hôtel-Dieu de Rennes, étaient frappées d'*angioleucites utérines*, qui donnaient constamment lieu aux mêmes lésions anatomiques dans l'utérus et ses annexes et dans le péritoine, les femmes non enceintes et les hommes admis dans les autres salles de l'établissement étaient déjà atteints, ou ne tardaient pas à l'être, d'*angioleucites* extrêmement graves. Il est à propos de remarquer que l'épidémie de 1844 frappa d'abord les familles aisées de la ville (1).

Ce fait, qu'il nous serait facile de corroborer par d'autres

(1) Botrel, *Archives générales de médecine*, t. VII et VIII, 4ᵉ série. 1845.

analogues, est de nature à venir à l'appui de la proposition que nous avons émise.

Pour ce qui est des symptômes caractéristiques de cette fièvre, indépendamment de la forme d'après laquelle les épidémies se différencient entre elles, ils prennent leur source dans certaines conditions propres à la femme en état de gestation ou de parturition.

Personne ne conteste les modifications imprimées par la grossesse à l'état physiologique, et nous avons rappelé, en commençant, un travail présenté sur ce sujet à l'Académie, par M. le docteur Devilliers fils.

Sans doute des *aptitudes morbides* correspondantes doivent naître et se développer proportionnellement au développement de ces modifications physiologiques. Ces aptitudes ou prédispositions morbides pourront entrer en activité sous l'influence de causes extérieures qui, dans d'autres conditions, fussent restées inefficaces.

Et comme, d'un autre côté, la subordination la plus intime lie le fœtus à sa mère, aussi bien au point de vue pathologique qu'au point de vue physiologique, les maladies du même ordre pourront se manifester chez l'un et chez l'autre, soit simultanément, soit successivement, sans ordre déterminé d'apparition, frappant les mêmes organes ou des organes différents, etc. (1).

A cette solidarité morbide qui existe entre la mère et l'enfant, se rattachent les faits signalés par M. Trousseau, de la fréquence de l'*érysipèle* et du *muguet* dans les épidémies de fièvres puerpérales, ceux dont la science est redevable à MM. Moreau, Paul Dubois et Danyau, sur la plus grande mortalité des nouveau-nés pendant les épidémies de la Maternité, etc. (2).

La prédisposition morbide dont nous venons de parler, manifeste quelquefois son action sur le fœtus pendant la gros-

(1) Lorain, *De l'état puerpéral chez le fœtus et l'enfant nouveau-né.* Paris, thèse, 1855.

(2) Voy. les thèses citées page 2.

sesse sans que la santé de la mère en paraisse notablement altérée. Sur *dix* enfants mort-nés, *sept* se sont trouvés atteints de *péritonite*, et M. Lorain fait remarquer à cette occasion que les mères n'ayant séjourné que quelques heures à l'hospice avant d'accoucher, et que les fœtus se trouvant en état de macération, il n'est pas possible d'attribuer le développement de l'inflammation péritonéale dont ils étaient atteints, à l'influence du foyer épidémique (p. 19).

Pendant, et surtout après la parturition, les prédispositions morbides de la femme atteignent rapidement leur *maximum* d'intensité, et comme les conditions physiologiques et pathogéniques qu'elle présente alors ont quelque chose de spécial dans leurs manifestations, et sans doute aussi dans leur nature intime, les influences du milieu qui l'environne doivent imprimer à ces maladies un caractère de spécificité et même, dans certains cas, de *virulence*.

Ces conditions physiologico-pathologiques n'ont pas une longue durée : aussi, est-il d'observation que les chances de contracter la fièvre puerpérale vont toujours en diminuant à mesure qu'on s'éloigne du terme de la délivrance, et, après le dixième jour, ce n'est que d'une manière tout à fait exceptionnelle qu'on la voit se développer.

Cette hypothèse d'un *virus*, créé par la femme en état de parturition, et qui constituerait le principe essentiel de la fièvre puerpérale, n'a rien de plus irrationnel que la production généralement admise d'un principe analogue dans certaines épidémies de *dysentérie*.

Quoi qu'il en soit, cette hypothèse semble devenir une réalité en présence de certains faits dont il me reste à parler en traitant de la propagation de la fièvre puerpérale.

2° *Modes de propagation de la fièvre puerpérale.* — On sait que cette maladie peut régner sporadiquement ou épidémiquement. Quand les épidémies se déclarent, tantôt elles restent limitées aux maisons d'accouchement, tantôt elles envahissent la ville elle-même ; quelquefois celle-ci est frappée la première.

Quand une épidémie se déclare dans une maison d'accouchement, l'expérience a démontré qu'il faut se hâter de la fermer.

Si la maladie règne dans la ville, l'émigration est une mesure prudente à conseiller aux femmes qui sont voisines du terme de leur grossesse.

Il est à remarquer, d'ailleurs, que le danger de contracter la maladie est plus grand pour les femmes qui arrivent dans le foyer épidémique, que pour celles qui y sont acclimatées.

L'*infection* est donc un des modes de propagation de la fièvre puerpérale.

La maladie est-elle aussi *contagieuse ?* Les expériences de M. Semmeliveis, desquelles il résulterait que les lotions chlorurées et le nettoyage des mains à la brosse auraient considérablement diminué le chiffre de la mortalité par fièvre puerpérale à l'hospice de la Maternité de Vienne (1) ; ces expériences, dis-je, ont besoin d'être confirmées un grand nombre de fois avant d'être admises définitivement dans la science, les épidémies de fièvre puerpérale présentant les plus grandes différences entre elles sous le rapport de la léthalité.

Mais nous devons à M. Depaul la connaissance de *trois faits*, qui tendent à établir que la fièvre puerpérale est transmissible par une sorte d'inoculation, ou par les émanations issues des malades.

Dans deux cas, cet honorable confrère a vu la maladie se déclarer et avoir une terminaison funeste, avec cette coïncidence remarquable que l'accoucheur, avant d'arriver auprès des femmes qu'il devait assister, avait pratiqué l'autopsie de malades qui avaient succombé à la fièvre puerpérale.

Dans une autre circonstance, une élève sage-femme de la Maternité, découvrant le lit d'une malade atteinte de cette affection, fut très péniblement impressionnée par les émanations qui s'en échappaient : un frisson la saisit immédiatement et dès le même jour elle offrit les principaux symptômes de la maladie, aux progrès de laquelle elle ne tarda pas à succomber. L'autopsie vint confirmer l'exactitude du diagno-

____

(1) *Annales d'hygiène publique et de médecine légale,* t. XLV, p. 281.

stic. — Il est à remarquer que cette jeune fille n'avait pas ses règles au moment de l'accident.

3° *Traitement de la fièvre puerpérale.*

Ici, comme dans les deux premières parties de la question, je me borne à indiquer d'une manière générale les points principaux sur lesquels me semble devoir rouler la discussion, sans prétendre, toutefois, la limiter à ces points, et encore moins les approfondir dans ce rapide aperçu.

On peut réduire à *quatre* les moyens généraux de traitement proposés contre la fièvre puerpérale, à savoir : les *antiphlogistiques*, les *narcotiques*, le *sulfate de quinine*, l'*ipécacuanha;* les frictions *mercurielles*, dont l'utilité semble assez bien établie, sont surtout applicables à certains accidents locaux, et particulièrement à la *péritonite.*

Les *antiphlogistiques*, et spécialement les émissions sanguines locales, paraissent n'offrir d'avantages réels qu'au début et dans certaines formes de la maladie : plus tard, leur utilité est fort contestable, et plus d'une fois la marche des accidents vers une terminaison fatale en a paru accélérée.

Les *narcotiques* ont été proposés et mis en usage par plusieurs praticiens; mais les essais tentés jusqu'ici ne sont pas assez nombreux pour fournir les éléments d'un traitement méthodique.

Parmi ces agents thérapeutiques, je dirai cependant quelques mots de l'*opium*, que depuis quinze ans j'ai employé maintes fois à l'état d'extrait aqueux et à la dose de *vingt à vingt-cinq centigrammes* par jour, dans une potion de 125 grammes. Ce médicament m'a paru fort utile, et je me suis cru en droit de lui attribuer la guérison, dans des cas sporadiques où je l'avais administré seul et le plus près possible du frisson initial. Churchill (de Dublin), s'en est servi dès 1835; mais il l'associait aux sangsues, au calomel et aux vésicatoires.

Le *sulfate de quinine* a été indiqué par M. Beau, qui n'a pas encore fait connaître avec détails les résultats qu'il en a obtenus.

En 1845 et 1846, M. Leudet s'en est servi à l'Hôtel-Dieu de Rouen, comme moyen prophylactique. D'après les observations consignées dans la thèse de M. de Folleville (1), la dose était de 1 gramme de sel administré en trois fois : au plus fort de l'épidémie, sur 62 femmes qui accouchèrent au sein de l'atmosphère contaminée, 32 furent soumises à la médication quinique et ne présentèrent que deux cas de fièvre puerpérale, tandis qu'on en observa 19 chez les 30 femmes qui ne firent pas usage du médicament.

Enfin, l'*ipécacuanha* est l'agent thérapeutique qui a joui de la plus grande vogue, et qui aujourd'hui encore est le plus en faveur auprès de bon nombre de praticiens. — Mis en honneur à l'Hôtel-Dieu par Doulcet, en 1782, il a été employé depuis avec des résultats fort variables. — En 1828 et 1829, Désormeaux s'en servit à la Maternité, et voici en quels termes M. Tonnelé s'exprime à ce sujet : « Pendant près de deux » mois que cette médication fut mise en usage, toutes les ma- » lades ne guérirent pas, sans doute, mais un grand nombre » furent délivrées comme par enchantement, et nous vîmes » un instant se reproduire les brillans résultats qui avaient » suivi l'emploi de cette méthode entre les mains de Doulcet, » de Doublet et des médecins de l'Hôtel-Dieu. Mais à la fin » d'octobre, les vomitifs perdirent peu à peu leur influence : » vers le milieu de novembre, on n'en retira plus aucun fruit, » et M. Désormeaux dut en suspendre l'usage, jusqu'à ce que » les conditions favorables à son emploi vinssent se présenter » de nouveau (1). »

Cette phrase remarquable me paraît porter avec elle un double enseignement :

D'abord, elle semble frapper d'avance de stérilité toute recherche ayant pour but la découverte d'un médicament ou d'une médication applicable à toutes les épidémies de fièvre puerpérale.

En second lieu, elle rappelle l'attention vers les principes de Sydenham en matière de thérapeutique des épidémies.

Ce grand praticien établit d'abord en fait, et en se fondant

---

(1) *Fièvre puerpérale considérée sous le rapport de la prophylaxie.* Thèses de Paris 1847.

sur des observations exactes et répétées, que les maladies épidémiques, et surtout les fièvres continues, *præsertim febres continuas*, présentent entre elles, d'une année à l'autre, de telles différences, qu'on ne saurait leur appliquer un mode invariable de traitement : car, dit-il, telle méthode aura pu être employée avec succès pendant le cours d'une année, qui, l'année suivante, donnera peut-être des résultats désastreux : *ut, qua methodo, currente anno, œgrotos liberaveris, anno jam vertente, forsitan e medio tolles.*

En conséquence de ce fait donné par l'observation, Sydenham veut qu'au début de chaque épidémie nouvelle, malgré sa similitude apparente avec celles qui l'ont précédée, on s'applique à en étudier et en reconnaître le véritable caractère, afin de se mettre en mesure de l'attaquer en toute confiance et avec certitude du succès : *Donec investigato jugiter, tandem perspecto morbi genio, ad eumdem perdomandum tuto pede et intrepidus procedam.*

Qui ne voit combien ces préceptes sont applicables aux épidémies de fièvre puerpérale ?

« Telle année, dit M. Tonnelé (*Arch. de méd.*, t. XXII, » p. 362, 1830), tel mois, sont caractérisés par une rapi-» dité singulière dans la marche des fièvres puerpérales. Tel » autre par le développement lent et progressif de ces mêmes » affections; celui-ci par la bénignité de la maladie; celui-là » par l'extrême gravité des symptômes; l'un par la prédo-» minance de certaines altérations, l'autre par le succès de » certaines méthodes thérapeutiques. »

Il nous faut donc admettre, dans cette redoutable affection, une cause générale dominant toutes les individualités, et sans doute aussi une thérapeutique variant avec ces mêmes individualités morbides.

Ce retour vers des idées longtemps laissées dans l'oubli fait naître en moi quelques réflexions, dont je vous demande la permission de vous présenter ici un aperçu :

Il y a trente ans, subjugués par l'éloquence fougueuse de

(1) *Archives générales de médecine*, t. XXIII, p. 189. 1830.

l'illustre auteur de l'*Examen des doctrines médicales*, nous
suivions avec enthousiasme la bannière, je devrais dire
l'étendard de révolte qu'il portait haut et ferme dans une voie
nouvelle. Subjugués par sa parole puissante et son ardente
critique, nous avions rompu avec le passé, foulé aux pieds
l'autorité des maîtres de la science et de l'art, et proclamé
l'avénement d'une médecine simple en théorie, facile et sûre
en application, et surtout féconde en résultats heureux.

Ces illusions furent de courte durée.

La *doctrine physiologique*, après avoir régné presque sans
partage et brillé du plus vif éclat pendant quelques années,
se vit assaillie de toutes parts, et dans la lutte se distinguè-
rent même quelques-uns de ses plus fervents adeptes, qui,
ayant cherché dans l'observation des malades des armes pour
la défendre, n'en avaient trouvé que pour la combattre.

L'épidémie de choléra de 1832 lui porta le coup mortel.
Après bien des oscillations, et à travers des conquêtes réelles
et durables, nous nous trouvons ramenés au respect de l'autorité des maîtres qui nous ont précédés.

Éclairés par l'expérience, mûris, mais non refroidis par
l'âge, toujours passionnés pour la vérité dans la science et la
dignité dans l'art, nous n'hésitons pas à reconnaître et à proclamer *combien cet art est immense, combien rares sont les jours
qui nous sont comptés pour le cultiver, combien est pour nous
fugitive l'occasion d'intervenir utilement, à combien d'illusions
décevantes nous exposent nos expériences, et combien d'écueils
nous menacent dès qu'il nous faut asseoir nos jugements.*

Et pourtant, cet arrêt sévère, formulé il y a plus de vingt-
trois siècles par le père de la médecine, nous semble plus
propre à relever qu'à déprimer notre courage.

Les obstacles dont il signale l'existence ne sont pas tellement insurmontables que nous ne puissions espérer de les
vaincre dans la mesure de nos forces, même en y joignant
ceux que nous opposent les efforts conjurés du charlatanisme
déhonté, de la médiocrité jalouse et du scepticisme ignorant.

Si la science et l'art médical se trouvent ainsi placés bien
au-dessus de la portée du vulgaire, le rang que doit occuper

le médecin dans la société humaine n'en est que plus élevé :

Il a pour mesure les difficultés sans nombre dont il nous faut triompher pour l'atteindre, et les services immenses que nous sommes appelés à rendre à nos semblables : *Homines enim ad deos nulla re propius accedunt, quam salutem hominibus dando.* (Cicero, *Pro Ligario.*)

Je m'arrête, messieurs, et peut-être aurais-je dû le faire plus tôt pour ne point encourir le reproche d'avoir abusé de votre bienveillante attention.

Mais, je le répète, je n'ai abordé cette tribune que dans le but d'y appeler ceux de nos honorables collègues, qui, par la spécialité de leurs études et l'étendue de leurs connaissances, méritent de faire autorité dans la question.

Je me flatte qu'ils ne resteront pas sourds à mon appel.

En y répondant, d'ailleurs, ils ne feront que s'acquitter d'une dette sacrée.

On peut, en effet, dire de la *science* comme de la *noblesse de race* et de la *fortune,* qu'*elle oblige ceux qui en sont dépositaires.*

Plus est riche le trésor d'érudition amassé par de pénibles labeurs, moindre est le droit de s'en montrer avare, surtout quand la prodigalité en ce genre doit tourner au profit de l'humanité tout entière.

Or, quel que soit le résultat de la discussion qui va s'ouvrir, il ne peut manquer d'être avantageux pour tous, soit par les vérités qu'il mettra en lumière, soit par les erreurs qu'il détruira ou les illusions qu'il dissipera ; soit, enfin, par la direction nouvelle qu'il imprimera aux recherches à faire sur un sujet d'une aussi grande importance que celui de la fièvre puerpérale.

— M. DEPAUL est d'accord avec M. Guérard sur l'importance de la question de la fièvre puerpérale ; il est convaincu qu'une discussion académique sur cette maladie désastreuse est désirable dans l'intérêt de la science et dans celui de l'humanité ; car si elle ne réussit pas à éclaircir toutes les obscurités qui couvrent encore plusieurs des problèmes qui s'y rattachent, elle aura au moins l'avantage de dissiper quelques doutes, de mieux poser certaines questions, et ce sera toujours un acheminement vers la vérité. Mais pour qu'il en résulte de pareils fruits, il faut s'y préparer sérieusement. Il propose donc de renvoyer la discussion à la prochaine séance, dans laquelle il se réserve de prendre la parole.

II. — COMMUNICATION DE M. DEPAUL.

(Séance du 2 mars 1858.)

Messieurs, avant d'aborder la question soulevée dans la dernière séance par notre savant collègue M. Guérard, j'éprouve le besoin de le féliciter, non-seulement pour l'importance et l'opportunité de sa communication, mais encore pour la sage réserve avec laquelle il a traité les points délicats et controversables qui se rattachent à l'histoire de la fièvre puerpérale. Il a voulu, nous a-t-il dit, non pas juger définitivement des questions qui sont en litige, mais appeler sur elles une discussion approfondie. Je viens, en ce qui me concerne, répondre à cet appel, et j'ai la confiance que beaucoup de nos collègues imiteront mon exemple.

Quoi qu'on ait pu dire des discussions académiques, je suis de ceux qui pensent qu'elles ont une utilité incontestable et qu'elles servent toujours, sous quelque rapport, à faire avancer la science; mais je crois ce résultat d'autant plus assuré qu'on précise mieux les points qu'on se propose d'examiner et qu'on ne se laisse pas entraîner dans des discussions vagues et trop générales.

C'est pour ne pas m'écarter de cette règle que je ferai connaître d'avance à quel point de vue je désire entrer dans ce débat.

1° Existe-t-il une affection primitivement générale à laquelle il convient de donner le nom de *fièvre puerpérale?*

2° Si cette maladie existe, quels en sont les caractères?

Comment la distinguer d'un grand nombre d'autres affections qui n'ont rien de commun avec elles, ni par le point de départ, ni par la marche, ni souvent par la gravité, ni enfin par la thérapeutique qu'elles réclament?

3° Quelle est la valeur des principaux agents qui ont été proposés pour la combattre dans les nombreuses épidémies qui ravagent chaque année nos hôpitaux spéciaux et qui s'étendent quelquefois à la pratique des villes et même des campagnes?

4° Quels sont surtout les moyens prophylactiques qu'il convient de mettre en usage pour s'opposer, autant que possible, au retour de ces invasions périodiques qui semblent se multiplier depuis quelques années?

Voilà, messieurs, le cadre dans lequel j'entends me renfermer; quoique limité, il offre encore de nombreuses difficultés: il me conduira à l'examen de questions délicates qui demandent à être abordées avec réserve, mais aussi avec toute franchise, car je ne saurais oublier que je vais m'occuper d'une maladie qui, à toutes les époques, a été considérée comme l'une des plus graves qui puissent se développer pendant l'état puerpéral, d'une maladie dont les ravages sont plus considérables que ceux de la fièvre typhoïde, du typhus et même du choléra. Pour être plus sûr de mes paroles et pour ne pas me laisser entraîner, dans une question aussi grave, au delà de ma pensée, j'aurais voulu écrire les quelques observations que je me propose de présenter; mais le temps et mes occupations ne m'ayant pas permis de le faire d'une manière complète, je prie l'Académie de vouloir bien m'écouter avec indulgence.

1° Existe-t-il une fièvre puerpérale?

En répondant par avance d'une manière affirmative, je suis sûr de trouver peu de contradicteurs dans cette Assemblée; et je puis ajouter que je ne fais qu'accepter une opinion qui est très généralement admise aujourd'hui, non-seulement en France, mais en Angleterre, en Allemagne, en Bohême aux États-Unis et dans presque toutes les parties du monde; mais, tout en reconnaissant la réalité de la maladie, faut-il conserver la dénomination de *fièvre puerpérale?*

Chez les Romains, la femme en travail ou en couches s'appelait *puerpera* et son état *puerperium.* D'après cette étymologie, l'épithète de *puerpérale* peut s'appliquer à toutes les maladies qui atteignent la femme dans l'une ou l'autre de ces conditions, de sorte que, rigoureusement parlant, en se servant de la dénomination de *fièvre puerpérale* pour désigner l'affection qui nous occupe, on n'indique qu'une chose, à savoir, l'existence de la fièvre chez une femme qui se trouve dans l'état puerpéral. Mais, en agissant ainsi, on laisse complétement de côté la partie importante de la question, c'est-à-dire la nature particulière de la maladie, et on s'expose à confondre des états pathologiques qui n'ont entre eux aucune analogie. C'est malheureusement ce qui est arrivé, et c'est à cette circonstance qu'il faut surtout attribuer la confusion qui règne dans la plupart des écrits qui ont paru sur la matière depuis le commencement de ce siècle. Les anciens médecins, ainsi que le fait remarquer Plessmann, avaient parfaitement reconnu la maladie appelée aujourd'hui *fièvre puerpérale*, et, malgré leurs opinions erronées sur beaucoup de points de son histoire, ils ne l'ont jamais désignée d'une manière aussi vague et aussi incomplète.

Quant à moi, qui suis intimement convaincu de la nature essentielle de la maladie et qui accepte sans réserve l'opinion de ceux qui la font consister surtout dans une altération primitive du sang, j'aimerais mieux voir adopter les dénominations de *typhus puerpéral* ou de *septicémie puerpérale;* mais, comme je n'ai pas la prétention de me poser en réformateur, je continuerai, après avoir exposé franchement mon opinion, à la désigner sous le nom de *fièvre puerpérale.* Après les réserves que je viens de faire et les explications qui précèdent, il est impossible qu'on se méprenne sur ma manière de voir, et il me sera possible de faire connaître toute ma pensée.

En parcourant les annales de la science, on demeure convaincu que la fièvre puerpérale a été observée à toutes les époques ; seulement, désignée sous des noms divers selon les idées dominantes, souvent confoudue avec d'autres affections beaucoup moins graves, elle a été, depuis Hippocrate jusqu'au commencement du XVIIIᵉ siècle, presque exclusivement attribuée à la suppression des lochies. Toutefois, en 1686, Puzos déclarait déjà que la fièvre des nouvelles accouchées était la suite de la déviation du lait, et l'on sait combien cette opinion se développa depuis. Dans ces deux hypothèses, qui ont trouvé plus tard de nombreux partisans, on faisait jouer un rôle important au défaut d'élimination de certains matériaux auxquels on supposait une action très malfaisante, ou à leur introduction dans les liquides de l'économie, et dans le sang en particulier.

Comme on le voit, il n'y a pas une grande différence entre cette manière de voir et celle qui est admise aujourd'hui par la plupart des médecins. De part et d'autre, on reconnaît l'existence d'un principe délétère. La seule différence réside dans l'origine et la nature de ce principe.

Ed. Strohter, en 1718, et non pas Willis comme on l'a souvent répété, est le premier qui ait introduit dans le langage médical la dénomination de *fièvre puerpérale*, mais il la faisait procéder de l'inflammation de la matrice ou de quelque autre organe : et en cela il a été imité par Burton, Smellie, Th. Cooper, Denman, Gasc, Gardien et beaucoup d'autres.

G. Hunter, en 1776, considéra la péritonite comme lésion primitive dans la fièvre puerpérale.

D'autres ont fait intervenir l'inflammation des intestins et des épiploons.

Jenner, L. Rivière, Willis, White, etc., ont vu dans la fièvre puerpérale une fièvre putride, maligne, bilieuse; Sundelin l'attribue à un trouble du système nerveux, et particulièrement à l'inflammation des ganglions. Dugès (en 1824), et plus tard Hinterberger (en 1830), ont émis l'opinion que la myélite constituait une des formes de la fièvre puerpérale.

N'ayant pas l'intention de m'étendre sur la partie historique de la question, je dirai, pour résumer la manière de voir des auteurs qui ont écrit sur les maladies des femmes en couches, 1° que la fièvre puerpérale, telle que nous la comprenons au-

jourd'hui, a été admise dès les temps les plus reculés, quoiqu'on ne se soit pas servi de cette dénomination pour l'indiquer. 2° Que depuis Strohter, qui a créé le nom, les
auteurs qui se sont occupés de la question peuvent être di-
visés en deux catégories : ceux qui conservent cette dénomination en lui laissant son acception la plus générale, c'est-
à-dire en éloignant toute idée de fièvre essentielle ; et ceux
qui, l'acceptant ou la repoussant, reconnaissent la réalité
d'une fièvre propre, c'est-à-dire d'une modification générale
de l'organisme préexistant à toute altération locale.

J'aurais pu montrer aussi que, depuis le commencement de
ce siècle, les idées se sont peu modifiées sur ce point de doctrine, et qu'on trouve encore aujourd'hui des partisans de ces
deux opinions. Je ferai remarquer seulement que les défenseurs de l'essentialité deviennent de plus en plus nombreux, et
qu'on les rencontre surtout parmi les médecins qui se livrent
à la pratique des accouchements et qui ont de nombreuses
occasions d'étudier cette maladie. Mais pour qu'une opinion
soit vraie, il ne suffit pas qu'elle ait l'assentiment général.
C'est sans doute déjà une présomption favorable (et c'est à ce
titre que j'ai rappelé le fait), mais il faut autre chose pour
des esprits sérieux, et voici des raisons graves sur lesquelles
on peut s'appuyer pour légitimer une pareille manière de
voir.

Preuves de l'essentialité. — La nature épidémique de l'affection est déjà une forte présomption en faveur de son essentialité. La fièvre puerpérale se développe et se comporte
comme la plupart des autres maladies générales (typhus,
fièvre typhoïde, choléra, etc.). C'est surtout dans les maisons où sont réunies un grand nombre de femmes qu'on la
voit exercer ses ravages ; c'est principalement quand il y a
encombrement qu'elle fait invasion. Elle est souvent précédée par d'autres affections d'une gravité beaucoup moins
grande, mais qui sévissent aussi d'une manière épidémique, et qui peuvent se montrer non-seulement sur les
femmes accouchées, mais encore sur les femmes enceintes,
sur les enfants, les gens de service et les malades qui se trou-

vent dans les salles de chirurgie que renferme parfois le même hôpital. L'apparition du muguet, de l'ophthalmie purulente, de l'érysipèle, est considérée dans un service d'accouchement comme l'avant-coureur d'une épidémie de fièvre puerpérale ; et j'ai bien souvent, depuis plus de 20 ans, pu m'assurer de l'exactitude d'une pareille remarque. Les chirurgiens dont les salles sont voisines des services spéciaux sont souvent avertis de l'invasion prochaine d'une épidémie par le développement d'un grand nombre d'érysipèles, qui apparaissent sans cause appréciable, ou à l'occasion de la plus petite opération, et par d'autres états généraux de leurs malades qui ne peuvent être rapportés qu'à des causes dont la nature nous échappe, mais dont l'action s'exerce incontestablement sur l'organisation tout entière.

La maladie dite *fièvre puerpérale* peut atteindre des personnes qui ne sont dans aucune des conditions de l'état puerpéral. C'est surtout dans les maisons destinées aux femmes en couches que les exemples de ce genre ont été observés. J'en ai vu un à l'hospice de la Maternité, en 1839. J'aurai occasion d'en faire connaître les principaux détails en traitant de la contagion.

Dans le cours des épidémies graves, on voit quelquefois des femmes enceintes en être atteintes et y succomber sans que le travail de l'accouchement se déclare. J'ai fait à la Clinique l'autopsie d'une femme qui était venue de la ville, déjà malade, et qui succomba le lendemain de son entrée. Elle avait offert tous les symptômes de la fièvre puerpérale, et l'examen du cadavre me permit de constater du pus et des flocons albumineux dans le péritoine, du pus dans les lymphatiques de l'utérus et des ligamens larges.

Dans d'autres cas, l'empoisonnement particulier qui cause la maladie paraît s'effectuer pendant le travail de l'accouchement, ou quelques heures après la délivrance, et la mort peut survenir alors en quelques heures. Il ne faut pas avoir assisté à un grand nombre d'épidémies pour avoir constaté des cas de ce genre : pour mon compte, j'en pourrais citer plusieurs.

L'influence délétère du poison mystérieux ne s'exerce pas seulement sur la femme enceinte. Le fœtus, encore renfermé dans la cavité utérine, peut en être atteint; et on trouve parfois dans ses organes quelques-unes des altérations locales qui appartiennent à la fièvre puerpérale. On peut consulter à ce sujet quelques publications récentes, et en particulier l'excellente thèse de M. le docteur Lorain.

Tout est singulier dans la marche de ces épidémies! Comment expliquer que toutes les femmes accouchant le même jour, dans le même hôpital, soient atteintes sans exception; tandis que celles qui accouchent le lendemain et qui sont, en apparence, dans les mêmes conditions, n'éprouvent aucun accident? Il y a bien longtemps qu'on a invoqué les variations atmosphériques et l'apparition des grands vents en particulier. J'ai plus d'une fois entendu M. P. Dubois signaler ces singulières coïncidences, dont j'ai été témoin moi-même.

La *Gazette hebdomadaire* (26 février 1858) contient la relation d'une épidémie qui a régné à Prague dans les premiers mois de l'année 1857. (Par M. le docteur Dor.)

L'auteur donne d'abord la topographie des localités qui ont été envahies. C'est sur une colline connue sous le nom de Windberg (*montagne du vent*) que se trouve située la maison d'accouchement. Elle paraît située dans les conditions les plus favorables.

M. Dor insiste surtout sur l'influence des variations atmosphériques.

Le 8 mars, jour froid et pluvieux, il y eut six accouchements, et sur ce nombre, quatre cas de fièvre puerpérale.

Le temps redevint beau jusqu'au 11 : il y eut quatre ou cinq accouchements par jour, et pas une seule femme ne fut atteinte.

Le 13, pluie et neige. (Trois accouchements, deux malades.)

Les 19 et 23, pluie et neige. (Onze accouchements, dix malades.)

Ce n'est pas seulement dans les conditions précédentes qu'on peut puiser des preuves de l'essentialité de la fièvre puerpérale. On trouve aussi dans l'anatomie pathologique de nombreuses raisons qui militent en faveur de cette manière de voir.

Je mettrai au premier rang l'absence plus d'une fois constatée de toute lésion des solides. Il n'y a presque pas d'épidémie un peu sérieuse dans le cours de laquelle on n'ait rencontré de cas de cette espèce. J'ai recueilli plusieurs observations qui ne laissent aucun doute à ce sujet. La dernière se rapporte à l'épidémie de 1857, et elle me paraît d'autant plus concluante que la femme qui en fait l'objet ne succomba que le 15ᵉ jour après le début de l'affection. Or, chez elle, à part certaines altérations du sang, il n'y avait rien d'appréciable. Il faut convenir toutefois que, dans le plus grand nombre des cas, on constate des lésions plus ou moins variées, et ordinairement multiples, chez le même individu. Mais cette variabilité et cette multiplicité des altérations ne sont-elles pas un nouveau témoignage de l'intoxication générale et primitive ?

Comment expliquer que, selon les épidémies, on voit prédominer tantôt la péritonite avec des épanchements séropurulents souvent considérables contenant des flocons albumineux, qui ordinairement aussi s'étalent en couches épaisses à la surface des organes renfermés dans la cavité abdominale? Tantôt la présence du pus dans les sinus utérins ou dans les vaisseaux lymphatiques? Tantôt la pleurésie, la méningite, les arthrites, avec les mêmes altérations ? Tantôt du pus infiltré dans les muscles des membres ou dans le tissu cellulaire péritonéal? Tantôt de vastes collections purulentes se formant dans l'œil, dans la mamelle? Tantôt des gangrènes envahissant l'utérus et même les organes génitaux externes? Tantôt certaines éruptions cutanées et généralisées, le plus souvent à formes scarlatineuses, et qui apparaissent surtout dans les cas les plus graves de la maladie?

Je n'en finirais pas si je voulais passer en revue toutes les lésions anatomiques qui ont été signalées, et qu'il m'a été donné de constater dans plusieurs centaines d'autopsies que j'ai eu l'occasion de faire. Je ferai remarquer seulement que certaines de ces altérations sont beaucoup plus communes que d'autres, et je citerai en première ligne la péritonite, puis la présence du pus dans les lymphatiques et les sinus utérins.

Je ne puis m'empêcher de signaler ici certains troubles profonds qui apparaissent dès le début du côté de la circulation et du système nerveux, cette anxiété épigastrique, ces efforts impuissants des malades qui cherchent à retrouver dans de grandes inspirations la vie qui leur échappe, cette fréquence excessive du pouls, sa petitesse et sa dépressibilité : tous ces caractères appartiennent aux maladies générales et reconnues pour telles par tous les médecins. J'y reviendrai plus tard en parlant du diagnostic de la fièvre puerpérale.

La nature épidémique de la maladie n'a plus besoin d'être démontrée ; c'est avec cette forme qu'elle apparaît chaque année, et souvent à plusieurs reprises, dans les établissements où sont reçues pour accoucher un certain nombre de femmes. Pour bien juger de sa gravité et de la nécessité de mesures prophylactiques depuis longtemps réclamées, il ne suffit pas de savoir d'une manière générale qu'elle fait de nombreuses victimes. Il faut en connaître le chiffre aussi exact que possible, et voir si dans d'autres conditions on observe des résultats aussi désastreux. Quand il s'agit d'une question aussi grave, il n'est plus permis de fermer les yeux à la lumière, et il faut savoir entrer franchement dans la voie des réformes et des améliorations.

Voici quelques recherches statistiques qui me paraissent intéressantes. Elles sont relatives à ce qui s'est passé pendant cinq ans (1852, 1853, 1854, 1855 et 1856) à la Maternité de Paris, à la Clinique d'accouchements de la même ville, à l'Hôtel-Dieu, à l'hôpital Saint-Antoine et à l'hôpital Saint-Louis. J'y ajoute en outre un relevé de l'hôpital Lariboisière pour les années 1854, 1855 et 1856. Ce nouvel établissement, récemment ouvert aux malades et aux femmes enceintes, a été construit avec le plus grand soin ; rien n'a été épargné pour y introduire toutes les améliorations que l'expérience a montré devoir être de quelque utilité, et il est intéressant de voir si elles ont eu pour résultat de diminuer les cas de fièvre puerpérale.

Je sais combien il est difficile de faire des statistiques irréprochables, et si celles que je consigne ici ne sont pas à l'abri de toute critique, elles permettent du moins d'arriver à des résultats approximatifs qui ont leur valeur, et qui peuvent conduire à des conclusions générales utiles à connaître.

État comparatif des accouchements et des décès
par suite de fièvre puerpérale.

MATERNITÉ DE PARIS.

	1852		1853.		1854.		1855.		1856	
	Femmes accouchées.	Décès.	Femmes accouchées.	Décès.	Femmes accouchées.	Décès.	Femmes accouchées.	Décès.	Femmes accouchées.	Décès.
Janvier . . .	296	»	230	»	260	»	334	»	291	1
Février . . .	289	4	299	8	302	»	265	1	271	1
Mars.	311	5	339	19	236	»	235	»	351	3
Avril	263	»	314	18	303	»	257	»	317	20
Mai	239	1	225	7	305	»	259	1	15	30
Juin	205	3	165	1	239	»	206	»	55	»
Juillet. . . .	236	1	193	1	262	1	241	4	184	5
Août.	196	1	208	7	289	»	255	5	205	2
Septembre .	211	9	177	1	236	»	31	1	213	13
Octobre. . .	200	19	226	7	252	»	84	»	119	13
Novembre .	217	3	216	»	289	»	102	»	185	7
Décembre. .	197	»	257	3	262	»	195	»	272	4
Totaux .	2,860	46	2,849	72	3,185	1	2,464	12	2,478	99
Moyennes. .	1/62		1/39		3,185		1/205		1/25	

Total des accouchements, 13,836. — Décès connus, 230.
Proportion, 1/60 environ.

D'après ce tableau, il résulterait qu'à la Maternité la mortalité aurait été moins considérable que dans la plupart des autres établissements. Sur 13,836 accouchements, il n'y aurait eu que 230 décès par fièvre puerpérale, c'est-à-dire 1 décès sur 60 accouchements. Mais je crois devoir présenter quelques observations qui sont de nature à faire douter de la réalité d'un pareil résultat. J'ai pu me procurer des renseignements suffisants pour l'année 1856; or, voici ce qu'ils m'ont appris : tandis que le relevé officiel fourni par les registres de la Maternité ne donne que 99 morts, je trouve dans l'excellente thèse de M. Tarnier, qui était l'interne de ce service pendant cette année, qui a vu et suivi toutes les maladies et qui a fait toutes les autopsies, que le chiffre des morts a été de 114, ce qui donne une différence de 15 cas. Je me contenterai d'ajouter que j'ai de bonnes raisons pour croire que de pareilles erreurs se sont glissées dans les chiffres qui appartiennent aux autres années, et qu'en résumé la pratique de ce grand établissement n'a pas été beaucoup plus privilégiée que celle des autres maisons.

Il résulte de ce qui précède qu'en réalité, sur les 2,478 femmes qui sont accouchées à la Maternité en 1856, il y aurait eu 114 décès par fièvre puerpérale, ce qui donne une proportion de 1 sur 19 et une fraction, c'est-à-dire à peu près comme à la clinique de la Faculté.

La thèse de M. Tarnier renferme un autre document que je ne puis m'empêcher de citer ici ; il me paraît trop important au point de vue de la prophylaxie et du mode de propagation de la maladie. Ce consciencieux observateur s'est donné la peine de relever, sur les registres de la mairie du 12ᵉ arrondissement, le nombre des accouchements et celui des morts par fièvre puerpérale pendant cette même année 1856, et il a noté que, sur 3,222 accouchements qui ont eu lieu dans cet arrondissement, il y avait eu 14 décès, c'est-à-dire 1 sur 322; ce qui revient à dire que la mortalité y a été 17 fois moins grande qu'à la Maternité et à la Clinique.

Pour donner une idée de la violence et des effets désastreux de certaines épidémies, j'ajouterai que, du 13 avril au 10 mai 1856, on compta 59 morts à la Maternité. Le nombre des accouchements qui eurent lieu depuis le 1ᵉʳ avril jusqu'à la fin de mai fut de 332. En prenant la moitié pour la période fatale que je viens d'indiquer, on est conduit à ce triste résultat, qu'il y eut au moins 1 décès sur 3 accouchements.

État comparatif des accouchements et des décès par suite de fièvre puerpérale.

CLINIQUE D'ACCOUCHEMENT.

	1852.		1853.		1854.		1855.		1856.	
	Accouchements.	Décès.	Accouchements.	Décès.	Accouchements.	Décès.	Accouchements.	Décès.	Accouchements.	Décès.
Janvier......	98	»	123	7	104	2	116	»	108	5
Février......	103	»	52	5	95	1	89	1	81	2
Mars........	117	2	2	»	97	3	116	4	79	1
Avril........	92	1	»	»	93	1	104	4	107	»
Mai.........	117	3	76	1	81	»	99	2	66	7
Juin........	76	»	96	2	54	6	88	2	9	5
Juillet......	96	1	71	2	76	»	91	1	»	»
Août........	104	1	93	4	58	1	85	1	65	»
Septembre..	108	5	91	3	70	»	138	1	36	12
Octobre.....	105	1	87	»	90	2	123	1	»	»
Novembre...	108	»	87	8	89	4	116	3	38	»
Décembre...	109	8	69	»	96	2	101	6	41	»
TOTAUX...	1.233	22	847	32	1,003	22	1,266	26	630	32
Moyennes...	1/56		1/26		1/45		1/48		1/19	

Total des accouchements, 4,979. — Décès connus, 134.
Proportion, 1/37.

État comparatif des accouchements et des décès par suite de fièvre puerpérale.

HÔTEL-DIEU.

	1852.		1853.		1854.		1855.		1856.	
	Femmes accouchées.	Décès.	Femmes accouchées.	Décès.	Femmes accouchées.	Décès.	Femmes accouchées.	Décès.	Femmes accouchées.	Décès.
Janvier......	82	1	88	1	122	4	109	1	110	4
Février......	93	4	93	9	145	5	112	2	107	6
Mars........	80	1	95	7	145	3	103	»	113	6
Avril........	92	1	104	9	159	3	96	3	109	4
Mai.........	98	2	108	4	131	1	83	2	154	10
Juin........	59	4	87	1	107	1	86	»	188	11
Juillet......	84	»	101	»	109	1	94	»	136	5
Août........	73	1	104	»	81	»	85	1	105	»
Septembre..	77	1	101	»	112	3	122	2	107	»
Octobre.....	90	»	102	6	108	1	97	2	235	15
Novembre...	85	1	120	1	108	2	109	2	156	10
Décembre...	87	»	105	1	112	2	120	1	121	2
TOTAUX...	1,000	16	1,208	39	1,439	26	1,218	16	1,641	73
Moyennes...	1/68		1/30		1/55		1/76		1/22	

Total des accouchements, 6,506. — Décès connus, 170.
Proportion, 1/38,

État comparatif des accouchements et des décès par suite de fièvre puerpérale.

HÔPITAL SAINT-ANTOINE.

	1852.		1853.		1854.		1855.		1856.	
	Accouche-ments.	Décès.	Accouche-ments.	Décès.	Accouche-ments.	Décès.	Accouche-ments.	Décès.	Accouche-ments.	Décès.
Janvier......	4	»	9	2	17	»	29	»	31	1
Février......	8	»	6	»	12	»	21	»	35	»
Mars........	4	»	12	1	27	»	30	»	33	»
Avril........	8	1	5	»	27	»	31	1	27	»
Mai.........	6	»	7	1	20	2	28	»	32	1
Juin........	7	»	14	»	23	»	26	»	31	»
Juillet......	7	»	14	»	33	3	27	6	28	1
Août........	7	»	7	»	25	»	34	»	39	»
Septembre..	11	1	12	»	24	1	30	1	25	»
Octobre.....	8	1	8	»	27	»	31	»	39	»
Novembre....	6	»	14	»	26	2	33	»	28	2
Décembre...	10	1	7	1	27	»	27	»	35	»
TOTAUX ...	86	4	115	5	288	8	344	8	383	5
Moyennes ...	1/21		1/23		1/36		1/43		1/76	

Total des accouchements, 1,216. — Décès connus, 30.
Proportion, 1/40.

État comparatif des accouchements et des décès par suite de fièvre puerpérale.

HÔPITAL SAINT-LOUIS.

	1852.		1853.		1854.		1855.		1856.	
	Femmes accou-chées.	Décès.	Femmes accou-chées.	Décès.	Femmes accou-chées.	Décès.	Femmes accou-chées.	Décès.	Femmes accou-chées.	Décès.
Janvier......	52	»	60	»	78	»	65	1	64	»
Février......	46	»	51	»	69	»	67	2	64	»
Mars........	57	1	60	1	73	»	71	»	83	»
Avril........	48	»	71	»	74	»	68	»	75	»
Mai.........	47	»	55	1	71	»	62	»	73	»
Juin........	68	»	38	»	65	»	63	»	63	»
Juillet......	51	»	59	»	69	»	55	»	65	»
Août........	55	»	63	»	64	»	58	»	73	»
Septembre..	61	»	62	»	58	»	72	1	61	»
Octobre.....	61	»	58	»	63	»	55	1	71	»
Novembre...	51	»	57	»	63	»	62	»	58	»
Décembre...	63	»	58	»	76	»	65	»	63	1
TOTAUX ...	660	1	692	2	820	»	763	5	813	1
Moyennes...	»		1/346		»		1/152		»	

Total des accouchements, 3,749. — Décès connus, 9.
Proportion, 1/416.

Les résultats statistiques fournis par l'hôpital Saint-Louis méritent une mention toute spéciale : ils nous montrent une mortalité de beaucoup inférieure à celle des autres hôpitaux et même du 12ᵉ arrondissement, dont j'ai parlé plus haut. Comment peuvent s'expliquer de pareilles différences? Est-ce par le nombre peu considérable des accouchements? Serait-ce par la disposition des salles? Un pavillon ayant l'exposition de l'est et de l'ouest est consacré à ce service. Il contient deux salles renfermant huit lits chacune et huit petites chambres à un seul lit.

Je me contente de signaler le fait sans me charger d'en donner l'explication.

État comparatif des accouchements et des décès par suite de fièvre puerpérale.

HÔPITAL LARIBOISIÈRE.

	1854.		1855.		1856.	
	Femmes accouchées.	Décès.	Femmes accouchées.	Décès.	Femmes accouchées.	Décès.
Janvier	»	»	47	2	59	1
Février	»	»	37	3	64	4
Mars	6	»	32	4	65	7
Avril	11	2	36	»	60	1
Mai	9	»	37	4	53	2
Juin	24	1	21	1	61	2
Juillet	16	»	51	2	57	1
Août	19	»	39	2	37	1
Septembre	20	2	53	3	51	»
Octobre	25	2	48	1	55	4
Novembre	30	»	55	»	62	3
Décembre	31	1	49	»	61	»
TOTAUX	192	8	505	22	685	26
Moyennes	1/24		1/22		1/26	

Total général des accouchements, 1382. — Décès, 56. Proportion, 1/24.

S'il est difficile de comprendre pourquoi la mortalité par fièvre puerpérale est si peu considérable à l'hôpital Saint-Louis, il l'est tout autant de se rendre compte des résultats si différents qu'on observe à Lariboisière. Tout le monde connaît l'excellente situation de ce magnifique hôpital : les salles sont vastes et bien aérées. Le nombre des accouchements y est peu considérable, et cependant les cas de mort par fièvre puerpérale y sont proportionnellement très nombreux.

Il résulte de l'ensemble des tableaux qui précèdent que les accouchements qui ont eu lieu dans les six établissements dont ils font connaître le mouvement s'élèvent au chiffre de 31,667 et que le nombre des décès par fièvre puerpérale a été de 644, ce qui donne la proportion suivante : 1 décès sur 48 femmes environ.

Après avoir demandé à la statistique les renseignements qu'elle peut donner sur la mortalité qu'entraîne chaque année la fièvre puerpérale, je reviens à l'indication des faits qui sont de nature à démontrer son essentialité.

A tous ceux dont j'ai parlé précédemment, j'ajouterai que, comme toutes les maladies réputées générales, elle devient manifestement contagieuse dans certaines conditions. J'ai, pour mon compte, été témoin d'un certain nombre de faits qui méritent une sérieuse attention.

Pendant mon internat à la Maternité (en 1839), une épidémie grave de fièvre puerpérale y sévit. On sait que, dans cet établissement, les élèves sages-femmes sont chargées de donner des soins aux malades, de les changer de linge, de les nettoyer, et que, par conséquent, elles vivent au milieu des émanations qui s'en exhalent. Or, il arriva un soir qu'une de ces élèves, mademoiselle D..., pendant qu'elle procédait au lavage des parties génitales d'une de ses malades, atteinte d'une fièvre puerpérale grave, éprouva instantanément une sensation pénible qu'elle rapporta aux émanations qu'elle avait respirées en soulevant les couvertures du lit, et elle déclara qu'elle se sentait très malade. Le soir même, elle entra à l'infirmerie; un frisson intense se déclara, le ventre devint très douloureux, le pouls petit et fréquent. Un peu plus tard, il survint de la diarrhée et des vomissements verdâtres, et tous les autres symptômes de la fièvre puerpérale la mieux caractérisée. La mort survint le troisième jour. Grâce à l'intervention de M. Moreau, il me fut permis de faire l'autopsie. Je trouvai dans la cavité péritonéale toutes les lésions que présentaient les femmes mortes dans le cours de cette épidémie. Il est important de noter que cette élève ne se trouvait dans aucune des conditions qui se rapprochent de l'état puerpéral : elle était vierge et n'était pas à une période menstruelle.

Quand je vins à la Maternité, la tradition racontait que des cas de ce genre y avaient été plus d'une fois observés. On trouve dans la thèse déjà citée de M. Tarnier deux observations analogues ; elles sont encore relatives à deux élèves sages-femmes de la Maternité, qui, pendant l'épidémie de 1856, offrirent tous les phénomènes de la fièvre puerpérale. L'une eut le bonheur de se rétablir ; mais l'autre succomba, et l'on trouva un épanchement purulent dans la cavité péritonéale. M. Tarnier fait observer que la mort de cette jeune fille eut lieu dans les premiers jours de mai, c'est-à-dire lorsque l'intensité de l'épidémie qui sévissait était telle qu'il devint nécessaire de fermer la Maternité.

Lorsque la maladie se déclara, ces deux élèves étaient à une époque menstruelle.

Quand on a eu le malheur d'assister à de nombreuses épidémies, on a pu, comme moi, être frappé du fait assez singulier que voici : Il y a parfois, dans les salles destinées aux femmes en couches, certains lits qui semblent transmettre la maladie aux malheureuses qu'on y place, et j'ai vu ce résultat fatal se renouveler trois et quatre fois de suite, tandis que, dans les lits voisins, rien ne venait troubler la marche régulière des suites de couches. Ne doit-on voir dans ce fait qu'un simple jeu du hasard ? La chose est possible ; mais il est permis d'en douter et d'accepter une autre explication.

Après de pareilles observations, recueillies par un grand nombre de médecins, il ne me paraît pas possible de nier l'existence d'un principe contagieux dont la puissance semble s'accroître en raison de la multiplicité des foyers et de la violence des épidémies. Mais est-il permis d'aller plus loin et d'admettre que le poison, une fois créé sur une vaste échelle, puisse être transporté à distance par des individus sains qui auraient de nombreux rapports avec des individus malades ?

Cette question, beaucoup moins claire que la précédente, ne doit pas être cependant repoussée sans examen. Voici dans toute leur vérité les deux faits auxquels M. Guérard a fait allusion :

En 1839, pendant mon internat à la Maternité, un jour que je venais de faire plusieurs autopsies de femmes mortes de fièvre puerpérale, on vint me chercher pour donner des soins à une dame en travail, dont l'habitation était assez éloignée de la Maternité. Avant de me rendre près d'elle, je pris toutes les précautions recommandées en pareille circonstance ; je changeai de vêtements et me lavai les mains avec le plus grand soin : elles conservaient cependant cette odeur si tenace dont les imprègnent, pour plus de 24 heures, les autopsies de ce genre. Cette dame accouchait pour la seconde fois, sa délivrance fut naturelle et des plus faciles. Dans la soirée, sans qu'aucune imprudence pût l'expliquer, un violent frisson se déclara, et bientôt apparurent tous les phénomènes habituels de la fièvre puerpérale, qui se termina très rapidement par la mort, malgré tous les moyens que je mis en usage et les savants conseils de M. P. Dubois, que j'avais fait appeler en consultation. L'autopsie ne put être faite.

En 1849, alors que j'étais chargé des fonctions de chef de clinique dans le service d'accouchement de la Faculté, étant à l'amphithéâtre, occupé à faire une autopsie de fièvre puerpérale, on réclama mes soins pour une dame de la rue de l'Ancienne-Comédie. Je pris les mêmes précautions que dans le cas précédent ; mais mes mains emportèrent la même odeur. Il s'agissait d'une septième grossesse, qui se termina avec promptitude et sans aucune complication. Tout alla bien jusqu'au soir ; mais alors éclatèrent les accidents de la fièvre puerpérale : frisson, douleur abdominale, etc. M. Dubois voulut bien encore m'aider de ses conseils, mais tous nos efforts furent inutiles ; cette malade succomba aussi rapidement que la première. Le cadavre ne fut pas ouvert.

Je livre ces deux observations, qui ne sont pas les seules dans leur genre, aux méditations de mes confrères. Pour mon compte, je n'ose rien affirmer ; mais j'avoue que j'ai une certaine tendance à regarder comme très probable un pareil mode de contagion en temps d'épidémie.

En supposant que toutes ces preuves générales de l'essentialité de la maladie ne fussent pas de nature à entraîner toutes les convictions, le sang est-il réellement altéré, et cela peut-il être démontré ? Tous ceux qui ont fait des autopsies et qui ont dirigé leurs recherches de ce côté répondront avec moi par l'affirmative. Dans les nombreux examens cadavériques qu'il m'a été donné de faire, j'ai toujours trouvé le sang dans un état de liquidité tout particulier. Il offre à peu près constamment une couleur rouge violacé, qui a été comparée par plusieurs observateurs à celle de la gelée de groseilles mal cuite. Il semble imprégner facilement les tissus et leur communiquer sa couleur spéciale. Enfin, j'ai souvent noté un aspect huileux vraiment remarquable, et son peu d'aptitude à la coagulation. Il est bien vrai que l'on trouve parfois dans le cœur quelques caillots fibrineux, mous et décolorés. Je les ai vus manquer le plus souvent ; mais je déclare à peu près constants les caractères pathologiques que je viens de signaler.

Ce n'est pas tout. Des hommes dont l'opinion est d'un grand poids en fait d'hématologie se sont livrés à des recherches chimiques et microscopiques qui ont déjà donné quelques résultats remarquables. Voici ceux qui ont été consignés par le professeur Vogel, dans le *Manuel de Virchow* :

1° Le sang serait acide, et ce fait serait dû à la présence de l'acide lactique.

2° On y aurait trouvé du carbonate d'ammoniaque.

3° Dans d'autres cas, de l'hydrosulfate d'ammoniaque.

4° Il aurait perdu la faculté de se coaguler.

5° Les globules ne seraient plus aptes à rougir au contact de l'air, et par conséquent ne pourraient plus jouer leur rôle pendant l'acte de la respiration.

6° Ces globules seraient en partie décomposés et dissous dans le sérum, qui offrirait une coloration rougeâtre ou d'un brun sale.

D'après Lehmann (*Chimie physiologique*), on aurait trouvé

quelquefois dans le sang la matière colorante de la bile.

Pour M. Scanzoni (*Traité d'accouchements*), la fièvre puerpérale aurait aussi pour cause une altération du sang. Il dit que des recherches de chimie pathologique y ont démontré :

1° Dans quelques cas, une augmentation de fibrine.

2° Dans d'autres, une véritable pyémie, les divers éléments constitutifs restant dans leurs proportions normales.

3° Dans d'autres enfin, une dissolution, ou état putride qui constituerait pour lui une véritable septicémie.

Toutes ces recherches, insuffisantes sans doute, et qui méritent d'être suivies, rapprochées de la marche et de la physionomie générale de la maladie, en disent assez, je pense, pour démontrer la réalité de l'altération du sang. Mais quel est le point de départ du poison qui se mêle à lui? Quelle est sa véritable nature? Ce sont là des mystères impénétrables jusqu'à ce jour, et je n'ai pas eu la prétention de les expliquer.

J'aborde maintenant la seconde partie de mon sujet. Il ne suffit pas d'avoir démontré la réalité de la fièvre puerpérale telle que je l'ai définie. Je dois rechercher si elle a des caractères propres, et s'il est possible, par l'étude attentive de sa marche et de ses symptômes, de la distinguer des autres maladies plus ou moins graves qui ont avec elle quelques points de ressemblance, et qui se déclarent parfois chez les femmes récemment accouchées. Je n'ai pas l'intention, on le pense bien, de donner toute la symptomatologie de cette affection ; mais je crois indispensable d'en faire connaître les traits les plus saillants. La fièvre puerpérale n'est pas aussi généralement connue qu'on pourrait le croire ; j'en appelle ici à tous les hommes spéciaux. Combien de fois n'ont-ils pas vu, comme moi, cette maladie méconnue alors qu'elle existait dans toute sa gravité? Dans combien de cas, bien plus nombreux encore, n'ont-ils pas eu à rassurer des confrères qui, se croyant aux prises avec cette terrible affection, avaient déjà porté le pronostic le plus funeste et appelé à leur secours les ressources extrêmes de la thérapeutique?

Je déclare d'abord qu'il n'y a pas de symptôme pathegnomonique; c'est dans le caractère de plusieurs d'entre eux, c'est dans leur apparition simultanée ou successive qu'un œil exercé saisit un cachet particulier qui lui fait presque toujours reconnaître de prime abord la gravité et la véritable nature du mal.

L'époque à laquelle surviennent les premiers accidents n'est pas une chose indifférente. La fièvre puerpérale, qui peut se déclarer pendant la grossesse, pendant le travail ou dans les premières heures qui suivent l'accouchement, apparaît surtout dans les 4 ou 5 premiers jours, et en particulier au bout de 48 ou 50 heures : il est très rare de la voir faire invasion après le 8e jour.

Un des phénomènes les plus constants, celui qui semble signaler l'invasion de la maladie, c'est le frisson, ordinairement remarquable par son intensité. Il ne se produit souvent qu'une seule fois, et quand il se répète, c'est rarement après les premières 24 ou 36 heures : quelquefois, cependant, il revient à des intervalles assez réguliers, et peut simuler des accès de fièvre intermittente ou rémittente pernicieuse. Cette remarque avait déjà été faite par Osiander, qui a décrit une épidémie de fièvre puerpérale intermittente observée par lui en 1781. J'ai eu occasion de voir quelques cas de ce genre, et tout récemment encore chez la femme d'un de nos confrères; mais ces faits sont tout aussi exceptionnels que ceux dans lesquels le frisson fait complétement défaut. C'était cependant le cas de la malade dont M. Guérard nous a entretenus : la mort était déjà peinte sur son visage, et ce caractère comme plusieurs autres manqua depuis le commencement jusqu'à la fin.

Après le frisson, c'est surtout du côté de la circulation qu'on observe des troubles marqués. Le pouls est remarquable par son extrême fréquence, par sa petitesse et sa dépressibilité.

On le trouve rarement au-dessous de 120; le plus souvent il est à 140, et peut s'élever à 150, à 160 et même au delà.

Si, par instant, il semble se relever un peu et devenir plus résistant, on le voit bientôt retomber dans ses conditions premières, et l'on assiste aux efforts impuissants de l'organisme qui réagit en vain contre l'agent destructeur qui l'a déjà frappé de mort.

La chaleur de la peau est modérée relativement à la fréquence de la circulation. Il semble s'établir parfois un peu de réaction après le frisson initial ; mais elle est en général peu marquée, et, quand il y a des sueurs, c'est ordinairement vers la fin, et elles sont alors froides et visqueuses.

Les troubles qui s'observent du côté de la respiration sont aussi des plus remarquables. Celle-ci est habituellement, et souvent dès le début, courte, précipitée, anxieuse, entrecoupée de profondes inspirations. Les malades accusent un malaise considérable dans la région épigastrique ; et qu'on ne s'imagine pas que tout cela est le résultat de la péritonite, du ballonnement du ventre et du refoulement du diaphragme, car on observe tous ces phénomènes, et au même degré, chez les femmes qui n'ont pas de péritonite, dont le ventre reste souple et plat jusqu'à la fin. Ce n'est pas que je veuille nier l'influence du météorisme sur les troubles de la circulation ; mais il y a avant tout un trouble profond de l'hématose dont l'altération du sang peut seule donner une explication satisfaisante.

Tous les observateurs ont accordé une importance considérable à l'altération profonde du visage, qui apparaît, pour ainsi dire, avec le frisson et qui fait des progrès rapides.

Certains troubles de l'intelligence méritent aussi d'être pris en sérieuse considération. Les malades qui les présentent ne répondent pas de suite aux questions qu'on leur adresse. Quoiqu'elles aient les yeux grandement ouverts, elles semblent sortir d'un sommeil léger ; leur parole a un caractère tremblotant tout particulier qui présente un grand nombre de nuances, selon les cas. Il y a déjà bien longtemps que M. Paul Dubois a appelé l'attention sur ces divers phénomènes, qui, au point de vue du pronostic, ont une gravité extrême. Je n'ai jamais vu une malade qui les avait offerts se rétablir.

J'en dirai autant de certaines douleurs péri-articulaires (épaule, coude, poignet surtout) ou des muscles (avant-bras, mollet, etc.), qu'elles s'accompagnent ou non de rougeurs superficielles de la peau qui les recouvre. Quand elles existent, les malades sont vouées à une mort certaine. Je mentionnerai aussi comme survenant à une époque un peu avancée de la maladie des vomissements de matières jaunâtres, quelquefois, le plus souvent, verdâtres comme de l'eau d'épinards, abondants et souvent répétés, de manière à devenir, par les violents efforts qu'ils provoquent, une véritable torture. Dans quelques cas, au lieu de véritables vomissements, il n'y a que de simples régurgitations presque incessantes et qui portent sur des liquides de même nature ou sur les boissons ingérées.

Quant à la diarrhée, elle ne tarde pas à se montrer aussi dans la plupart des cas, et bientôt les selles deviennent involontaires, ce qui constitue toujours un symptôme grave.

Les douleurs abdominales sont très variables par leur étendue, leur intensité; elles sont nulles dans un certain nombre de cas pendant toute la durée de la maladie ou peuvent n'apparaître qu'à la fin. Quelquefois, après avoir été portées à l'extrême, elles disparaissent tout à coup, et le ventre peut être pressé et déprimé dans tous les sens. Cette circonstance a plus d'une fois fait croire à une amélioration qui n'existait pas.

En résumé, lorsque, dans les trois ou quatre premiers jours qui suivent l'accouchement, une femme éprouve un frisson violent, lorsque son pouls, devenu petit et dépressible, s'élève à 140 pulsations par minute, lorsqu'on observe les divers troubles d'innervation et de respiration dont j'ai parlé, lorsque, un peu plus tard, apparaissent ces douleurs rhumatoïdes que j'ai signalées, et lorsqu'en même temps on voit le visage s'altérer profondément, on peut hardiment porter son diagnostic : la fièvre puerpérale a fait invasion. On peut aller plus loin et annoncer qu'elle sera presque fatalement mortelle, surtout si l'on observe en temps d'épidémie et dans une maison spéciale d'accouchements.

Voilà les symptômes caractéristiques de la maladie, et ce sont ceux qu'on rencontre dans l'universalité des cas; mais

on peut en observer exceptionnellement qui aient des allures
moins franches et une marche beaucoup plus insidieuse. J'ai
déjà dit que le frisson pouvait manquer. Le pouls peut être
moins fréquent et moins dépressible que je ne l'ai indiqué;
l'altération du visage peut paraître moins tranchée; il peut y
avoir des rémissions plus ou moins complètes dans les phénomènes fébriles; mais il est bien rare que l'incertitude dure
longtemps et qu'un observateur exercé ne saisisse dans l'ensemble des phénomènes ou dans la tardive apparition de l'u
de ceux qui ont une si grande importance, quelque chose qu 1
le mette sur la voie de la véritable nature de l'affection.

S'il est vrai que la fièvre puerpérale ait des caractères qu1
lui soient propres, il doit être possible de la distinguer de
l'infection purulente et de l'infection putride, deux états pathologiques qui peuvent venir compliquer aussi les suites
de couches. Démontrons cela d'abord pour l'infection purulente.

Je ne connais pas d'observation propre à démontrer que
cette dernière affection apparaisse avant le huitième ou le
dixième jour, et le plus habituellement cela n'a lieu qu'à une
époque plus reculée.

Les frissons sont ordinairement multiples, suivis dès le début de sueurs abondantes et visqueuses. Ils se renouvellent
plusieurs jours de suite à des époques irrégulières. Bientôt la
peau revêt une teinte ictérique caractéristique; les urines ont
une fétidité particulière; il y a une grande tendance à la formation d'abcès dans le tissu cellulaire et à l'épanchement de
pus dans les cavités articulaires. Quoique la maladie soit aussi
souvent mortelle que la fièvre puerpérale, elle dure au moins
huit à dix jours et quelquefois plusieurs semaines. Enfin, à
l'autopsie, on découvre une phlébite et une altération particulière des poumons et du foie, connue sous le nom d'abcès métastatiques.

Je n'ai pas besoin d'insister davantage; les traits principaux sont trop différents de ceux mentionnés pour la fièvre
puerpérale pour qu'on puisse confondre les deux affections.
Il m'a été donné de voir quelques cas d'infection purulente

chez des femmes récemment accouchées, et il ne m'a pas paru difficile de porter un diagnostic que malheureusement l'autopsie m'a permis de vérifier.

L'infection putride est un autre état qui peut devenir fort grave et qui tue quelquefois; elle dépend de circonstances diverses : tantôt ce sont des caillots qui, retenus dans le vagin ou l'utérus, s'altèrent et se putréfient. Dans d'autres cas, ce sont des portions de membranes ou de délivre qui subissent dans les parties la même altération. Plus exceptionnellement, ce peut être un fœtus à terme qui, après la rupture des membranes et dans certaines conditions spéciales, subit une décomposition putride, à marche rapide, avec production de gaz et de liquides infects.

La gravité n'est pas la même dans tous ces cas. Plus le foyer est considérable, plus la putridité des gaz ou des liquides est avancée, et plus les femmes courent de dangers sérieux ; elles peuvent mourir en quelques heures, par exemple, quand un fœtus se putréfie dans la cavité utérine et si elles ne sont pas secourues à temps. Dans la plupart des autres, on observe plus rarement une terminaison fatale, et il suffit habituellement de quelques soins hygiéniques pour dissiper les accidents produits et pour en conjurer le retour.

Voici, d'ailleurs, d'une manière générale les caractères particuliers de l'affection : les frissons sont ordinairement peu violents et plus souvent répétés. La langue ne tarde pas à devenir sèche et se recouvre, ainsi que les dents, d'un enduit fuligineux; la face prend un aspect terreux. Quand l'état se prolonge, il survient une espèce de fièvre hectique avec diarrhée, et la malade peut mourir; mais, en résumé, soit que l'infection putride ait une marche aiguë ou chronique, elle se présente avec des caractères parfaitement dessinés, et la confusion n'est pas possible.

Je ne dirai qu'un mot de la fièvre typhoïde, dont le diagnostic pourrait être quelquefois embarrassant, au début, dans un service d'accouchement où régnerait la fièvre puerpérale. Des cas de ce genre se sont offerts parfois à mon observation, et il ne m'a pas paru que le doute pût subsister longtemps en face des caractères généraux de la maladie et de son évolution ultérieure.

Messieurs, les détails dans lesquels je viens d'entrer à propos du diagnostic de la fièvre puerpérale ont pu vous paraître un peu longs; j'aurais pu les étendre davantage, et j'ai la conviction que je n'aurais pas fait une chose inutile. Je pense que, si l'on s'entend si peu sur les résultats des divers traitements proposés contre cette maladie, cela dépend surtout de ce que les problèmes du diagnostic n'ont pas été résolus de la même manière par tout le monde, et de ce qu'on a confondu avec elle des affections qui ne lui ressemblent que par certaines apparences plus ou moins trompeuses. Ces réflexions ne s'appliquent pas seulement aux diverses maladies dont je viens de dire quelques mots; si le temps me l'avait permis, je vous aurais fait voir qu'on confond encore tous les jours la péritonite, la métrite, l'ovarite ou la métro-péritonite simples, avec la véritable fièvre puerpérale. C'est là ce qui explique certains succès fabuleux proclamés par quelques-uns de nos confrères et qui ont toujours fait défaut entre les mains des observateurs plus sévères dans leurs appréciations.

J'aborde maintenant les questions relatives au traitement. J'ai déjà dit qu'il importait de le distinguer en curatif et en prophylactique.

1° *Traitement curatif de la fièvre puerpérale.* — C'est un aveu triste à faire, mais je crois être dans le vrai en déclarant que le traitement de la fièvre puerpérale est encore à trouver. Ce n'est pas que des prétentions contraires ne se soient produites bien souvent depuis qu'on s'occupe de ce grave sujet. Mais on l'a dit depuis longtemps, plus sont nombreux les agents thérapeutiques proposés pour combattre une maladie, et plus on est en droit de redouter l'impuissance de chacun d'eux. Une expérience déjà longue et malheureusement trop grande sur ce sujet me rend peu accessible aux illusions, et, tout en rendant justice à de louables efforts que je voudrais voir couronnés de succès, je dois m'incliner devant la triste réalité, et me contenter de faire des vœux et des efforts moi-même pour arriver un jour à des résultats meilleurs.

Vous ne serez donc pas étonnés, Messieurs, que je ne fasse pas ici une stérile énumération des diverses méthodes qui ont été préconisées. Ma conclusion serait la même pour chacune d'elles ; je les ai toutes essayées, et à peu près constamment sans succès. Je puis compter les cas heureux qu'il m'a été donné d'observer ; ils sont au nombre de deux ou trois seulement. Ceux qui ont eu une terminaison fatale, et qui ont passé sous mes yeux depuis plus de 20 ans, soit en ville, soit surtout dans la pratique des hôpitaux, se comptent par centaines. Ce n'est pas, croyez-le bien, que toutes les ressources de la thérapeutique n'aient été mises en usage : j'ai essayé les émissions sanguines, les vomitifs et l'ipécacuanha en particulier, les bains sinapisés, les larges vésicatoires, les purgatifs, les bains de vapeur, les préparations mercurielles à l'intérieur et à l'extérieur, le quinquina, le sulfate de quinine, etc. Vains efforts ! tout cela est resté presque toujours impuissant entre mes mains, et j'ai dû me consoler en me souvenant que j'avais vu mes maîtres aussi malheureux que moi.

Je ferai cependant mention d'une manière spéciale des préparations mercurielles ; c'est à elles que je crois devoir rapporter les quelques rares succès auxquels j'ai fait allusion. Mais je dois avouer que je les ai vus échouer dans un nombre considérable de cas.

Cependant je demanderai à m'arrêter quelques instants sur une autre médication dont on a beaucoup parlé dans ces derniers temps, et sur laquelle notre collègue M. Beau a fait une communication dans cette enceinte il y a bientôt deux ans. On a déjà compris que je voulais parler du sulfate de quinine.

Voici la lettre écrite par M. Beau, et qui fut lue en séance académique le 27 mai 1856 (*Bulletin*, t. XXI, p. 810) :

« Je viens d'employer avec un grand succès le sulfate de quinine à haute dose (1 gramme) contre la fièvre puerpérale, dans ma salle d'accouchements, à l'hôpital Cochin. On commence le traitement par l'emploi d'un émétique ou d'un émétocathartique ; puis, après les évacuations provoquées, on donne le sulfate de quinine en potion, comme cela se pratique dans le rhumatisme articulaire, d'après la méthode de M. Briquet.

» On observe que l'ivresse quinique déterminée dans la fièvre puerpérale est très considérable, donnant lieu à une grande stupeur et à une surdité intense. A la faveur de cette ivresse, la fièvre tombe, les douleurs abdominales disparaissent, et la malade se trouve rapidement mieux.

» Le sulfate de quinine ne réussit pas toujours dans la fièvre puerpérale. Une circonstance fâcheuse qui vient empêcher son action est le vomissement, assez fréquent dans cette maladie, qui fait rejeter le médicament et empêche son absorption. Aussi dans ces cas n'observe-t-on pas l'ivresse quinique, condition indispensable de l'efficacité du sulfate de quinine dans la fièvre puerpérale comme dans le rhumatisme articulaire. »

M. Beau terminait en s'engageant à soumettre ultérieurement le résultat de ses expériences. Il ne l'a pas encore fait, mais espérons que cette discussion donnera à notre collègue l'occasion de tenir sa promesse.

Qu'il me soit permis en attendant de faire connaître ce que je sais sur cette médication. Je dirai d'abord qu'elle n'est pas nouvelle.

Dans les fièvres puerpérales dites *putrides*, Leake recommandait beaucoup le *quinquina* en substance, uni à la rhubarbe, ou bien la décoction de quinquina à laquelle il faisait ajouter deux gros de teinture de cannelle et quelques gouttes de teinture d'opium. Il attribuait les succès qu'il avait obtenus aux propriétés fébrifuges du médicament.

Dans la description qu'il donne de l'épidémie observée par lui en 1781, Osiander conseille de recourir d'abord aux antiphlogistiques, et ensuite au *quinquina à fortes doses*. Il ajoute toutefois qu'il ne compte pas beaucoup sur ce médicament, quoiqu'il ait été proposé par Morton et Monginotius.

Delaroche (1783) pense que le kina sera très utile dans les premières périodes de la maladie, surtout dans les grandes villes et les grands hôpitaux. Il n'a eu occasion de l'employer que dans un cas qu'il cite. Il fit prendre des paquets contenant 22 grains de kina avec 5 à 6 grains de rhubarbe, et on en donna une prise toutes les deux heures. A la poudre il substitua bientôt une décoction d'une once de kina, qui fut prise dans les 24 heures. La malade guérit, mais rien ne prouve qu'elle fût réellement atteinte de fièvre puerpérale.

Hufeland rappelait, en 1787, que plusieurs auteurs, considérant cette affection comme une fièvre putride, insistaient sur l'usage du quinquina.

Doublet, en 1791, énumérant les divers moyens conseillés pour combattre la fièvre puerpérale, disait que l'expérience lui avait appris à connaître l'utilité de quelques-uns d'entre eux, et particulièrement du quinquina et du camphre. Il donnait ordinairement le premier en décoction.

Il me serait facile de multiplier ces citations, mais je me contenterai d'ajouter que notre regrettable collègue Baudelocque écrivait en 1830, dans son livre sur la péritonite puerpérale, que le sulfate de quinine, soit en pilules, soit en potion, à la dose de 10 à 12 grains au moins, pourrait avantageusement remplacer le quinquina.

Depuis cette époque, le sulfate de quinine avait été essayé par beaucoup de médecins et toujours sans succès, lorsque, en 1851, parut dans l'*Union médicale* un mémoire de M. Leconte (d'Eu), qui n'hésita pas à attribuer à cet agent les guérisons dont il donne la relation.

Ses observations sont au nombre de dix. Je me suis donné la peine de les analyser toutes, et je n'ai pas tardé à me convaincre que M. Leconte n'avait pas eu à combattre de véritables fièvres puerpérales et qu'il avait pris pour telles de simples métrites, des péritonites partielles ou même autre chose.

Mais en supposant même que le diagnostic ne fût pas erroné, je déclare qu'il serait impossible de tirer aucune conclusion rigoureuse de semblables expérimentations. Notre confrère ne s'en est jamais rapporté au sulfate de quinine seul ; il a fait intervenir concurremment les médications les plus variées, les frictions mercurielles, l'ipécacuanha, le tartre stibié, les émissions sanguines, les préparations belladonées, les purgatifs, les vésicatoires. Les observations promises par M. Beau seront-elles de nature à réhabiliter le sulfate de quinine ? Je ne le crois pas et j'ai de bonnes raisons pour penser ainsi.

Les résultats annoncés par notre collègue étaient si encou rageants et je suis personnellement si disposé à accorder con fiance à ce qui vient de lui, que je résolus de reprendre des expériences que j'avais commencées dès 1839 à la Maternité avec l'assentiment de M. Moreau, et que j'avais poursuivies depuis et toujours sans succès, soit à la Clinique, soit dans ma pratique particulière.

Une occasion favorable ne tarda pas à se présenter. Je fus chargé, en 1856, de la clinique d'accouchement de la Faculté. Une épidémie de fièvre puerpérale s'y étant déclarée, je soumis une série de sept femmes qui en furent atteintes à l'emploi du sulfate de quinine, avec le soin de me conformer religieusement à la formule donnée par M. Beau et en ne faisant intervenir aucune autre médication; il est bien entendu que le vomitif ne fut pas oublié dans les cas spécifiés par notre collègue. Chez toutes les femmes, j'obtins les symptômes de l'ivresse quinique, ce qui n'empêcha pas toutes ces malades de succomber.

Une malade mourut en deux jours et demi: elle avait pris 5 grammes 50 centigrammes de sulfate de quinine.

Deux moururent le sixième jour : l'une avait pris 10^{gr},50, et l'autre 11^{gr},50 de sulfate de quinine.

Une le cinquième jour; elle avait pris 9 grammes de sulfate de quinine.

Une le septième jour; elle avait pris 12^{gr},50 de sulfate de quinine.

Une vécut quatorze jours et succomba après avoir pris 19^{gr},50 du même médicament.

Dans six autres cas observés à la Clinique ou dans ma pratique, j'ai employé la même médication d'après la formule indiquée. Je ne puis pas préciser exactement la quantité de sulfate de quinine qui a été donnée dans chacun d'eux ; mais ce que je puis malheureusement dire avec certitude, c'est que tous se sont terminés par la mort.

Je dois faire observer cependant que l'action sédative du

sulfate de quinine sur la circulation n'a presque jamais fait défaut. C'est ainsi que j'ai vu le pouls tomber, de 140 et 150, à 80 pulsations et même au-dessous. Dans quelques cas, la différence a été un peu moins grande. Mais elle a toujours été assez marquée et assez constante pour qu'elle ne puisse être révoquée en doute. En étudiant attentivement l'action du sulfate de quinine, on est singulièrement surpris de voir le pouls se ralentir notablement et la respiration conserver une fréquence insolite. Ainsi j'ai vu souvent le pouls descendre sous l'influence du médicament à 72 ou 80, et la respiration se renouveler 40, 48 et même 52 fois par minute.

Ce double phénomène, curieux à noter au point de vue expérimental, n'a malheureusement aucune importance au point de vue thérapeutique. Qu'importe que le pouls soit à 72 ou à 160, si le résultat est le même et si ces malheureuses femmes n'ont pu être arrachées à la mort. Mais je ne suis pas le seul qui n'ait trouvé que des insucccès dans l'emploi du sulfate de quinine. Pendant que je l'employais à la Clinique, M. Trousseau l'expérimentait à l'Hôtel-Dieu, et je sais qu'il a poursuivi depuis les mêmes recherches. Je crois pouvoir dire qu'il a réuni jusqu'à ce jour plus de trente observations et que, comme moi, il est à attendre un succès.

Je dois à l'obligeance de mon savant collègue et ami, M. Delpech (médecin de la Maternité) une note et des relevés statistiques propres à éclairer sur la valeur réelle du sulfate de quinine.

Dans un premier tableau sont mentionnés 17 cas dans lesquels on a administré le sulfate de quinine à haute dose sans s'astreindre cependant d'une manière absolue aux règles posées par M. Beau. Il y a eu 17 morts. Tous ces faits se rapportent aux mois d'avril et mai 1856.

«Pendant les mois de septembre et octobre de la même année, nous avons eu, m'écrit M. Delpech, l'occasion de mettre sou·vent en pratique les préceptes posés par M. Beau. Nous avons religieusement administré le sulfate de quinine avec les précautions indiquées. Malgré tous nos soins, malgré l'influence toxique du médicament, la marche de la maladie n'a pas été plus lente que de coutume, et sur *trente* femmes ainsi traitées il y a eu *trente* morts à constater. » M. Delpech observe que le pouls, qui baisse souvent d'une manière considérable sous l'influence du sulfate de quinine, est resté assez fréquent. Dans 16 observations, les pulsations ont oscillé entre 130 et 150. Dans les autres, le pouls battait de 100 à 130.

Il signale aussi quatre cas dans lesquels la guérison est survenue à la suite de l'emploi du sulfate de quinine; mais il fait remarquer qu'un seul était grave et que tous les quatre ont été recueillis au déclin de l'épidémie.

En résumé, on est bien loin d'avoir obtenu à la Maternité les mêmes succès que ceux qui ont été annoncés pour l'hôpital Cochin. D'où viennent donc ces différences? J'en soupçonnais bien la cause; mais je voulais savoir positivement à quoi m'en tenir, et, ne pouvant aller moi-même suivre la pratique de M. Beau, je priai M. Blot d'aller à l'hôpital Cochin. C'est ce qu'il fit, ainsi que quelques autres personnes, et bientôt tout s'expliqua. M. Beau a des idées particulières sur la fièvre puerpérale : il considère comme telle un grand nombre d'affections qui doivent en être soigneusement distinguées, et il donne le sulfate de quinine dans des cas divers qui n'ont entre eux aucune analogie; en un mot, il confond la métrite, la métro-péritonite, la péritonite partielle ou générale, etc., avec la fièvre puerpérale. Comme tout le monde, il guérit le plus souvent ces divers états pathologiques; mais il reste impuissant quand il a à traiter une véritable fièvre puerpérale.

Qu'arrivera-t-il d'un autre médicament récemment mentionné dans un article de la *Gazette hebdomadaire* (4 décembre 1857), qui donne quelques détails sur une discussion qui s'est élevée à New-York au sujet de la fièvre puerpérale?

M. Barker, s'appuyant sur l'autorité de Blundell et du professeur Olivier Wandell Holmes, se prononce très chaleureusement pour la contagion.

Il propose le *veratrum viride* dans le traitement de la maladie. Il déclare s'en servir avec avantage depuis plusieurs années; il insiste aussi sur son action sédative sur la circulation; sous son influence, le pouls serait descendu de 140 pulsations à 60. C'est sous forme de teinture qu'il s'en sert, et il la donne à la dose de 2, 3 ou 4 gouttes d'heure en heure.

Le même journal (n° du 11 décembre 1857) contient la relation d'un cas de fièvre puerpérale observé dans le service de M. Barker, et dans lequel le *veratrum viride* paraît avoir été mis en usage avec succès.

C'est, jusqu'à présent, tout ce que nous savons sur ce médicament, qu'il ne m'a pas été possible d'expérimenter, parce qu'on ne peut se le procurer en France; mais je crains bien qu'il ne jouisse pas longtemps de la réputation que M. Barker a cherché à lui faire.

Traitement prophylactique de la fièvre puerpérale. — Si, jusqu'à ce jour, la thérapeutique n'a presque jamais pu triompher de ce terrible fléau, ne peut-on pas espérer de le conjurer par une sage prophylaxie, et n'est-ce pas de ce côté que doivent se diriger tous nos efforts? Quant à moi, je demeure convaincu que c'est la seule voie utile à suivre et qu'il y a de grandes mesures à prendre pour diminuer le nombre des victimes, qui trouvent la mort dans les asiles qui leur sont ouverts par la charité publique.

Mais il y a deux manières de faire de la prophylaxie : l'une consiste à donner certains médicaments auxquels on a cru reconnaître quelque vertu préservatrice ; l'autre, à demander à des mesures hygiéniques plus ou moins radicales des résultats moins affligeants que ceux qu'on observe dans nos hôpitaux.

On a, depuis bien longtemps, cherché dans la matière médicale des substances capables de mettre les femmes à l'abri de la fièvre puerpérale.

Hufeland (en 1787) avait déjà conseillé dans ce but les purgatifs, donnés dans les derniers mois de la grossesse, et un exercice modéré dans un air salubre. De plus, il administrait une potion purgative dite antiphlogistique dans la journée qui suivait l'accouchement.

Levret donnait le sulfate de potasse ;

Kedekind, l'acide nitrique ;

Gordon, Richter, Cederschjol, les purgatifs ;

Kennedy, le double sulfate de cuivre et d'ammoniaque associé à l'opium ;

Chaussier, la poudre de Dower ;

Enfin, M. le docteur Leudet vanta l'efficacité du sulfate de quinine, dont nous venons de voir la nullité au point de vue de la thérapeutique curative. C'est dans la thèse de M. de Folleville (6 mars 1847) que se trouvent consignées les expériences du savant praticien de Rouen.

Dans deux épidémies observées à l'Hôtel-Dieu de cette ville, en juillet 1845 et en mars 1846, on perdit le tiers des femmes qui vinrent y faire leurs couches, et, chose digne de remarque, aucun cas ne s'étendit à la pratique de la ville.

Dans une autre épidémie qui avait apparu en 1843 et qui se prolongea trois mois, toutes les femmes qui prirent du sulfate de quinine (1 gramme par jour) furent préservées de la maladie ; mais on n'eut recours à ce moyen que 9 fois sur 83 femmes.

En 1845 et 1846, sur 62 femmes, 32 prirent du sulfate de quinine, et 2 seulement furent atteintes de fièvre puerpérale.

Sur les 30 autres, au contraire, il y en eut 19.

Voici le mode d'administration recommandé : environ quatre heures après la délivrance, 1 gramme de sulfate de quinine en trois doses. Le deuxième jour, même quantité. Le troisième, on ne donne plus que 60 centigrammes, et on continue jusqu'à ce que l'époque ordinaire de la fièvre puerpérale soit passée, c'est-à-dire jusqu'au sixième jour.

Il paraît que déjà, en 1793, Alp. Leroy avait conseillé, de concert avec Laumonnier et autres médecins de la ville de Rouen, de fortes décoctions de quinquina administrées quelques jours avant l'accouchement.

Dans une note sur le sulfate de quinine, donné comme moyen prophylactique de la fièvre puerpérale, M. Dubreuil fils, de Bordeaux (*Union médicale*, 22 avril 1848), rappelle que c'est en sa présence que M. Cazeaux, d'après le conseil d'un médecin de province qui n'était autre probablement que M. Leudet, essaya le sulfate de quinine, le 10 septembre 1845, à la Clinique.

Les femmes prenaient le sulfate de quinine aussitôt après l'accouchement, à la dose de 1 gramme par jour, et le continuaient pendant quatre.

On le supprimait si la fièvre puerpérale venait à se déclarer. Le médicament fut essayé jusqu'au 20 du même mois.

Pendant ce temps, sur 25 accouchements, 13 femmes éprouvèrent des accidents ; 3 seulement succombèrent.

J'espère que M. Cazeaux nous fera connaître ce qu'il pense sur cette question. En ce qui me concerne, j'ai essayé du sulfate de quinine en vue de la prophylaxie, et je dois dire que son action m'a paru complétement nulle.

Enfin, plus récemment, M. Piédaguel a communiqué à l'Institut (séance du 24 novembre 1856) une note sur un moyen préservatif de la fièvre puerpérale.

Voici comment a procédé cet honorable médecin : toute femme enceinte, en travail ou accouchée, qui entrait dans son service prenait deux pilules de 10 centigrammes de sulfate de quinine et de 1 gramme de sous-carbonate de fer.

Le soir, la même quantité du médicament était administrée, et cette dose était continuée matin et soir tant que durait le séjour des femmes. Elles buvaient en outre du tilleul et une bouteille d'eau de Spa. Ainsi, 40 centigrammes de sulfate de quinine et 2 grammes de sous-carbonate de fer étaient donnés chaque jour.

Lorsque des symptômes de fièvre puerpérale survenaient, on portait progressivement la dose du sulfate de quinine à 60, 80 et 120 centigrammes par jour, et celle du sous-carbonate de fer jusqu'à 4, 5 et 6 grammes.

Voici maintenant les résultats indiqués. Du 15 mai au 23 juillet, 51 femmes furent soumises à ce traitement, et aucune n'eut la fièvre puerpérale ; 11 auraient eu seulement les symptômes du début de l'affection.

Une femme venant d'un autre hôpital où elle était accouchée entra avec la fièvre puerpérale, et elle mourut en deux jours.

Du 27 septembre au 31 décembre, 40 femmes sont traitées de la même façon : 15 ont des accidents légers, 2 sont sérieusement malades, une seule meurt de la fièvre puerpérale avec péritonite.

En résumé, dit en terminant M. Piédagnel, sur 91 femmes, une seule meurt de la fièvre puerpérale contractée dans mon service.

Soit qu'on examine séparément les résultats obtenus par les divers expérimentateurs que je viens de citer, soit qu'on les réunisse pour les juger dans leur ensemble, on ne tarde pas à se convaincre qu'ils ne sont pas aussi favorables qu'on a paru le croire, et qu'ils sont de nature à être expliqués de plus d'une manière. Enfin, j'ajouterai que de nouvelles expériences ont été faites dans ces derniers temps à la Maternité, et qu'elles n'ont en aucune façon réalisé les espérances de MM. Leudet et Piédagnel. M. Danyau, qui a été l'instigateur de ces expériences, nous les fera sans doute connaître avec tous les détails nécessaires.

Si, comme je le pense, toutes ces tentatives louables sont restées sans résultat, voyons s'il en a été de même des mesures hygiéniques qu'à toutes les époques on a cru devoir mettre en pratique, et qui ont été variées de mille manières.

Peu raconte que le docteur Vesou, mandé en 1664 par le président de Lamoignon, pour connaître la cause de la grande mortalité des femmes qui accouchaient à l'Hôtel-Dieu, déclara que cela devait être attribué à ce que la salle des accouchées se trouvait au-dessus de celle des blessés, et il aurait suffi pour la faire diminuer d'éloigner ce voisinage.

Willis, Johnson, Th. Cooper, Doublet, Tenon, et surtout White, ont fait jouer depuis un grand rôle à l'impureté de l'air.

Celui-ci, voulant en outre éviter le séjour des matières putrides dans les organes génitaux, avait donné le conseil de faire lever les femmes le 1er, 2e ou 3e jour, pour favoriser l'écoulement des lochies.

Il était tout naturel que les partisans des métastases laiteuses conseillassent l'allaitement comme propre à prévenir la maladie; mais ce qui se passe à l'hôpital de Vienne et dans beaucoup de nos établissements français, n'a pas montré qu'il y eût un avantage réel dans cette mesure. Je dirai plus, dépuis que des règlements administratifs ont rendu cette tâche obligatoire pour les femmes qui accouchent dans nos hôpitaux, ils ont eu pour les mères, et surtout pour les enfants, des conséquences qui devraient les faire abolir.

A toutes les époques, l'encombrement a été considéré comme très nuisible. Les salles ont été agrandies, leur ventilation a été perfectionnée. En multipliant les asiles pour les femmes enceintes, on a pu réduire le nombre considérable des accouchements qui se faisaient dans quelques-uns d'entre eux; et tout cela, en dernière analyse, n'a donné que des résultats insignifiants.

On a cherché des moyens directs pour obtenir la désinfection de l'air. Les fumigations guytoniennes, employées par M. Nonat dès 1831 contre le choléra, à l'hôpital de la Pitié, sont restées sans influence sur une épidémie de fièvre puerpérale.

Cet observateur n'a pas été découragé par ce premier insuccès. Pour obtenir une désinfection permanente, il place dans une salle plusieurs vases contenant du chlorure de chaux délayé dans 10 ou 12 parties d'eau, avec le soin de renouveler le chlorure toutes les deux ou trois heures. En 1856, il aurait reçu dans sa division une trentaine de femmes en couches, et il n'aurait pas eu à constater un seul cas de fièvre puerpérale. Il se demande, sans toutefois résoudre définitivement la question, si cette immunité ne devrait pas être rapportée aux fumigations chlorurées?

De son côté, M. Piorry pense avoir trouvé dans les injections souvent répétées et dans l'aération un excellent moyen de prévenir la fièvre puerpérale. Harvée les avait déjà conseillées. (On peut consulter à ce sujet un mémoire de Ricolin publié dans ceux de l'Académie royale de chirurgie.)

M. Malgaigne, qui, à l'exemple de beaucoup d'autres, attribue une influence immense au refroidissement des femmes en couches, prend toutes les précautions possibles pour l'empêcher de se produire. De là, l'habitude qu'il a introduite à l'hôpital Saint-Louis, de fixer avec des liens les couvertures des femmes récemment accouchées, et il n'hésite pas à attribuer à l'usage de ces rubans, qu'il appelle antiphlogistiques, l'abaissement de la mortalité qui a lieu dans cet établissement.

Frappé de la différence qu'il y a entre la mortalité des cliniques d'accouchements et celle de la pratique civile, le docteur Semmeliveis a cru trouver l'explication de ce fait dans le transport des matières putrides, opéré par les élèves, qui passent souvent de l'amphithéâtre dans les salles d'accouchement. Il exigea que, quiconque voudrait toucher une femme, se laverait préalablement les mains dans de l'eau chlorurée (1 once de chlorure de chaux pour 2 litres d'eau). A partir de ce moment, il aurait vu la mortalité diminuer d'une manière sensible.

De son côté, le docteur Wieger, qui a introduit au grand hôpital de Vienne le moyen prophylactique de M. Semmeliveis, donne des relevés statistiques qui paraissent très favorables. Dans le principe, il employait une solution très étendue de potasse caustique, puis de l'eau acidulée, et enfin il s'arrêta à de l'eau saturée de chlorure de chaux. Il insiste beaucoup sur la nécessité qu'il y a à se servir de la brosse pour nettoyer complétement les ongles et les sillons épidermiques. Il cite l'observation d'une sage-femme qui avait eu dans sa pratique plusieurs cas de fièvre puerpérale mortelle. Après enquête, on reconnut qu'elle s'était servie d'une seule et même éponge pour laver les parties génitales de ces femmes.

Tout en reconnaissant qu'il y a un peu d'exagération dans l'interprétation de ces faits, je pense qu'ils sont de nature à faire naître au moins quelques doutes dans les esprits les plus opposés à cette manière de voir. Quant à moi, qui ai déjà eu occasion de m'expliquer sur la possibilité de la contagion directe, je crois qu'on ne saurait trop exagérer les précautions en ce sens, surtout en temps d'épidémie.

Que n'a-t-on pas fait encore pour modérer les ravages de cette cruelle affection et pour en prévenir le retour! Outre les fumigations chlorurées dont j'ai parlé, on a essayé du lavage des murailles fait avec des solutions de même espèce; on a renouvelé tous les objets de literie et autres qui avaient servi à une femme morte de fièvre puerpérale, avant de faire occuper son lit par une nouvelle femme accouchée. On a été souvent beaucoup plus loin : plus d'une fois on a complétement évacué les services d'accouchement pendant un ou deux mois; durant ce temps, on a gratté les murailles, refait à neuf toutes les peintures, exposé les salles à une ventilation de jour et de nuit, renouvelé presque tout leur mobilier, et cependant quand, après de pareilles mesures, on se croyait sûr de rentrer dans des conditions sanitaires meilleures, on a vu quelquefois l'épidémie s'attaquer aux premières femmes qui venaient occuper ces salles ainsi purifiées. Je pourrais citer un exemple de ce genre, que j'ai eu, tout récemment encore, l'occasion d'observer à la clinique d'accouchement de la Faculté.

Que conclure de tout ce que je viens de dire au sujet de la nullité ou de l'insuffisance des moyens essayés contre la fièvre puerpérale, au point de vue prophylactique? C'est qu'il est à peu près inutile de persister dans la même direction, mais qu'il reste encore beaucoup à faire dans une autre voie, dans laquelle on s'est à peine engagé jusqu'à présent, et qui paraît la seule dans laquelle on puisse trouver des résultats satisfaisants.

Il ressort bien évidemment de tout ce qu'on sait sur la marche de la fièvre puerpérale, qu'elle se développe presque exclusivement dans les maisons où sont réunies en certain nombre les femmes en couches, et que les cas qui s'observent dans la pratique civile ne sont en général qu'une émanation des épidémies d'abord concentrées dans certains hôpitaux. Qu'une fois développé, quelle que soit son origine première, le poison se transmet d'autant plus sûrement et plus fatalement que le nombre des femmes réunies ensemble est plus considérable. D'un autre côté, puisqu'il n'est pas douteux que la mort par fièvre puerpérale ne s'observe dans la pratique de la ville que dans des cas rares, comparativement à ce qu'elle est dans les maisons spéciales, n'est-on pas conduit forcément à demander qu'on ne réunisse plus les femmes en couches dans des maisons particulières? qu'on les dissémine autant que possible dans les diverses maisons hospitalières, et mieux en-

core, qu'on trouve les moyens de les secourir à domicile?
J'ai la conviction profonde que c'est la seule manière de faire
disparaître ou diminuer notablement ces épidémies meurtrières qui viennent périodiquement porter le deuil dans les
familles et attrister les médecins, qui, n'ayant à leur opposer
que des médications incertaines, n'interviennent presque constamment que pour confesser leur impuissance. Si le temps
me l'avait permis, il ne m'aurait pas été difficile de montrer
que ce que je propose est possible à exécuter.

Mais je m'arrête ici, Messieurs; car, quoique j'aie cherché à
me restreindre, je m'aperçois que les nombreux détails dont
j'ai eu à vous parler m'ont entraîné bien loin. Vous m'excu-
serez en faveur de l'importance de la question et des bonnes
intentions qui m'ont fait intervenir dans ce débat.

III. — COMMUNICATION DE M. BEAU.

(Séance du 9 mars 1858.)

Messieurs, je viens, sur l'invitation de M. Depaul, vous
faire connaître les détails du traitement de la fièvre puerpérale par le sulfate de quinine à haute dose. Je suis en dissidence avec cet honorable collègue, non-seulement sur la
question thérapeutique, mais encore sur la question pathogénique. Je partirai de là pour diviser ce que j'ai à vous dire
aujourd'hui en deux parties, une partie pathologique, une
partie thérapeutique.

1º *Partie pathologique.* — Il y a, comme vous le savez,
deux manières d'envisager la fièvre puerpérale. Les uns la
regardent comme une fièvre essentielle, et les autres la considèrent comme une fièvre symptomatique d'une phlegmasie,
le plus souvent d'une péritonite. La première opinion est
adoptée, comme vous l'a dit M. Depaul, par la plupart des
accoucheurs. Malgré cela, je me range à la seconde, et je
vais chercher à vous démontrer qu'elle seule rend bien compte

de tous les faits. Mais auparavant je vais vous dire quelques mots sur l'historique de la fièvre puerpérale.

Doublet a fait une division très bonne de la fièvre puerpérale. Il la divise en deux espèces : une forme légère, bénigne, appelée encore *fièvre de lait*, et une forme grave ou maligne, qui seule doit nous occuper ici.

La fièvre puerpérale maligne, ou plus simplement la fièvre puerpérale, était considérée avant Bichat comme une fièvre essentielle, dans laquelle les différentes lésions qu'on trouve à l'autopsie n'étaient que des lésions secondaires ou des résultats de la fièvre. Bichat renversa cette opinion en montrant que cette fièvre puerpérale n'était pas primitive ou essentielle, mais bien symptomatique de la péritonite. Cette dernière opinion finit par triompher, de sorte que dans les premières années de ce siècle, les noms de fièvre puerpérale et de péritonite puerpérale étaient parfaitement synonymes. Cependant, cette synonymie se dissipa peu à peu, parce qu'on découvrit que les veines, que les lymphatiques, etc., s'enflammaient comme le péritoine en donnant comme lui naissance à la fièvre puerpérale. On revint donc à l'ancienne dénomination de fièvre puerpérale, sans attacher à cette expression l'idée d'une fièvre essentielle, comme le dit très bien M. Tonnelé dans le remarquable travail publié par lui en 1830 dans les *Archives de médecine*. Passons maintenant à la démonstration de la nature phlegmasique de la fièvre puerpérale.

Il faut d'abord poser un principe, adopté franchement par les meilleurs esprits, et les pathologistes les plus expérimentés, c'est qu'il y a une *diathèse inflammatoire* de la même manière qu'il y a une diathèse cancéreuse, une diathèse tuberculeuse, etc. « La diathèse, dit M. Chomel, est une disposition en vertu de laquelle plusieurs organes ou plusieurs points de l'économie sont à la fois ou successivement le siége d'affections spontanées dans leur développement et identiques dans leur nature, lors même qu'elles se présentent sous des apparences diverses... Maintenant, si plusieurs phlegmasies, une péritonite, par exemple, une pneumonie et une ophthalmie, se montraient simultanément chez un même sujet, et si chacune d'elles était produite par une cause extérieure manifeste, telle que serait une blessure du poumon, une déchirure de l'intestin, l'impression d'un corps irritant dans l'œil, il n'y aurait point là de diathèse; mais si ces mêmes affections venaient à se développer sans causes évidentes, on devrait croire qu'elles sont dues à une disposition commune qu'on nomme *diathèse inflammatoire* (1). »

En partant de ce principe de pathologie générale on est forcément conduit à admettre dans l'état puerpéral une diathèse inflammatoire qui est l'influence pathogénique à laquelle on doit atribuer la production des phlegmasies si nombreuses et si graves qu'on trouve dans cet état puerpéral. On en concevra d'autant plus l'existence que dans l'état puerpéral et dans l'état de grossesse le sang est profondément altéré, privé d'un partie de ses globules et de son albumine, et affecté dans sa fibrine dont la proportion est au-dessus de la moyenne normale.

Du reste, la diathèse inflammatoire de l'état puerpéral comme toutes les autres diathèses, n'a pas de symptômes propres et ne s'apprécie que par ses résultats consécutifs. Ce n'est pas un *zéro* mais bien un x algébrique, c'est-à-dire une valeur qu'on n'a pas encore dégagée ni précisée.

A côté de cette diathèse, il y a un autre x algébrique, je veux dire *ce quid divinum*, cette influence épidémique, inconnue dans la nature, mais parfaitement démontrée par des résultats. Ces deux influences inconnues, la diathèse et la constitution épidémique, se combinent entre elles pour produire les différentes phlegmasies de l'état puerpéral, telles que la péritonite, la lymphangite, la phlébite, etc.

Celles-ci se développent particulièrement sur le péritoine péri-utérin et les tissus de l'utérus, plus ou moins lésés dans l'acte de l'accouchement (2). Elles se développent avec tous

____

(1) Chomel, *Pathologie générale*, 1856, p. 92.

(2) Les tissus de l'appareil utérin sont lésés chez toutes les femmes qui viennent d'accoucher. Pourquoi ne contractent-elles pas toutes des phlegmasies? C'est qu'elles ne recèlent pas toutes la cause interne diathésique.

leurs phénomènes et toutes leurs conséquences ; de sorte que leurs dangers, comme la fièvre, ne viennent pas immédiatement de la diathèse, mais bien des phlegmasies ou des matières phlegmasiques résultant de la diathèse.

De ces phlegmasies puerpérales, la péritonite simple ou accompagnée d'autres lésions phlegmasiques est sans contredit et de beaucoup la plus fréquente : sur 20 malades qui succombent à la fièvre puerpérale, il y en a bien 19 qui sont affectées de péritonite. Nous lui devons donc une mention spéciale, comme résumant pour ainsi dire en elle la fièvre puerpérale, dont elle est encore pour beaucoup de médecins la dénomination synonymique.

Nous distinguerons la péritonite en partielle, qui occupe des points plus ou moins circonscrits de la région sous-ombilicale, et en généralisée, ou sus-ombilicale, qui s'étend à la généralité du péritoine. Un effet habituel de la péritonite est la tympanite intestinale, qui est considérable dans les cas de péritonite généralisée. Le gonflement du paquet intestinal refoule alors le diaphragme vers les parties supérieures de la cavité thoracique, et produit une compression fâcheuse dans le volume des viscères du thorax, comme M. Tonnelé l'avait déjà indiqué (1). J'ai vu souvent le centre phrénique élevé à la hauteur de la quatrième et même de la troisième côte. J'ai vu aussi pendant la vie l'élévation du diaphragme jusque dans la fosse sous-épineuse, faire croire par la matité qui en résultait à un double épanchement de la cavité pleurale. Mais il y a un autre accident de la péritonite sur lequel je dois m'arrêter.

On sait, surtout d'après les recherches de M. Bouillaud, que dans la pneumonie et les autres phlegmasies thoraciques, il se développe assez souvent et rapidement un ensemble de symptômes tels que dyspnée intense avec anxiété précordiale, pouls petit, irrégulier, inégal, très fréquent, mains froides, face profondément grippée avec couleur violacée des lèvres, bruits du cœur irréguliers, inégaux, lesquels symptômes annoncent une

(1) *Archives de médecine*, 1830, t. XXII et XXIII.

concrétion cardiaque qu'il est facile de constater plus tard à l'autopsie. Eh bien ! les mêmes symptômes et la même lésion se voient habituellement dans la péritonite grave, et terminent ordinairement les jours de la malade. Cet accident redoutable apparaît non-seulement dans la péritonite généralisée, mais encore dans certaines péritonites sous-ombilicales. Il nous explique pourquoi les malades peuvent mourir quelquefois, bien que le péritoine ne soit pas enflammé dans une grande étendue. Il nous permet aussi de comprendre cette anxiété précordiale dont vous a parlé M. Depaul, anxiété qui survient rapidement sans qu'elle puisse s'expliquer par le gonflement tympanique résultant de la péritonite. Enfin, nous ferons remarquer que la concrétion sanguine du cœur qui est un cachet phlegmasique de la pneumonie, est un cachet non moins phlegmasique de la péritonite.

J'ai distingué la péritonite en partielle et généralisée ; je tiens à revenir sur cette distinction pour montrer toute son importance dans la compréhension des symptômes de la péritonite. En effet, si l'on considère que la membrane du péritoine, en tenant compte de ses duplicatures et des circonvolutions intestinales, est d'une étendue très considérable, plus considérable même que celle de la peau, nous serons forcé de conclure que l'inflammation de cette membrane, quand celle-ci est affectée dans toute sa surface, doit donner lieu à des symptômes bien plus graves que quand la péritonite se borne à quelques centimètres carrés. La différence est si considérable quelquefois entre les symptômes des péritonites partielle et généralisée qu'on serait tenté de les rapporter à deux maladies de nature différente, l'une grave, l'autre très légère. Nous avons en pathologie d'autres exemples de maladies paraissant différentes de nature, à cause d'une différence dans l'étendue de la partie affectée. C'est ainsi que la bronchite, bornée à un petit rameau bronchique, donne lieu à des symptômes insignifiants, tandis que la bronchite qui occupe la totalité des bronches produit une dyspnée très intense ; aussi la première s'appelle-t-elle bronchite simple, tandis que la seconde porte les noms d'emphysème ou d'asthme. Si l'on veut un autre exemple emprunté à la thérapeutique, on voit que l'alcool à la dose d'un verre donne de l'excitation et de la gaieté, tandis qu'à la dose d'une bouteille, il produit de la prostration et de la stupidité.

Il va sans dire que l'état partiel ou général de la péritonite tient à une diathèse plus ou moins intense, ou plus ou moins féconde en sécrétion purulente.

Des considérations qui précèdent, je peux donc conclure que la péritonite puerpérale est une phlegmasie, et dès lors le mot de fièvre puerpérale représente pour moi l'idée d'une fièvre phlegmasique.

Je vais montrer maintenant que les différents phénomènes de la péritonite puerpérale ne se prêtent guère à l'idée d'une fièvre essentielle, comme l'admettent les partisans de la théorie que je combats.

D'après cette théorie, la fièvre puerpérale est, ainsi que je viens de le dire, une fièvre primitive, essentielle, dans laquelle la phlegmasie du péritoine est un phénomène consécutif à la fièvre. Les choses se passeraient ici comme dans la variole, qui, après avoir duré pendant deux ou trois jours à l'état de fièvre simple, est marquée par une éruption due à une phlegmasie pustuleuse de la peau. La péritonite serait, par conséquent, à la fièvre puerpérale ce que la phlegmasie pustuleuse de la peau est à la fièvre varioleuse, une phlegmasie consécutive et symptomatique.

Comme on le voit, il y a entre cette opinion que je combats et celle que je défends une chose commune, c'est que, dans les deux théories, la phlegmasie du péritoine dépend d'un état général antérieur. Pour moi, cet état antérieur est la diathèse inflammatoire ; pour mes adversaires, c'est la fièvre elle-même. Et il y a cette énorme différence entre la fièvre et la diathèse, que la première se voit, se touche, qu'elle a ses symptômes et ses dangers immédiats, tandis que la diathèse inflammatoire est une influence cachée qui ne se révèle qu'à l'apparition des phlegmasies qu'elle produit.

La fièvre essentielle de la variole et des autres fièvres érupives porte encore le nom de *pyrexie* et ne présente plus les mêmes caractères que la fièvre symptomatique des phlegmasies. Voyons maintenant si nous trouverons dans la péritonite puerpérale les caractères pyrétiques, comme le veulent mes adversaires, ou les caractères des fièvres phlegmasiques.

Début de la maladie. — Considérons d'abord le début de la péritonite. Ce début est instantané; il est marqué par un frisson et une douleur subite dans l'abdomen. Or, nous retrouvons ce triple caractère du début, dans la phlegmasie par excellence, la pneumonie, qui éclate subitement avec un frisson et une douleur pleurétique. On dira sans doute qu'il y a des péritonites dont le début est moins brusque et plus semblable à celui des pyrexies. C'est vrai ; toutefois, nous ferons remarquer qu'ici l'exception n'est qu'apparente; elle tient à ce que la péritonite est quelquefois précédée et masquée par la fièvre puerpérale bénigne ou la fièvre de lait; mais, malgré cette complication, on distingue encore l'apparition de la péritonite à un nouveau frisson, à l'altération marquée des traits et à un sentiment de douleur dans la région sous-ombilicale.

Éruptions. — Une éruption à la peau est un caractère assez habituel des pyrexies, car elle caractérise les pyrexies appelées fièvres éruptives, et elle se montre même dans la fièvre typhoïde (taches lenticulaires) et le typhus (pétéchies), etc. Or, nous ne voyons pas qu'il y ait aucune sorte d'éruption dans la fièvre puerpérale, et si quelquefois M. Depaul a pu observer quelques plaques scarlatiniformes, cela s'est montré si rarement qu'il ne vaut pas la peine d'en parler.

État typhoïde. — On observe habituellement des symptômes typhoïdes dans le cours des fièvres puerpérales, et l'on en conclut assez facilement que cette maladie est une fièvre comme la dothiénentérie; mais je crois que c'est à tort. Il faut bien se pénétrer de cette idée, que les symptômes typhoïdes se rencontrent aussi souvent dans les phlegmasies graves que dans les pyrexies. Il est vrai qu'à son début une phlegmasie d'abord légère présente des symptômes d'excitation ou des phénomènes sthéniques; mais, si la maladie s'aggrave, la scène change, et l'adynamie remplace bientôt l'excitation. Tout individu atteint de phlegmasie mortelle meurt dans des symptômes typhoïdes.

Etat du sang. — J'arrive maintenant à un caractère important pour distinguer les pyrexies des phlegmasies, je veux dire l'état du sang. On sait, par les travaux si classiques de MM. Andral et Gavarret, que, dans les phlegmasies, la proportion de fibrine augmente, tandis qu'elle diminue dans les pyrexies. Quel est son genre d'altération dans la fièvre puerpérale? C'est ce que va nous apprendre la thèse de M. Hersent, qui a fait sur ce point des recherches importantes (1). Il a analysé le sang de quinze femmes affectées de fièvre puerpérale, et on trouve en moyenne, dans les 15 cas, pour la proportion de la fibrine, le chiffre de 4,3 ; or, ce chiffre est bien supérieur à celui qui indique la proportion de fibrine dans les pyrexies.

Il est bon d'ajouter que ces résultats n'ont pas été obtenus sous l'influence d'une opinion préconçue. Bien au contraire : M. Hersent, partisan de la théorie qui regarde la fièvre puerpérale comme une pyrexie, s'attendait à trouver un abaissement de la fibrine comme dans les pyrexies, et il a été singulièrement étonné de rencontrer l'état du sang propre aux phlegmasies. Mais il n'hésite pas à poser toute la conséquence de son expérimentation : « Ce résultat, dit-il, contredit complétement l'opinion commune, qui rapproche la composition du sang des femmes affectées de fièvre puerpérale de celle des individus atteints par la fièvre typhoïde. »

Fièvre puerpérale sans lésion. — Il y a quelquefois, rarement, des femmes qui succombent après leur accouchement dans des symptômes fébriles et chez lesquelles on ne trouve aucune phlegmasie appréciable. On s'est trop empressé de voir là une fièvre puerpérale essentielle, une fièvre puerpérale type ; c'était, au contraire, le cas, vu la proportion si considérable des fièvres puerpérales avec lésion, de regarder cette affection comme exceptionnelle, et de se rappeler le

(1) *Thèse de Paris*, décembre 1845.

principe de Pascal, *d'être sévère à l'exception*. Or, quand on veut appliquer ici ce principe si sage de philosophie scientifique, on trouve trois grandes incertitudes qui pèsent sur cette prétendue fièvre puerpérale essentielle.

La première incertitude, celle qui frappe tout d'abord, est celle-ci : A-t-on bien fouillé tous les organes, et la lésion n'a-t-elle pas passé inaperçue? Vous savez ce cas cité dernièrement par le *Moniteur des hôpitaux*, et où, à la suite d'une longue autopsie négative, on allait se retirer avec la conviction qu'il n'y avait pas de phlébite, quand MM. de Castelnau et Sappey en trouvèrent tout à coup des traces irrécusables. L'an passé, un cas semblable s'est passé à l'hôpital Cochin : une femme de mon service succomba au dix-septième jour d'une fièvre puerpérale. On ne trouva rien d'anormal dans les grandes cavités splanchniques, et l'on sortait de la salle d'autopsie, quand, par hasard, un élève, enfonçant un scalpel dans la région fessière, donna issue à une grande quantité de pus. C'était un vaste abcès de la région lombaire, complétement latent, qui avait produit la fièvre et emporté la malade.

Voici une seconde incertitude. Une femme en couches peut très bien succomber à une affection fébrile qui ne laissera réellement aucune lésion visible à l'autopsie, sans que pour cela on doive regarder cette affection comme une fièvre puerpérale essentielle. En effet, on observe quelquefois en clinique non puerpérale, une fois ou deux fois par an dans un service, des individus, hommes ou femmes, qui succombent après huit ou dix jours de maladie, ayant présenté des symptômes fébriles parmi lesquels il y a sur la fin du coma ou du délire. On croit avoir affaire à des méningites ; on fait l'autopsie, et l'on ne trouve rien de suffisant pour expliquer la mort. Eh bien ! ces fièvres indéterminées ne peuvent-elles pas se présenter dans l'état de couches, comme d'autres affections non essentiellement puerpérales, telles que la variole, la fièvre typhoïde, etc., et y être occasionnées par les commotions physiques et morales de la parturition (1)? et dès lors n'est-il pas aventureux

____

(1) On ne réfléchit pas assez aux fâcheuses circonstances morales dans

de considérer ces fièvres sans lésions cadavériques comme des types purs de fièvre puerpérale essentielle?

M. Guérard vous a dit que, dans les cas suraigus, la fièvre puerpérale tuait la malade avant la formation du pus, et que c'était à cause de la rapidité de la marche de ces fièvres essentielles qu'on ne trouvait pas d'altérations à l'autopsie. Cependant si j'examine les quelques faits de fièvre puerpérale sans lésions que je connais, je ne vois pas que la marche de la maladie ait été bien rapide. On en trouve trois rapportés dans la thèse de M. Tarnier (page 41), thèse dont M. Depaul vous a déjà parlé. La première est morte en 8 jours, la seconde en 10 jours, et la troisième en 9 jours. D'ailleurs, rappelez-vous que la malade mentionnée dans le discours de M. Depaul, comme affectée de fièvre puerpérale sans lésions, a succombé le 14ᵉ jour.

Si, dans ces observations, le pus n'a pas été formé, c'est qu'il ne devait pas se former; et dès lors on peut se demander si ces maladies étaient bien de la même nature que les fièvres puerpérales avec lésions phlegmasiques.

Enfin il y a une troisième incertitude, même dans le cas où l'on accorderait que la fièvre sans lésion est bien la fièvre puerpérale essentielle par excellence. Ce serait de savoir si cette fièvre n'est pas caractérisée par l'altération du sang propre aux pyrexies, c'est-à-dire par la diminution de la fibrine, et si dès lors cette fièvre n'est pas complétement différente de celle qu'accompagne la péritonite, ou toute autre phlegmasie, et que caractérise l'augmentation de la fibrine du sang, comme le démontrent les recherches de M. Hersent.

Toutes ces questions, qu'on peut se poser au sujet de la

___

lesquelles se trouvent les femmes après un accouchement illégitime. Dans le moment où elles ont le plus besoin de tranquillité et de sympathie, elles sont presque toujours abandonnées de leur séducteur, séparées de leur famille, et inquiètes de l'avenir de leur enfant qui se trouve complétement à leur charge. On a parlé des dangers de la primiparité, il faut ajouter de la primiparité illégitime, et le danger ne vient pas des difficultés physiques d'un premier accouchement, mais bien des fâcheuses complications morales dans lesquelles la jeune accouchée se trouve pour la première fois.

fièvre sans lésion, prouvent que son histoire est complétement
à faire. Nos honorables adversaires ne doivent donc pas signaler avec une certaine ostentation cette fièvre rare et indéterminée pour prouver la prétendue essentialité de leur pyrexie puerpérale. Ne serait-il pas plus sage de parler de cette
fièvre tout bas, en déplorant la profonde ignorance dans laquelle nous sommes à son sujet, et en appelant sur sa détermination les recherches de tous les observateurs?

Contagion. — On invoque encore un autre caractère contre
la nature phlegmasique de la fièvre puerpérale. Je ne nie pas
la contagion de cette maladie; mais depuis quand la transmission contagieuse infirme-t-elle la nature phlegmasique
d'une affection? Est-ce que l'ophthalmie purulente n'est pas
contagieuse? la dysentérie ne l'est-elle pas également? Et
pourtant ces deux maladies sont bien des phlegmasies.

On a beaucoup parlé aussi des faits intéressants rapportés
dans la thèse de M. Lorain. Ces faits prouvent qu'une influence commune a agi sur la mère et l'enfant, d'autant plus
facilement que leurs deux existences sont pour ainsi dire
confondues en une seule avant la parturition. Ils peuvent
s'expliquer ou par la diathèse inflammatoire affectant la mère
et l'enfant, ou par la contagion; mais ils ne prouvent absolument rien contre la phlegmasie.

Après avoir répondu à toutes les objections dirigées contre
la nature phlegmasique de la fièvre puerpérale, qu'il me soit
permis, à mon tour, d'en adresser une à la théorie que je
combats. La difficulté que je vais soulever a déjà été indiquée
dans la *Gazette hebdomadaire*, par M. Jacquemier, qui, bien
qu'accoucheur distingué, ne partage pas les opinions de ses
collègues sur la nature pyrétique de la fièvre puerpérale.

Il est bon de savoir que nos honorables adversaires, bien
que niant énergiquement le caractère phlegmasique de la péritonite dans la fièvre puerpérale, admettent néanmoins que
dans l'état puerpéral il peut se développer, et qu'il se développe
effectivement, non pas rarement, mais très fréquemment, une
péritonite purement phlegmasique. Ainsi il y a pour eux deux

péritonites de l'état puerpéral : 1° une péritonite pyrétique qui se confond comme symptôme avec la pyrexie puerpérale, dont elle est un résultat ; 2° une péritonite réellement phlegmasique.

Les grands caractères que nos adversaires assignent à ces deux péritonites se tirent particulièrement du pronostic.

Selon eux, la péritonite pyrétique est grave non par elle-même, mais comme symptôme de la pyrexie puerpérale qui tue toujours, qu'il y ait beaucoup de lésions, qu'il y en ait peu, ou qu'il n'y en ait pas du tout. Comme on le voit, l'in-flammation péritonéale d'origine pyrétique n'ajoute rien par elle-même à la gravité de la pyrexie, nécessairement mortelle, dont elle résulte.

La péritonite phlegmasique, au contraire, est d'une nature bénigne et guérit facilement.

On désirerait extrêmement de connaître les signes diagnos-tiques à l'aide desquels on distingue, au lit des malades, ces deux péritonites, si différentes pour nos adversaires sous le rapport du danger et de la nature. Mais ce diagnostic diffé-rentiel, chose étonnante, est souvent passé sous silence par ceux mêmes qui se piquent d'en connaître toute l'importance. M. Depaul qui, dans son discours, a tant insisté sur la ma-nière de distinguer la fièvre puerpérale de l'infection puru-lente, de l'infection putride et de la fièvre typhoïde, a préci-sément oublié de nous donner les caractères distinctifs de la péritonite pyrétique et de la péritonite phlegmasique. Je crois qu'il a échappé par là à une immense difficulté.

On trouve dans quelques thèses faites sur la fièvre puer-pérale ce diagnostic posé assez résolûment. Voici ce qu'on lit dans celle que M. Huet a passée à la Faculté de Paris le 26 août 1853 (1) : « Des difficultés de diagnostic sérieuses se rencontrent lorsqu'on a à reconnaître une métro-péritonite et une fièvre puerpérale sporadique à forme inflammatoire. Je vais néanmoins essayer de retracer en peu de mots les carac-

____

(1) Cette thèse est faite avec soin et reproduit fidèlement les idées de nos savants adversaires.

tères distinctifs de ces deux affections. La nouvelle accouchée
atteinte de métro-péritonite a la figure coloree, turgescente ;
chez la malheureuse frappée de fièvre puerpérale le visage est
pâle, les traits profondément altérés. Le pouls est fréquent
dans l'une et l'autre affection ; mais dur, fort dans la première, il est mou, dépressible dans la seconde. Avec la métro-
péritonite, la constipation est la règle ; on observe au contraire
la diarrhée dès le début de la fièvre puerpérale. Le ventre est
aplati, souple, offrant une douleur vive et circonscrite vers
les fosses iliaques, dans l'inflammation de l'utérus et de ses
annexes : il est dur, ballonné au contraire dans la fièvre puerpérale, et la douleur abdominale est vive ou obtuse, mais
occupant en général une étendue beaucoup plus grande. »
(Page 23.)

Quand on pèse bien les termes de ce diagnostic, on voit que
dans la péritonite phlegmasique (la métro-péritonite) l'affection est bornée à un point extrêmement limité du péritoine
pelvien, tandis que dans la péritonite pyrétique (la fièvre
puerpérale) l'inflammation, qui se traduit au médecin par le
ballonnement et la douleur du ventre, occupe la plus grande
étendue du péritoine. Et cependant, pour l'auteur de la thèse
et les maîtres dont il expose la doctrine, ce sont deux maladies essentiellement différentes. Il est vraiment curieux de
voir la péritonite conserver son nom et son caractère phlegmasique tant qu'elle est extrêmement limitée ; mais du moment qu'elle envahit le péritoine et qu'elle se matérialise
davantage, elle perd tout à la fois son nom, sa nature, et se
fond dans la pyrexie puerpérale (1).

La péritonite phlegmasique, nous dit-on, guérit ; mais la
péritonite pyrétique ne guérit pas. Voilà encore une autre
difficulté qui ressort de cette distinction : c'est que la périto-

____

(1) S'il était besoin de montrer une dernière fois que dans la péritonite
pyrétique le sang est tout aussi fibrineux que dans la péritonite phlegmasique, j'en trouverais une nouvelle preuve dans les analyses de M. Hersent
(*loc. cit.*). Nous y voyons que le maximum de la fibrine 7,1 a été observé
dans la forme typhoïde (péritonite pyrétique), tandis qu'il n'est que de

nite, que tout le monde regarde comme une maladie si grave hors de l'état puerpéral, se trouve transformée en maladie bénigne pendant l'état puerpéral. Toutefois, pour ne rien exagérer, accordons que dans certains cas la péritonite phlegmasique ne guérira pas et qu'elle emportera la malade; comment, alors, distinguera-t-on la généralisation de la péritonite phlegmasique de la généralisation de la péritonite pyrétique, puisque dans les deux cas il y aura ballonnement et douleur de tout le ventre, pouls très fréquent, altération de la face, etc. ?... et comment distinguera-t-on à l'autopsie ces deux péritonites essentiellement différentes, dont l'une, la phlegmasique, a tué par elle-même la malade; tandis que l'autre, la pyrétique, n'a été qu'un incident indifférent de la pyrexie essentielle qui seule a causé la mort?

Ces conclusions singulières, ces impossibilités diagnostiques, doivent nous apprendre que la théorie dont elles sont l'expression pèche par la base ; que cette théorie veut la diversité là où est l'identité ; qu'elle fait deux maladies essentiellement différentes de deux degrés ou périodes de la même maladie.

2° *Partie thérapeutique.*—Il importe extrêmement de commencer le traitement le plus près possible du début de la péritonite, avant que l'inflammation n'affecte une trop grande étendue du péritoine. J'ai vu quelquefois, après 12 heures, la péritonite si développée qu'il était impossible de l'arrêter.

On débute dans le traitement par l'administration d'une potion vomitive contenant : ipécacuanha 1 gramme, tartre stibié 10 centigrammes, que la malade doit prendre en deux fois, à demi-heure d'intervalle (1). Cette potion dissipe l'embarras

6,7 dans la forme inflammatoire (péritonite phlegmasique) et de 5,7 dans la forme bilieuse (péritonite phlegmasique) ; nous y voyons encore la moyenne de la fibrine être de 4,3 dans la forme typhoïde (péritonite pyrétique), tandis qu'elle n'est que de 4,1 dans la forme inflammatoire (péritonite phlegmasique).

(1) Cette potion est déjà précédée d'un purgatif que je donne à toutes les accouchées, malades ou non quelques heures après l'accouchement. Le

bilieux des premières voies, si fréquent dans la fièvre puerpérale, et prépare l'estomac à recevoir convenablement le sulfate de quinine, de la même manière qu'avant d'administrer un lavement médicamenteux on vide le gros intestin à l'aide d'un lavement évacuant.

Quand les dernières nausées sont dissipées, on s'empresse de donner le sulfate de quinine, et en même temps on avertit la malade qu'elle éprouvera de la surdité, des bourdonnements d'oreille, etc., sans quoi elle mettrait sur le compte de la maladie la manifestation de ces effets de l'ébriété quinique, et elle en serait vivement tourmentée.

On donne d'emblée le sulfate de quinine à la dose d'un gramme; car il faut de suite envahir l'organisme par une dose assez forte. Huit heures après, on donne 75 centigrammes, et huit heures plus tard on donne 75 autres centigrammes, et l'on continue les jours suivants en administrant ainsi trois doses par 24 heures, faisant au moins un total de 2 grammes 50 centigrammes de sulfate de quinine.

Presque toujours, dès le lendemain, on observe des effets physiologiques d'ébriété quinique, accompagnés d'effets thérapeutiques. Ainsi, en même temps qu'il y a de la surdité, des bourdonnements d'oreille, etc., on note un abaissement souvent considérable de la fréquence du pouls, la diminution de la chaleur, de l'altération des traits, de la douleur abdominale et de la sensation générale de malaise.

Je dois indiquer plusieurs règles indispensables à la réussite du traitement.

1° Il faut proportionner la dose du sel à la sensibilité du mal, augmenter la dose si l'ivresse quinique est trop faible, la diminuer si elle est trop forte. Je n'ai jamais donné plus de 4 grammes de sulfate de quinine dans les 24 heures.

2° Lors même que le mal est enrayé, et qu'on s'est rendu maître de la maladie, il faut, vers le 2ᵉ ou le 3ᵉ jour, augmen-

but de cette purgation est de débarrasser l'intestin des matières que la constipation si habituelle dans les derniers temps de la grossesse a pu y accumuler.

ter un peu la dose du médicament ; car l'organisme s'habituant bien vite à l'action du sulfate de quinine, ce dernier ne serait plus en quantité suffisante pour maîtriser la maladie.

3° La même considération nous montre qu'il ne faut pas diminuer, encore moins cesser trop tôt le sulfate de quinine. Dans certains cas, je n'ai pu en suspendre l'emploi sans voir reparaître les symptômes fébriles que le 18e jour de la maladie. Heureusement qu'à des doses réduites, on peut le cumuler avec l'alimentation ; de sorte que la convalescence n'est nullement retardée.

4° Si la malade rejette le médicament, ce qui arrive encore assez souvent, il faut immédiatement l'administrer de nouveau, en changeant son mode d'administration, en le donnant en pilules, dans du pain azyme, ou bien encore en lavement.

Tels sont les détails les plus importants du traitement par le sulfate de quinine. Ce traitement est d'une application très difficile. C'est ainsi qu'on a quelquefois à craindre, sur la même malade, d'un côté les effets d'ébriété quinique si le médicament est à trop haute dose, d'un autre côté les symptômes fébriles si la dose est diminuée.

On a souvent la plus grande peine à faire pénétrer le sulfate de quinine dans l'organisme, soit à cause des vomissements, soit à cause de la répugnance de la malade qui refuse obstinément le médicament, soit à cause de la diarrhée dans le cas où on l'administre en lavement. Dans ce cas, la malade court un grand danger ; car quand l'organisme n'est pas modifié par une quantité convenable de sulfate de quinine, la maladie, assoupie jusque-là, se réveille avec fureur et déborde en quelques heures la médication devenue insuffisante.

Les moyens accessoires sont une boisson rafraîchissante accordée selon les goûts de la malade. On applique avec beaucoup d'avantage un vésicatoire volant au niveau de la douleur péritonitique.

L'influence curative de ce traitement me paraît démontrée par cette double considération : 1° que les symptômes diminuent après l'administration du sulfate de quinine, en même temps qu'apparaissent les effets de l'ivresse quinique ;

2° que les mêmes symptômes réapparaissent infailliblement, quand l'ivresse quinique diminue, soit parce que la dose du médicament est diminuée, soit parce que la malade se trouve peu à peu moins sensible à l'action du médicament.

Pareille chose se voit, comme l'on sait, quand on traite le rhumatisme articulaire par le même moyen. Mais dans cette dernière maladie, la recrudescence des symptômes n'a plus la même gravité que dans la fièvre puerpérale.

J'ajouterai que ceux qui ont l'habitude de traiter le rhumatisme articulaire par le sulfate de quinine, sont suffisamment préparés à employer le même traitement dans la fièvre puerpérale. Et je suis assez disposé à admettre que l'état phlegmasique du sang, propre aux deux maladies, est le lien commun qui les réunit sous la même influence curative du sulfate de quinine.

Maintenant, quelles sont les conditions de maladie favorables à la réussite du traitement? Quand la péritonite a envahi la région sus-ombilicale, ou quand, sans être sus-ombilicale, il s'est formé une concrétion sanguine dans le cœur, on ne peut plus compter sur l'action curative du sulfate de quinine. Néanmoins le sulfate de quinine, administré dans ces cas graves, est toujours utile, en enrayant non-seulement la fièvre et les autres symptômes, mais encore en retardant autant que possible le terme fatal.

Maintenant je vais vous montrer les différentes phases épidémiques que nous avons traversées à l'hôpital Cochin en 1856 et en 1857. Je prends les détails suivants dans la thèse de M. Barbrau (1), mon élève interne, qui m'a secondé avec autant de zèle que d'intelligence.

La *première épidémie* a débuté au mois de mai, après la réception des femmes qui avaient été évacuées de la Maternité, et s'étend jusqu'au mois d'août. Pendant ce laps de temps, nous avons eu :

(1) *Thèse de Paris*, 25 août 1857.

Accouchements non suivis d'accidents.   48
Fièvres légères (*de lait*).   30
Péritonites puerpérales   38
Phlébite utérine avec abcès métastatiques   1
Variole pourprée   1

Sur les 38 cas de péritonite, il y a eu 32 guérisons et 6 morts. Sur les 6 malades qui ont succombé, 3 seulement ont été traitées par le sulfate de quinine.

Dans le mois de septembre, il y a eu 4 péritonites ; 2 ont guéri, et 2 ont succombé : ces deux dernières avaient accouché à la Maternité, et sont arrivées à Cochin à la dernière extrémité.

La *deuxième épidémie* date du commencement d'octobre, et s'étend jusque vers la fin de novembre. Il y a eu :

Accouchements sans accidents.   51
Fièvres légères (*de lait*).   13
Péritonites.   20
Phthisie galopante.   1

Sur ces 20 cas de péritonite, nous avons eu 10 guérisons et 10 morts. Une des malades n'a succombé qu'au 25ᵉ jour de la maladie, à une hémorrhagie intestinale foudroyante. A l'autopsie, nous avons trouvé des adhérences inextricables entremêlées de foyers purulents dans toute la région sous-ombilicale de l'abdomen.

La 3ᵉ *série* s'étend du 15 février (1857) à la fin de mars. Sur 60 accouchements, il y a eu 14 femmes atteintes de péritonite, sur lesquelles 6 guérisons et 8 morts.

Enfin la 4ᵉ série va du mois de juin au mois de juillet (1857). Elle comprend 4 cas seulement de péritonite, et 1 cas de phlébite probable, tous guéris.

Il est inutile de faire remarquer que les maladies traitées dans ces quatre épidémies n'ont pas eu la même gravité. La 3ᵉ série a été la plus grave de toutes, et la 4ᵉ la plus légère. Dans cette dernière, la potion vomitive a produit par elle-même d'excellents effets. Chez une des quatre malades de cette série, la potion vomitive a si bien jugulé la péritonite, qu'il a été inutile d'en venir à l'emploi du sulfate de quinine.

Tels sont les résultats obtenus à l'hôpital Cochin. J'arrive maintenant à ceux bien différents qu'a observés M. Depaul, et dont il vous a entretenus dans la dernière séance.

Posons d'abord un principe qui ne sera contesté par personne, c'est que quand on répète une expérimentation clinique, il n'y a rien au monde de plus facile que de ne pas réussir. Il suffit pour cela d'omettre des détails que l'on regarde comme indifférents, bien qu'ils soient très importants. Il en a été probablement ainsi de M. Depaul employant le sulfate de quinine. Par exemple, à propos de sa malade qui est morte au 14ᵉ jour de la fièvre, M. Depaul nous a dit qu'elle avait pris, pendant toute la durée de la maladie, la dose énorme de 19 grammes de sulfate de quinine. Eh bien ! cette quantité me semble insuffisante pour 14 jours de maladie ; car, en mettant la dose quotidienne de 2 grammes 50 centigrammes à 3 grammes, on devrait avoir un total de 40 grammes environ. Enfin, pour montrer sans réplique que M. Depaul n'entrait pas dans tous les détails de mon traitement, c'est qu'un élève qui, après l'évacuation de la Clinique, vint suivre mon service, et qui y étudiait avec zèle et intérêt la médication quinique, me dit qu'avant de venir à Cochin il ne se doutait pas de la manière d'administrer le sulfate de quinine à haute dose dans la fièvre puerpérale.

M. Depaul vous a dit qu'il avait constaté un abaissement notable du pouls après l'emploi du sulfate de quinine, ce qui n'avait pas empêché les malades de mourir aussi bien que celles qui, n'ayant pas pris de sulfate de quinine, meurent avec le pouls fréquent.

On croira difficilement qu'un agent thérapeutique assez puissant pour ralentir d'une manière si notable le pouls dans la fièvre puerpérale, ne cumule pas avec cette propriété celle d'enrayer les autres symptômes de la maladie, et de retarder par conséquent le terme fatal. Or, ce résultat n'est pas à dédaigner ; car quand nous ne pouvons pas guérir, nous devons chercher au moins à prolonger les jours du malade. M. Depaul aurait pu nous éclairer complétement à cet égard, en nous donnant la moyenne de durée des maladies traitées par le sulfate de quinine, et en la comparant à celle des maladies non traitées par le même moyen.

D'autres médecins ont employé avant moi le sulfate de quinine à haute dose dans la fièvre puerpérale. Je ne parlerai pas de M. Leudet, qui le donne seulement comme prophylactique, et je m'empresse de citer M. Lecomte (d'Eu) et M. Zandyck (de Dunkerque), qui administrent le sulfate de quinine, non plus pour prévenir la fièvre puerpérale, mais bien pour la guérir.

M. Lecomte a publié ses résultats dans l'*Union médicale*, 1851 ; on voit qu'ils sont assez satisfaisants, bien qu'on ait quelque embarras à distinguer ce qui, dans la guérison des malades, revient au sulfate de quinine ou aux différents moyens, tels que bains, vomitifs, onctions mercurielles, etc., qui ont été employés en même temps que lui.

M. Zandyck commença à employer le sulfate de quinine en 1854. Il tient extrêmement à le donner toujours en lavement ; il prescrit en même temps des onctions camphrées sur le ventre et fait souvent appliquer des sangsues. Dans son travail, publié en 1856 (1), M. Zandyck note 6 succès sur 9 cas graves.

En lisant les observations publiées par ces deux honorables médecins, on est frappé de ne pas y voir mentionnée l'ivresse quinique. Est-ce parce que la dose qu'ils donnaient, de 1 à 2 grammes, n'était pas suffisante ? On est frappé aussi du peu de persistance avec laquelle on administre le sulfate de quinine. Au bout de cinq ou six jours, on suspend son emploi, sans qu'il y ait recrudescence dans les symptômes de la maladie. De plus, MM. Lecomte et Zandyck comprennent à leur manière l'action du sulfate de quinine ; ils le considèrent

(1) *Études sur la fièvre puerpérale épidémique* et en particulier sur l'épidémie qui a régné à Dunkerque du mois de juin 1854 à mars 1855. Paris 1856, in-8.

comme un antiseptique et un antipériodique qu'ils dirigent contre *l'élément pernicieux mis souvent en évidence dans la fièvre puerpérale par des frissons intermittents*, de sorte que c'est moins contre la péritonite elle-même qu'ils emploient le sulfate de quinine que contre une complication de cette maladie.

Après avoir exposé tout ce qui concerne le traitement de la fièvre puerpérale par le sulfate de quinine à haute dose, il me reste à dire que, si ce moyen est vraiment efficace, comme je le crois, le temps seul nous l'apprendra plus tard d'une manière positive, quelles que soient les difficultés qu'il rencontre actuellement. L'emploi du quinquina dans les fièvres pernicieuses n'a pas toujours été considéré comme le remède par excellence de ces graves maladies. Ouvrez l'ouvrage de Torti, vous serez étonnés de voir le tiers du volume pris par les réponses de Torti aux attaques dirigées contre son puissant remède : *Responsiones iatro-apologeticæ*. Ramazzini était le chef de cette opposition ; il avait employé, disait-il, le quinquina dans les fièvres malignes avec peu de succès : *Sed incassum, paucos enim evasisse observavi...* L'illusion de Torti, disait Ramazzini, tenait à ce qu'il prenait des fièvres bénignes pour des fièvres pernicieuses, etc.

Le quinquina est, certes, le meilleur moyen à employer dans les fièvres pernicieuses ; mais il ne les guérit pas toutes, il s'en faut de beaucoup. Écoutez à ce sujet les paroles d'un homme qui fait justement autorité dans la matière : « Je ne sais, dit le docteur Maillot, comment a pu s'établir l'opinion, que toutes les fièvres intermittentes pernicieuses sont facilement curables et que l'art les maîtrise presque à coup sûr ; mais, depuis que Lauter a dit que, dans ces maladies, le médecin est l'arbitre de la mort et de la vie, on a traité fort légèrement le pronostic de ces terribles affections, et l'on n'hésite pas à proclamer que leur traitement est le triomphe de la médecine... A cet entraînement, opposons la sévère impartialité des chiffres : sur 886 fièvres pernicieuses observées en 1818 et 1819 à Rome, on indique 245 guérisons, par conséquent 341 morts sur 581 fièvres pernicieuses... »

Que dirait donc M. Maillot si, au lieu d'avoir pratiqué en Algérie, il avait observé les fièvres pernicieuses à Madagascar, où, quoi que l'on fasse, elles emportent rapidement presque tous ceux qui en sont atteints?

De même, le sulfate de quinine est loin de guérir toutes les fièvres puerpérales; néanmoins c'est un excellent moyen à employer dans cette affection, le meilleur que je connaisse jusqu'à présent. Mais, comme je l'ai dit, le temps seul peut consacrer l'efficacité de cet agent thérapeutique.

Je viens de vous exposer ma pratique comme mon savant collègue M. Depaul vous a exposé la sienne; mais ce que nous en avons dit ne nous engage pas, ce me semble, pour l'avenir; et nous pouvons fort bien, si les faits le commandent, revenir un jour l'un et l'autre sur les opinions thérapeutiques que nous défendons actuellement.

IV. — COMMUNICATION DE M. PIORRY.

(Séance du 16 mars 1858.)

Messieurs, M. Guérard a fait preuve d'un excellent esprit, alors qu'il a provoqué une discussion générale sur un sujet aussi obscur que l'est la fièvre dite puerpérale; aussi des hommes très compétents, alors qu'il s'agit d'une telle affection, se sont-ils empressés de porter devant l'Académie le tribut de leur expérience éclairée et de leur érudition choisie.

Je vais essayer de répondre à l'appel de l'honorable M. Guérard, et de soumettre à l'assemblée des considérations générales qui auront plutôt trait à des applications pratiques qu'à de stériles conceptions théoriques.

Sans entrer dans des débats historiques, qui seraient des répétitions de ce qui a été beaucoup mieux dit que je ne pourrais le faire, sur l'époque où l'on a fait primitivement mention de cette affection, et sur les opinions variées que les auteurs ont émises sur sa nature; permettez-moi de rappeler que sous le nom de fièvre puerpérale, on a compris des phénomènes divers :

1° Des accidents fébriles, précédés d'un frisson initial très intense, suivis de symptômes généraux assez semblables à ceux des fièvres dites putrides, accidents dont la terminaison est presque toujours promptement funeste ;

2° Des phlébites utérines, accompagnées des symptômes dont il vient d'être fait mention ;

3° Une phlébite s'étendant au loin, et qui est surtout accompagnée de phénomènes très graves et analogues à ceux des empoisonnements par les matières putrides ;

4° Des utérites ou métrites occupant, soit la face interne de la matrice, et présentant alors les caractères de la gangrène d'hôpital ou nécrosie nosocomiale, soit la surface externe de l'utérus, et formant ainsi une variété de la péritonite des femmes en couches, variété circonscrite d'abord, mais qui, partant des régions voisines des trompes, s'étend au loin et occasionne le plus souvent la péritonite générale ;

5° Cette même péritonite générale, accompagnée de la production de sérosité puriforme, de dépôts de fibrine mélangée de pus et de sanie ;

6° Des cas ordinairement plus légers, mais qui, faute d'une diagnose positive, sont rapportés à la fièvre puerpérale ; je veux parler de ceux où des matières et des gaz retenus et accumulés dans le tube digestif donnent lieu, soit à une distension de ce tube et des parois du ventre, soit à d'excessives douleurs et à un refoulement considérable des viscères suivi de dyspnée extrême, de dilatation stasique du cœur, d'hypoxémie et des phénomènes les plus graves ;

7° Certes, la fièvre puerpérale par excellence, et à laquelle on ne donne guère ce nom, est celle qui a reçu le nom bizarre, mais expressif, de fièvre de lait.

C'est donc à ces phénomènes, considérés dans leur ensemble, que l'on a donné en définitive le nom de fièvre puerpérale.

Les opinions que les auteurs ont exprimées sur la maladie consistant dans cet ensemble ont été les suivantes :

1° Lorsque la doctrine des fièvres essentielles régnait, on admettait qu'il s'agissait ici *d'une fièvre primitive que l'on se*

donnait garde, vu les opinions d'alors, de rapporter à une alté-
ration ou une intoxication du sang;

2° Notre très regrettable collègue, M. Gasc, trouvant fréquemment que le péritoine était enflammé et rempli de matière séro-purulente, crut devoir rapporter à la péritonite la
fièvre puerpérale des auteurs, c'est-à-dire l'ensemble précédent;

3° Bientôt Dance, et ceux qui le suivirent, voyant les veines
enflammées et rencontrant dans divers organes des abcès se
développant avec promptitude, rapportèrent à la phlébite
utérine ou même à l'angioleucité généralisée (Nonat), la
fièvre et tous les symptômes de la puerpérale des auteurs;

4° D'autres, tenant compte de travaux récents sur la pyémie, ne virent dans la fièvre grave qui suit l'accouchement
que le résultat d'une résorption purulente;

5° Considérant l'état de la matrice, après la parturition, les
veines nombreuses qui s'ouvrent à sa surface interne, le sang
qui séjourne dans la vaste cavité qu'elle circonscrit, sang qui,
mélangé avec de l'air, se putréfie et répand une odeur fétide, un de vos collègues a pensé qu'il y avait ici pénétration
dans les veines utérines et partant dans le sang, en général,
de matières putrides et très altérées; de là une septicémie
d'une extrême gravité qui, pour certaines personnes, devient
l'ensemble de la fièvre puerpérale;

6° Ceux qui ont adopté une telle opinion pour se rendre
compte de ce grand fait, que, dans les hôpitaux où les femmes
enceintes sont rassemblées en grand nombre, la fièvre puerpérale sévit avec beaucoup plus de violence, de gravité et de
fréquence qu'ailleurs, admettent que l'air altéré des salles où
elles se trouvent exerce, sur le sang en général, et sur les liquides et les caillots contenus dans la cavité utérine, une action décomposante qui devient une source active de septicémie, et par conséquent des accidents généraux observés;

7° Vous venez d'entendre le très remarquable travail de
M. Depaul, dans lequel ce médecin habile cite des faits propres à établir qu'un *iose*, un poison spécial existe, et que ce
virus est susceptible d'être communiqué, même par les mains

de l'accoucheur, alors qu'après les avoir lavées et savonnées, elles exhalent des odeurs très fétides. Les accidents produits par ce virus constitueraient pour quelques personnes la fièvre puerpérale ;

8° Le mot épidémie, si facile à se prêter à des idées fantastiques, comme à des inductions de faits positifs, a été également attribué à la fièvre puerpérale, et chacun l'a interprété à sa manière ; les bons esprits se sont attachés à le rapporter à une altération *imprimée* au sang, soit par des matières putrides répandues ou non dans l'air, soit par un iose ou virus contagieux. Ces derniers ont eu, suivant nous, le tort de vouloir qu'il s'agisse dans cette hypothèse *d'une fièvre essentielle*, c'est-à-dire existant sans lésion ; mais d'autres, amateurs des idées vagues, représentées par des mots mal définis, ont admis qu'il existait ici quelque cause occulte, indéterminée, résultat d'une diathèse incomprise et liée ou non avec une autre cause dite épidémique, qu'ils ne déterminèrent pas davantage.

En somme la plupart des auteurs ont vu dans l'ensemble des faits pathologiques précédents une maladie, une unité morbide, et ont subordonné les phénomènes observés, les uns à une affection épidémique, les autres à une péritonite, d'autres encore à la phlébite, etc.; en un mot, à celui des caractères du mal qui leur paraissait prédominant et qui se prêtait le mieux à leurs doctrines générales.

Pour bien comprendre, dans les idées organopathiques, la fièvre puerpérale, et pour diriger la thérapeutique avec un rationalisme éclairé et fécond en applications pratiques, il faut avoir égard aux circonstances dans lesquelles se trouvent les femmes qui viennent d'accoucher et aux modifications que leur organisme présente :

1° D'une part, les préjugés aidant, elles sont presque toujours placées dans une atmosphère où l'air n'est pas renouvelé, et où se trouvent répandues des odeurs fétides dégagées des liquides qui s'écoulent du vagin ou des autres parties du corps. La crainte puérile et tout à fait illusoire de provoquer par le refroidissement des abcès dans les glandes mammaires fait qu'on évite de renouveler l'air des lieux où les nouvelles accouchées sont placées ;

2° A la suite de la parturition, il y a, en général, un vide dans les vaisseaux, dû aux pertes de liquide que la femme vient de subir, et les belles expériences de Magendie ont prouvé que dans ce cas l'absorption s'opère avec une extrême facilité ;

3° L'utérus est alors revenu sur lui-même, mais sa cavité présente une vaste poche dans laquelle du sang liquide ou coagulé mélangé avec de l'air, que le plessimétrisme y constate, est en contact avec les bouches veineuses, dites sinus utérins, qui semblent faites tout exprès pour favoriser la pénétration dans l'appareil circulatoire des fluides sanieux que la matrice renferme ;

4° Ajoutons que le sang de la femme récemment accouchée contient, en général, peu de globules, beaucoup de sérum, peu de fer ; que les organes abdominaux, les poumons, le cœur, le foie, s'ils sont longtemps comprimés par l'utérus dilaté, sont profondément modifiés dans leur structure et leur consistance, et que le péritoine qui naguère était distendu, abandonne en partie la surface de la matrice, et se trouve dans de telles conditions d'organisation qu'il doit être disposé aux altérations de structure ;

5° N'oublions pas encore que bientôt après l'accouchement se prépare un nouveau travail accompagné, vers la cinquantième heure, d'un mouvement fébrile, de la congestion sanguine des glandes mammaires et de la sécrétion du lait, liquide constitué par du sérum et des globules de petite dimension, variables en grosseur, mais qui, s'ils pénétraient dans la circulation, ne pourraient traverser les capillaires qu'avec difficulté ;

6° Disons enfin que la femme éprouve alors des impressions morales très variées, très diverses, et qui peuvent avoir sur l'accomplissement des fonctions une influence que l'on a parfois exagérée, mais qui n'en est pas moins très réelle.

C'est dans l'étude attentive de ces faits que se trouve l'explication logique des accidents puerpéraux, et ce n'est pas l'admission d'une *unité morbide, dite fièvre puerpérale*, qui d'une part rend raison des phénomènes observés, et qui de l'autre conduit à un traitement utile et rationnel.

Les circonstances précédentes expliquent en effet :

1° Les accidents locaux, la souffrance utérine, dont le siége est d'abord si bien limité par le plessimétrisme ;

2° La péritonite, qui d'abord simplement utérine, s'étend bientôt à toute l'étendue du ventre, et son caractère exclusif et funeste est dû à l'influence délétère des matières putrides contenues dans l'utérus ; ce caractère est le même que celui de la septico-phlébite produite par les matières putrides qui empoisonnent une lancette, septico-phlébite qui se généralise, tandis qu'une plaie simple de la veine se guérit presque sans phlegmasie.

3° Cette altération profonde (très analogue à celle des plaies atteintes de nécrosie nosocomiale ou gangrène d'hôpital) que présente la face interne de l'utérus en rapport immédiat avec le sang altéré que contient la matrice ;

4° La phlébite utérine s'étendant bientôt à tout l'appareil circulatoire, avec ce même caractère septique que nous venons de voir aggraver d'une manière si funeste la péritonite consécutive à l'accouchement ;

5° L'ensemble des phénomènes septicémiques (frisson initial, petitesse et fréquence du pouls, profonde altération des traits, selles liquides, abondantes et fétides) dus à l'abord dans les liquides circulatoires, de la sanie putride que l'utérus contient ;

6° La tendance aux abcès, et le passage si prompt des phlegmasies à l'état pyoïque, due, soit à la septicémie, soit à la pénétration dans le sang des globules ou des globellules de pus sécrété dans l'utérus, soit enfin à l'introduction dans l'appareil circulatoire (angiême) de petits globules lactés, formés à l'époque de la fièvre dite de lait.

C'est l'ensemble de ces dernières circonstances qui explique la gravité des divers états organiques qui, dans les jours qui suivent le travail de l'accouchement, se déclarent vers les poumons, l'encéphale, les jointures, etc. En donnant le nom de galémie à l'état du sang, que je crois avoir lieu lors de la fièvre de lait et consécutivement à elle, je me suis plutôt fondé sur l'observation clinique et sur les inductions qui en découlent, que sur des preuves déduites de l'examen du sang.

La spécialité des phénomènes précédents tient évidemment en très grande partie à l'ensemble des circonstances organiques que nous venons de voir exister chez la nouvelle accouchée.

Il n'est pas cependant impossible qu'il existe un virus qui ait la funeste prérogative de communiquer le mal; les faits cités par notre honorable collègue, M. Depaul, imposent aux observateurs le devoir de faire tous leurs efforts pour résoudre cette question; mais s'il en était ainsi, il faudrait au moins convenir que ce virus se développerait spontanément chez des malades qui n'ont communiqué avec aucune personne atteinte de fièvre dite puerpérale; car il suffit, pour que l'ensemble d'accidents ainsi désigné vienne à se manifester, que plusieurs femmes saines et récemment accouchées habitent conjointement dans un lieu petit ou mal aéré.

Du reste, toute matière animale putréfiée, alors qu'elle est concentrée, communique des accidents septicémiques; cela a lieu pour le corps d'un animal pourri qui laisse suinter des sucs qui causent la pustule maligne; pour les nécrosies de la région sacro-coccygienne qui, par suite de la pénétration dans le sang de la sanie qui en découle, produit bientôt une septicémie promptement funeste; pour les humeurs putrides qui suintent des plaques de Peyer malades, et qui causent les ulcérations de la région sacrée; pour le virus du typhus qui se communique d'homme à homme, etc., il n'y aurait donc, sous le rapport de la contagion, rien de spécial à la fièvre dite puerpérale, puisque beaucoup d'autres affections septicémiques sont évidemment contagieuses.

Il résulte de ce qui précède :

1° Qu'il ne s'agit pas dans l'ensemble d'accidents qui viennent d'être signalés d'une unité morbide, dite fièvre puerpérale, d'une affection essentielle, d'une maladie à venin spécial comme cause, à marche régulière, toujours la même pour toutes les malheureuses qui en sont frappées, maladie qui pourrait comporter un traitement empirique, spécifique, précisé dans quelque théorie illusoire ou dans une pratique routinière ;

2° Qu'il s'agit, au contraire, d'une femme qui, présentant les circonstances d'organisation propres à l'état de gestation et de parturition, éprouve déjà les phénomènes physiologiques de la sécrétion lactée, et peut-être d'une véritable galactémie ou galémie ; d'une femme qui, se trouvant ordinairement dans un lieu encombré ou soumis à l'action d'un virus ou d'une cause septique qui porte une influence délétère sur son sang par la respiration, et sur des liquides contenus dans un utérus dont les veines sont dans des conditions telles que ces liquides peuvent y pénétrer, est atteinte de quelques-uns ou du plus grand nombre des états organopathiques suivants :

1° Une utérite grave et de cause septique ;

2° Une phlébite partielle ou générale, modifiée et aggravée par la présence des matières putrides accumulées dans l'utérus ;

3° Une péritonite utérique ;

4° Une septico-péritonite sur les produits pyoïques de laquelle la galémie ou la pyémie due à l'absorption des matières sanieuses et purulentes contenues dans l'utérus peut influer ;

5° Une septicémie ;

6° Une pyémie ;

7° Des pleurites, des arthrites, des ethmoïtes promptement pyogéniques, c'est-à-dire suivies de suppuration ;

8° Des arrêts de matières fécales et de gaz dans l'intestin, simulant les péritonites, etc. ;

9° Une hypémie extrême résultant de la déperdition des liquides ;

10° Un refoulement des viscères et du diaphragme, résultant des états précédents, et qui a pour conséquence une gêne très grande de la respiration, une dilatation du cœur, des congestions pulmonaires hypostatiques, l'accumulation de l'écume dans les bronches, l'hypoxémie et la mort.

En considérant les faits de cette façon, les indications rationnelles se présentent tout d'abord, et se rapportent évidemment, non pas à la maladie, fièvre puerpérale, mais à ses éléments composants.

Que les auteurs qui se complaisent à des théories sur les maladies unitaires, nous disent quel est le remède empirique qui leur a réussi. Qu'ils rappellent toutes les formules banales, tous les médicaments dits spéciaux qui ont été proposés depuis l'opium, le mercure, jusqu'à la quinine, et qu'ils nous prouvent, s'ils le peuvent, que les rares succès obtenus ont été dus à autre chose qu'à l'action de l'organisme, mais qu'ils avouent avec nous :

1° Que le repos, les cataplasmes, les soins de propreté sont utiles contre l'utérite ;

2° Que la péritonite, alors *qu'il y a dans l'organisme assez de sang*, est améliorée par les saignées locales, les fomentations aqueuses et les purgatifs doux ;

3° Qu'il est indispensable de nettoyer, au moyen d'injections doucement portées, la cavité utérine du sang et de la sanie putride qu'elle contient. Pendant cinq ans, je n'ai pas vu périr, à la Pitié, une seule femme atteinte de péritonite puerpérale ; chez toutes les accouchées on avait exactement pratiqué les injections utérines ;

4° Que l'on ne possède guère de moyens contre le caractère septicémique et galémique de la péritonite ;

5° Que l'utilité de l'aération et des soins de propreté est, sous le rapport de la préservation et de la curation dans la septicémie, d'une extrême importance ;

6° Que contre la pyémie ou cachexie purulente, il n'y a qu'aux purgatifs que l'on peut penser, et que l'on pourrait en dire autant de la galémie ou galactémie, si l'on admettait l'existence de celle-ci ;

7° Que contre les phlegmasies pyogéniques, ces mêmes purgatifs, tout inutiles qu'ils sont, sont encore les seuls proposables ;

8° Que dans les cas où des matières et des gaz sont accumulés et simulent la péritonite, cas que le plessimétrisme determine si bien, des purgatifs administrés par le rectum, des frictions huileuses sur le ventre, faites dans la direction du gros intestin, remédient comme par enchantement aux douleurs et aux accidents que les malades éprouvent ;

9° Que l'hypémie, quand elle est portée à un haut degré, ex-clut l'emploi des saignées et des moyens propres à évacuer des liquides, et qu'elle exige, s'il est possible de les donner, l'emploi d'aliments réparateurs ;

10° Que le refoulement des viscères et les accidents cardiaques et pulmonaires qu'il cause exigent impérieusement l'emploi des médications propres à évacuer les fèces et les gaz.

Que ces indications n'excluent en rien celles-ci :

1° Administrer du sulfate de quinine, alors que la rate est volumineuse, et qu'il existe des phénomènes intermittents ;

2° Avoir recours à des émétiques, si des liquides s'accu-mulent dans le conduit de l'air ;

3° Évacuer l'urine, s'il arrive qu'elle s'accumule dans la vessie ;

4° Changer fréquemment la position de la malade, si la pneumonémie hypostatique venait à se déclarer, etc.

C'est donc, dans l'opinion que je défends, sur l'étude attentive de l'organisation et des états pathologiques qu'il faut se fonder pour comprendre l'étiologie, la pathogénie, la diagnose et le traitement des accidents dits fièvre puerpérale. Si l'on veut considérer celle-ci comme unité morbide, on tombe tout d'abord dans un empirisme irrationnel qui confond tout, réunit sous une même dénomination les choses les plus dissemblables, et, ce qui est bien pis encore, fait adopter ou rejeter des médications qui n'ont d'autres motifs d'application que des faits incomplétement étudiés et recueillis par le préjugé ou par la routine.

Laissons à des amateurs du temps passé leurs perpétuelles divagations ; leurs inutiles élucubrations sur les maladies générales et locales ; sur des diathèses et des cachexies non spécifiées et nullement caractérisées ; sur des constitutions médicales fort incomplétement constituées ; sur les fièvres essentielles ; sur des pyrexies qui sont ou ne sont pas des phlegmasies; sur de prétendus vices rhumatismal, scrofuleux ou scorbutique; sur le génie hémorrhoïdal dont la manifestation se fait à l'anus; sur des doctrines surannées, sans applications pratiques, et prises en dehors des faits sévèrement recueillis; sur la vie, la vitalité, les forces, les propriétés vitales, entités que le médecin ne pourrait atteindre, sur un principe vital indépendant de l'âme, et dont l'action incessante, luttant contre la maladie, conduirait, par des crises se déclarant à des jours fixes, au rétablissement de la santé.

Abandonnons à ces messieurs les phrases retentissantes et vides que l'oubli de l'anatomie et de la physiologie les plus élémentaires, que l'ignorance la plus impardonnable des *connaissances* de diagnostic anatomique les plus simples permettent de composer dans le silence du cabinet, alors qu'un cerveau malade reproduit le souvenir des lectures fantastiques dont les romans du jour ont fait tous les frais. Laissons-leur encore ces grossièretés, qui sont les armes inutiles de leur faiblesse.

Mais étudions avec un soin extrême les altérations du sang et les troubles dont peut être frappé l'ensemble du système nerveux; car ce sont là, en effet, les phénomènes qui seuls peuvent constituer les maladies générales.

Occupons-nous aussi des toxépidémies, c'est-à-dire des épidémies produites par des poisons; des climatépidémies, dues à des circonstances climatériques; des endémépidémies, liées au moins en très grande partie à des conditions de localité.

Et surtout, ne négligeons jamais l'examen attentif des lésions organiques appréciables; désignons-les, soit par des mots grecs expressifs, soit par des périphrases gallo-latines qui expriment nettement la pensée. Et gardons-nous avant tout de mettre des conceptions de l'esprit, vagues, arbitraires, et purement hypothétiques, à la place des faits et de leurs inductions logiques, sur lesquels doit à jamais reposer la médecine pratique.

J'ai vu, messieurs, se succéder bien des systèmes; élevé dans les opinions de Pinel, mélange de philosophie du

xviiiᵉ siècle et des idées de Sydenham ou de Brown, j'ai vu
Broussais porter des coups de hache sur l'édifice vermoulu de
l'ancienne médecine, et Magendie rappeler les médecins à
l'expérimentation rigoureuse; j'ai vu l'anatomie pathologique, progressant par les travaux de Bayle, de Laënnec et de
leurs élèves, établir par l'observation et par le travail les
grandes vérités proclamées par Bonet, Valsalva et Morgagni;
j'ai vu naître de leurs recherches l'art de lire dans le cœur,
les poumons, et dans toutes les parties du corps de l'homme
vivant et mort; j'ai assisté à ces solennelles discussions, où
devant la Faculté, pendant plus de vingt ans, sont venues se
heurter et tomber les vieilles doctrines des fièvres essentielles,
du vitalisme exagéré, des crises et des jours critiques; j'ai
assisté aux débats que le rasorisme a fait naître; j'ai vu encore une arithmétique ambitieuse, comptant mal des faits
complexes, unitairement considérés, tomber sous les coups de
la raison, etc., etc., et je n'ai vu rester debout, parmi tous ces
systèmes, au milieu de toutes ces opinions, que l'expérience
au lit du malade; que l'expérimentation prudente, et que cette
immuable doctrine, que la médecine doit se fonder sur l'étude
de l'homme sain et malade, et sur les faits anatomiques, physiologiques et cliniques, éclairés par les sciences physiques et
chimiques, servant à établir avec précision le diagnostic des
lésions des organes et des altérations de leurs fonctions.

Il ne peut y avoir de thérapeutique véritablement utile que
celle qui sera fondée sur de telles bases, et si Hippocrate vivait de notre temps, il imposerait silence à la plupart de ces
gens qui sans cesse parlent de ce grand homme, probablement parce qu'ils n'ont jamais lu ses écrits.

V. — COMMUNICATION DE M. HERVEZ DE CHÉGOIN.

(Séance du 16 mars 1858.)

Messieurs, Désormeaux disait qu'il n'y avait pas de fièvre
puerpérale; qu'il fallait bannir ce mot de la science comme
nom spécifique, et nommer par leur nom ordinaire les mala-

dies qui succèdent à l'accouchement, *métrite, péritonite puerpérales;* que le bon sens le plus commun commandait cette
manière de voir, généralement adoptée aujourd'hui.

Désormeaux parlait ainsi en 1827. En 1842, M. P. Dubois,
dans un article remarquable, écrivait : que la fièvre puerpérale est une *réalité*, mais que son essence nous est inconnue,
que sa cause est insaisissable comme celle du choléra, de la
fièvre jaune, de la fièvre typhoïde; qu'on a pris l'effet pour
la cause, en considérant les altérations pathologiques qu'on
rencontre à l'autopsie comme la cause de la maladie; qu'il
faut, dans la plupart des cas, reconnaître une altération *préalable* du sang; qu'il peut bien se faire que des caillots retenus
dans la matrice, ou la putrescence de cet organe, entraînent
des accidents graves, mais que ces cas particuliers ne doivent
point faire rejeter l'existence de la fièvre puerpérale essentielle, dont le principe nous échappe comme celui des épidémies et des fièvres éruptives ; et passant en revue toutes les
théories imaginées pour expliquer cette maladie si obscure, et
dont les caractères sont si distincts, il ne peut, comme Désormeaux, en reconnaître le point de départ dans les péritonites
et les métrites, dans la pyogénie des femmes en couches, la
suppression des lochies et de la sécrétion du lait ; et, tout en
reconnaissant dans les conditions antérieures de la santé des
malades ou de l'air qu'elles respirent, des causes prédis-
posantes, il ne peut s'empêcher de remarquer que la fièvre
puerpérale se développe quelquefois dans les classes les plus
élevées de la société, au milieu de tous les avantages de la
santé et de l'opulence.

Désormeaux se trompait, en effet, en ne voyant dans la fièvre
puerpérale que des métrites et des péritonites; et, comme
M. P. Dubois, nous la considérons comme une maladie bien
distincte, qui a ses caractères particuliers, qui peut exister
indépendamment de toute affection inflammatoire.

Mais cette maladie si grave, si singulière et si bien caractérisée, qui se développe dans des conditions hygiéniques si
opposées, tantôt sous la forme sporadique, souvent sous la
forme épidémique, est-elle vraiment insaisissable dans son

essence, dans son étiologie; est-elle aussi mystérieuse que le génie des épidémies, des fièvres éruptives; et doit-on, après les opinions si différentes des deux autorités si compétentes que je viens de citer, renoncer à toutes recherches ultérieures, et le dernier mot enfin est-il dit sur la fièvre puerpérale?

S'il se trouvait qu'une maladie bien connue, et qu'on peut produire à volonté, présentât des symptômes, je ne dis pas analogues, mais d'une similitude parfaite avec ceux de la fièvre puerpérale; si la cause de cette autre maladie était palpable, évidente; si par elle on pouvait se rendre compte de tout ce qui paraît extraordinaire, inexplicable dans la fièvre puerpérale, ne serait-il pas raisonnable de rapporter cette dernière à la même origine? Si ce que l'on a considéré comme des cas particuliers était, au contraire, une des causes fréquentes de la fièvre puerpérale, et que les accidents graves que l'on reconnaît être produits par cette cause que l'on croit exceptionnelle, étaient complétement identiques avec ceux de la fièvre puerpérale; en un mot, si des caillots retenus et putréfiés dans la matrice, si la putrescence de la matrice elle-même développent l'ensemble des symptômes qui caractérisent cette maladie dont on croit devoir chercher encore l'*inconnue;* pourquoi ne pas s'arrêter à cette étiologie si vraie et si simple qu'il m'en coûte presque d'avoir fait un si long préambule pour exposer un fait que tous les médecins connaissent, mais auquel on n'a pas donné toute sa valeur, par cela même peut-être qu'il est trop palpable, et que l'étrangeté apparente de là fièvre puerpérale ne cadre plus avec une cause si naturelle et qui n'a plus rien de merveilleux?

Ce qui a jeté de l'obscurité, de l'incertitude, de la confusion sur la nature de la fièvre puerpérale, c'est qu'on a voulu la rapporter à une seule et même forme, et qu'alors on a pris pour des phénomènes inexplicables, pour des bizarreries, ce qui se rapporte à des causes différentes, dont les résultats finissent, en effet, par se confondre, mais dont les symptômes primitifs, le point de départ et la marche ne sont point les mêmes. Tout devient clair au contraire, tout rentre dans la simplicité ordinaire des actes physiologiques et pathologiques,

quand, par une distinction fondée sur une observation rigoureuse, on reconnaît qu'une autre cause que celle que nous
venons d'exposer devient aussi l'origine de la fièvre puerpérale; car on sait bien que rien n'est bizarre, et que tout paraît
naturel quand le voile qui couvrait notre ignorance a été dé-
chiré.

Il est donc certain que quelques inflammations de la matrice, non pas immédiatement comme dans le cas précédent,
mais après un temps variable, sont suivies de tous les symptômes de la fièvre puerpérale. On devine déjà que si, dans la
première forme, il s'agissait d'une infection putride, il s'agit
dans cette seconde forme d'une infection purulente; et l'on
·comprend que cette métrite puerpérale n'est point elle-même
la fièvre puerpérale, comme l'entendait Désormeaux, et qu'elle
n'en devient l'origine plus ou moins éloignée qu'à dater du
moment où le produit de cette inflammation est devenu la
cause d'une infection générale. On comprend aussi sur-le-
champ quelle différence cette diversité d'origine doit apporter
dans les symptômes primitifs, dans la thérapeutique du début, quoique en définitive les derniers symptômes et le dernier
traitement doivent se confondre.

Telles sont, sur la fièvre puerpérale, les idées que j'ai
émises depuis longtemps déjà, que j'ai répétées à satiété peut-
être, aux élèves de mon service des femmes en couches, à
l'hôpital Lariboisière, et pour la démonstration desquelles
M. Bonfils, interne en 1855, a recueilli des observations qui
forment, avec les déductions qu'il en a tirées, un travail important. Ce sont ces mêmes idées qui ont servi de texte à une
thèse soutenue le 24 février 1857 par l'interne qui succéda en
1856 à M. Bonfils. Dans cette thèse, où l'auteur n'indique
point d'une manière assez explicite la source dont elles émanent, dans cette thèse, dis-je, l'auteur a cru devoir changer la
portée de mon opinion et considérer l'infection putride et
l'infection purulente après l'accouchement (sujet habituel de
nos entretiens), non plus comme la fièvre puerpérale même,
mais comme des accidents graves et indépendants qui laissaient à cette maladie tout son vague et toute son obscurité.

Je tiens à rétablir toute la précision que j'ai cru pouvoir donner à ma manière de voir sur cette question, sur laquelle, du reste, M. Bouillaud partage complétement mon opinion, sur laquelle aussi M. Béhier, après de nombreuses recherches, est arrivé aux mêmes conclusions que moi, sur laquelle enfin M. Delafond s'est trouvé également d'accord en nous disant que, chez les femelles des animaux, les infections putrides et purulentes constituaient tous les accidents graves qui surviennent après la parturition quand des portions du placenta n'avaient pu être extraites.

Reprenons donc un peu, et brièvement, ces deux causes différentes et positives pour moi de la fièvre puerpérale. Je dis brièvement, parce que toute la science est faite sur la question ainsi envisagée ; tous les éléments en sont connus. On ne doute plus de la possibilité, de la facilité de l'absorption des matières putrides ou purulentes contenues dans la matrice ; on connaît parfaitement les symptômes primitifs de l'infection putride ou purulente une fois accomplie ; on ne connaît pas moins les résultats de cette absorption : épanchements dans les cavités séreuses, abcès dans les organes parenchymateux ; on ne connaît que trop enfin la terminaison ordinaire et funeste de cette intoxication, de cette altération du sang, non point *préalable* à l'accouchement (ce que ne permet point d'admettre la santé parfaite de certaines femmes au moment même de l'accouchement), de cet empoisonnement auquel peut suffire quelquefois une quantité peu considérable de la cause morbide, comme dans quelques inoculations.

Je veux donc seulement ici caractériser la fièvre puerpérale putride et la fièvre puerpérale purulente et leurs différences.

Il n'est pas besoin d'une longue description pour en établir les signes. Ceux qui ont observé et médité la fièvre puerpérale putride la reconnaîtront au frisson qui se manifeste ordinairement le troisième jour, à la petitesse et à la fréquence excessive du pouls (140 à 150 pulsations), à l'agitation, l'insomnie, la loquacité, le délire léger, au ballonnement rapide, considérable du ventre, *sans douleur ! sans douleur !* signe caractéristique, et à la mort enfin, qui arrive *ordinairement*

aussi le troisième jour après le début et le sixième après l'accouchement.

Toutes les altérations pathologiques que l'on rencontre à
l'autopsie ne sont pas pour moi, non plus que pour M. P. Dubois, les causes de la maladie, mais les effets, et nous ne différons ici qu'en ce que cette cause n'est plus une énigme pour
nous, mais une cause matérielle que les sens peuvent saisir.

Dans la fièvre puerpérale purulente, le début n'a point
d'époque fixe, parce qu'il est subordonné à celui de l'inflammation, qui peut être déterminé par des causes immédiates ou
tardives. Dans cette forme d'origine inflammatoire, à l'inverse
de la forme putride, le ventre est douloureux dès le principe;
le frisson, la fièvre, se manifestent également; mais le pouls
est moins fréquent, moins faible, la chaleur de la peau plus
vive; il n'y a point de délire. Ce n'est que plus tard, quand
l'absorption purulente a commencé, que des symptômes à peu
près semblables à ceux de la forme putride, se développent
aussi. Ici encore, tous les effets de cette intoxication purulente sont bien connus. Il suffit de les indiquer, et les désordres secondaires qu'on rencontre à l'autopsie ont été décrits
bien des fois. Ils sont, comme dans l'autre forme, le résultat
et non la cause de la maladie.

La distinction de ces deux formes, putride et purulente,
satisfait à toutes les explications, et dicte aussi la thérapeutique rationnelle de la maladie, en même temps qu'elle enseigne que la médication préventive, appliquée d'avance et
sans savoir encore à quelle forme on aura à faire, ne peut
tomber juste.

Assurément, dans la forme putride, toutes les conditions
hygiéniques de salubrité, qu'il n'est pas besoin d'énumérer,
sont de la plus haute importance; mais il faut chercher ailleurs
et combattre autrement la cause future de la maladie, chez les
femmes qui, en pleine santé, à l'heure de l'accouchement, sont
prises les jours suivants des premiers symptômes de la fièvre
puerpérale putride. C'est dans l'accouchement lui-même, dans
la manière dont il s'est accompli, qu'on trouvera et la cause
de la maladie et l'indication préventive à remplir.

Après une parturition facile et trop rapide, qui comble de joie et l'accouchée et les assistants, l'accoucheur, au contraire, ne doit-il pas se tenir en garde, n'est-il pas fondé à croire que la matrice, qui ne s'est point débarrassée du produit de la conception par des contractions assez multipliées, ne se trouve ainsi dans des conditions défavorables pour l'expulsion de ce qui peut rester du placenta ou des membranes, ou des liquides fournis par la surface utérine, et au contraire dans des conditions trop favorables pour l'absorption par l'état des veines utérines? Ne convient-il pas alors d'exciter secondairement ces contractions par les moyens bien connus? Si l'examen du placenta apprend qu'il en reste quelques parcelles, si une odeur particulière des lochies fait craindre quelque altération des liquides utérins, n'est-il pas indiqué de délivrer la matrice de toutes ces causes d'infection, et les injections ne sont-elles pas le meilleur moyen prophylactique qu'on puisse employer?

Je sais tout ce qu'on a pu dire pour et contre les injections; mais je suis tellement convaincu de leur utilité, que je crois devoir y insister d'une manière toute particulière. Pratiquées opportunément, je les crois propres à prévenir l'infection putride : pourrais-je en douter, quand j'ai vu les premiers symptômes de cette infection, ces symptômes légers, fugaces, qui échappent à ceux qui n'en ont pas encore reconnu l'importance, mais qui frappent profondément celui à qui une terrible expérience en a appris toute la signification; quand j'ai vu, dis-je, ces symptômes disparaître immédiatement par un lavage de la face interne de la matrice? Ma conviction ne doit-elle pas être complète, quand M. Renault a vu tous ces mêmes symptômes d'infection putride s'arrêter immédiatement aussi en enlevant les caillots putréfiés qui remplissaient une large plaie résultant d'une opération?

Mais cette infection une fois accomplie, ou, autrement dit, la fièvre puerpérale putride une fois développée, quel est le traitement qu'il convient de lui opposer?

Trois indications se présentent à remplir :

1° Éliminer la cause, 2° la neutraliser, 3° mettre tout

l'organisme dans les conditions propres à résister à la cause toxique.

Pour la première indication, les injections dont je viens de parler doivent être placées en première ligne, et, comme je le disais, leur efficacité dépend de leur opportunité, c'est-à-dire de l'attention du médecin à saisir le moment convenable; il doit être, en quelque sorte, à la piste de ces premiers indices si légers et si importants sur lesquels j'ai fixé l'attention.

Les autres moyens d'élimination sont les purgatifs et les sudorifiques. Quel est celui qu'il faudra préférer? Celui que la nature indique par la diarrhée ou par les sueurs. *Quo vergit natura, eo ducendum.* Ces sueurs et cette diarrhée spontanées sont déjà l'effet de la cause morbide qui agit sur la peau ou sur les entrailles. Ces flux, sur des surfaces ouvertes, deviendraient des épanchements dans des cavités closes et des abcès dans les organes parenchymateux.

Par quel moyen peut-on espérer de neutraliser, ou d'atténuer au moins, l'action toxique des matières absorbées?

L'expérience, sans doute, doit rendre circonspect à prôner l'efficacité de tous les médicaments administrés dans cette intention. Mais n'est-il pas rationnel d'appliquer ici tous les antiseptiques, tous les toniques fixes et diffusibles, avec lesquels on doit tenter de remplir les deux dernières indications.

Dans la forme puerpérale purulente, les indications thérapeutiques sont bien différentes dans le début, et l'on comprend que la médication antiphlogistique, employée dans toute son énergie, les purgations, les frictions mercurielles, constituent le meilleur traitement prophylactique de la fièvre puerpérale purulente qui n'existe pas encore, mais que le médecin doit toujours avoir en prévision quand il voit poindre une inflammation de la matrice après l'accouchement. Que penser encore une fois, d'après cette distinction, des moyens préventifs, toujours les mêmes, administrés avant l'accouchement, sans savoir s'il s'agira plus tard d'une infection putride ou d'un état inflammatoire qui précédera l'infection purulente? Une fois accomplie, cette dernière infection détermine à son tour les symptômes bien connus, qu'il est inutile de décrire, comme il est à peine besoin d'indiquer ce qui se passe encore ici dans le cerveau, dans les poumons, dans le foie, dans les cavités closes ou qui s'ouvrent à l'extérieur. Tous ces symptômes, toutes ces altérations sont les effets de la même cause, avec les différences qui appartiennent à chaque organe, parce que chaque organe souffre à sa manière.

D'après les idées et les considérations que je viens d'émettre, on comprend facilement comment la fièvre puerpérale putride peut se développer dans les meilleures conditions hygiéniques ; mais on comprend aussi comment les causes atmosphériques, propres à attirer promptement les liquides organisés, propres à développer des symptômes inflammatoires, sont propres aussi à déterminer et la fièvre puerperale putride, et la fièvre puerpérale purulente.

Sous le rapport de la contagion, il est clair qu'un grand nombre de femmes accouchées réunies dans un même local, peuvent devenir un foyer d'infection qui ne s'opère plus alors de dedans en dehors, mais de dehors en dedans, par les voies de la respiration, produisant même alors des effets plus prompts que dans l'absorption utérine, puisque celle-ci exige plusieurs jours d'incubation pour la putridité des matières qui en deviennent la cause, tandis qu'elle est tout effectuée quand elle s'exhale du corps qui en est imprégné.

Cette contagion peut-elle s'opérer par la présence du médecin, ou d'une personne qui vient de visiter une accouchée atteinte de fièvre puerpérale? Je ne le pense pas; la quantité de miasmes qu'il peut transporter ne me paraît pas suffisante pour ce mode de transmission. Combien de matières putrides sont introduites dans les voies aériennes et dans les voies digestives avec impunité, parce qu'elles sont peu abondantes, ou parce qu'elles sont digérées; de même que les venins de certains animaux venimeux ne deviennent dangereux qu'à une certaine dose.

Je ne doute point que les idées que je viens d'exposer ne trouvent de nombreuses contradictions, puisqu'elles ne sont point en harmonie avec celles des médecins les plus éminents et avec l'opinion généralement reçue. Si quelque chose de plus satisfaisant vient à m'être démontré, je l'adopterai avec empressement ; en attendant, je crois pouvoir conclure de tout ce qui précède :

1° Que la fièvre puerpérale n'est autre chose qu'une infection générale, et je reconnais avec M. P. Dubois qu'elle consiste dans une altération du sang, mais avec cette différence, qu'au lieu de la croire préalable à l'accouchement, je la considère comme secondaire.

2° Cette infection est de deux sortes, putride ou purulente.

3° Son foyer est dans la matrice, et j'ai cru pouvoir dire avec vérité : *Morbus totus ab utero procedit.*

Ces deux formes, différentes dans le début, se confondent dans leur dernière période.

Les causes de la fièvre puerpérale putride sont toutes celles qui retiennent dans la matrice des matières qui devraient en être expulsées après l'accouchement. Ces causes sont souvent individuelles. Elle reconnaît aussi des causes hygiéniques ; ce sont celles qui peuvent favoriser la putridité de ces matières.

La fièvre puerpérale purulente reconnaît pour causes toutes celles qui peuvent produire l'inflammation de la matrice, soit aussi individuelles, soit hygiéniques.

Le traitement, bien différent dans la première période de la forme purulente, devient le même quand l'infection est effectuée.

La fièvre puerpérale, ainsi envisagée, n'offre plus rien d'étrange ni d'inexplicable, et rentre dans la catégorie ordinaire des infections générales, dont il est si difficile de triompher.

Les femmes qui accouchent isolément et dans les meilleures conditions, peuvent être atteintes de fièvre puerpérale putride et purulente. Elles ont seulement de moins à craindre que celles qui accouchent agglomérées, l'infection par les voies extérieures.

Alors même qu'à l'autopsie on ne trouverait plus les restes des causes d'infection, on ne devrait point en conclure qu'elles n'ont point existé ; elles peuvent avoir disparu. On les a toujours trouvées quand on les a cherchées avec persévérance.

VI. — COMMUNICATION DE M. TROUSSEAU.

(Séance du 16 mars 1858.)

Messieurs, En présence de cette grande question de la
fièvre puerpérale, et depuis trois séances que j'assiste à la
discussion engagée à ce sujet, je me demande si ce n'est
pas ici l'histoire de la dent d'or, et si, après tant de débats,
il ne convient pas de savoir s'il y a une fièvre puerpérale?
Pour ma part, et si étrange que doive paraître un pareil aveu,
je ne crois pas à son existence.

Ce n'est pas que je nie les lésions observées et décrites sous
ce nom, mais je veux dire que la fièvre puerpérale n'est pas
propre à la femme, et qu'elle existe aussi chez l'homme. Permettez-moi d'expliquer cette proposition assez étrange.

Un médecin d'infiniment d'esprit, M. Lorain, a soutenu il
y a deux ans une thèse : *De la fièvre puerpérale chez la femme
chez le fœtus et chez l'enfant nouveau-né* ; je regrette qu'il n'ait
pas ajouté : *Et chez les blessés des deux sexes résidant à
proximité des salles d'accouchements.* Il lui aurait été facile,
de montrer chez les hommes eux-mêmes, en temps d'épidémie, et toutes réserves faites sous le rapport des différences
d'organisation, des lésions analogues.

Dans la grande épidémie de 1855, dont MM. Charrier, Lorain, et d'autres encore, nous ont conservé la relation, on
note d'abord des lésions de l'appareil utérin : il y a de bonnes
raisons pour cela ; mais ensuite on voit, aux mois de septembre et d'octobre, apparaître de graves lésions des organes
thoraciques : des pleurésies suppurées enlèvent les femmes
en aussi peu de temps que la péritonite. L'on observe en
outre que, pendant tout le temps de l'épidémie, les enfants
meurent en quantité incomparablement plus grande que dans
un autre temps. Je parle des enfants dont les mères n'avaient
pas la fièvre puerpérale. Comment meurent-ils? Comme les
femmes : avec des phlébites ombilicales, des péritonites, des
pleurésies, etc. ; en un mot, en présentant les mêmes lésions

7

que les femmes soumises à l'influence épidémique, et cela indépendamment des conditions de la parturition.

Or, si l'enfant séparé de la mère, si le rameau détaché de l'arbre, offre des lésions identiques, à plus forte raison l'enfant encore dans le sein maternel les offrira-t-il. Aussi voyons-nous, quand règne la puerpéralité, l'enfant mourir dans le sein de sa mère avec une péritonite, même lorsque la mère n'est pas malade.

Cela est-il propre aux services d'accouchement? Point du tout ; et la même chose s'observe dans les autres hôpitaux. A l'Hôtel-Dieu, à Necker, à Beaujon, etc., partout où l'on reçoit des femmes récemment accouchés, les enfants ont des ophthalmies excessivement graves, des érysipèles autour de l'ombilic, s'étendant bientôt au loin, etc. ; accidents qui les tuent aussi promptement que le fait la fièvre puerpérale. Nous les voyons encore contracter des inflammations de la veine porte et des organes abdominaux, et succomber comme succombent les femmes dans les hôpitaux spéciaux.

Maintenant, demandez à M. Nélaton s'il est en sécurité pour ses opérés quand la fièvre puerpérale règne dans les salles de M. Dubois. Il vous répondra que les phlegmasies des séreuses, des synoviales, que la fièvre de résorption en un mot, etc., sont alors la règle, et que la moindre opération à faire exige de sa part la plus grande circonspection. Demandez à M. Jobert et à M. Laugier si, alors que règne la fièvre puerpérale dans une des salles de l'Hôtel-Dieu, et qu'on n'en sait rien encore dans leurs services, ils ne s'aperçoivent pas à leurs insuccès et à la gravité que revêtent les plus minimes opérations, que l'épidémie a fait invasion.

Allons plus loin. En 1856, M. Dubois fait évacuer la Clinique ; on reçoit les femmes en couches dans les autres hôpitaux, et la Clinique reçoit les maladies ordinaires. M. Pidoux, chargé de ce service, note qu'il perd ses malades dans une proportion insolite, et pour les affections les plus bénignes d'ordinaire. Mais alors elles se compliquent d'érysipèles, d'affections gastriques, et presque toutes succombent.

Non-seulement on observe les accidents dont je parlais tout

à l'heure après les opérations, mais on les observe auparavant. Les malades atteints d'affections chroniques, sans plaie, et qu'on doit opérer, prennent des indispositions caractéristiques, se traduisant par des phénomènes généraux auxquels des yeux exercés ne se trompent guère, et qui font prévoir un insuccès certain.

Vous voyez donc que la fièvre puerpérale est commune aux hommes aussi bien qu'aux femmes, et que ma proposition, si étrange au premier abord, se justifie jusqu'à un certain point. Je tâcherai de la justifier complétement mardi prochain.

VII. — COMMUNICATION DE M. TROUSSEAU.

(Séance du 23 mars 1858.)

Messieurs, j'aurais désiré donner à l'Académie le témoignage de respectueuse déférence que lui ont donné les orateurs qui m'ont précédé à cette tribune, et rédiger la communication que j'ai à lui faire pour compléter ce que j'ai dit dans la dernière séance; je n'en ai pas eu le loisir, et je le regrette, car j'aurais été plus court et moins confus.

J'ai établi mardi dernier que la maladie que l'on a nommée fièvre puerpérale n'appartient pas à la femme accouchée seule, mais, à certaines formes près, à toutes les femmes, au fœtus, au nouveau-né, à tous les individus blessés, et même à ceux qui ne le sont pas. J'avais énoncé cette proposition avec une certaine crudité, avec quelque brutalité ; j'avais, si vous voulez me permettre cette expression vulgaire, mis les pieds dans le plat, de sorte qu'au premier abord j'ai pu étonner et scandaliser la compagnie. Mais quand j'ai pu développer ma pensée, j'ai vu que beaucoup de mes collègues s'y ralliaient, et lorsque je quittai cette enceinte, des chirurgiens, des médecins, des accoucheurs m'ont dit que les idées que je venais d'exposer n'avaient rien de nouveau, et qu'elles n'étaient pas miennes. M. P. Dubois m'a dit : « Nous savons tous un peu cela. » Cela est vrai, et je m'en servirai tout à l'heure contre lui.

C'étaient en effet des idées courantes ; je les avais ramassées, mises au bout d'une perche et j'en avais fait un drapeau ; c'était tout mon mérite. Tout cela avait été dit implicitement par M. Velpeau en 1826, par Dance à la même époque ; cela avait été dit très explicitement en 1838 par un homme qui suivait alors les voies de la vraie médecine, M. J.-P. Tessier, et depuis par bien d'autres. MM. Beau, Gallard, Hervez de Chégoin et Béhier ont à peu près dit la même chose, quoique un peu moins nettement. Vous verrez tout à l'heure, je l'espère, que cela n'est plus si malsonnant.

Maintenant, messieurs, j'en viens aux preuves de ces allégations.

Je ne ferai pas l'histoire de la fièvre puerpérale : je n'aurais à répéter que ce que M. Depaul a si bien exposé. Je veux seulement rappeler en quelques secondes les principaux traits du tableau, puis nous verrons qu'ils se retrouvent hors de l'état puerpéral.

Nous avons d'abord l'infection purulente, ou la fièvre purulente, peu importe le nom, on s'entend sur la chose ; nous avons la phlébite des sinus utérins, des veines ovariques, hypogastriques ou crurales, la lymphite, les phlegmons du petit bassin, les abcès qu'on a appelés métastatiques, les inflammations purulentes des séreuses et des synoviales. MM. Velpeau, Dance, Tonnelé, Duplay, Tarnier, Lorain, Dubois nous ont dit cela depuis longtemps.

Quant à l'infection putride, sur laquelle a insisté M. Hervez de Chégoin, ce n'est pas une chose tellement nouvelle qu'elle lui appartienne en propre ; la métrite gangréneuse, la putrescence de l'utérus a été décrite par Luroth, Boër, M. Danyau et d'autres.

La forme la plus grave et la plus frappante, c'est le typhus nerveux puerpéral, où apparaissent d'emblée les accidents nerveux les plus effrayants ; nous verrons combien de sujets atteints d'affections chirurgicales succombent à des accidents semblables.

Telles sont les trois formes principales de la fièvre puerpérale. Voyons si nous trouvons ces accidents en dehors de l'état puerpéral.

Celui qui le premier a bien indiqué qu'ils se retrouvent chez le fœtus, c'est M. Lorain. Il a montré, dans l'épidémie qu'il a observée, sept ou huit fœtus morts dans le sein maternel, présentant à l'autopsie du pus, des fausses membranes fibrineuses dans le péritoine; ce n'était pas la sérosité qu'on trouve dans toutes les séreuses chez les mort-nés; des fausses membranes, qui ne sont qu'une forme de la suppuration, recouvraient le foie, la rate; les anses intestinales étaient soudées entre elles. Il est déjà assez remarquable que cette forme, la plus grave de la péritonite puerpérale, se retrouve chez le fœtus.

Sortons un peu plus de l'état puerpéral, arrivons au nouveau-né. Déjà, en 1842, quand j'étais chargé d'un service à Necker, j'avais donné le nom de fièvre puerpérale des nouveau-nés à certains érysipèles, certaines phlébites et au muguet grave des nouveau-nés. Cette pensée a été développée depuis par MM. Delpech, Bouchut et Lorain; ce dernier a fait voir qu'on rencontre, outre la péritonite, des pleurésies, des abcès dans les extrémités, dans les articles chez les nouveaunés placés dans les hôpitaux ravagés par la fièvre puerpérale; et, de même que pour le fœtus, ce sont aussi bien les enfants de femmes saines placées dans un foyer épidémique que ceux nés de mères atteintes de fièvre qui présentent ces lésions. M. Bouchut, dans son *Traité des maladies des nouveau-nés*, a montré qu'on trouve parfois chez ces enfants ces collections purulentes sous-pleurales que M. Sédillot a, je crois, l'un des premiers signalées dans la fièvre purulente des opérés. M. Lorain a insisté sur l'analogie que présente l'état du nouveau-né avec celui de la femme récemment accouchée; il compare la plaie ombilicale à la surface dénudée de l'utérus, et il appelle la sécrétion purulente qu'il fournit du nom ingénieux de *lochies ombilicales*. Là peuvent s'opérer certaines absorptions suivies de phlébite dans divers points de l'organisme, analogues à celles des opérés. Puis les enfants succombent à des érysipèles ou des phlegmons de mauvaise nature, à certaines formes de diphthérite, qui affectent aussi souvent les femmes accouchées, comme l'a fait voir M. Dubois, surtout M. Béhier.

Jusqu'ici nous ne sommes pas tout à fait en dehors de la puerpéralité : l'enfant qui est encore dans le sein de la mère fait partie de son économie, le nouveau-né est comme une bouture qui garde encore l'organisation maternelle. Et pourtant des enfants ont pu mourir de péritonites suppurées dans le sein de femmes saines, c'est-à-dire qui ne présentaient pas d'altération appréciable, dont l'organisme avait assez d'énergie pour vaincre une diathèse à laquelle succombait le fœtus. Il y avait là une transmission au travers du corps de la mère; c'est l'analogue des mères qu'on a vues mettre au monde des enfants varioleux sans avoir eu d'éruption elles-mêmes.

Éloignons-nous davantage de l'état puerpéral : prenons la femme au début du travail. Nous trouverons des faits qui, sans être communs, ne sont pourtant pas tout à fait rares. M. Tarnier en a rapporté des exemples, MM. P. Dubois et Danyau en ont vu d'autres. Dans l'épidémie de 1856, une femme d'une santé florissante est atteinte tout au début du travail. Là, il n'y avait pas encore eu de déchirure du col, le placenta n'était pas détaché, il n'y avait pas de plaie, de porte d'entrée ouverte au virus; et pourtant cette femme est prise de fièvre puerpérale, de frisson, avec cette expression particulière de souffrance dans les traits qui frappe tous ceux qui l'ont vue, et elle meurt trois jours après. MM. Depaul, Dubois, Danyau, Delpech ont observé des accidents analogues chez les sages-femmes de la Maternité, pendant l'époque menstruelle. Pendant la menstruation, il y a détachement de l'ovule, exfoliation utérine analogue à celle de la caduque, hémorrhagie, et, par suite, déchirure qui peut donner passage au virus. Cela touche encore à la puerpéralité. Mais dans le deuxième cas rapporté par M. Tarnier, nous voyons une sage-femme tomber malade plusieurs jours après la fin de l'écoulement menstruel, et mourir au bout de deux ou trois jours d'une fièvre puerpérale, qu'elle avait évidemment contractée quand tout orgasme génésique avait déjà cessé. Je dois dire pourtant que cette jeune femme, pendant les trois ou quatre jours qui précédèrent l'explosion de la fièvre, accusait un peu de malaise et d'inappétence : elle avait peut-être déjà été infectée à l'époque de ses règles, et grâce à l'exfoliation de la muqueuse utérine.

Arrivons aux hommes, aux opérés. M. Velpeau a vu, dès 1826, chez les femmes mortes de fièvre puerpérale, des collections purulentes dans les plèvres, dans les articulations, les abcès qu'il appelait alors tuberculeux et que l'on nomme aujourd'hui métastatiques ; Dance trouva les mêmes lésions chez des opérés, et, en 1838, M. Tessier, dans un travail sur la fièvre purulente, signalait l'analogie qui existe entre la fièvre puerpérale et la fièvre des blessés. Dans les deux maladies, on voit les abcès multiples, les inflammations purulentes des séreuses, les phlébites, les érysipèles, les diphthérites analogues à la pourriture d'hôpital. La forme putride se retrouve également chez les blessés, et pas seulement chez ceux où tout un membre broyé semble inonder l'organisme de matières septiques, mais aussi dans des cas où la gangrène est des plus limitées. Nous retrouvons encore quelquefois à la suite d'abus alcooliques, d'une grande frayeur ou de l'excitation des batailles, la stupeur profonde, le typhus nerveux, qui tue les blessés en quelques heures.

Dans tous ces cas, si je ne me trompe, j'ai fait voir les symptômes et les lésions de la fièvre puerpérale (à part, bien entendu, ce qui tient aux organes génitaux) chez des hommes atteints de traumatisme, et quelle que soit l'étendue de la blessure.

Voilà les faits bruts. Discutons maintenant l'identité de la maladie dans tous ces cas.

M. Voillemier conteste l'identité de la fièvre puerpérale et de la fièvre purulente, parce qu'on ne rencontre pas dans la première les abcès métastatiques qui caractérisent la seconde. M. Velpeau lui dira sans doute qu'il n'est pas de cet avis, et qu'on retrouve souvent les mêmes lésions chez les deux. Dans 222 autopsies, M. Tonnelé trouva en 1829, 43 pleurésies suppurées, 8 abcès métastatiques dans les poumons, 3 dans le foie, 2 dans le pancréas, 14 dans les muscles, 10 abcès péri-articulaires. Si M. Voillemier n'a pas vu ces lésions dans l'épidémie qu'il a observée, elles ont été rencontrées dans d'autres épidémies par Désormeaux, MM. Dubois, Cruveilhier, Danyau, Moreau, Béhier, et tous les médecins qui ont fait un service à la Maternité. Des faits analogues sont consignés dans les thèses récentes de MM. Lorain, Charrier, Tarnier.

Ces lésions ne sont donc pas exclusivement propres à la fièvre puerpérale, on les rencontre ailleurs que chez la femme accouchée ; c'est donc hors de la puerpéralité qu'il faut en chercher la cause.

C'est cette cause qu'il s'agit de discuter, et ici ma tâche devient délicate, parce que je vais me trouver en opposition avec mes collègues qui m'ont précédé.

Ce que j'ai dit suffit pour répondre à MM. Guérard et Depaul, et je m'en sers également contre M. Dubois, dont les opinions sont tellement classiques qu'il est permis de les discuter avant qu'elles n'aient été exposées à cette tribune. J'ai déjà prouvé qu'il y a dans la fièvre dite puerpérale quelque chose qui n'est pas exclusivement propre à la femme. Quant à M. Hervez de Chégoin, c'est un organicien franc. M. Beau a été un organicien un peu honteux de l'être ; il a cherché à se rattacher à la spécialité par la diathèse inflammatoire ; il a mis les pieds dans les deux camps, mais c'est dans celui des spécialistes qu'il a mis la jambe boiteuse. M. Hervez de Chégoin a été appuyé par M. Piorry, ou plutôt il est venu au secours de M. Piorry, dont je ne discuterai pas les opinions ; je craindrais de m'égarer dans la nomenclature et de m'attirer le reproche qu'a mérité M. Depaul. M. Piorry pose sa doctrine et sa nomenclature magistralement et sacramentalement, les proclame *urbi et orbi ;* je les laisserai dans l'auréole glorieuse de l'apothéose dont il les environne.

MM. Hervez de Chégoin, Béhier et, en partie, Dance et M. Velpeau, faisaient un peu procéder les accidents de la fièvre purulente des phlébites suppurées, de la sécrétion purulente dans les veines ; d'où absorption du pus, infection de l'économie, fièvre purulente. On disait que ce n'était pas une affection générale, mais généralisée ; on supposait le transport du pus absorbé ou même son dépôt en nature dans les points les plus divers de l'économie, on admettait que cela arrivait surtout pour les plaies osseuses, où il y avait beaucoup de diploé, et, par suite, beaucoup de suppuration. Je parle ici, bien entendu, des chirurgiens localisateurs et organiciens exclusifs. Or, le pus peut-il être absorbé? Des micrographes très pertinents disent que non. Le pus des collections dont il s'agit est très bien formé; il s'est donc formé sur place; ce qui n'empêche pas que l'absorption du sérum puisse avoir lieu. D'ailleurs, quand même le pus serait absorbé en nature, il faudrait toujours l'intervention d'une autre cause que l'absorption pour produire les énormes collections purulentes que l'on rencontre parfois dans ces cas. Cela est encore de toute nécessité quand un fœtus vient au monde avec une péritonite suppurée, ou lorsqu'une femme qui ne vient pas d'accoucher succombe à un épanchement de pus dans la plèvre ou dans quelque autre séreuse, car dans ce cas il n'y a pas de plaie où l'absorption aurait pu se faire. J'invoque encore les faits assez nombreux de femmes atteintes pendant la période menstruelle; ce n'est pas de la surface interne de l'utérus exfoliée que peut venir tout le pus d'un épanchement pleurétique.

J'ai souvent été frappé de la longanimité des chirurgiens de Paris; je le dirai tout bas, pour que cela ne sorte pas d'ici : dans les hôpitaux des grandes villes, la mortalité qui suit les opérations est beaucoup plus considérable que dans les petites villes et à la campagne. Est-ce parce qu'on est plus habile en province? est-ce parce qu'on y est plus heureux? La cause n'en est pas seulement dans le traumatisme, assurément, qui est le même partout. Non, messieurs, elle est dans une cause spécifique qui existe souvent dans les grandes villes et qui est très rare à la campagne.

Mais j'arrive à M. Beau. Pour lui, la fièvre puerpérale est toujours symptomatique d'une phlegmasie, et celle-ci est l'effet d'une diathèse phlegmasique puerpérale. M. Beau aurait eu raison de nous expliquer un peu mieux qu'il ne l'a

fait sur quoi il fonde son opinion, et ce que c'est que cette diathèse. Il a bien indiqué que dans les phlegmasies la fibrine
du sang est augmentée et qu'elle ne l'est pas dans les pyrexies ; mais ces distinctions, qu'il me soit permis de le dire,
sont un peu surannées. L'inverse arrive dans certaines phlegmasies et dans quelques pyrexies. Ce sont donc là de mauvaises raisons. Toutefois c'était une porte ouverte au spécia-
lisme, et j'en profite pour y entrer, au risque même de ne pas
être suivi par M. Velpeau et par les chirurgiens localisateurs.

Pour M. Beau, la diathèse n'est rien. Mais qu'alors M. Beau
nous dise le rang qu'il donne à beaucoup de diathèses qui,
latentes pendant quelques heures, tuent subitement sans mi-
séricorde. Lorsqu'on inocule le sang de rate à un mouton, et
qu'on l'observe heure par heure, minute par minute, il se
passe, suivant M. Renault, trente-six heures sans qu'aucun
accident se produise ; puis tout à coup surviennent les troubles les plus graves, l'animal succombe en moins d'une heure ;
et en inoculant son sang on reproduit la même série de phénomènes. Qu'il nous dise encore ce qui se passe quand on a
inoculé la variole et que la diathèse va se manifester par une
éruption confluente. Il y a là quelque chose de profond dont il
faut s'occuper. M. Beau connaît bien l'importance des diathèses, et quand il traite l'entorse d'un scrofuleux, il lui fait
garder le repos, sans quoi la diathèse va se traduire par la
scrofule des articulations ; M. Beau le sait bien, car il est bon
médecin malgré lui. Par conséquent la diathèse est quelque
chose, en elle est tout le danger. Le tort qu'a eu M. Beau,
c'est d'avoir parlé d'une diathèse phlegmasique ; il en avait
besoin pour expliquer la production rapide du pus. Mais c'é-
tait faire une pétition de principe, ce n'était pas démontrer
l'existence de la diathèse. Le tort qu'il a eu, c'est de ne pas
avoir distingué les accidents puerpéraux de la fièvre puerpérale

Dans une petite localité, hors de toute influence épidémique, un praticien fait au septième mois une opération césarienne, pour sauver au moins l'enfant. La mère meurt d'une
péritonite formidable. De même, à la suite de manœuvres mal

faites pendant le travail, d'une attrition considérable, on voit
souvent des phlegmasies puerpérales indépendantes de la
fièvre puerpérale. Était-ce ici la même cause que celle qui
produit les mêmes phlegmasies dans une épidémie? Messieurs,
quand une balle a labouré un poumon, il s'ensuivra toujours
une pneumonie; mais si le sujet est placé dans les conditions
habituelles, il pourra guérir, et cette phlegmasie prendra un
tout autre caractère que dans un foyer où règne la pourriture
d'hôpital ou la fièvre purulente. Comment donc nous explique-
rons-nous que, dans certaines années, ces lésions puerpérales,
ou des plaies peu étendues, insignifiantes, tuent presque fatalement, et qu'elles guérissent facilement quelques mois
après ou dans un autre lieu? Pas autrement que par la spécialité, par quelque chose de spécifique; je le dis et le redis :
Semper redeo ad vomitum meum. Oui, par une *spécialité phleg-*
masique

Je suis frappé de voir combien souvent les médecins prennent un crapaud pour le mâle d'une grenouille et une carpe
pour la femelle d'un brochet; combien il leur coûte de peine
pour arriver à l'espèce en pathologie. Il est si facile d'accoler
la même épithète aux choses les plus diverses, si commode de
confondre les plus dissemblables. Si l'on procédait de même
en botanique, on ferait une même espèce de toutes les cruci-
fères, voire même de toutes les dicotylées. Et pourtant il faut
des espèces en pathologie, autrement on tombe dans les plus
graves erreurs. Prenez le pus d'une pustule variolique et celui
de l'ecthyma, et demandez à **M.** Wurtz en quoi ils diffèrent :
ses réactifs ne le lui diront pas; ils ne lui feront pas trouver
grande différence entre le venin de la vipère et un peu d'eau
gommée. Mais il y a un réactif plus fort que ceux que nous
avons dans nos boîtes, le réactif vivant qui nous dit qu'il y
a là de la spécialité, de la spécificité. Je connais l'objection
qu'on fera à cela. On me demandera à quoi je distingue une
péritonite puerpérale simple d'une péritonite épidémique,
spécifique. Mais si je ne les distingue pas, cela ne prouve pas
qu'il n'y a pas entre elles de différence, car les différences
anatomiques ne sont pas les seules possibles.

Si un malade est atteint d'une colite avec tormina, ténesme, évacuations sanguinolentes, glaireuses, dix-neuf médecins sur vingt appelleront cela une dysentérie. Demandez à M. Rufz si c'est autre chose qu'une colite, et quelle analogie il y a entre cette maladie et la dysentérie épidémique, plus meurtrière que le canon de l'ennemi dans nos camps. Prenez l'entérite la plus intense, en ferez-vous jamais une dothiénenthérie? Voyez un individu enrhumé qui passe sa journée à tousser; il guérira en quelques jours, tandis qu'un coquelucheux, qui n'a que deux quintes par jour, verra sa maladie suivre sa marche fatale : direz-vous que c'est la même chose?

A quoi tient cette différence? A quelque ferment inconnu.

On a dit : Malheur à celui qui est seul ! Quand on observe ce qui arrive à la société, on est plus disposé à s'écrier : Malheur à ceux qui sont réunis! Il serait difficile de rien trouver qui donne au *Væ soli!* un démenti plus formel que ce qui arrive aux accumulations d'hommes. C'est l'accumulation qui fait plus de ravages dans les campagnes que le feu de l'ennemi. Mais même quand nous sommes seuls, nous procréons certains poisons. Le loup isolé dans un bois conçoit le virus de la rage sans la compagnie de ses semblables, et beaucoup d'autres affections virulentes se produisent de la même façon. Il n'est certes pas commode de savoir pourquoi cela arrive dans les conditions les plus heureuses. Nous ne savons pas pourquoi un mouton élevé sur les pâturages les plus excellents tombe tout à coup frappé du sang de rate; mais toujours est-il qu'il a fait son venin tout seul; il en est de même de la morve. Ne voyons-nous pas quelque chose d'analogue dans le règne végétal? Semez dans du sable calciné des graines diverses, arrosez-les d'eau distillée; l'une produira un aliment, l'autre un poison, et pourtant elles ont toutes puisé les mêmes éléments dans l'atmosphère et dans les engrais.

De quelque manière que cette matière morbifique ait envahi l'économie, qu'elle y ait été engendrée ou qu'elle y ait pénétré du dehors, elle y germe; c'est surtout sur les plaies qu'elle trouve un sol fertile où elle se multiplie, pour se propager à toute l'économie. C'est ainsi que le sang infecté par une gouttelette de pus varioleux produit une nappe purulente qui recouvre tout le corps.

Il y a donc quelque chose de spécifique dans la fièvre puerpérale, qui produit des phlegmasies d'une nature particulière; mais ce quelque chose ne procède pas toujours de la femme et ne lui appartient pas exclusivement.

Je ne conteste pas, bien entendu, qu'il n'y ait quelque chose de spécial chez la femme récemment accouchée; les conditions dans lesquelles elle se trouve créent en elle une grande opportunité morbide, cela est facile à comprendre. Il suffirait de se rappeler que quelque chose de semblable, l'apparition de phénomènes frappants, inexplicables, s'observe pendant la fièvre génésique de tous les animaux. Et même dans le règne végétal, nous voyons le sucre disparaître dans la racine où il s'accumulait, du moment qu'elle fournit à deux fleurs de sexe différent destinées à s'unir pour procréer. Chez les femmes, pendant la menstruation, les symptômes les plus variés dénotent des troubles du côté de la tête, de l'intelligence, des mamelles, de l'utérus, de l'ovaire, du rectum. Quand elle est enceinte, il y a des modifications profondes de tous les liquides, urine, sang, des sécrétions générales, de la nutrition entière, des os parfois; puis viennent les douleurs de l'enfantement, la perte de sang, la déplétion par les lochies, la fièvre de lait, etc. Il n'est donc pas étonnant que la femme subisse plus facilement l'influence des causes morbifiques. Mais c'est là tout; il n'y en a qu'une plus grande opportunité maladive.

Je n'ajouterai que peu de mots sur le traitement. Quand j'entrai dans les hôpitaux, je pris un service de femmes récemment accouchées, et j'en ai toujours eu un depuis. Au début, j'étais bien heureux et je perdais peu de malades. Puis en 1856, quand la Maternité dut être fermée et que je reçus pendant deux mois un grand nombre d'accouchées à l'Hôtel-Dieu, je fus aussi malheureux ou plus encore qu'on l'avait été à la Clinique ou à la Maternité. Je dus confesser qu'il y avait là des conditions particulières contre lesquelles je ne pouvais rien.

On vous a parlé de ce moyen qui consiste à ouvrir toutes les portes et les fenêtres et qui doit prévenir tout aussi bien l'apparition de la fièvre typhoïde, du choléra, etc. Demandez à M. Malgaigne, si l'air libre empêchait ses soldats de succomber par milliers au choléra, quand ils n'avaient pour dais que le ciel de la Pologne ; demandez à M. Lévy s'il eut à s'en louer à Varna !

Les injections utérines préviendraient l'infection putride? On n'en use guère dans les campagnes ; les femmes s'y portent très bien avec des lochies horriblement fétides. Dans nos hôpitaux, on fait les injections avec le plus grand soin ; les lochies n'y sont pas fétides; il en est de même dans la société, et nos accouchées meurent. Leur prétendue efficacité ne cadre pas trop non plus avec les résultats favorables qu'on dit avoir obtenus des pansements rares, qui laissent les plaies dans les conditions en apparence les plus favorables à l'absorption putride.

Que dirai-je du traitement préventif de M. Piédagnel? Quand mes accouchées mouraient l'une après l'autre, M. Piédagnel n'en perdait pas, dans sa salle située au-dessus de la mienne. Je donnai le sulfate de quinine comme lui, et je n'en fus pas plus heureux.

J'en viens au traitement curatif et à M. Beau. M. Beau s'est mis fort à son aise : quand il y a une méningite, il ne s'en mêle pas ; quand il y a une pleurésie, du pus dans les articles, des abcès métastatiques, il n'y fait rien ; de même quand il y a péritonite générale ; mais quand la péritonite est sous-ombilicale, alors il la guérit; je ne dis rien que M. Beau n'ait dit ; mais je répète qu'il s'est mis fort à son aise. C'était se mettre dans la position de l'homme à qui on propose un duel et qui répond : « Je n'aime pas le pistolet, je ne me mêle pas de l'épée, le sabre n'est pas mon affaire, mais pour le fleuret boutonné, je suis votre homme. »

Mais en posant la question de cette façon, nous sommes aussi heureux que M. Beau. Quoi d'étonnant? Il ne reste pas grand'chose du péritoine au-dessous de l'ombilic chez une femme qui vient d'accoucher. Et encore cela ne réussit pas toujours.

J'ai employé le traitement de M. Beau ; je l'ai fait diriger par M. Lepetit qui l'avait vu réussir à Cochin. Nous n'en fûmes pas plus heureux. Qu'en conclurons-nous ? Qu'il réussissait à Cochin, mais qu'il échouait à l'Hôtel-Dieu, aussi bien qu'à la Maternité et à la Clinique.

Je crois aux succès de M. Beau, et ce n'est pas là une concession. Pendant que j'étais si malheureux au premier étage de l'Hôtel-Dieu, M. Piédagnel perdait à peine quelques accouchées au second ; dans d'autres circonstances c'était le contraire. Le pourquoi de tout cela, je ne le sais pas. Rappelez-vous ce que M. Moreau a vu à la Maternité : un jour 17 femmes accouchent, toutes sont atteintes ; le lendemain 14, aucune d'elles ne prend la fièvre puerpérale ; le troisième jour 12, qui toutes sont prises à leur tour. Il avait donc passé là quelque chose, je ne sais quoi, mais une influence puissante qui était là un jour, et qui n'y était plus le lendemain.

Je reviens à ma conclusion, et je termine en disant :

La maladie que l'on appelle fièvre puerpérale est une maladie spécifique ; mais cette maladie spécifique n'est pas propre aux femmes en couches ; elle peut atteindre les femmes qui ne sont pas accouchées, le fœtus, le nouveau-né, les blessés, tous les hommes enfin.

VIII. — COMMUNICATION DE M. PAUL DUBOIS.

(Séance du 30 mars 1858.)

Messieurs, dans un pays voisin du nôtre, et qui est remarquable par son goût et ses habitudes d'enquête en toutes choses, on a calculé que, sur une population d'à peu près 14 millions d'habitants, 3,000 femmes en couches succombaient chaque année, et que les sept huitièmes de ces décès étaient causés par la fièvre puerpérale. Tel serait le tribut qu'une seule partie de la Grande-Bretagne, l'Angleterre proprement dite et le pays de Galles, payerait annuellement à cette cruelle maladie. Il est bien permis de croire que, sous ce rapport, la France n'est pas mieux partagée. Quelque considérable que puisse être la population qui supporte les pertes que je viens de signaler, le chiffre en est assez élevé pour rendre compte de l'intérêt qui s'attache à la grave question dont l'Académie s'occupe en ce moment.

Cet intérêt justifie-t-il l'initiative qui a été prise par notre collègue M. Guérard? Les opinions me paraissent être partagées sur ce point, et je n'en suis pas surpris. En effet, si l'on subordonne la convenance des débats actuels aux lumières qu'ils devront répandre sur le problème obscur et difficile qui en est l'objet, il est malheureusement trop probable que les résultats n'en justifieront pas l'opportunité. Mais, si l'on considère qu'il y a en dehors de cette enceinte un grand nombre d'esprits incertains encore de l'état réel de la science, et indécis entre des opinions et des pratiques différentes et souvent même opposées, on jugera sans doute qu'il y avait quelque utilité à mettre à contribution pour cette œuvre difficile les opinions et l'expérience des hommes compétents que l'Académie renferme dans son sein. Cette tâche, d'ailleurs, quelque problématiques qu'en puissent être les avantages, est un des devoirs imposés aux académies, car elles ont seules l'autorité nécessaire pour les remplir.

Quelque conscience que j'aie de la part que je dois prendre à cette œuvre commune, je ne saurais me dissimuler qu'elle m'est imposée bien plus par ma situation que par les lumières que j'y puis apporter. Je vais donc, dans la mesure très modeste, je le déclare, de mon instruction et de mon expérience, exposer simplement ce que je crois savoir de la cruelle maladie qui a trop souvent désolé les salles de la clinique d'accouchements.

Dans un établissement hospitalier destiné à recevoir des femmes en couches, lorsque les choses suivent leur cours ordinaire et normal, on voit s'accomplir avec une parfaite régularité les phénomènes physiologiques qui succèdent à l'accouchement. Le rôle du médecin se borne alors à être spectateur attentif et prévoyant d'un acte purement naturel.

Cet heureux état de choses se maintient plus ou moins longtemps, selon la saison, les conditions hygiéniques de l'hôpital
et surtout selon certains états atmosphériques dont la nature
intime nous échappe, mais dont l'influence ne saurait être
contestée.

Quand ce terme fatal est arrivé, on voit succéder à ces
convalescences faciles et durables quelques cas pathologiques
caractérisés par un frisson initial, une réaction fébrile prononcée, la rougeur de la face, une vive céphalalgie, la teinte
jaune ou blanche de la langue, sans sécheresse, une respiration seulement accélérée, une douleur ordinairement tolérable
vers la région inférieure de l'abdomen, ne s'étendant presque
jamais au-dessus de la région ombilicale, et dont les parties
latérales et supérieures de l'utérus paraissent être le siége.
Cet organe, plus ou moins sensible à la pression, se dessine
sous des parois molles qui en laissent sentir et voir le relief.

Ces phénomènes pathologiques se manifestant, en général,
un peu avant l'époque à laquelle commence la sécrétion du
lait et la turgescence des mamelles ; cette fonction en est
presque toujours troublée, et au moins momentanément sus-
pendue.

Cet état pathologique, qui se présente sous deux formes
principales, la forme bilieuse et la forme inflammatoire,
occupe, au point de vue de sa fréquence relative, une place
considérable dans la pathologie des femmes en couches, et
j'ajouterai qu'il est ordinairement et quelquefois même rapidement guérissable.

Cependant, à des époques indéterminées qu'il est impossible
de prévoir sûrement, mais que de certaines circonstances peuvent faire justement appréhender, on voit tout à coup se manifester une série de symptômes qui ont, avec ceux que je viens
d'exposer, une certaine analogie. Elle comprend, en effet, le
frisson initial, la réaction fébrile, la céphalalgie, l'altération
des traits et de la respiration, la douleur abdominale, la suspension ou la suppression de la sécrétion laiteuse ; mais il y a
entre ces deux états morbides des différences capitales. Le
frisson initial est souvent plus intense, plus prolongé, et surtout

plus rapproché de l'accouchement ; la coloration rouge de la figure, qui est un des caractères de l'état précédent, est remplacée par une pâleur et une altération profonde ; la respiration seulement accélérée, par une respiration rapide et une oppression manifeste ; le calme relatif, par une agitation incessante, qui n'est que l'expression d'un malaise extrême ; la douleur locale et tolérable de l'abdomen, par une souffrance vive et beaucoup plus étendue ; l'état presque naturel des parois abdominales, par un ballonnement remarquable ; la constipation habituelle, par la diarrhée ; enfin la curabilité à peu près constante, par une incurabilité à peu près certaine.

Tels sont, rapidement exposés, les deux groupes principaux de phénomènes pathologiques qui doivent frapper tout médecin qui a pu suivre avec quelque assiduité un service consacré à la médecine puerpérale, ou tout accoucheur répandu qui rassemble par ses souvenirs les cas divers dont il a été l'observateur attentif.

On n'a point réuni par une dénomination collective les éléments divers du premier groupe. Quand les phénomènes bilieux paraissent prédominants, les hommes de mon âge se permettent encore de qualifier cet état par le nom d'*embarras gastrique* ; quand, au contraire, l'élément inflammatoire semble plus prononcé, la dénomination est naturellement fondée sur le siége précis ou présumé de l'inflammation. Ce groupe comprend donc des métrites, des péritonites, des métro-péritonites, des ovarites, lesquelles, ordinairement limitées, peuvent prendre exceptionnellement un développement considérable et par conséquent dangereux.

Quant au second groupe, dont j'ai indiqué seulement les caractères les plus frappants et les plus communs, il constitue la fièvre puerpérale.

Cette classification, fondée sur les caractères que je viens de tracer, peut-elle comprendre tous les cas d'affection fébrile et continue qui succèdent à l'accouchement, et qui parfois même le précèdent ? et permettrait-elle de donner facilement à chacun de ces cas la place qu'il doit y occuper ? Je n'oserais pas prétendre qu'elle aura ce rare et presque impossible mérite, mais je puis affirmer que ceux qu'elle pourra comprendre sont de beaucoup les plus importants et les plus nombreux.

Il résulte évidemment de ce qui précède que j'admets comme conséquences, et quelquefois même comme précurseurs possibles de l'accouchement, deux états pathologiques, dont l'un ne mérite pas, et dont l'autre mérite le nom de fièvre puerpérale. En cela je suis d'accord avec la plupart des médecins français et étrangers, qui ont pu souvent et sérieusement étudier cette maladie dans la pratique de la ville, et principalement dans la pratique des hôpitaux.

J'ajouterai maintenant qu'au point de vue de ses caractères anatomo-pathologiques, la fièvre puerpérale diffère essentiellement de la plupart des affections fébriles et continues qui peuvent devenir mortelles; quand on relève en effet les résultats d'un grand nombre d'observations recueillies pendant la vie, et de recherches faites après la mort, on arrive inévitablement à cette conclusion, qu'il n'y a presque aucun organe qui ne puisse être altéré et souffrant dans le cours de la maladie, et aucun viscère ni aucun tissu dont on n'ait pu constater l'altération par l'examen cadavérique; qu'ainsi, la fièvre puerpérale, contrairement à ce que l'on observe dans les fièvres dites *essentielles*, n'a pas de caractère anatomique qui lui soit propre; mais il est un fait qui ne saurait échapper, c'est que presque toujours les autopsies révèlent des suppurations étendues ou circonscrites, souvent disséminées, et qu'il n'est peut-être pas d'organe ou de tissu qui n'en ait été le siége; que chaque épidémie semble se distinguer par ses lésions prédominantes; enfin, qu'il est des cas rares, il est vrai, dans lesquels l'observation la plus scrupuleuse ne révèle aucune altération manifeste.

Cependant, ne se pourrait-il pas qu'en dépit de la distinction que j'ai voulu établir, le groupe de symptômes que j'ai exclusivement désigné par l'expression de fièvre puerpérale, ne comprît en réalité que des faits analogues à ceux du premier groupe, et n'en différât que par un développement plus considérable des phénomènes inflammatoires et par le danger plus grand qui en résulte? C'est, vous le savez, l'opinion de

notre collègue M. Beau, et celle d'un grand nombre de médecins distingués qui l'ont exprimée et défendue avant lui. J'accorderai sans peine que des cas appartenant d'abord au premier groupe par leur apparence et par leur intensité modérée,
peuvent prendre plus tard un caractère et un développement
inflammatoires tels, qu'ils équivalent par leur gravité et par
leurs résultats à des cas de fièvre puerpérale primitive. J'a-
jouterai même qu'il n'est pas impossible que ces affections se
produisent avec ces caractères sous une influence épidémique; mais on peut assurer que, si ce n'est dans leur période
ultime, où tout se confond dans un affaissement complet et
général, la maladie inflammatoire présente la physionomie
qui lui est propre.

Si ce n'est pas l'étendue et l'intensité de l'inflammation
qui fait le caractère distinctif du groupe de symptômes qui
me paraît constituer la fièvre puerpérale, qu'est-ce donc?

Sur cette question capitale, au point de vue de la science,
et jusqu'à présent du moins, secondaire au point de vue pratique, les opinions sont partagées encore, entre la doctrine
de l'infection purulente, celle de l'infection putride et celle de
l'essentialité, laquelle suppose l'intervention d'une cause
générale, inconnue encore dans son essence, et dont l'un des
premiers effets, sans doute, serait une altération des liquides
et surtout du sang.

Je ne crois pas à l'infection purulente, parce que les suppurations étendues, et surtout disséminées, me paraissent être
déjà un effet et non point une cause de l'altération du sang,
et parce que les exemples de fièvre puerpérale mortelle sans
aucune trace apparente de suppuration, sont assez nombreux
aujourd'hui pour autoriser l'opinion que je viens d'exprimer.

Je crois moins encore à l'infection putride comme cause de
la fièvre puerpérale, parce que cette doctrine me paraît beaucoup moins soutenable encore que la précédente. Qui ne voit,
en effet, que si le séjour d'une certaine quantité de sang liquide ou coagulé retenu dans l'utérus et s'y altérant, pouvait
devenir la cause d'une intoxication du sang et des effets qu'on
lui suppose, une condition naturelle, constante et inoffensive,

se convertirait en un danger permanent et redoutable ? Il n'y aurait presque aucun cas d'hémorrhagie consécutive à l'accouchement, qui ne fût compliqué d'une infection putride, car il n'y a pas de perte utérine un peu abondante chez une accouchée qui ne donne lieu au séjour et à l'altération de quelques caillots dans les voies génitales.

En cet état de la science, j'admets l'altération primitive du sang par une cause encore inconnue, parce que cette hypothèse me paraît très admissible, et parce qu'après la ruine des autres, elle est la seule à laquelle je puisse me rattacher. Je crois même que, dans un très grand nombre de cas, cette cause contient en elle les éléments de la gravité ou de l'innocuité de la maladie, et pour ainsi dire son avenir, comme la cause qui produit l'intoxication varioligène du sang, tient sous sa dépendance les inflammations spécifiques disséminées, desquelles résulteront plus tard les pustules discrètes ou confluentes de la variole.

Je n'irai pas plus loin sur cette question, dont je ne méconnais pas l'intérêt, mais qui a déjà occupé une place importante dans ces débats ; je ne me fais d'ailleurs aucune illusion sur l'accueil qui sera fait à mon opinion depuis longtemps connue, bien qu'elle compte parmi ses défenseurs des noms illustres dans la science.

M. Beau n'en maintiendra pas moins la toute-puissante influence de l'inflammation sur la gravité de la maladie ; M. Velpeau continuera d'enseigner, avec sa grande et légitime autorité, la doctrine de l'infection purulente, et M. Hervez de Chégoin restera fidèle à son étiologie de l'infection putride. Sur ce point si controversé, les espérances de notre collègue M. Guérard ne seront probablement pas satisfaites.

Après les développements qui précèdent, personne ne doutera qu'il existe une fièvre puérpérale, laquelle, à une exception près peut-être, ne se développe chez la femme avec les caractères que j'ai précédemment exposés que dans les conditions organiques de la puerpéralité ; maladie le plus souvent mortelle, surtout quand elle règne épidémiquement, et à laquelle ont succombé il n'y a pas longtemps encore dix-huit femmes sur dix-neuf dans le service de M. Trousseau. Aussi ma surprise, et probablement celle de l'Académie et du public, a-t-elle été grande quand notre collègue vous a dit que l'histoire de la fièvre puerpérale pourrait bien n'être que celle de la dent d'or, cette mystification inventée sans doute par les beaux esprits du siècle dernier, et lorsqu'il a déclaré que la fièvre puerpérale n'existait pas. Je confesse qu'il m'a semblé tout d'abord que notre collègue exprimait une négation à l'appui de laquelle toute l'habileté du paradoxe serait restée impuissante lors même qu'il aurait eu à son service la parole facile et pénétrante, et l'esprit hardi et convaincu de notre collègue; mais cette première impression n'était pas fondée. L'intention de M. Trousseau était autre que ce que j'avais cru. Il reprenait sans le savoir une idée déjà ancienne exprimée et développée par un homme dont le nom, les travaux et les découvertes feront époque dans la science. Il y aura bientôt dix ans, le docteur Simpson (d'Édimbourg) publia un mémoire très intéressant dans lequel il s'appliqua à faire un examen comparatif de deux conditions, lesquelles, très différentes en apparence, lui parurent liées par de frappantes analogies; je veux dire l'état d'une femme accouchée et celui d'un individu qui a subi une des grandes opérations de la chirurgie.

Il rappela d'abord les observations de de Kiwisch et de quelques autres médecins, lesquelles démontrent que c'est par les inflammations viscérales et les sécrétions purulentes qui y appartiennent, que la fièvre puerpérale est incontestablement la cause la plus commune de la mort des femmes en couches, et parallèlement que les individus qui sont soumis à des opérations chirurgicales graves, quelle qu'ait été la dextérité de l'opérateur, succombent en beaucoup plus grand nombre qu'on ne le croit généralement; que, par exemple, sur cent cas d'amputations des membres, à savoir : de la cuisse, de la jambe et du bras, trente se terminent par la mort. Il ajouta même que cette proportion peut être plus élevée, qu'en effet, si l'on défalque du nombre total de ces pertes celles qui résultent des suites immédiates de l'opération, et que l'on peut mettre sur la même ligne que celles qui succè-

dent à l'accouchement, on arrive à cette conclusion que, dans
le plus grand nombre des cas, la mort est le résultat combiné
de la fièvre et d'un état inflammatoire morbide que le docteur
Simpson regarde comme génériquement et spécifiquement
analogue à celui des femmes qui succombent à la fièvre puerpérale. Aussi, se fondant sur les principes ordinaires d'une
nomenclature nosologique, il proposa, non point de rayer de
nos cadres nosologiques la fièvre puerpérale, mais d'y comprendre sous le nom de fièvre chirurgicale le groupe des symptômes qui constituent l'affection fébrile continue à laquelle
succombent la plupart des opérés.

Le docteur Simpson ne se contenta pas d'exposer la pensée
générale de l'analogie qui l'avait frappé, il voulut la poursuivre dans ses détails ; il étudia en conséquence ces deux états
au point de vue de leurs conditions anatomiques, de la nature intime des deux affections, des symptômes observés pendant la vie, et des lésions constatées sur le cadavre. Après
avoir établi une comparaison ingénieuse, mais déjà ancienne,
entre la surface d'une plaie de quelque étendue produite par
un instrument tranchant, et les conditions traumatiques de la
surface interne de l'utérus chez une femme récemment accouchée, il signala dans l'un comme dans l'autre cas des vaisseaux
ouverts, un ébranlement, un choc nerveux commun, surtout
quand la parturition a été longue et douloureuse, la tendance
des deux plaies à s'éloigner du type normal de leur réparation et à devenir le siége de sécrétions morbides, ou d'une
inflammation exagérée, en un mot une prédisposition commune aux mêmes déviations pathologiques et aux mêmes complications.

Quant à la nature des deux affections, le raisonnement et
l'observation ne lui parurent laisser aucun doute sur les rapports intimes qui existent entre elles.

L'opinion généralement adoptée aujourd'hui, que la fièvre
puerpérale se développe sous l'influence d'une altération du
sang ; que l'état fébrile n'est pas plus la cause de l'inflammation que celle-ci n'est la cause de la fièvre, et que toutes deux
sont les effets simultanés d'un même principe, à savoir l'al-

tération primitive des liquides de l'économie, cette opinion
parut au docteur Simpson s'appliquer avec d'autant plus de
raison à la fièvre chirurgicale et à ses manifestations inflammatoires sur les organes intérieurs que personne, jusqu'à présent, n'a prétendu que la pleurésie ou la péritonite, dont on
voit les traces sur les cadavres des malades qui ont succombé
à la fièvre chirurgicale, sont les effets de cette fièvre ou que
celle-ci est la conséquence de ces inflammations locales. Mais
rien, selon M. Simpson, ne lui sembla mieux justifier l'analogie des deux états morbides que leur tendance commune à
provoquer ces inflammations disséminées dans les tissus ou
dans les séreuses. En effet, les résultats suivants, recueillis à
des sources connues, ont un véritable intérêt :

Examen cadavérique.

134 cas de fièvre chirurgicale.		222 cas de fièvre puerpérale.	
Péritonite	52	Péritonite	193
Pneumonie	47	Pneumonie	23
Pleurésie	35	Pleurésie	43
		Péricardite	1
Péricardite	14	Pus dans les articulations	10
Méningite	27	Pus dans le foie, le pancréas,	
Cérébrite	9	les muscles	19
Cystite	8	Gastrite et entérite	6
Pus dans les muscles	3	Métrite et ovarite	197
		Pus dans les veines utérines	
		et les lymphatiques	112

Cette statistique est assurément très remarquable au point
de vue de la diversité, de la multiplicité et de la similitude
des lésions dans les deux maladies si judicieusement rapprochées par M. Simpson. Une circonstance particulière ajoute
encore à cet intérêt, c'est que les plaies des organes pelviens,
quand elles donnent lieu chez l'homme à une fièvre chirurgicale, sont compliquées ordinairement de péritonite, et que,
dans les cas d'accouchement suivi de fièvre puerpérale, c'est
l'utérus, siége de la plaie originelle, qui est aussi le siége
primitif de l'inflammation, laquelle s'étend plus tard, par la
continuité des tissus, jusqu'aux dépendances de cet organe et
au péritoine.

En ce qui concerne la marche et les formes diverses de la fièvre puerpérale, l'analogie avec la fièvre chirurgicale n'est pas moins frappante, et, parmi les faits qui témoignent du rapprochement de ces deux affections, il en est un qui ne saurait échapper à un observateur attentif : c'est la tendance malheureuse de ces deux maladies à se montrer plus graves dans les grands centres de population que dans les campagnes, dans les hôpitaux que dans la pratique privée, et dans les salles encombrées que dans des salles spacieuses et facilement aérées ; enfin elles se tiennent encore par un et peut-être par deux liens également funestes : elles peuvent l'une et l'autre régner épidémiquement et devenir désastreuses, et, selon quelques pathologistes, elles pourraient se transmettre par contagion.

Tels sont, messieurs, les premiers et déjà anciens éléments de la petite révolution nosologique dont M. Trousseau a donné le signal il y a quelques jours, mais à laquelle il a sans doute renoncé aujourd'hui. M. Simpson a évidemment précédé notre collègue ; mais, plus timide ou plus sage, il n'a pas eu, même un instant, la pensée de confondre dans une nomenclature des affections qui se rapprochent évidemment par des analogies frappantes, mais qui ne sauraient être confondues. Cependant, d'autres arguments se sont présentés à l'esprit de notre collègue, ou plutôt ils lui ont été offerts, ainsi qu'il s'est empressé de le dire, par un de nos plus jeunes et de nos plus intelligents confrères, M. Lorain.

Pendant son internat à l'hospice de la Maternité, et puisant à une source malheureusement trop féconde, M. Lorain a remarqué, ainsi que d'autres l'avaient fait avant lui, que les enfants nés de mères atteintes de fièvre puerpérale succombaient en assez grand nombre, soit quelques jours après leur naissance, soit même avant de naître, pour qu'il fût permis de penser qu'ils avaient été, comme leurs mères, victimes de la fièvre puerpérale. Il a même observé que la mortalité des enfants nés de mères qui n'avaient subi aucune atteinte de la maladie était plus grande que dans les temps ordinaires. Éclairé par les observations de M. Lorain, notre collègue youlut l'être par les témoignages de ses confrères, en ce qui touchait à l'état sanitaire de leurs services et à la santé de leurs opérés. Il apprit d'eux que les résultats de leurs opérations étaient beaucoup moins heureux quand les services d'accouchements, plus ou moins voisins des leurs, comptaient un certain nombre de femmes atteintes de fièvre puerpérale. Frappé de ces rapprochements, notre collègue en a conclu qu'avant tout il convenait de savoir s'il y avait en réalité une fièvre puerpérale, et sans formuler sur les autres points des conclusions nettes et précises, il a laissé cependant assez peu d'incertitude sur sa pensée pour que je ne craigne pas de l'altérer en l'exprimant en ces termes : « Si les enfants nouveau-nés sont malades et succombent en plus grand nombre dans les salles de la Clinique d'accouchement et dans celles de la Maternité lorsqu'une épidémie de fièvre puerpérale les dépeuple, on doit attribuer ces tristes résultats aux rapports inévitables de ces enfants avec les femmes atteintes par l'épidémie. Et si, d'un autre côté, des affections graves compliquent les opérations chirurgicales, soit à l'hôpital des Cliniques, soit à l'Hôtel-Dieu, alors que la fièvre puerpérale sévit dans les services d'accouchements voisins, ces complications funestes ne sont pas étrangères à l'influence de ce voisinage compromettant. » Quoique la reproduction du discours de notre collègue par les différents organes de la presse médicale ne m'autorise pas formellement à maintenir cette interprétation, je m'y crois cependant autorisé par mes souvenirs, par ceux de plusieurs de mes collègues, et enfin par une tendance aujourd'hui très générale à croire à la propriété contagieuse de la fièvre puerpérale.

Sur la première des trois propositions que je viens de rappeler, à savoir qu'il n'y a pas de fièvre puerpérale, notre collègue s'est si spontanément excusé de cette proposition, dans la dernière séance, que, après l'acte de contrition que vous avez entendu, et surtout après l'oraison entraînante qui l'a suivi, je dois, comme l'Académie, me trouver trop heureux encore de lui donner une complète absolution.

Est-il vrai maintenant que les effluves insaisissables des

femmes atteintes de la fièvre puerpérale soient la cause de la mort des enfants nouveau-nés séjournant dans les mêmes salles, et que leur action délétère puisse s'étendre jusqu'aux opérés qui habitent des salles plus ou moins rapprochées? Cette question en implique d'abord une première et plus simple : La fièvre puerpérale est-elle contagieuse? Ce sujet est assurément difficile, et il touche à de graves et importantes questions d'hygiène publique et d'hygiène privée.

C'est en Angleterre, si je ne me trompe, que la question de savoir si la fièvre puerpérale est ou non contagieuse, a le plus vivement préoccupé les esprits, et elle y a été presque constamment résolue par l'affirmative.

L'Académie me permettra d'exposer d'abord et simplement les faits ; ils sont très nombreux. J'en choisirai seulement quelques-uns.

J'emprunte à un praticien judicieux et éclairé, Gooch, l'indication suivante : « Au nombre des circonstances qui ont particulièrement frappé mon attention dans les épidémies de fièvre puerpérale, je signalerai la multiplicité des cas malheureux dans la clientèle d'un même accoucheur, tandis que d'autres praticiens du voisinage qui ne sont ni plus habiles ni plus employés, sont assez heureux pour voir leurs clientes échapper à toute atteinte de l'épidémie. Ces faits bien connus ont donné lieu à penser que la maladie pouvait être transportée d'une malade à une autre par les vêtements du médecin ; un de mes confrères qui avait perdu une de ses malades atteinte de la fièvre puerpérale, en perdit deux autres successivement ; il pensa qu'il avait peut-être transporté des effluves infectieux dans ses vêtements; il en changea, et il n'eut pas d'autres cas mortels. »

En 1839, le docteur Renton, qui exerçait la médecine dans un district d'Écosse peu étendu, me fit la communication très intéressante que voici, à l'occasion d'une épidémie de fièvre puerpérale dont il venait d'être le témoin :

« La maladie sévit avec violence dans une localité assez restreinte dont elle ne franchit pas les limites, ayant ainsi et conservant pendant toute sa durée le caractère endémique, commun d'ailleurs aux atteintes graves et nombreuses qui furent observées dans la Grande-Bretagne, pendant l'année 1838. Cependant, quoique renfermée dans des limites restreintes, elle ne procéda pas de maison à maison, et plusieurs femmes eurent des suites de couches très heureuses dans des habitations contiguës à celles dans lesquelles d'autres avaient succombé à la forme la plus grave de la fièvre puerpérale. La maladie sembla traiter avec une certaine partialité les objets de ses attaques, épargnant sans considération de temps et de distance une première et une seconde accouchée pour frapper une troisième et une quatrième, lorsqu'on avait eu l'espoir d'une suspension prochaine.

» Toutes les accouchées furent assistées par un de mes confrères et par moi ; mais pendant que celles qui recevaient mes soins avaient des couches exemptes de complications, tous les cas funestes appartenaient à la clientèle de mon voisin, et cette circonstance était d'autant plus remarquable que, dans ces conditions exceptionnelles, nos clientèles s'étaient presque confondues, l'un de nous remplaçant l'autre en cas d'empêchement. Cette mauvaise fortune persistante produisit sur mon confrère une si pénible impression, qu'il se persuada qu'il serait coupable d'une action presque criminelle s'il ne résignait pas ses fonctions ; il me pria en conséquence de le remplacer auprès de ses clientes. J'acceptai cette proposition, et mon heureuse étoile ne m'abandonna pas un seul instant ; ce fait nous frappa d'autant plus, que nous avions vu ensemble ses deux dernières malades pendant les différentes périodes de l'affection à laquelle elles succombèrent, et que je les avais examinées et palpées à plusieurs reprises. Immédiatement après avoir quitté mourante l'une de ces malheureuses, je fus mandé pour une de mes clientes atteinte d'une hémorrhagie occasionnée par une insertion vicieuse du placenta, circonstance qui rendit l'extraction du fœtus nécessaire ; cette malade se rétablit lentement, mais sans aucune atteinte de l'épidémie. Dans une autre circonstance, après avoir attentivement examiné une malade accouchée par mon confrère, et laquelle succomba six jours après sa délivrance , je fus appelé auprès de l'une de ses proches parentes qui demeurait à trois milles de mon habitation : le travail fut long et très douloureux, et la délivrance se compliqua de quelques difficultés qui m'obligèrent à des manœuvres prolongées et très pénibles pour la malade ; cependant son rétablissement fut rapide.

» Je ne dois pas oublier de dire que j'ai visité toutes les accouchées malades et non malades sans changer de vêtements.

» Cette mauvaise fortune exclusive et persévérante d'un seul accoucheur, pendant toute la durée d'une épidémie de fièvre puerpérale, dut frapper d'autant plus mon attention qu'aucun autre cas de cette affection ne se manifesta à dater du moment où il suspendit l'exercice de sa profession. J'avais souvent entendu le récit de faits de cette nature, mais je les avais constamment accueillis avec une grande réserve et quelque peu d'incrédulité.

» Je n'ai, ajoute en terminant le docteur Renton, aucune propension à déduire des faits que je viens d'exposer une conclusion quelconque relative à la propriété contagieuse ou non de la fièvre puerpérale. Des conclusions sur un sujet de cette importance ne sauraient être exprimées qu'avec une extrême discrétion.

» La seule cause au moins apparente à laquelle il est permis d'attribuer les résultats si différents de la pratique de mon voisin et de la mienne consiste probablement dans ce fait, qu'il s'était chargé de l'examen cadavérique manuel des femmes qui avaient succombé ; je m'étais, ajouta-t-il, réservé seulement d'en écrire les résultats sous sa dictée. J'ajouterai, à l'appui de cette présomption, l'opinion d'un confrère qui a eu le malheur de perdre cinq femmes atteintes de fièvre puerpérale, dans des conditions analogues à celles que je viens de signaler. »

J'ai voulu, messieurs, vous faire connaître les faits contenus dans cette lettre, parce qu'ils ont un incontestable intérêt dans la question qui nous occupe, et parce qu'elle a été écrite par un observateur instruit, réservé et judicieux.

Je terminerai par l'extrait suivant d'une communication

faite il y a quelques années à la Société médico-chirurgicale d'Édimbourg, et qui parut produire alors une vive impression :

« Une partie du grand hôpital de Vienne est destinée à recevoir des femmes en couches. Deux cliniques y ont été créées, l'une pour les étudiants en médecine, l'autre pour les sages-femmes. Comme la mortalité était considérable, on en chercha la cause; et, à l'occasion de cette enquête, on fut frappé de la différence que présentaient les chiffres comparés de ces deux services : les décès étaient évidemment moins nombreux dans la clinique des sages-femmes que dans celle des étudiants. Après qu'on se fut assuré que les dispositions matérielles de ces services étaient étrangères au fait important dont on était préoccupé, le professeur adjoint de la clinique obstétricale destinée aux étudiants, M. le docteur Semmeliveis, ne reconnut d'autre circonstance qui pût expliquer cette différence déplorable que par une différence capiale dans la nature des études des deux écoles. Les étudiants étaient chargés des examens cadavériques, les élèves sages-femmes ne se livraient à aucune recherche de ce genre. Le docteur Semmeliveis crut pouvoir conclure de ce fait que les doigts des étudiants devaient être imprégnés des liquides infectieux qui s'écoulaient des cadavres, et que, par les touchers répétés, la fièvre puerpérale était inoculée aux malheureuses que l'on soumettait à ces investigations. De tels résultats devaient paraître d'autant plus faciles, et par conséquent d'autant plus probables au professeur, que dans son esprit toute matière fluide en état de putréfaction mise en rapport avec les organes d'une accouchée par un linge, un cathéter, une éponge, un débris de placenta, et même par l'atmosphère ambiante, pouvait provoquer le développement d'une fièvre puerpérale. Des précautions préservatives ayant été conseillées et employées par les élèves, et le nombre des cas de fièvre puerpérale ayant décru par cette cause ou par toute autre, ces succès, réels ou apparents, parurent être une sanction donnée à la doctrine du professeur de Vienne. »

Je termine ici l'exposé des faits relatifs à la contagion de la fièvre puerpérale. Quelle est la valeur réelle de ces faits, au point de vue de la signification qui leur a été donnée? Cette question est tout à la fois grave, délicate et obscure; elle me paraît, en conséquence, réclamer une de ces appréciations rigoureuses et éclairées par lesquelles se distingue surtout la médecine française.

Ce n'est pas à moi qu'appartiendra cette mission. Je me contenterai de dire mon sentiment sur ce sujet et sur les autres parties du programme tracé par M. Guérard, si l'Académie veut bien m'accorder de nouveau la parole dans la séance prochaine.

IX. — COMMUNICATION DE M. CRUVEILHIER.

(Séance du 30 mars 1858.)

— Messieurs, je viens à mon tour répondre à l'appel qui a été fait à l'Académie par notre honorable collègue M. Guérard, et apporter le tribut des observations qu'il m'a été donné de faire sur les maladies puerpérales et sur la fièvre puerpérale épidémique en particulier, pendant les deux ans et demi que j'ai rempli les fonctions de médecin de l'hospice de la Maternité, depuis mai 1830 jusqu'en septembre 1832.

Je ne parlerai que de la *fièvre puerpérale classique*, c'est-à-dire de la fièvre des femmes en couches, et nullement de la fièvre puerpérale qu'on pourrait appeler *analogique*.

Notre spirituel collègue, qui, à force d'esprit et de talent de parole, s'est fait pardonner l'extension illimitée qu'il a donnée au mot de *fièvre puerpérale;* notre spirituel collègue, dis-je, sait mieux que moi que, dans les sciences de faits, comme la médecine, l'analogie est une arme redoutable qu'il faut manier avec prudence et discernement, et d'après les lois de la plus inflexible logique.

Mon but, dans cette communication, n'est pas d'engager une discussion directe au sujet de diverses opinions qui se sont produites dans cette enceinte sur la nature de la fièvre puerpérale. Je me contenterai de l'exposé pur et simple des faits, et, chemin faisant, je dirai ma pensée sur les principales questions auxquelles donne lieu l'étude de cette redoutable maladie, et par conséquent sur les doctrines appuyées ou combattues par mes honorables prédécesseurs.

Cinq épidémies extrêmement graves, de 4 à 5 mois de durée chacune, serviront de base principale à cette communication.

Le premier résultat général de ma pratique à la Maternité, c'est qu'il existe, pour les maladies de cet hôpital, des *périodes de bénignité* pendant la durée desquelles les maladies puerpérales cèdent avec la plus grande facilité, et des *périodes de malignité* pendant lesquelles les maladies puerpérales se présentent avec le caractère le plus grave et résistent, en général, à toute espèce de traitement.

Or, les périodes bénignes répondaient aux époques dans lesquelles la maison d'accouchement était à son minimum de population, c'est-à-dire, en général, dans la belle saison ; et les périodes néfastes, aux époques dans lesquelles la population était portée à son maximum, c'est-à-dire, en général, dans la saison rigoureuse.

C'est sur une période de bénignité que je suis tombé à mon début à l'hospice de la Maternité. Or, depuis le mois de mai jusqu'à la fin de novembre 1830, à quelques exceptions près, le succès du traitement ne laissait rien à désirer, et j'avoue ici que, comme vous l'a dit de lui-même M. Trousseau, dans sa spirituelle improvisation, je fus quelquefois tenté de me demander comment il se faisait que mes prédécesseurs à la Maternité, Chaussier, Deneux et Désormeaux, avaient été si malheureux. Pendant cette période de six à sept mois, je n'avais affaire, en général, qu'à la maladie suivante, qui survenait 24, 48 heures, quelquefois 3, 4, 5, 6 jours après l'accouchement : douleur hypogastrique plus ou moins vive, accompagnée d'une augmentation considérable de volume et surtout de consistance du globe utérin, qu'on aurait dit dans un état permanent de contraction ; la pression la plus légère augmentait considérablement cette douleur, en général parfaitement circonscrite au globe utérin, mais qui s'étendait quelquefois à une certaine distance. Je disais dans le premier cas, il y a métrite; dans le second cas, il y a métrite avec péritonite partielle. Le pouls s'élevait de 90 à 120, et dépassait rarement ce dernier chiffre : il était plein et dur. Presque toujours la saignée locale, 20 ou 30 sangsues à l'hypogastre, dès la première apparition de la douleur et de la fièvre ; des cataplasmes émollients et laudanisés très chauds et fréquemment renouvelés; des bains entiers, chauds et prolongés; des laxatifs, manne ou huile de ricin, suffisaient pour en faire justice. J'y ajoutais rarement une saignée générale; plus souvent je revenais à l'application des sangsues. Je trouvai établi dans le service l'usage des irrigations émollientes de plusieurs litres dans la cavité de l'utérus, à l'aide d'une seringue foulante et aspirante : je l'y maintins d'abord, car il me paraissait fort rationnel; plus tard, je doutai de l'efficacité de ce moyen; je crus même devoir le supprimer, à raison de la difficulté de son application.

Plusieurs faits m'autorisent à admettre que les cas de ce genre, qui me paraissent répondre à la péritonite sous-ombilicale de M. Beau, ne sont autre chose que des phlébites utérines, phlébites que le traitement antiphlogistique appliqué au temps d'opportunité, c'est-à-dire à l'époque la plus rapprochée possible de l'invasion, maintenait à l'état de phlébite oblitérante ou adhésive et empêchait de passer à l'état de phlébite purulente.

Or, la phlébite utérine oblitérante, quelquefois limitée aux veines intrinsèques de l'utérus, s'étendait bien souvent aux veines hypogastriques, aux veines iliaques externes et internes, aux veines iliaques primitives, fémorales, poplitées, et même à la veine cave inférieure d'où l'œdème douloureux des membres inférieurs.

Quant à la péritonite partielle qui survient dans ce cas, elle est toujours circonscrite à l'utérus et à ses annexes, ne dépasse pas la forme pseudo-membraneuse, et, de même que la phlébite, cède aisément au traitement antiphlogistique.

Mais arrive l'hiver de 1830 à 1831, et avec lui l'encombrement de la maison d'accouchement. Le nombre des femmes en couches est plus que doublé; toutes les cellules des salles sont remplies. Alors apparaît cette terrible fièvre puerpérale épidémique qui fait tant de victimes!

Son tableau est bien court; il se compose de quatre caractères :

1ᵉʳ *caractère*. — Au début, frisson, dont l'intensité, la durée, et surtout l'époque précoce de son apparition, mesurent en général la gravité de la maladie.

2ᵉ *caractère*. — Douleurs abdominales péritonitiques qui précèdent quelquefois, accompagnent ou suivent toujours le frisson initial.

3ᵉ *caractère*. — Décomposition profonde de la face, qui ne le cède dans les cas les plus graves à aucune autre maladie.

4ᵉ *caractère*. — Petitesse sans résistance et fréquence extrême du pouls. Le danger est toujours en rapport avec cette fréquence, cette petitesse et cette faiblesse du pouls. J'avais coutume de porter le pronostic le plus fâcheux lorsque le pouls atteignait et surtout dépassait 150 pulsations par minute. Les malades succombent en trois, quatre, cinq jours, quelquefois en quarante-huit heures. J'ai vu succomber une femme en vingt-quatre heures.

Pour donner une idée de l'énorme gravité de cette maladie, je dirai que sur une série de quinze femmes accouchées dans une période de vingt-quatre heures, dix étaient mortes le cinquième jour. Les statistiques des maisons d'accouchements seraient bien plus exactes, si, au lieu de répartir les morts sur toutes les femmes reçues dans l'année, on relevait le chiffre de la mortalité par épidémie : ce chiffre serait effrayant.

Relativement à la thérapeutique, je peux dire que, pendant les cinq épidémies dont j'ai été le témoin, j'ai essayé de toutes les méthodes de traitement rationel et empirique, et que toutes ont également échoué.

Dans une maladie aussi rapidement funeste, la question d'opportunité dans le traitement est une chose fondamentale. En conséquence, je me mis à faire deux visites par jour : les divers modes de traitement que j'avais institués furent mis en usage aussitôt que la réaction qui suit le frisson initial était convenablement faite.

Les principaux modes de traitement que j'ai mis en usage sont :

1° Le traitement antiphlogistique, que j'ai rendu aussi actif que l'état des forces le permettait : une saignée étant pratiquée de six heures en six heures. Des ventouses sèches et scarifiées étaient appliquées sur les membres inférieurs ;

2° Le traitement par l'ipécacuànha, le traitement par le tartre stibié à dose ordinaire, à dose rasorienne ;

3° Le traitement par les purgatifs de toute espèce et en particulier par le calomel, auquel j'associai quelquefois l'opium ; le traitement par l'opium ;

4° Les diverses préparations de quinquina, et en particulier le sulfate de quinine ;

5° Le traitement par la peau : sinapismes, bains entiers de moutarde, vésicatoire à la partie interne des cuisses ; vésicatoires monstres recouvrant tout l'abdomen ; onctions mercurielles, souvent renouvelées sur l'abdomen ;

6° Le traitement par les balsamiques, et en particulier par l'huile essentielle de térébenthine, vantée par quelques praticiens ; tout a échoué : les malades étant pour ainsi dire cadavérisés dès l'invasion de la maladie ; et ce qui étonnera peut-être, c'est qu'ayant à traiter en même temps (c'était en 1832) des cholériques et des femmes affectées de fièvre puerpérale épidémique, j'étais moins cruellement impressionné par le choléra que par la maladie puerpérale.

C'est sous le coup des douloureuses impressions que m'avait causées le spectacle de l'épidémie puerpérale, et du sentiment profond de l'impuissance de l'art dans cette terrible maladie que, dans un discours prononcé à la distribution des prix de la Maternité, en août 1831, discours que j'ai dû supprimer par déférence pour le vœu de l'administration, et dont M. Paul Dubois (qui assistait à cette séance avec son vénéré père) et M. Moreau doivent avoir gardé le souvenir ; c'est, dis-je, sous le coup de ces impressions que, dans le compte rendu des faits principaux que j'avais observés pendant l'année, j'établissais que la fièvre puerpérale épidémique de la Maternité était un véritable typhus, auquel je donnerai le nom de *typhus puerpéral* ; qu'elle constituait une maladie par infection, une maladie contagieuse miasmatique; qu'elle était la conséquence de l'encombrement, et qu'elle ravagerait la Maternité comme toutes les maisons d'accouchement, tout le temps que la population de ces maisons ne serait pas en harmonie avec la capacité des lieux, tout le temps que 3,000 femmes grosses seraient reçues chaque année à la Maternité de Paris dans un espace qui ne permettait d'en admettre que 1,500, et tout au plus 2,000.

Je disais qu'une femme en couches avait une puissance d'infection miasmatique bien supérieure à celle d'un malade ordinaire. J'invoquais, à l'appui de ces considérations, le témoignage de mon excellent ami, le regrettable Parent-Duchâtelet, qui avait bien voulu, sur ma prière, s'occuper de cette question avec la sévérité consciencieuse qui présidait à tous ses travaux : or, dans la note qu'il m'avait remise, il arrivait à ce résultat, qu'une femme en couches produisait 4 à 5 fois plus de miasmes délétères qu'un blessé ou qu'un fiévreux.

Je disais, enfin, que la preuve que le typhus puerpéral de la Maternité était une maladie par infection, c'était sa circonscription dans l'enceinte de cette maison, alors que les femmes les plus pauvres, les plus dénuées de tous secours, qui accouchaient à domicile, étaient exemptes d'accidents, et cela même dans les rues qui avoisinaient la maison d'accouchement.

J'aurais pu rappeler que Deneux, notre ancien collègue, avait cru devoir donner sa démission de médecin de la Maison d'accouchement, parce qu'il craignait d'apporter aux malades de la ville qui s'adressaient à lui comme accoucheur, les principes contagieux qu'il aurait puisés à la Maternité : c'était pour lui, m'a-t-il répété plusieurs fois, une affaire de conscience. Vous voyez que cette observation vient à l'appui de la pensée de l'honorable M. Depaul, qui vous a dit, avec une sincérité digne d'éloges, qu'appelé à deux époques différentes auprès de deux femmes en mal d'enfant, qu'il avait visitées au sortir de l'hôpital, après avoir fait l'autopsie de femmes mortes de fièvre puerpérale, et ces deux malades ayant succombé rapidement à la même fièvre, il ne put se défendre de la pensée que la contagion avait été pour quelque chose dans cette terminaison funeste.

Dans le compte rendu des causes d'infection miasmatique de la Maternité, j'avais signalé comme un grand danger d'infection préalable le séjour dans l'hôpital des femmes reçues dans les derniers quinze jours de leur grossesse. Cette observation ne resta pas stérile ; et, quelques mois après, la maison de santé de M. Cullerier, voisine de la Maternité, ayant été mise en vente, cette maison fut acquise immédiatement par l'administration et destinée aux femmes qui attendent leur délivrance, et qui, depuis cette époque, sont sans communication aucune avec les salles des femmes en couches.

La question de l'encombrement dans les maisons d'accouchements est donc, pour les femmes en couches, une question de vie ou de mort. Le traitement préservatif est en effet le seul qui soit applicable à la fièvre puerpérale épidémique ; car, dans l'immense majorité de ces cas, il n'y a pas de traitement curatif, et ce n'est en quelque sorte que par exception qu'on parvient à sauver quelques malades affectées du véritable typhus puerpéral. Il semble qu'un poison sans cesse renaissant circule avec le sang de la malade et infecte toute l'économie.

Lors donc que la fièvre puerpérale épidémique, ou typhus puerpéral, se déclare dans une maison d'accouchements, il n'y a qu'un parti à prendre, c'est celui dont M. Paul Dubois a pris la courageuse initiative : il faut évacuer l'hôpital, et mettre la clef sous la porte.

Qu'en conclure, messieurs ? qu'il faut supprimer les maisons d'accouchements, et les remplacer par des secours à domicile ?

M. Depaul vous l'a dit, ce serait le meilleur parti à prendre ; toute considération d'avancement pour la science, d'instruction pratique pour les élèves, doit céder devant la grande question de l'humanité. Ce qu'il y a de certain, c'est que si on conserve les maisons d'accouchements, il faut les organiser de manière que les femmes en couches soient dans des conditions de salubrité telles que la contagion miasmatique ne puisse pas les atteindre. L'isolement de chaque femme dans une chambre particulière sera la première de ces conditions.

Voilà, messieurs, ce que nous apprend l'observation clinique sur les symptômes, la marche et l'étiologie de la fièvre puerpérale épidémique qui règne dans les hôpitaux des femmes en couches.

Il suit de là que cette fièvre puerpérale épidémique est une maladie par infection, c'est-à-dire une maladie contagieuse miasmatique, comme la pourriture d'hôpital dans le cas d'encombrement des salles de blessés : et pourtant, jusqu'au moment de leur accouchement, les femmes qui doivent être victimes du fléau paraissent dans l'état de santé le plus satisfaisant ; en sorte qu'on serait tenté de croire qu'elles ne sont accessibles à l'influence des miasmes qu'après l'accouchement.

Mais la rapidité de l'invasion de la maladie, quelques heures et quelquefois immédiatement après l'accouchement, ne semble-t-elle pas établir que les femmes qui, pour la plupart, avaient séjourné à l'hôpital pendant une quinzaine de jours au moins, étaient déjà comme imprégnées de miasmes délétères, et par conséquent dans un état qu'on peut appeler *état d'intoxication préalable.*

Voyons maintenant ce que nous apprend l'anatomie pathologique de la fièvre puerpérale.

Anatomie pathologique de la fièvre puerpérale. — A l'autopsie des femmes mortes de la fièvre puerpérale épidémique, ou typhus puerpéral, on trouve une uniformité de lésions qui s'explique par les conditions identiques dans lesquelles sont placées les femmes nouvellement accouchées.

A la tête de toutes ces lésions, par sa fréquence et par sa gravité, se place sans contredit la *péritonite,* d'où le nom de *péritonite puerpérale,* qui avait remplacé celui de *fièvre puerpérale,* depuis les travaux pathologiques de la fin du siècle dernier et du commencement de ce siècle.

Or, cette péritonite puerpérale est toujours ou presque toujours purulente, quelquefois pseudo-membraneuse et purulente, rarement pseudo-membraneuse pure. On guérit la péritonite pseudo-membraneuse : il est douteux qu'on ait jamais guéri une péritonite purulente.

La péritonite pseudo-membraneuse est souvent partielle ou circonscrite à la région hypogastrique. Je ne connais aucun exemple positif de péritonite purulente puerpérale partielle, à moins d'adhérences antérieures.

On ne se fait pas d'idée de la rapidité avec laquelle se produit le pus dans la fièvre puerpérale. J'ai trouvé du pus dans le péritoine sur des femmes qui étaient mortes 48 heures et même 24 heures après l'invasion de la maladie. Il faut bien distinguer ces cas de ceux dans lesquels la phegmasie du péritoine a précédé l'accouchement. Ainsi, chez une femme morte 15 heures après l'accouchement, j'ai trouvé dans le péritoine une grande quantité de pus phlegmoneux bien lié ; mais cinq jours avant l'accouchement, la malade avait éprouvé une fièvre intense, avec tous les signes de la péritonite (1).

La tendance à la purulence, voilà le caractère dominant des phlegmasies puerpérales.

Phlegmon purulent diffus sous-péritonéal. —Comme annexe de la péritonite puerpérale, je placerai l'inflammation diffuse, ou phlegmon diffus du tissu cellulaire sous-péritonéal, inflammation extrêmement fréquente, presque aussi fréquente que la péritonite puerpérale, qu'elle accompagne dans l'immense majorité des cas, toujours suppurée, qui occupe le tissu cellulaire sous-péritonéal de l'utérus qu'il infiltre, et le tissu cellulaire des ligaments larges : j'ai vu plusieurs fois cette infiltration purulente occuper les fosses iliaques, se prolonger en haut le long des vaisseaux ovariens jusqu'au rein, à droite, autour du cæcum et du côlon ascendant, au milieu, le long de l'aorte et de la veine cave ascendante, jusque dans l'épaisseur du mésentère ; d'une autre part, le phlegmon purulent diffus sous-péritonéal s'étend en bas dans le tissu cellulaire qui tapisse l'excavation pelvienne, dans le tissu cellulaire intermédiaire au vagin et à la vessie ; je l'ai vu se pro-

____

(1) *Anatomie pathologique du corps humain*, avec planches, xiii⁰ livraison, in-fol.

longer autour du vagin, et envahir même les parois de ce conduit infiltrées de pus dans toute leur épaisseur.

Le phlegmon purulent diffus sous-péritonéal, qui est très rarement indépendant de la péritonite purulente, rappelle à quelques égards l'inflammation diffuse du tissu cellulaire sous-arachnoïdien, et, comme elle, s'explique par la laxité du tissu cellulaire sous-péritonéal dans la région qu'elle occupe.

Les *ovaires* et les *trompes* participent souvent au travail morbide puerpéral : ainsi on trouve quelquefois les ovaires du volume d'un œuf de poule, recouverts de fausses membranes, bien que l'inflammation purulente existe autour d'eux : ces organes sont quelquefois d'une mollesse presque diffluente, infiltrés de pus, plus souvent de sérosité ; et, une chose bien remarquable, c'est que les vésicules ovariennes sont souvent respectées par le travail morbide, et qu'elles conservent toute leur transparence au milieu d'un tissu profondément altéré dans son organisation.

Quant aux trompes, leur cavité est souvent remplie par du pus quelquefois mêlé de mucus, d'autres fois parfaitement louable ; et, comme rien ne s'oppose à ce que ce pus tombe dans la cavité péritonéale, on est toujours tenté de se demander si, dans un certain nombre de cas, la péritonite ne serait pas la conséquence de l'épanchement dans le péritoine d'une certaine quantité de pus versé par les trompes. Je ferai remarquer aussi la facilité avec laquelle on fait passer le pus des trompes dans la cavité de l'utérus.

X. — COMMUNICATION DE M. CRUVEILHIER.

(Séance du 6 avril 1858.)

Messieurs, dans la dernière séance, j'ai fait connaître les deux formes cliniques de la fièvre puerpérale que j'ai observée à l'hospice de la Maternité : l'une bénigne, sporadique, presque toujours curable ; l'autre maligne, épidémique, presque toujours incurable. Je crois avoir démontré l'influence de l'encombrement sur le développement de la forme épidémique. Sa nature contagieuse miasmatique a justifié la dénomination de *typhus puerpéral* que je lui avais donnée.

J'ai commencé l'étude de l'anatomie pathologique du typhus
puerpéral et nous avons vu que cette anatomie pathologique
consistait essentiellement dans deux grandes lésions : 1° la
péritonite purulente à laquelle on peut rattacher la sous-
péritonite purulente ou *phlegmon diffus du tissu cellulaire
sous-péritonéal;* 2° la purulence des vaisseaux lymphatiques
de l'utérus et de ses annexes.

J'ai parlé de la péritonite ; le temps ne m'a pas permis de
m'occuper de la lymphangite purulente.

La lymphangite purulente ou d'une manière plus générale,
la purulence des vaisseaux lymphatiques de l'utérus et de ses
dépendances, me paraît le trait le plus remarquable et peut-
être le plus caractéristique du typhus puerpéral.

On demande ce qu'il y a de spécial dans la fièvre puerpérale :
ce qu'il y a de spécial sous le point de vue de l'anatomie
pathologique, c'est certainement la présence du pus dans les
vaisseaux lymphatiques; car je n'ai rencontré cette lésion ni
dans les péritonites autres que la péritonite puerpérale, ni
dans aucune autre maladie. Or, la présence du pus dans les
vaisseaux lymphatiques est tellement inhérente à la fièvre
puerpérale grave, que j'ai observé un cas de typhus puerpéral
dans lequel le péritoine et le tissu cellulaire sous–péritonéal
étaient parfaitement sains ; il n'existait pour toute lésion que
la purulence des vaisseaux lymphatiques de l'utérus et de ses
annexes. Et c'est pour consacrer ce fait de la purulence des
vaisseaux lymphatiques, dans la fièvre puerpérale grave, que
j'ai fait représenter dans la 13° livraison de mon grand ouvrage
d'*Anatomie pathologique* avec planches, trois types de cette
lésion appartenant aux épidémies de 1830, 1831 et 1832.

L'importance que je donne à ce grand fait d'anatomie pathologique sera le motif et l'excuse de considérations générales dans lesquelles je vais entrer.

*Considérations générales sur la présence du pus dans les
vaisseaux lymphatiques de l'utérus et de ses dépendances dans la
fièvre puerpérale.*—Au risque de paraître paradoxal, j'affirme

que la présence du pus dans les veines utérines est incomparablement plus rare à la suite de l'accouchement que la présence du pus dans les vaisseaux lymphatiques.

Tous ou presque tous les sujets morts du typhus puerpéral à l'hospice de la Maternité, depuis juin 1830 jusqu'à septembre 1832, m'ont présenté, à un degré plus ou moins considérable, de la suppuration dans les vaisseaux lymphatiques, tandis que, pendant le même espace de temps, je n'ai eu à constater par l'autopsie que huit cas de phlébites utérines suppurées.

Ainsi, tandis que la phlébite utérine purulente s'observe assez souvent indépendamment de la péritonite, la lymphangite purulente s'accompagne presque toujours de péritonite et de phlegmon diffus du tissu cellulaire sous-péritonéal.

D'une autre part, les abcès multiples du foie, des poumons, qui s'observent dans la phlébite utérine suppurée comme dans toutes les autres phlébites purulentes, sont étrangers à la purulence des vaisseaux lymphatiques, de telle sorte que lorsqu'on rencontre en même temps abcès multiples dans les viscères et lymphangite purulente, on peut être à peu près certain qu'il y a complication de phlébite purulente.

En outre, il m'a été démontré par le fait mentionné plus haut, c'est le seul, mais il est bien positif (et je l'ai consigné dans mon *Anatomie pathologique*, page 14 du texte des trois premières planches de la 13ᵉ livraison), c'est la purulence des vaisseaux lymphatiques utérins et extra-utérins, comme lésion exclusive dans un cas de typhus puerpéral, sans aucune trace de péritonite.

Il semblerait donc résulter du parallèle entre les effets de la phlébite purulente et les effets de la lymphangite purulente, que, tandis que le pus charrié par les veines infecte rapidement l'économie par l'intoxication du sang, les effets de la présence du pus dans les vaisseaux lymphatiques sembleraient limités par les ganglions lymphatiques que ce liquide serait obligé de franchir pour arriver au canal thoracique, et par conséquent pour être déposé dans les veines.

Toutefois, ce point de doctrine est bien loin d'être résolu

d'une manière définitive : il s'en faut de beaucoup que l'anatomie normale du système lymphatique soit aussi parfaitement connue que celle du système veineux. Pour peu qu'on
y réfléchisse, il est bien difficile d'admettre que le canal thoracique et la grande veine lymphatique droite soient l'abou-
tissant de tous les vaisseaux lymphatiques de l'économie.
D'autres voies de communication doivent exister entre les
système lymphatique et le système veineux. J'ai vu de la
manière la plus manifeste un gros vaisseau lymphatique du
membre inférieur droit s'ouvrir directement dans la veine
iliaque externe du même côté. Plusieurs anatomistes ont
rapporté des faits analogues. De là l'immense faveur qui
accueillit, surtout en France, le travail de Lippi (de Florence)
qui croyait avoir découvert de nombreuses voies nouvelles de
communication entre le système lymphatique et les veines,
et qui fit partager sa conviction à un corps savant ; mais, les
planches anatomiques sous les yeux, il nous a été facile de
démontrer sur le cadavre que cet auteur avait pris de petites
veines pour des vaisseaux lymphatiques.

Qu'on me pardonne cette digression. Voici, du reste, le résumé des caractères anatomiques que présentent les vaisseaux
lymphatiques purulents de l'utérus :

Ces vaisseaux sont, pour la plupart, placés sous le péritoine, à travers la transparence duquel ils se dessinent, et
qu'il suffit d'enlever avec précaution pour les mettre à découvert. Plusieurs sont séparés du péritoine par une couche
mince de fibres utérines ; d'autres, en grand nombre, occupent l'épaisseur de l'utérus ; et si l'on coupe cet organe par
tranches successives, on voit le pus sourdre par une multitude
d'ouvertures. Or, il est on ne peut plus facile de distinguer
les ouvertures purulentes qui appartiennent aux vaisseaux
lymphatiques, des ouvertures qui appartiennent aux veines
du voisinage.

La dilatation des vaisseaux lymphatiques sous-péritonéaux,
pleins de pus, est quelquefois énorme, surtout dans les ampoules intermédiaires aux valvules. J'ai vu des vaisseaux lymphatiques de la grosseur du petit doigt.

Tous ces vaisseaux lymphatiques gagnent les bords de l'utérus et convergent vers les angles supérieurs de cet organe. C'est au voisinage de ces angles, en avant et en arrière de l'insertion des ligaments ronds, qu'ils forment les ampoules les plus considérables, tellement qu'ils ont été pris souvent pour des abcès ou pour des groupes d'abcès.

Tous ces vaisseaux lymphatiques purulents se divisent en deux séries : les uns, ascendants, longent les veines ovariennes et l'uretère, et vont se jeter dans les ganglions lymphatiques lombaires ; les autres, descendants, vont se jeter dans les ganglions sacrés et pelviens. J'ai vu plusieurs fois des vaisseaux lymphatiques purulents gagner le ganglion lymphatique qui occupe l'orifice interne de la gouttière souspubienne.

Il faut bien se garder de confondre les vaisseaux lymphatiques purulents avec les veines purulentes. Cette erreur me paraît avoir été plusieurs fois commise, et moi-même je n'en ai pas été exempt dans les premières autopsies que j'ai faites en 1830 à l'hospice de la Maternité.

Je m'étais, depuis 1826, beaucoup occupé de phlébite ; je connaissais l'excellent mémoire de Dance sur la phlébite utérine ; or, la manière foudroyante dont mouraient les femmes en couches affectées de typhus puerpéral m'avait fait conjecturer qu'il y avait chez elles intoxication par phlébite purulente.

Mais il n'y a pas le moindre parallèle à établir quant aux caractères anatomiques entre les vaisseaux lymphatiques utérins purulents et les veines utérines purulentes : les veines purulentes présentent toujours des traces d'inflammation ; leurs parois sont épaisses, fragiles, injectées surtout dans leur tunique externe, adhérentes aux parties voisines, souvent tapissées par une couche pseudo-membraneuse ou contenant des débris de caillots sanguins.

Les vaisseaux lymphatiques purulents ont des parois excessivement minces et transparentes en général. Ils sont dépourvus d'adhérences avec les parties voisines ; ils sont moniliformes. Le pus contenu a une très grande pureté, l'aspect du lait ou du chyle ; enfin, si l'on poursuit les vaisseaux lymphatiques hors de l'utérus, on les voit aboutir à des ganglions lymphatiques.

Les ganglions lymphatiques auxquels se rendent les vaisseaux lymphatiques purulents sont, en général, admirablement injectés de pus, aussi bien qu'ils le sont par le chyle pendant la digestion ou par le mercure dans les préparations anatomiques. Ils ne présentent, d'ailleurs, dans leur tissu aucune altération, aucun ramollissement, ils sont tout simplement injectés. Or, il y a une énorme différence entre les ganglions injectés par le pus qui leur a été porté par les vaisseaux lymphatiques et les ganglions pénétrés d'un pus formé au sein même de ces ganglions par l'effet d'un travail inflammatoire. Bien évidemment la présence du pus dans les ganglions lymphatiques n'est pas pour eux une cause d'inflammation.

Que devient ce pus ainsi déposé dans les ganglions lymphatiques? Traverse-t-il ces ganglions, ou bien les ganglions lui forment-t-ils une barrière infranchissable? Cette barrière existe-t-elle pour le pus tout entier ou pour quelques éléments du pus? Cette question est du plus grand intérêt, car si le ganglion peut être franchi par le pus, rien n'empêchera le pus d'arriver dans le canal thoracique; et, par conséquent, l'infection purulente générale est inévitable.

Or, cette question ne me paraît pas encore complétement résolue, bien que dans un cas j'aie trouvé des vaisseaux lymphatiques émergeant d'un ganglion remplis de pus. Je sais, d'ailleurs, que plusieurs observateurs affirment avoir suivi du pus dans les vaisseaux lymphatiques jusqu'au réservoir de Pecquet et dans le canal thoracique lui-même, et je professe depuis longtemps la doctrine que vingt faits négatifs n'infirment pas un fait affirmatif, bien entendu un fait bien observé.

Peut-on guérir de l'inflammation suppurée des vaisseaux lymphatiques? J'ai observé plusieurs cas de femmes en couches qui, ayant échappé aux accidents primitifs du typhus puerpéral et ayant succombé à des accidents consécutifs un mois, six semaines, deux mois après l'accouchement, m'ont présenté aux angles supérieurs de l'utérus, le long de ses bords, c'est-à-dire dans les points qui sont le siége le plus habituel de la purulence lymphatique, de petits foyers de pus demi-concret semblable à du mastic de vitrier ou à de la matière tuberculeuse ramollie, petits foyers dont le siége était bien évidemment dans les ampoules des vaisseaux lymphatiques.

Ces faits bien positifs sembleraient établir que la présence du pus dans les vaisseaux lymphatiques n'a pas la même conséquence, quant à l'infection du sang, que la présence du pus dans les veines. Ce qui tient sans doute à cette loi fondamentale du système lymphatique, à savoir, que les liquides en circulation dans les vaisseaux lymphatiques ne peuvent se mêler au sang qu'après avoir traversé au moins un ganglion lymphatique, espèce de filtre vivant où le liquide serait en quelque sorte jugé et arrêté lorsqu'il possède des qualités délétères.

Une autre question, qui n'est pas moins importante, et sous le rapport physiologique et sous le rapport pathologique, c'est de déterminer si le pus trouvé dans les vaisseaux lymphatiques a été formé dans ces vaisseaux par suite d'un travail inflammatoire, ou bien s'il en a été apporté par voie d'absorption.

Dans l'hypothèse de l'absorption du pus par les vaisseaux lymphatiques utérins, il serait difficile d'admettre que le pus vienne de la surface interne de l'utérus, car on trouve constamment dans ces vaisseaux du pus parfaitement louable, alors que la surface interne de l'utérus est tapissée par un détritus sanguinolent, quelqufois même gangréneux. D'une autre part, comme il n'existe généralement aucune matière purulente dans l'épaisseur des parois de l'utérus, on serait obligé de se rejeter sur l'absorption, soit du pus contenu dans la cavité du péritoine, soit du pus infiltré dans le tissu cellulaire sous-péritonéal.

Je ne discuterai pas cette question, qui m'entraînerait trop loin ; je dirai seulement qu'après avoir adopté avec Dupuytren l'absorption du pus par les vaisseaux lymphatiques dans un fait de purulence des vaisseaux et ganglions lymphatiques publié dans mon premier ouvrage (*Essai sur l'anatomie patho-*

logique, t. I, p. 200, 1816), fait auquel Magendie a donné une grande importance, j'ai été conduit par les nombreuses observations que j'ai faites à la Maternité à admettre, avec ce grand physiologiste, que le pus trouvé dans les vaisseaux lymphatiques avait été non absorbé par les vaisseaux lymphatiques, mais formé dans cet ordre de vaisseaux.

En outre, ces faits m'ont démontré que le pus une fois produit dans les lymphatiques, pouvait y circuler librement, jusques et y compris les ganglions lymphatiques les plus voisins, sans déterminer par sa présence la moindre trace d'inflammation dans les vaisseaux et ganglions, lesquels sont aussi sains que ceux qui charrient du chyle ou de la sérosité.

Il me paraît établi, par ces mêmes faits, que le pus en circulation dans les vaisseaux lymphatiques a été produit par inflammation dans la partie de ces vaisseaux, antérieure dans l'ordre de la circulation à celle qui paraît saine. Cette interprétation, qui embrasse tous les faits et qui concilie toutes les opinions, n'est pas seulement la plus probable, mais elle est appuyée par des faits positifs qui m'ont démontré comme caractères d'inflammation des vaisseaux lymphatiques une injection vasculaire autour de ces vaisseaux avec épaississement de leurs parois et densité du tissu cellulaire environnant.

Ainsi, messieurs, il est démontré, par un nombre considérable de faits, que l'un des caractères anatomiques essentiels, le caractère exclusivement propre à la fièvre puerpérale, c'est la présence du pus dans les vaisseaux lymphatiques de l'utérus et de ses annexes; que cette purulence des vaisseaux lymphatiques coïncide presque toujours avec une péritonite purulente et souvent aussi avec le phlegmon diffus du tissu cellulaire sous-péritonéal.

Je m'empresse d'ajouter que je ne suis pas le premier qui aie observé la lymphangite utérine: Dance, qui a fait un si excellent travail sur la phlébite utérine, ignorait complétement la lymphangite utérine. C'est dans un mémoire publié en mars 1830 (*Archives générales de médecine*, tome XXII, page 345), *sur les fièvres puerpérales observées à la Maternité de Paris pendant l'année* 1829, par M. Tonnelé, alors interne de cet hôpital, que se trouve explicitement indiquée la suppuration des vaisseaux lymphatiques , travail conçu sous les yeux et en quelque sorte sous l'inspiration de notre vénéré collègue Désormeaux, alors médecin en chef de l'hospice de la Maternité, auquel j'ai succédé en mai 1830.

Mais je crains bien que, dans ses recherches anatomiques, M. Tonnelé n'ait souvent confondu les veines avec les vaisseaux lymphatiques. Pour lui, d'ailleurs, cette distinction est sans importance, car il dit (*loco citato*, p. 355) : « que l'étude
» de la suppuration des lymphatiques n'a pas une importance
» autre que celle de la phlébite, puisque les symptômes qui
» les caractérisent l'une et l'autre, et les suites funestes qui
» en résultent pour l'économie, sont constamment semblables
» et qu'il ne croit donc point utile de séparer ces deux lésions. »

Il ajoute (et cette observation est d'un grand intérêt) « que la suppuration des canaux veineux et lymphatiques est une altération d'une fréquence telle qu'il la rencontrait à peu près trois fois sur cinq cas de fièvre puerpérale; en sorte qu'elle est presque aussi constante que la péritonite elle-même. »

Ici je mentionnerai encore la thèse inaugurale de M. Danyau, notre collègue, *Essai sur la métrite gangréneuse*, subie le 28 août 1829.

Je dois aussi mentionnner, avec les plus grands éloges, un travail qui n'a pas précédé, mais qui a suivi de près mes recherches à l'hôpital de la Maternité, la thèse de M. Nonat, soutenue le 30 mai 1832, intitulée *Sur la métro-péritonite puerpérale compliquée de l'inflammation des vaisseaux lymphatiques de l'utérus*, travail dans lequel l'auteur se prononce formellement comme moi pour l'inflammation et non pour l'absorption comme cause de la purulence des vaisseaux lymphatiques. Les observations de M. Nonat ont été recueillies à l'Hôtel-Dieu en 1831 dans le service de M. Caillard dont il était l'élève interne.

Mais à la tête de tous ces travaux sur la lymphangite purulente, je crois devoir placer le travail de M. Duplay, qui a été mon interne à la Maternité pendant la seconde moitié de 1830, après avoir été interne de M. Désormeaux pendant la première moitié. Son travail, inséré dans les *Archives de médecine*, 2ᵉ série, t. X, me paraît ce qu'il y a de plus complet sur la matière.

Ainsi, messieurs, péritonite purulente, phlegmon purulent diffus du tissu cellulaire sous-péritonéal, inflammation purulente avec circulation du pus dans les vaisseaux lymphatiques: voilà les caractères anatomiques principaux du typhus puerpéral aigu.

Mais ce ne sont pas les seules altérations que l'on rencontre dans la fièvre puerpérale.

La *phlébite utérine suppurée* constitue une des formes les plus redoutables de cette maladie.

On trouve souvent tous les degrés de la phlébite utérine chez le même sujet. Or, tout le temps que le pus veineux est parfaitement circonscrit par des caillots sanguins, il n'y a pas d'infection purulente générale, la purulence est limitée aux veines utérines; mais lorsque arrive le mélange du pus au sang, alors survient l'infection purulente générale, et par suite la formation d'abcès dans presque tous les organes, à la manière de l'infection purulente des blessés. C'est dans cette dernière catégorie que se placent plusieurs des faits consignés dans l'excellent mémoire de Dance, *Sur les phlébites utérines*.

J'ai observé deux cas de typhus puerpéral par phlébite utérine suppurante, dans lequel la malade ayant succombé à des accidents consécutifs du côté des voies respiratoires, j'ai trouvé en même temps que des abcès des poumons, une phlegmasie suppurée de l'artère pulmonaire et de ses divisions. (J'ai fait représenter un de ces cas.)

Pour compléter le tableau des lésions morbides que j'ai observées dans la fièvre puerpérale, je mentionnerai la pleurésie puerpérale, toujours purulente, souvent double, coïncidant, quelquefois avec une pneumonie lobulaire, pleurésie purulente qui est, avec la péritonite et la lymphangite purulente, la lésion la plus fréquente que j'aie observée dans le typhus puerpéral. (Voyez *Dictionnaire de médecine et de chirurgie pratiques*, mon article PLEURÉSIE PUERPÉRALE.)

Je mentionnerai encore le rhumatisme puerpéral qui m'a paru, comme la pleurésie puerpérale, mériter une description toute, spéciale à raison de sa double tendance à la suppuration et à la diffusion, ou plutôt à une multiplication presque indéfinie. (Voyez XII° livraison, pl. 3, et XVII° livraison.) La tendance du rhumatisme puerpéral à la purulence est telle que le pus est déjà formé dans une synoviale qu'on hésite encore à y reconnaître l'existence de la phlegmasie. On croit en avoir triomphé lorsque la phlegmasie purulente apparaît successivement ou à la fois dans un grand nombre d'autres synoviales, et, à l'autopsie, on trouve toutes ces synoviales articulaires et tendineuses envahies et remplies de pus.

Enfin, il n'est pas rare de voir le rhumatisme puerpéral s'emparer du tissu cellulaire intermédiaire aux muscles de tout un membre, du tissu cellulaire propre à chaque muscle, disséquer les muscles, disséquer les faisceaux de chaque muscle, constituer des abcès multiples, etc.

Gangrène de l'utérus. — Dans cette énumération des lésions anatomiques les plus fréquentes et les plus graves du typhus puerpéral, je ne dois pas omettre la gangrène de l'utérus, laquelle est, en général, limitée aux couches les plus profondes de l'utérus, et présente avec la pourriture d'hôpital une ressemblance tellement frappante qu'elle a été signalée par tous les observateurs.

Or, cette gangrène peut être limitée aux cotylédons utérins, c'est-à-dire à la portion de la cavité utérine qui répondrait au placenta ; elle peut être limitée au col ; elle peut occuper toute la cavité utérine. Dans un cas de ce genre, que j'ai fait représenter (IV° livraison, pl. 6.), la gangrène de l'utérus avait été la conséquence probable de l'extraction artificielle et très laborieuse du placenta par lambeaux. La malade mourut le douzième jour.

Dans ce même cas, les veines utérines, contenant une matière purulente brunâtre, on crut reconnaître une similitude exacte entre le pus sanieux qui souillait la surface interne de l'utérus et ce pus veineux, d'où l'on avait conclu l'absorption du pus par les veines. C'est une bien grave erreur que celle-là ; je me contenterai de dire ici que la succession, si facile à constater, de tous les degrés de l'inflammation dans les veines, prouve manifestement que le pus veineux a été fourni par la surface interne de la veine, de même que la succession de tous les degrés de l'inflammation dans les parenchymes réfute l'opinion des observateurs qui prétendaient que le pus des abcès viscéraux avait été déposé en nature dans l'épaisseur des divers organes.

Telle est, messieurs, l'anatomie pathologique de la fièvre puerpérale.

Et en présence de phlegmasies aussi considérables dont la tendance à la purulence constitue le principal caractère, en présence de lésions anatomiques aussi constantes dans leur existence que dans leur forme et dans leur siége, la question de savoir si la fièvre puerpérale est une fièvre primitive ou essentielle ou bien une fièvre symptomatique, ne semble-t-elle pas jugée d'une manière péremptoire en faveur de la fièvre symptomatique? N'est-t-il pas établi par les faits que la phlegmasie puerpérale débute en même temps que la fièvre, que la douleur péritonitique précède souvent et accompagne toujours le mouvement fébrile, et qu'au bout de quarante-huit heures et même de vingt-quatre heures à dater de l'invasion, on trouve dans la cavité du péritoine et dans les vaisseaux lymphatiques de l'utérus les caractères les plus positifs de l'inflammation, d'où le nom de *péritonite puerpérale*, qui a été substitué, avec l'assentiment général, à celui de fièvre puerpérale et qui est encore maintenu par le plus grand nombre des médecins.

Comment donc se fait-il que des praticiens distingués soient revenus au vieux mot de fièvre puerpérale, comme pour protester et contre la localisation de la maladie et contre sa nature phlegmasique.

Qu'est-ce donc décidément que la fièvre puerpérale? est-ce une fièvre essentielle? est-ce une fièvre symptomatique d'une phlegmasie?

Ce sont, messieurs, deux bien grands mots, ou plutôt deux

bien grandes choses dans la science que les mots *inflammation* et *fièvre*, *phlegmasie* et *pyrexie;* deux grands faits pathologiques qui marchent presque toujours simultanément et entre lesquels la question de priorité et de prééminence est souvent bien difficile à décider : *Febris inflammationi individuus comes*, dit Boerhaave, après Hippocrate.

La fièvre, expression de l'état général de l'économie; la phlegmasie, expression de l'état local; la fièvre dominant la phlegmasie locale dans certains états pathologiques, la phlegmasie locale dominant la fièvre dans d'autres états pathologiques.

Or, je le répète, la fièvre puerpérale est-elle une fièvre essentielle, est-elle une phlegmasie fébrile? la fièvre est-elle tout, les lésions locales un effet éventuel qui peut exister comme ne pas exister sans que la maladie change de caractère?

Voici ce que je crois la vérité à cet égard.

La fièvre puerpérale est à la fois une fièvre et une phlegmasie : la fièvre et la phlegmasie sont la conséquence d'une cause commune, l'infection miasmatique. La gravité de la maladie se mesure autant par l'intensité de la fièvre que par celle de la phlegmasie, et sur cette question, il me paraît y avoir entre les essentialistes et les localisateurs plus de malentendu qu'on ne le croirait au premier abord.

Dans toutes les maladies avec réaction générale ou fièvre, ai-je dit ailleurs (1), il y a deux ordres de phénomènes, deux ordres de diagnostics, deux ordres d'indications, deux ordres de thérapeutiques : 1° le diagnostic et la thérapeutique de l'état local, c'est l'anatomie pathologique qui l'établit; 2° le diagnostic et la thérapeutique de l'état général, c'est l'observation clinique, c'est l'étude des phénomènes morbides au point de vue du vitalisme, qui en est la base. Or, il est des maladies dans lesquelles l'état local et, par conséquent, le diagnostic et la thérapeutique de l'état local sont tout ou presque tout : les lésions organiques proprement dites; il est

____

(1) *Anatomie pathologique générale.* Paris, 1849, t. I, p. 17.

d'autres maladies dans lesquelles l'état général et, par conséquent, son diagnostic et sa thérapeutique sont tout ou presque
tout, et l'état local n'est qu'accessoire.

Or, je ne vois aucun inconvénient à appeler du nom générique de *fièvre* toutes les maladies locales accompagnées de
réaction fébrile. Ainsi j'appellerai volontiers *fièvre érysipé-
lateuse* l'érysipèle avec fièvre, *fièvre pleurétique, fièvre pneu-
monique, fièvre péritonitique,* la pleurésie, la pneumonie, la
péritonite accompagnées de fièvre, au même titre qu'on a
désigné sous le nom de *fièvre traumatique* la fièvre qui
accompagne les grandes opérations, de *fièvre puerpérale* la
fièvre qui suit l'accouchement.

Tout le temps qu'existe la réaction fébrile, l'économie est
sous l'influence d'une cause générale qui n'a pas encore épuisé
son activité morbide, les maladies locales peuvent marcher et
s'étendre soit dans l'organe primitivement affecté, soit dans
d'autres organes ; mais à peine la fièvre est elle tombée que
la maladie locale reste stationnaire et la résolution commence.

Continuons donc à donner le nom de fièvre puerpérale à la
fièvre des nouvelles accouchées, mais gardons-nous bien de
négliger les phlegmasies locales qui mesurent en général, par
leur gravité, la gravité de la maladie, et qui sont la source des
principales indications thérapeutiques.

Qu'on me pardonne cette digression. J'arrive à la dernière
question posée par M. Guérard : *Quelle est la nature de la
fièvre puerpérale ?*

Or, par nature d'une maladie, on doit entendre, non l'essence de cette maladie (nous ne connaissons l'essence de
rien), mais les rapports qui existent entre une maladie qu'on
veut déterminer et une maladie connue sur laquelle tout le
monde s'entend. Ainsi, la nature d'une maladie est inflammatoire lorsque cette maladie présente les caractères essentiels de l'inflammation ; elle est cancéreuse lorsqu'elle présente les caractères essentiels du cancer.

Or, ainsi considérée, la nature de la fièvre puerpérale me
paraît d'une détermination facile : c'est une fièvre traumatique, la *fièvre traumatique des femmes nouvellement accouchées.*

C'est cette pensée que j'ai exposée avec beaucoup de détails dans le *Journal universel et hebdomadaire de médecine*, année 1831 (t. IV, p. 221), dans un article intitulé *Clinique de l'hospice de la Maternité*, et que j'ai reproduite, en la développant encore, dans le texte de la 13e livraison de mon ouvrage d'*Anatomie pathologique*, avec planches : et j'ai été heureux d'apprendre dans la dernière séance, par la communication de M. Paul Dubois, que telle était aussi la manière de voir de M. le docteur Simpson (d'Édimbourg), qui, dans un mémoire publié il y aura bientôt dix ans, est venu ajouter à cette interprétation de la fièvre puerpérale tout le poids de son autorité.

En effet, on peut comparer la femme qui vient d'accoucher à un individu qui vient de subir une grave opération chirurgicale. La femme en couches, comme l'opéré, est épuisée de fatigues, de douleurs, d'émotions de toute espèce ; le calme, ou plutôt l'affaissement, qui succède à l'opération laborieuse de l'accouchement est la fidèle image de l'affaissement qui suit une grande blessure, une grande opération chirurgicale. Nous pouvons comparer la surface interne de l'utérus à une vaste solution de continuité. Si l'on examine, en effet, la surface interne de l'utérus immédiatement après l'accouchement, on voit sur les cotylédons utérins d'énormes orifices veineux béants qui représentent les orifices veineux des membres amputés. La membrane muqueuse utérine n'existe plus ; on n'en trouve que des débris sur la surface interne du col utérin et quelquefois autour de l'orifice des trompes. Partout ailleurs, le tissu propre de l'utérus est à nu, et, par conséquent, il doit être recouvert d'une cicatrice.

Pour réparer une aussi vaste solution de continuité, une fièvre traumatique est nécessaire. Cette fièvre traumatique de la femme en couches s'appelle *fièvre de lait*, parce que, en vertu de lois aussi faciles à saisir dans leur but, qu'impossibles à saisir dans leurs moyens, cette fièvre est accompagnée de sécrétion du lait dans les mamelles. Cette fièvre traumatique de la femme nouvellement accouchée a son temps d'incubation comme la fièvre traumatique de l'amputé et présente, d'ailleurs, les mêmes caractères.

Or, à la réunion par première intention de l'amputé répond une guérison sans fièvre, sans lochies purulentes, de la femme en couches, mode de guérison qui est d'ailleurs excessivement rare.

Le premier phénomène que présente la surface interne de l'utérus, dans les conditions les plus favorables, c'est, en effet, la sécrétion d'une fausse membrane à l'aide de laquelle s'opère la cicatrisation immédiate de l'utérus, et l'on sait que c'est également à l'aide d'une fausse membrane qu'a lieu la réunion immédiate ou par première intention des plaies; mais, le plus ordinairement, cette fausse membrane est entraînée avec le pus dont la sécrétion suit la fièvre traumatique.

Si l'on examine la surface interne de l'utérus pendant le travail de suppuration, on trouve que les mailles des cotylédons utérins sont pleines de concrétions sanguines adhérentes; que la surface interne de l'utérus est hérissée de pinceaux vasculaires très longs, semblables à un gazon touffu, qui deviennent très apparents lorsqu'on plonge l'utérus dans un vase plein d'eau.

L'utérus revient peu à peu sur lui-même; sa membrane interne s'organise par le rapprochement de tous les pinceaux vasculaires. Les cotylédons utérins ne sont plus que de très petites végétations ou caroncules; au bout de six semaines, deux mois, deux mois et demi, on reconnaît encore la trace des cotylédons uterins, donnée qui pourrait être d'une certaine importance en médecine légale. L'utérus reste d'ailleurs longtemps plus volumineux qu'avant l'accouchement, et les couches les plus profondes de cet organe conservent non moins longtemps une notable fragilité.

Voilà pour l'état régulier; mais combien d'accidents ne viennent pas traverser ce travail de réparation ou de restauration!

On concevra la fréquence et la gravité de ces accidents si l'on considère les changements organiques et vitaux qui se sont opérés dans l'utérus de la femme qui vient d'accoucher et ceux qui doivent s'opérer encore : changements de volume, de structure, de circulation, d'innervation non moins considérables et presque aussi rapides que chez le blessé gravement mutilé, ou chez l'individu qui vient de subir une grande opération chirurgicale.

Ainsi, la fièvre puerpérale ne me paraît être autre chose que la fièvre traumatique des femmes nouvellement accouchées, tantôt se terminant sans accidents (c'est la fièvre traumatique puerpérale simple), tantôt s'accompagnant d'accidents locaux et généraux plus ou moins graves, acquérant, dans le cas d'encombrement, d'infection miasmatique, les proportions de la gravité la plus considérable, celles du typhus.

Or, les épidémies de typhus puerpéral dont j'ai été témoin à la Maternité en 1830, 1831 et 1832, étaient la fidèle image des épidémies de typhus traumatique que j'avais observées à l'Hôtel-Dieu en 1813 et en 1814, lorsque, par suite de l'invasion de la France par l'Europe coalisée, la population de cet hôpital ayant plus que doublée, tous les amputés périssaient ou rapidement dans un état typhoïde, ou plus lentement par la pourriture d'hôpital. Je n'ai pas vu guérir un seul amputé pendant tout le cours de l'épidémie, et j'étais interne dans le service de Dupuytren !

Poursuivons ce parallèle entre les accidents qui surviennent chez la femme en couches et ceux qui surviennent chez des blessés ; c'est le meilleur moyen de mettre en relief et leurs analogies et leurs différences.

La femme récemment accouchée meurt d'hémorrhagie primitive comme le blessé ; elle peut également mourir d'hémorrhagie consécutive ; elle peut mourir dans la *stupeur*, par l'épuisement, suite d'un long travail, comme le blessé à la suite d'une très grande mutilation ou l'opéré à la suite d'une très longue opération chirurgicale. La force de résistance vitale s'épuise par la douleur comme par l'hémorrhagie, et peut-être est-ce dans le cas de mort par épuisement qu'on n'a trouvé à l'autopsie des femmes en couches aucune lésion morbide. Deux opérés, qui moururent dans le service de Dupuytren quarante-huit heures après avoir subi successivement, dans la même séance, l'opération de la taille par le bas appareil et l'opération de la taille par le haut appareil, ne présentèrent à l'autopsie aucune trace quelconque de lésion.

Les blessés ont leurs convulsions éclampsiques comme les femmes en couches.

Il ne me paraît pas démontré que des femmes en couches soient mortes par l'introduction de l'air dans les veines, bien que les orifices béants des veines qui correspondent au placenta soient une voie largement ouverte à cette introduction, et qu'il paraisse démontré que l'air puisse pénétrer dans la cavité utérine immédiatement après sa déplétion.

La femme en couches meurt d'inflammation comme le blessé ; elle meurt d'une péritonite qui n'est pas moins grave que la péritonite qui suit une blessure de l'abdomen ou une opération chirurgicale pratiquée sur cette partie du corps. La femme en couches meurt de gangrène de l'utérus comme le blessé meurt de pourriture d'hôpital.

Aussi souvent que le blessé, elle meurt de ces érysipèles envahissants, dits erratiques, qui parcourent successivement toutes les régions de la surface du corps et se reproduisent même quelquefois sur les parties déjà envahies.

La femme en couches, comme l'opéré, meurt de phlébite suppurée et d'infection purulente.

Enfin, la femme en couches meurt de lymphangite purulente, lésion aussi fréquente dans le typhus puerpéral qu'elle est rare dans les lésions traumatiques ordinaires, et dont je n'ai observé que de rares exemples en dehors de l'accouchement.

Telles sont, messieurs, les observations qu'il m'a été donné de faire sur la fièvre puerpérale de l'hospice de la Maternité. J'arrive aux conclusions.

1. La fièvre puerpérale est essentiellement une fièvre traumatique, la *fièvre traumatique de l'état puerpéral*, qui expose la femme en couches à des dangers analogues à ceux de la fièvre traumatique des plaies et des opérations chirurgicales.

2. Les conditions particulières dans lesquelles se trouve l'utérus et l'économie tout entière, chez la femme qui vient

d'accoucher, expliquent ce qu'il y a de spécial et de grave dans les accidents qui suivent la parturition, et constituent un état particulier qu'on a désigné sous les noms d'état puerpéral, de diathèse puerpérale, et qu'on pourrait appeler *traumatisme puerpéral*.

3. La fièvre puerpérale épidémique et contagieuse des maisons d'accouchement reconnaît pour cause principale l'encombrement, et, par conséquent, une contagion miasmatique; elle mérite donc le nom de *typhus puerpéral*.

4. Les caractères anatomiques essentiels du typhus puerpéral sont la péritonite, la sous-péritonite purulente et la lymphangite purulente, qui paraît avoir été confondue dans beaucoup de cas avec la phlébite. La phlébite utérine purulente des femmes en couches est incomparablement plus rare que la lymphangite purulente.

5. Il est infiniment probable que l'inflammation purulente des vaisseaux lymphatiques est une cause de l'intoxication du sang dans le typhus puerpéral; mais cette intoxication ne se manifeste pas ordinairement par des abcès viscéraux, comme il arrive dans la phlébite purulente.

6. La possibilité de l'infection purulente du sang par la lymphangite est une donnée nouvelle introduite dans la science par l'étude des lésions anatomiques du typhus puerpéral. La question de savoir si les ganglions lymphatiques sont ou non une barrière invincible pour l'infection purulente par lymphangite n'est pas encore décidée d'une manière positive.

Qu'il me soit permis, en terminant cette communication, d'émettre un vœu qui trouvera, j'en suis sûr, de l'écho chez tous les membres de l'Académie et dans le corps médical tout entier; ce vœu, c'est que la discussion sur la fièvre puerpérale pendante en ce moment devant l'Académie ne reste pas stérile. Si quelques dissidences restent encore parmi nous sur l'interprétation dogmatique de quelques-uns des éléments morbides dont se compose la fièvre puerpérale, il ne peut pas en exister sur le fait fondamental du caractère éminemment contagieux et miasmatique de la fièvre puerpérale dans les maisons d'accouchement.

Qu'on n'espère pas de diminution dans le chiffre de la mortalité de ces maisons si les choses se maintiennent dans l'état où elles sont en ce moment. L'administration des hôpitaux de Paris a tout fait pour l'amélioration de l'hospice d'accouchement; elle n'a été sourde à aucune réclamation, n'a reculé devant aucun sacrifice, et, pour ma part, je suis heureux de lui en témoigner ici toute ma reconnaissance. Je le dis avec toute la conviction de la vérité, il n'y a qu'un seul parti à prendre pour prévenir le retour périodique de ces épidémies meurtrières, c'est la suppression des grands hospices d'accouchement, c'est leur remplacement par des secours à domicile, auxquels on pourrait ajouter un certain nombre de petits hospices situés hors de Paris, pouvant admettre douze, quinze, vingt femmes en couches, dans lesquels chaque accouchée pourrait avoir une chambre particulière.

Je propose donc à l'Académie de soumettre cette grave question à la section d'hygiène, à laquelle seront adjoints ceux de nos collègues qui ont fait une étude plus particulière des maladies des femmes en couches. Le rapport de cette commission sera soumis à l'Académie et adressé, après discussion, à l'autorité compétente, qui, j'en ai la conviction intime, fera droit à une réclamation aussi légitime appuyée par l'Académie de médecine tout entière.

XI. — COMMUNICATION DE M. DANYAU.

(Séance du 6 avril 1858.)

Messieurs, les orateurs qui ont pris la parole dans cette discussion s'étant à peu près tous prononcés pour l'essentialité de la fièvre puerpérale, et ayant donné à cette opinion tous les développements qu'elle comporte, il ne reste plus guère aux membres de cette Académie qui la partagent qu'à faire une profession de foi. La mienne peut se résumer en ces mots : la fièvre puerpérale est une maladie d'origine miasmatique, dont le miasme générateur pénètre dans le sang, l'empoisonne et le rend apte à la production le plus souvent très rapide de localisations inflammatoires très variées, surtout dans les organes dont la vitalité a été exaltée par la grossesse et l'accouchement. Si je n'étais revenu, déjà à peu près converti à cette opinion, d'un long voyage fait en 1829 et 1830 en Angleterre, dans lequel il m'a été permis de connaître les idées, alors si différentes des nôtres, de plusieurs éminents accoucheurs de ce pays, ma conviction n'aurait pas manqué de s'établir dès les premières années de mon entrée à la Maternité. Six mois d'internat passés dans cette maison (en 1829), pendant lesquels j'avais recueilli et remis à mon vénéré maître, le professeur Désormeaux, le détail de cent cinquante-six autopsies et un grand nombre d'observations qui ont fourni plus de la moitié des résultats de la statistique si souvent citée de M. Tonnellé, m'avaient déjà familiarisé avec les formes les plus graves de la fièvre puerpérale, et depuis dix-huit ans que je suis attaché à ce grand établissement, à la fois hôpital et école, comme chirurgien et comme professeur, j'ai été, sinon très souvent témoin, au moins toujours au courant des désastres qu'elle causait dans les salles de médecine, des caractères qu'elle présentait suivant les épidémies et des altérations qu'elle avait laissées comme témoignage de son action délétère, sur le cadavre des femmes qui en avaient été victimes. Aussi, l'opinion que je viens d'exprimer est elle déjà fort ancienne ; à défaut d'autre publicité, elle a au moins reçu celle qui résulte de conversations fréquentes avec les internes distingués qui se sont succédé à la Maternité depuis 1840.

Je ne veux point abuser des précieux moments de l'Académie en reproduisant les arguments si bien présentés par M. Depaul et par M. Trousseau. Je la prie seulement de me permettre d'apporter à l'appui de ces arguments quelques remarques et quelques faits. Il ne sera peut-être pas, par exemple, hors de propos de faire remarquer, en ce qui concerne la forme épidémique qui affecte si souvent la maladie à son plus haut degré de gravité, l'extension prise par quelques épidémies de fièvre puerpérale qui non-seulement envahissent des établissements spéciaux, mais encore sévissent sur des villes d'une grande étendue, sur des contrées entières, voir même sur plusieurs parties d'un même continent à la fois. Les tableaux donnés par Churchill, dans deux de ses ouvrages, et surtout les indications plus complètes de Litzmann offrent, à ce point de vue, un intérêt réel. C'est ainsi, par exemple, qu'on voit, en 1819, la fièvre puerpérale régner à la fois à Vienne, Prague, Dresde, Würzbourg, Bamberg, Ansbach, Dilligen, dans plusieurs villes d'Italie, à Lyon, Paris, Dublin, Glascow, Stirling, Stockholm, Pétersbourg. Il est assez curieux également de voir quelques-unes de ces épidémies s'étendre aux femelles même des animaux domestiques, aux chiennes, par exemple, dans l'épidémie observée à Londres en 1787 et 1788, et dans celle de 1821 à Édimbourg, ainsi qu'aux vaches qui vêlèrent à cette époque dans plusieurs parties de l'Écosse, enfin aux poules pondeuses des environs de Prague dans l'épidémie de 1835.

S'il est des épidémics dont l'invasion peut être prévue à certains signes, sur lesquels M. Dubois a tant et si souvent appelé l'attention de ses auditeurs à la Clinique et la nôtre à la Maternité, il en est aussi dont l'irruption est soudaine, par lesquelles l'état sanitaire d'un hôpital se trouve tout à coup transformé, soit pour un temps très court, soit pour une période plus ou moins longue, et qui cessent aussi quelquefois tout à coup. De cette apparition si subite comme de cette brusque disparition, les causes restent ignorées. La Maternité de Paris n'a pas toujours joui de la faculté de restreindre ses entrées, de disséminer dans divers hôpitaux désignés les femmes enceintes déjà admises, à plus forte raison de fermer complétement ses portes afin de se garder d'un désastre. Il lui fallait autrefois affronter le mal et le subir sans partage. Que voyait-on dans ce cas? Sans que rien fût changé au régime intérieur de la maison, sans variation sensible dans le chiffre des accouchements, les soins donnés restant les mêmes, l'épidémie paraissait, parcourait ses périodes et s'éteignait, suivant l'action différente d'une condition évidemment générale, indépendante des conditions locales ou du moins les dominant toutes, à mesure que l'air se pénétrait, se chargeait de plus

en plus ou se dégageait du principe délétère, de l'agent toxique insaisissable, inconnu dans sa nature, mais trop recon-
naissable dans ses effets, qui engendre la fièvre puerpérale.

Qui pousse en certains lieux ce visiteur funeste? quelle circonstance heureuse le chasse de ceux qu'il a désolés, quand,
chaque jour, il pourrait encore faire de nouvelles victimes,
au moins dans les services qu'on n'évacue pas, dans des localités dont la population ne diminue pas? Questions que je ne
pose pas sans doute pour les résoudre, mais pour rappeler
qu'elles se présentent à propos de beaucoup d'autres maladies
épidémiques dont l'essentialité n'est pas contestée.

Que la fièvre puerpérale puisse tuer avant d'avoir produit
aucune localisation inflammatoire, le fait est désormais hors
de doute, et les exemples, pour être rares, n'en sont pas moins
avérés. Tout dernièrement, M. Tarnier, qui, en 1856, n'avait
pas rencontré un seul cas sans quelque lésion locale, a été
plus heureux, et son témoignage, dont le poids ne saurait
être méconnu dans une question de ce genre, me convain-
crait si j'en avais besoin. La rareté incontestable de ces cas
n'a rien qui m'étonne, quand je songe à la promptitude avec
laquelle le pus se forme dans l'état puerpéral, et j'ajouterai
qu'elle ne m'inquiète ni m'ébranle dans mon opinion, les états
locaux étant toujours, suivant moi, dans la fièvre puerpérale
bien caractérisée, des effets secondaires, le résultat de l'intoxication primitive du sang. Si l'absence de lésions locales
primitives range de droit la fièvre puerpérale dans la classe
des pyrexies, la présence de lésions locales secondaires ne
peut donc lui ravir cette place et lui en assigner une autre
dans le cadre nosologique.

En 1850, j'avais donné des soins à une jeune dame primi-
pare, qui fut prise, dès la nuit qui suivit l'accouchement, de
fièvre puerpérale, et mourut au bout de quarante heures; son
enfant, garçon vigoureux, né à terme, après un travail assez
court et tout à fait normal, avait respiré et crié à sa naissance,
de manière à ne point laisser de doute sur sa viabilité; mais
bientôt cet enfant, qui avait d'abord bien bu, refusa de boire,
et jamais il ne voulut teter; sa respiration s'embarrassa; son

corps se couvrit de taches violettes ; une asphyxie lente accompagnée d'un affaissement de plus en plus considérable survint, et il succomba seize heures avant sa mère. A la même époque une autre jeune dame que j'avais accouchée fut également atteinte, dès le second jour de son accouchement, de fièvre puerpérale ; mais l'intoxication avait sans doute été moindre ; car, bien que ces symptômes eussent été de prime abord très alarmants et notre anxiété très vive pendant quelques jours, l'état s'améliora peu à peu, et cette jeune mère guérit ; mais son enfant né, comme celui dont je viens de parler, vigoureux et en apparence bien portant, ne tarda pas à tomber dans l'état où nous avions vu l'autre, et succomba, après la même série d'accidents, moins de quarante-huit heures après sa naissance. Ces cas, auxquels j'en pourrais joindre d'autres observés à l'hôpital, et que j'ai cités pour faire voir que la pratique civile peut aussi en fournir, ne montrent-ils pas que le fœtus peut être atteint dans le sein de sa mère et en même temps qu'elle, et la maladie éclater ensuite chez l'un et chez l'autre après l'accouchement avec une intensité également fatale à tous deux, ou avec des degrés différents qui permettent de sauver l'une quand l'autre succombe. Je veux citer encore un fait qui me semble prouver qu'en ville comme à l'hôpital le fœtus peut être atteint d'abord, mourir avant de naître, et la mère ne devenir malade qu'après l'accouchement, bien que la mort de l'un et la maladie de l'autre puissent se rattacher à la même cause. Une jeune dame, d'une santé florissante, mais dont le teint s'était un peu altéré dans les derniers mois de sa grossesse, depuis son retour de la campagne, qui, à diverses reprises, avait remarqué l'affaiblissement et même parfois la suppression des mouvements de son enfant, cessa définitivement, dix jours avant d'accoucher, de le sentir remuer. L'auscultation, pratiquée avec soin, ne me donna que des résultats négatifs. L'enfant naquit en effet dans un état de putréfaction assez avancé après un travail court et facile. Je ne pus point faire l'autopsie, mais l'examen attentif du placenta, qui n'offrait aucune altération, et les questions adressées au père sur sa santé ne m'ayant pas permis d'attribuer la mort de l'enfant ni à l'une ni à l'autre des causes qui la produisent le plus ordinairement, je ne vis à cet événement fâcheux que l'explication suivante : Au lieu de profiter de l'offre de sa mère, qui voulait l'installer dans sa propre chambre, haute de 5 mètres, cette jeune femme, en attendant que l'appartement qu'on lui préparait dans l'hôtel fût terminé, avait absolument voulu habiter avec son mari une chambre extrêmement basse, entresol qui servait habituellement de lingerie, dans lequel elle avait pendant tout l'hiver vécu neuf heures sur vingt-quatre heures, et respiré un air qui devait être nuisible à la santé de son enfant. Qu'elle y ait puisé le germe de la maladie qui se déclara deux jours après son accouchement et dont le début fut des plus alarmants, bien que l'issue en ait été heureuse, c'est ce qui me paraît très probable. Je ne doute pas qu'il ne faille attribuer à une cause de ce genre la mort avant la naissance des enfants de beaucoup de femmes qui vont faire leurs couches à l'hôpital, et la prédisposition, si ce n'est plus, aux affections graves qui éclatent chez elles après l'accouchement. Je complète le fait intéressant que je viens de citer en ajoutant que madame *** a eu une seconde grossesse pendant laquelle elle a habité tout l'hiver une chambre vaste, élevée, éclairée par quatre croisées, que sa santé a été magnifique, les mouvements de son enfant toujours forts et rassurants, qu'elle vient d'accoucher d'un garçon vigoureux, et qu'elle a eu les plus heureuses suites de couches.

Qu'il me soit permis, messieurs, avant de quitter ce point de la question, d'ajouter quelque chose aux renseignements fournis par notre honorable collègue, M. Trousseau, dans le but d'établir la part de tous et de chacun, en particulier celle qu'il réclame très légitimement pour lui-même, dans l'élaboration de l'idée auxquels les faits précédents se rapportent, et que le titre et les développements de la thèse de M. Lorain ont si bien mise en relief. La justice exige que nous ne passions pas sous silence les travaux des étrangers. Or, dès 1845, Schidler publiait dans la *Gazette médicale hebdomadaire* d'Autriche, un Mémoire sous le titre suivant : *Analogies et rap-*

ports *qui existent entre les états vitaux physiologiques et pathologiques des femmes en couches et des enfants nouveau-nés.*
Mais ce qu'il faut citer surtout, c'est le travail étendu de
Hueter, directeur de la Maternité et professeur de clinique
d'accouchement à l'Université de Marbourg. Hueter a inséré
dans le journal d'accouchement de Berlin (*Neue Zeitschr.
f. Geb.* XXXI et XXXII, 1851 et 1852) une série d'articles
consacrés à la relation de ce qui s'est passé à sa clinique, de
1833 à 1843, et à des considérations intéressantes, non-seulement sur les faits obstétricaux proprement dits, mais encore
sur la fièvre puerpérale, et sur *les maladies puerpérales des
nouveau-nés.* On voit que le titre de ce dernier article, qui n'a
pas moins de cent pages, ne diffère pas beaucoup de celui de
la thèse de notre jeune et très distingué confrère. Hueter
examine successivement l'influence que peuvent avoir sur le
fœtus, même contenu dans le sein de sa mère, les prédispositions maladives de celle-ci, créées par les épidémies, ou une
maladie déjà existante, les cas dans lesquels il meurt, que la
mère soit malade ou qu'elle ne le soit pas encore, et même
sans qu'elle le devienne plus tard, comme si sur lui toute
l'action délétère s'était épuisée; en second lieu, l'influence
des affections puerpérales sur l'enfant pendant le travail de
la parturition; en troisième lieu, celle qui se manifeste sur
le nouveau-né, et à ce sujet non-seulement les maladies qui
coïncident avec celles de la mère, mais encore celles qui leur
sont postérieures en fournissant pour chacune de ces deux catégories des exemples soit d'issue semblable, heureuse ou
malheureuse, pour les deux individus, soit d'issue différente
pour l'un et pour l'autre, à quoi encore il ajoute les maladies
des nouveau-nés dont les mères sont restées bien portantes.
Sous les divers chefs de cet intéressant article qui est bien
réellement un mémoire complet sur la matière, sont rangées
des observations détaillées en grand nombre, et à la fin se
trouve un tableau qui résume toutes celles qui se sont terminées par la mort, avec le détail des autopsies.

On ne me prêtera certainement pas la pensée d'avoir voulu,
par cette indication, diminuer, en quoi que ce soit, le mérite

d'un travailleur zélé qui jouit à juste titre de l'estime distinguée, non-seulement de ses émules, mais encore de ses
maîtres. Personne ne sait mieux que moi que le travail de
Hueter était inconnu à M. Lorain, quand déjà les faits étaient
coordonnés dans sa tête, et le mot trouvé pour mieux mettre
l'idée en saillie. Des observations du même genre, recueillies
par l'un et par l'autre, et celles déjà faites par d'autres avant
eux, les ont conduits tous deux, chacun de son côté, au même
point de vue. Il serait injuste de refuser à l'œuvre de l'un
l'attention bien méritée qu'on accorde à l'œuvre de l'autre.

Si quelque chose peut surprendre les hommes qui n'ont
point étudié la fièvre puerpérale dans les hôpitaux des femmes
en couches, particulièrement dans les temps d'épidémie,
c'est l'invasion si prompte après l'accouchement, pendant
le travail même et quelquefois plus tôt encore, de cette affreuse
maladie. Lorsqu'en 1856, mon honorable collègue, M. Delpech, médecin de la Maternité, eut à lutter, à son arrivée
même, contre une épidémie terrible, il avait peine à se per-
suader qu'on eût réellement mis la plus grande diligence à
faire passer dans ses salles les femmes dès qu'elles étaient
atteintes. Nous lui montrâmes des femmes en travail qui
étaient déjà frappées, et auxquelles il fallait bien laisser le
temps d'accoucher avant de les transporter à l'infirmerie. Ces
cas, qui excluent certaines théories de la fièvre puerpérale,
ne sont pas exclusivement propres aux hôpitaux. J'en ai vu
un, il y a quelques années, chez une jeune dame auprès de laquelle j'avais été appelé en consultation par son beau-frère.
A l'issue d'une soirée passée chez elle avec quelques-unes de
ses amies, elle avait été prise d'un grand malaise, de vagues
douleurs de ventre qui n'étaient point encore celles de l'accouchement, d'une profonde altération des traits et d'une
fièvre intense; elle accoucha vingt-quatre heures après, et
lorsque je la vis le lendemain, elle était en proie à la fièvre
puerpérale la mieux caractérisée qui l'emporta très rapidement. M. Depaul ne nous a-t-il pas parlé, d'autres n'ont-ils
pas fait mention, et moi-même n'ai-je pas été témoin de cas
de ce genre, mortels avant le début même du travail.

Ne croirait-on pas, d'après ces faits, que le séjour des femmes enceintes, dans une maternité souvent visitée par la fièvre puerpérale et l'absorption des miasmes qu'elles respirent, doit avoir pour elles des conséquences constamment ou habituellement funestes? Ce qui est bien certain, le fait est depuis longtemps connu de tout le monde à la Maternité de Paris, c'est que parmi les femmes admises plusieurs jours ou quelques semaines avant le terme de leur grossesse, il en est qui s'acclimatent et que, si une épidémie vient à éclater, c'est sur les femmes entrées depuis très peu de temps ou reçues en travail que la maladie sévit avec le plus d'intensité. Sur 120 femmes mortes en 1856, soit de la fièvre puerpérale, soit d'accidents puerpéraux qui ont paru primitivement localisés, 43 étaient en travail à leur entrée, 66 avaient séjourné avant leur accouchement d'un à cinq jours au plus, les autres de six jours à un mois. Le fait s'est reproduit si souvent qu'il ne saurait être mis en doute; quant à l'explication, j'avoue qu'elle m'échappe, car je ne saurais la trouver, pour ma part, uniquement dans le repos du corps si utile à toutes après des travaux souvent excessifs pour leur état, dans la tranquillité d'esprit si nécessaire à quelques-unes, dans l'amélioration très sensible des conditions hygiéniques ordinaires et sans quelques soins spéciaux qu'on ne manque pas de leur donner et qu'elles ne recevaient pas chez elles.

Que des femmes placées dans des foyers d'infection et prédisposées soient atteintes et qu'ainsi le nombre des malades se multiplie, c'est ce qui n'a pas besoin d'être démontré; je ne pense pas qu'il soit non plus nécessaire de s'attacher à prouver que la puissance du foyer va croissant à mesure que le nombre des malades augmente, en sorte que la maladie s'alimente en quelque sorte par elle-même. Il est beaucoup plus difficile de savoir si la fièvre puerpérale peut être directement transmise d'une malade à une autre. On comprend que, dans le foyer même d'infection, le miasme en suspension dans l'air est une cause bien suffisante d'atteinte pour les nouvelles venues, et dans certaines sans doute aussi pour celles qu'un séjour plus ou moins prolongé a malheureusement prédisposées ; aussi, dans ces cas, sera-t-il toujours très diffi-cile, sinon impossible, de savoir si c'est aux émanations directes du corps des voisines malades ou à l'agent toxique mystérieux dont l'atmosphère ambiante est chargée qu'on devra attribuer l'apparition de cas nouveaux et de plus en plus nombreux, d'autant plus que les exemples d'immunité évidente, malgré le voisinage le plus proche, sont loin d'être rares dans les hôpitaux. Laissons donc ce côté de la question, non sans faire remarquer pourtant qu'il ne faudrait pas conclure de ce que je viens de dire que je n'attache pas une importance extrême au transport immédiat des femmes atteintes loin de celles qui restent bien portantes, ce dont un service bien organisé doit toujours fournir les moyens.

Le point délicat, essentiel, le seul sur lequel il importe d'insister, c'est celui qui est relatif à la transmission de la maladie, loin d'un foyer quelconque d'infection, à une femme en travail ou accouchée saine, par une personne, accoucheur, sage-femme ou garde, chargée de lui donner des soins. M. Dubois a déjà fait connaître des faits qui semblent se rapporter à cette transmission, et il en est beaucoup d'autres que les accoucheurs et les médecins anglais, Copland particuliè-rement parmi ces derniers, se sont plu à recueillir. Gordon, qui a observé et décrit l'épidémie d'Aberdeen, dit que les cas de fièvre puerpérale existaient particulièrement dans la clien-tèle de praticiens qui en avaient traité dès le début, et chez les femmes soignées par des gardes qui avaient été antérieure-ment en contact avec des malades. Robertson cite le cas d'une sage-femme attachée à une institution charitable de Man-chester en faveur des femmes assistées à domicile, et qui, en un mois, avait perdu 16 sur 30 accouchées, tandis que les onze autres sages-femmes de la même œuvre n'en avaient pas perdu une seule sur 380 ! Le docteur King parle d'un chirur-gien de Woolwich qui, en un an, eut 16 cas de mort, tandis que, parmi les accouchées de ses confrères, pas une seule ne fut atteinte. Ramsbotham dit avoir vu toutes les accouchées d'un praticien malades, tandis que rien de semblable ne s'observait dans la clientèle de ses voisins. Même remarque a été faite par Blundell qui cite des exemples de 10 et 12 cas de suite graves ou mortels entre les mains de divers accoucheurs, et Davies qui, en 1822, eut 12 cas de fièvre puerpérale successivement dans sa propre clientèle, tandis que tout se passait heureusement dans celle des autres. Copland emprunte encore quelques faits non moins graves à la pratique des accoucheurs américains, et lui-même dit avoir vu en consultation dans la clientèle d'un praticien de Londres 6 cas de suite qui furent tous mortels. Il ajoute que ce désastre cessa aussitôt après que l'accoucheur eut pris quelques précautions qu'il lui avait recommandées. Et combien d'autres ne pourrais-je pas citer, ceux de Campbell, ceux de Sidey rappelés par Simpson, ceux de Simpson lui-même et de Paterson, de Leith, ceux de Paddie qui en a fait l'objet d'un mémoire spécial, publié dans le journal de médecine d'Édimbourg, enfin celui de Merriman sur lequel je reviendrai tout à l'heure.

Il y a quelques années, je fus appelé à quelque distance de Paris, pour voir dans une localité très salubre, dans une vaste habitation de campagne, parfaitement saine, une jeune femme heureusement et facilement accouchée depuis une douzaine de jours, et dont l'état avait été d'abord des plus satisfaisants ; elle n'était tombée malade qu'à la suite de la maladie à laquelle une de ses parentes accouchée plus tard, sous le même toit, venait de succomber. Cette maladie était la fièvre puerpérale. La jeune accouchée que j'allais voir, atteinte de même, était déjà dans l'état le plus grave et ne tarda pas à succomber. Couchées dans deux parties du château éloignées l'une de l'autre, ces deux dames avaient été assistées par le même médecin, soignées par la même garde, et fréquemment visitées l'une et l'autre par plusieurs personnes de leur famille.

A Paris, divers praticiens m'ont fait part de ce qu'ils ont observé dans leur clientèle. L'un accoucha dans une semaine cinq femmes ; toutes tombèrent malades successivement, et trois succombèrent. Il n'avait été antérieurement en contact avec aucune malade, n'avait soigné aucun cas d'érysipèle de mauvais caractère, n'avait touché aucune matière putride, n'avait été présent à aucune autopsie. Un autre assista, dans l'espace de neuf jours, cinq femmes, dont la seconde eut une fièvre puerpérale médiocrement grave et qui guérit ; les quatre autres furent ensuite coup sur coup plus ou moins gravement atteintes, et l'une d'elles succomba. Peut-être si chacun venait ici faire confidence de ses malheurs, pourrait-on ajouter à ces deux exemples de séries malheureuses, d'autres séries qui ont dû profondément troubler la conscience de ceux qui ont eu à les subir.

Dans tous les faits que je viens de citer, il y a une distinction à faire ; dans beaucoup de ces cas, l'accoucheur venait de pratiquer une autopsie ; ses mains et ses vêtements étaient encore imprégnés d'émanations putrides, si même il ne portait aux doigts dans quelque repli épidermique quelque matière délétère. Aux cas de ce genre, dans lesquels la transmission ne paraît pas douteuse, et que M. Depaul nous a fait connaître, je pourrais ajouter celui d'une jeune femme auprès de laquelle je fus, il y a quelques années, appelé en consultation par un interne qui l'avait accouchée immédiatement après avoir ouvert le cadavre d'une femme morte de fièvre puerpérale. Sa cliente était atteinte de la même maladie et ne tarda pas à succomber. Si, au fait de Merriman, qui dit avoir observé un cas de fièvre puerpérale chez une dame qu'il avait accouchée le soir même d'un jour où il avait été simplement présent à une autopsie, on pouvait en ajouter d'autres bien avérés, et peut-être ceux de Davies et Warrington, cités par Copland, sont-ils de ce nombre, on pourrait se demander si les simples émanations putrides attachées aux vêtements n'auraient pas suffi dans d'autres cas, sans qu'aucune matière présumée inoculable eût été, par un doigt auquel elle serait restée attachée, mise en contact avec les organes génitaux. J'ai deux fois assisté à des autopsies de femmes mortes dans l'état puerpéral, avec un homme dont le jugement et la sagesse duquel j'ai la plus haute confiance : chaque fois il remarquait qu'il serait fâcheux d'aller immédiatement après cette simple assistance voir une nouvelle accouchée ou donner des soins à une femme en travail ; et dans l'un de ces cas nous fîmes une longue promenade ensemble au grand air avant de nous séparer. De là à penser que peut-être les vêtements pourraient aussi se charger d'émanations d'un autre genre, de celles des diverses sécrétions d'une femme malade ou du miasme répandu dans l'air de sa chambre dans laquelle on fait en pareil cas tant et de si longs séjours, il y a bien loin sans doute, et malgré l'affirmation si positive de Copland à cet égard, j'avoue être encore incertain, moins qu'autrefois pourtant, sur une question d'une solution si difficile. — Parmi les faits que j'ai cités, il en est qu'on ne peut expliquer par le transport de matières putrides prises sur le cadavre des femmes mortes en couches, et ce sont précisément les plus frappants, tel est par exemple celui de la sage-femme de Manchester, pour lequel ainsi que pour d'autres du même genre, il ne resterait plus que deux explications possibles, celle du transport à l'aide du doigt de matières sécrétées inoculables, qui ferait de la fièvre puerpérale une maladie contagieuse par excellence, inoculable au premier chef, ou bien celle d'une grande inhabileté, d'un grand défaut de soin ou d'une excessive mauvaise chance, ce qui ne paraît pas non plus admissible au moins pour la plupart des cas.

Nous avons admis comme presque certain, d'après les cas de M. Depaul, celui que j'ai cité et quelques autres, qu'une femme pouvait être rendue malade par l'accoucheur qui l'assistait, immédiatement après une autopsie pratiquée par lui. Mais, sur ce point, les faits sont tels qu'il ne faudrait pas encore trop se hâter de conclure. M. Guérard et M. Depaul ont parlé des observations de Semelweiss, et de la découverte que ce médecin pensait avoir faite de la cause de la grande fréquence des épidémies de fièvre puerpérale dans la première clinique d'accouchements de l'hôpital de Vienne, celle qui est consacrée aux élèves en médecine. Il l'attribuait et crut avoir démontré qu'elle était due aux travaux anatomiques et aux exercices sur le cadavre auxquels les étudiants se livraient, et à la suite desquels ils étaient admis à visiter et à toucher les femmes en travail et en couches, et il institua des lavages à l'eau chlorurée comme précaution préalable à laquelle étaient obligés de s'astreindre les élèves qui, au sortir de l'amphithéâtre d'anatomie, devaient passer à la salle d'accouchements. Cette précaution régulièrement suivie parut d'abord faire merveille, et la mortalité de la première clinique s'abaissa au niveau et même au-dessous du niveau de celle de la seconde clinique, où des élèves sages-femmes étaient seules admises. Pourtant les contradicteurs ne manquèrent pas à Semelweiss, et, parmi eux, les accoucheurs les plus distingués de son pays, Kiwisch, Scanzoni, Seyfert, Lumpe, etc. ; il fut démontré qu'à Vienne, même antérieurement aux précautions recommandées par Semelweiss, la première clinique avait eu des époques de très faible mortalité ; que la plus grande mortalité habituelle de la première clinique tenait à d'autres causes que celles qu'il avait signalées ; que la seconde avait eu aussi ses moments de forte mortalité, et qu'il en était de même de la division des femmes payantes qui n'admet point d'élèves de l'un ni de l'autre sexe ; d'un autre côté qu'à Vienne aussi et ailleurs, ces lavages à l'eau chlorurée n'avaient pas empêché le développement de graves épidémies, que les résultats obtenus d'abord par Semelweiss à Vienne, ne l'avaient point été à Prague, à Wurtzburg ou ailleurs, que des épidémies avaient eu lieu dans les endroits où les précautions prescrites étaient très rigoureusement suivies, et qu'elles avaient quelquefois cessé alors qu'on s'en était relâché ou qu'on les avait abandonnées tout à fait, bien que les travaux anatomiques, les autopsies, les exercices sur le cadavre continuassent.

Je n'en voudrais pas, pour ma part, conclure autre chose, si ce n'est que la cause signalée par Semelweiss n'est pas à beaucoup près la seule ni même la principale des causes qui pourraient donner lieu à la fièvre puerpérale, que le préservatif n'est pas infaillible, peut-être aussi que les cadavres employés hors le temps d'épidémie n'étaient pas de ceux qui sont les plus propres à laisser aux mains et aux vêtements des matériaux actifs de transmission, et surtout que nul, d'après les faits maintenant connus, ne pourrait, sans se rendre coupable d'une extrême imprudence et même d'un crime, passer de l'examen d'une femme morte de fièvre puerpérale à la chambre d'une femme en travail ou récemment accouchée.

Et j'ajouterai que ce ne sont pas là les seules précautions auxquelles un accoucheur doit s'astreindre. Je pense qu'il est encore pour lui du devoir absolu, dès qu'une fièvre puerpérale se montre dans sa clientèle, de redoubler de soins sur sa personne, de changer souvent de vêtements, de faire aérer, ou, suivant le procédé de Busch, de soumettre, s'il le faut, à l'action d'une haute température ceux qu'il vient de quitter, d'employer largement les désinfectants, dans les cas surtout où ses doigts auraient été en contact avec des sécrétions morbides, de ne pas trop multiplier ses visites, et, pour que rien ne manque pourtant à la malade, de placer à demeure auprès d'elle un élève instruit qui le supplée dans les soins où il pourra être suppléé; qu'il évite d'aller de chez elle immédiatement chez ses autres accouchées bien portantes, surtout chez celles qui sont dans leurs premiers jours de couches, enfin, qu'il sache s'arrêter à temps et s'éloigner, si, malgré toutes ces précautions, la maladie venait à s'étendre dans sa clientèle.

Le sulfate de quinine est tellement en cause dans cette discussion, qu'il semble qu'en abordant la question du traitement, on ne puisse pas se dispenser de faire connaître sur ce point le résultat de son expérience personnelle. Il paraîtra peut-être extraordinaire que mes fonctions à la Maternité ne m'aient pas fourni l'occasion d'employer le sulfate de quinine comme moyen curatif. Mais l'organisation du service de santé est tel, dans cet établissement, que le soin de traiter les femmes dont les suites de couches sont troublées par quelque maladie, est tout entier dévolu au médecin dans les salles duquel elles sont immédiatement transportées. Le chirurgien en chef et son adjoint, outre leurs devoirs de professeurs, ont la haute surveillance sur tout ce qui concerne le service d'accouchements proprement dit, dont les détails et la direction immédiate sont confiés à une très habile sagefemme en chef. C'est l'année dernière seulement que j'ai obtenu de l'administration une salle de chirurgie pour y placer, non pas des cas chirurgicaux ordinaires, fort rares chez nous, mais les cas d'obstétrique compliqués, au contraire assez fréquents , qui sont bien de notre domaine et qui ne pouvaient être laissés dans le service de médecine, où, faute d'une salle à notre usage, force était bien de les placer autrefois. On voit, d'après ce que je viens de dire, que c'est au médecin qu'appartient le champ, que je ne lui envie guère et que, depuis bien des années, je visite encore moins, où peuvent être essayés les traitements préconisés contre la fièvre puerpérale. Là le sulfate de quinine a été mis en usage par notre honorable collègue M. Delpech. M. Depaul, nous en a fait connaître les résultats. Partout, à la Maternité, comme à la Clinique, comme à l'Hôtel-Dieu, partout, excepté à l'hôpital Cochin, le sulfate de quinine a été administré sans succès. Vous connaissez maintenant, messieurs, la cause de ces différences, et je pense que je n'ai rien à ajouter pour achever de vous édifier.

S'il est démontré que le moyen proposé par M. Beau comme une ancre de salut n'a pas tenu les promesses de notre honorable collègue, s'il nous faut, quant à présent, renoncer à cette dernière espérance, et nous attendre à nous trouver encore à peu près désarmés en face des épidémies futures une fois déclarées, il est évident que c'est à prévenir l'invasion du mal qu'on doit s'attacher désormais spécialement. La thérapeutique a eu l'espoir d'être ici plus heureuse que dans le traitement curatif. Vous connaissez, messieurs, le moyen par lequel M. Piédagnel pense avoir préservé les femmes de son service pendant l'épidémie de 1856. Le sulfate de quinine et le sous-carbonate de fer régulièrement administrés tous les jours, avant et après l'accouchement, auraient fait merveille dans les salles de l'honorable médecin de l'Hôtel-Dieu. Mais cette immunité très réelle, est-ce bien au traitement employé qu'il faut en faire honneur? Telle était à cet égard la conviction de M. Piédagnel que, non content d'une communication scientifique à l'Institut et à notre Académie, il adressa une note à l'administration de l'Assistance publique qui crut de-

voir en envoyer copie aux chefs de service des hôpitaux, et
c'est à ce titre que je reçus communication officielle de ce
document. Je considérai cet envoi comme une invitation à
l'emploi de ce précieux préservatif. J'instituai donc sans retard le traitement conseillé, et, dans l'espace de deux mois,
trois cents femmes y furent soumises. Je vais avoir l'honneur
de faire connaître à l'Académie les résultats obtenus. Je ferai
remarquer, avant d'entrer dans le détail de cette petite statistique, que l'idée d'administrer, comme préservatif de la
fièvre puerpérale, le fer et le quinquina n'est point nouvelle.
Il y a près d'un siècle que Leake, auteur d'un traité sur la
fièvre puerpérale, publié en 1772, conseillait, à ce titre, le
quinquina et les eaux ferrugineuses de Pyrmont ou de Spa.
De nos jours, et avant M. Piédagnel, le sulfate de quinine a
été prescrit par quelques praticiens, M. Leudet (de Rouen),
les professeurs Retzius (de Stockholm) et Faye (de Christiana),
les préparations de fer par d'autres, et, dès 1851, Simpson
rangeait l'un et l'autre médicament parmi les préservatifs.
M. Piédagnel aurait eu, après Leake, l'idée de les combiner
pour mieux assurer la préservation, et ce n'eût pas été un
médiocre service rendu aux femmes en couches, si le résultat
eût répondu partout à ses espérances. Il n'en a point été tout
à fait ainsi dans notre service de la Maternité, et comme
l'expérience a été faite sur une assez large échelle et suivie
avec soin, l'Académie trouvera, je l'espère, quelque intérêt
aux détails que je vais avoir l'honneur de lui faire connaître.

Du 17 novembre 1856 au 17 janvier 1857, 487 femmes ont
accouché à la Maternité. Pour des raisons que je dirai tout
à l'heure, je les partagerai en deux groupes : le premier
de 272 femmes, accouchées du 17 novembre au 26 décembre ;
le second, de 215 femmes, accouchées du 26 décembre au
17 janvier. Sur ce nombre de 487, 300 femmes ont été soumises à l'usage du fer et du sulfate de quinine à titre de traitement préservatif, 169 aux doses, et suivant les règles prescrites par M. Piédagnel, 131 avec quelques modifications
dans la préparation ferrugineuse.

La dose de 2 grammes de sous-carbonate de fer m'avait dès

l'abord paru trop forte; mais il importait de suivre exactement les indications de la note qui nous était adressée, seul
moyen d'apprécier sûrement les effets merveilleux qu'on nous
promettait.

Voyons d'abord quel a été le résultat obtenu sur les
169 femmes du premier groupe qui ont été soumises au traitement; sur ce nombre, 47 ont dû être transportées des salles
des accouchées bien portantes aux infirmeries, 29 pour des
affections légères, 2 pour péritonite, 3 pour métrite, 6 pour
métro-péritonite, 7 pour fièvre puerpérale, et parmi ces dernières 4 sont mortes : 18 cas graves dont 4 mortels. Parmi
les 122 autres, 67 supportèrent assez mal le traitement et se
plaignirent, 42 de diarrhée, 25 de céphalalgie fort incom-
mode, circonstances qui nous forcèrent plus d'une fois de suspendre l'usage des médicaments.

Voilà pourquoi, à partir du 26 décembre, je substituai aux
doses de sous-carbonate de fer, tout en continuant le sulfate
de quinine, des pilules composées de fer réduit 0^{gr},10, poudre de colombo 0^{gr},05, extrait thébaïque 0^{gr},01 au nombre
de deux par jour. Dès 131 femmes soumises à ce traitement
modifié, qui donna lieu moins souvent à de la diarrhée, mais
plus souvent à de la céphalalgie, 19 tombèrent malades et
entrèrent à l'infirmerie, 13 pour des affections légères, 5 pour
métro-péritonite, 1 pour fièvre puerpérale, et celle-ci succombe, ce qui porte à 5 le nombre des décès parmi les
300 femmes traitées préventivement.

Sur les 187 autres le traitement préservatif ne fut point
mis en usage; 153 eurent des suites de couches naturelles;
34 durent être transportées à l'infirmerie, 11 pour affections
peu graves, 14 pour métrite ou métro-péritonite, 9 pour fièvre
puerpérale, et parmi celles-ci il y eut 5 décès.

En résumé, parmi les femmes traitées, il y eut : 1 entrée
à l'infirmerie sur 4,54, si l'on tient compte de tous les cas,
et 1 sur 12,5 si l'on ne fait entrer dans ce rapport de proportion que les cas graves; enfin 1 décès sur 60 accouchées.

D'un autre côté, chez les femmes non traitées, il y eut
1 entrée à l'infirmerie sur 5,5, et en ne comptant que les cas

graves 1 sur 8,1 ; enfin la proportion des décès fut de 1 sur 37.

Il y a peut-être deux conclusions à tirer de cette statistique, mais avant tout il y a une remarque à faire, c'est que les essais dont je viens de rendre compte ont été faits à une époque où l'état sanitaire de la Maternité s'était amélioré et tendait à s'améliorer encore, tandis que M. Piédagnel avait expérimenté au milieu même de l'épidémie de l'Hôtel-Dieu, et bien que nous fussions dans des conditions meilleures que lui , il s'en faut bien que nos résultats soient aussi favorables que les siens. Nous sommes, à la vérité, obligés de conclure des nôtres que la proportion des cas graves et des décès est moindre chez les femmes traitées que chez celles qui ne l'ont point été ; mais d'un autre côté nous ne pouvons pas nous empêcher de mettre en doute l'efficacité réelle d'un traitement préservatif qui laisse accessibles aux maladies puerpérales graves 8 femmes sur 100, et après lequel on compte encore 5 décès sur 300 accouchées, dans un hôpital qui n'était point, à l'époque de l'expérience, en proie à une épidémie.

C'est de plus radicales mesures qu'il faut attendre une préservation réelle de la fièvre puerpérale. La suppression des hôpitaux d'accouchement et la création de services spéciaux dans les hôpitaux ordinaires, tel serait, suivant M. Depaul, l'unique moyen d'arrêter le fléau. Mais il est facile de voir que sa pensée va plus loin encore, c'est-à-dire jusqu'à la substitution des secours à domicile à l'assistance dans les maisons hospitalières, et j'ajouterai que, pour être conséquent, et après les résultats dont il a donné le tableau pour plusieurs hôpitaux de Paris dans lesquels les femmes ont été depuis disséminées, il est tout naturel qu'il aille jusqu'à cette réforme radicale. Mais alors pourquoi ne pas aller plus loin encore, et, par des motifs analogues, pourquoi ne pas supprimer aussi les services de chirurgie où tant de grands blessés, d'amputés, d'opérés de tout genre succombent à la fièvre purulente ?

Churchill (de Dublin), prétend, et c'est un auxiliaire convaincu sur lequel M. Depaul aurait pu s'appuyer, que les épidémies de fièvre puerpérale datent de l'établissement des services spéciaux consacrés aux femmes en couches, et particulièrement des hôpitaux d'accouchement ; ce qui est positif c'est qu'à part quelques faits consignés au 3e livre des Épidémies et dont l'identité avec la fièvre puerpérale n'est peut-être pas bien établie, Litzmann, qui a soigneusement recherché toutes les épidémies dont la relation nous a été conservée et qui en a résumé l'histoire, n'en a rencontré aucune de date antérieure à celle qui, au dire de Peu, ravagea l'Hôtel-Dieu de Paris en 1664 et qui, d'ailleurs, n'était pas la première dont les femmes accouchées dans cet hôpital eussent été victimes. Est-ce à dire qu'il n'en ait point existé et qu'à diverses époques, dans les grandes villes surtout, dans des temps de misère et d'insalubrité dont le nôtre ne saurait donner une idée, la maladie n'ait pas régné sur un grand nombre de femmes et n'ait pas fait un grand nombre de victimes. Pour avoir été disséminées sur une étendue plus considérable, dans les divers quartiers d'une grande ville, au lieu d'être réunis dans une enceinte étroite, dans une même salle ou dans plusieurs salles attenantes, pour avoir été soumis à l'observation de praticiens isolés et non à celle d'un médecin unique placé à la tête d'un service spécial, les cas de fièvre puerpérale n'en ont pas été probablement plus rares, et le caractère épidémique ne leur a pas pour cela manqué ; mais à ces épidémies, si différentes de celles qui ravagent des populations entières et dont les annales des peuples conservent le souvenir, à ces épidémies, dis-je, les historiens ont fait défaut.

De nos jours où il n'est pas une grande ville qui ne possède un, deux ou plusieurs services d'accouchements, sinon des maisons spéciales, et où il semble que là devrait être le point de départ de toute épidémie qui éclate, ne voit-on pas quelquefois la maladie débuter dans les maisons particulières, s'y montrer avec une gravité insolite, s'étendre avec plus ou moins de rapidité, et, déjà revêtue des caractères épidémiques, n'envahir les hôpitaux que plus tard, pour y faire, à la vérité, plus de ravages qu'ailleurs en raison de l'agglomération d'individus plus prédisposés peut-être et par conséquent plus facilement accessibles. C'est ainsi que dans l'épidémie de 1814-1815, décrite par Campbell, la maladie avait sévi dans la ville d'Édimbourg, avant d'apparaître à la Maternité. Au dire de Kiwisch, Prague fut plus d'une fois en proie à la fièvre puerpérale, avant que les salles de la Maternité de cette ville fussent envahies. A Paris, en 1841, beaucoup de cas avaient déjà été signalés en ville lorsque l'épidémie de la Maternité éclata, et, en février 1856, lorsque au milieu des alarmes répandues dans la population par un nombre insolite de cas malheureux dans la société parisienne, je vous faisais connaître l'état sanitaire si satisfaisant de la Maternité, nous étions bien loin encore de l'effroyable épidémie dont M. Depaul vous a parlé, et dont l'invasion n'eut lieu que deux mois plus tard.

M. Depaul, empruntant à M. Tarnier une statistique des décès dans le 12ᵉ arrondissement où les cas de mort, par suite de fièvre puerpérale, étaient excessivement rares à l'époque où la Maternité, qui se trouve dans cet arrondissement, était ravagée, conclut du rapprochement des deux listes à la presque immunité des femmes accouchées et soignées chez elles. Je sais avec quel soin consciencieux M. Tarnier a fait ses relevés : je suis moins édifié sur la parfaite exactitude des renseignements qui lui ont été fournis, et ces renseignements fussent-ils aussi complets que possibles, on comprend qu'il faudrait encore bien d'autres listes comparatives, à des époques diverses, pour établir comme démontrée et pour faire admettre comme habituelle l'énorme différence de mortalité sur laquelle M. Depaul a si fortement insisté.

Je ne suis point en mesure d'opposer des chiffres à ceux qui ont été produits par notre honorable collègue ; mais il ne sera pas inutile, je pense, d'apporter dans la discussion de ce point important de la question, quelques documents incomplets, sans doute, mais non pas sans valeur.

En 1825, qui fut une année d'épidémie à Londres et dans beaucoup d'autres capitales et grandes villes de l'Europe, un petit foyer épidémique se forma, au rapport du docteur Farre, cités par R. Gooch, dans un quartier de l'extrémité orientale de Londres, loin des hôpitaux d'accouchements. Les détails manquent, mais on peut présumer ce que devait être cette épidémie locale, quand on voit que deux chirurgiens seulement avaient perdu l'un sept et l'autre quatre de ses accouchées.

R. Lee a publié, dans son excellent ouvrage, un tableau d'affections puerpérales graves qui comprend 100 cas traités et recueillis par lui, soit dans l'hôpital d'accouchements qu'il dirige (*British Lying-in hospital*), soit dans les quartiers environnants, parmi la population pauvre, assistée par divers établissements charitables en qualité d'*out-patients*. Or, on voit par ce tableau que, de ces 100 malades, 75 avaient été accouchées et soignées chez elles, et que, sur ces 75, 24 moururent, soit 32 pour 100. A l'hôpital, la mortalité fut, à la vérité, un peu plus forte (9 sur 25, 36 pour 100); mais la différence n'est pas grande, et le fût-elle, je ne m'empresserais pas moins de le faire remarquer pour qu'on ne croie pas que je veuille, contrairement à toute expérience et par une exagération en sens inverse, dissimuler les conditions évidemment moins favorables des établissements hospitaliers.

Ce tableau me semble démontrer que si, au lieu de chercher à améliorer ces conditions, l'on supprimait les services et les hôpitaux d'accouchements, on n'obtiendrait probablement pas tous les avantages qu'on paraît se promettre de cette suppression, sans parler de ceux dont on se priverait très certainement. Qu'on ne croie pas que ce que je viens de dire de la pratique de R. Lee soit une exception. R. Gooch signale aussi la fréquence des fièvres puerpérales parmi les *out-patients* de son hôpital en temps d'épidémie, et la même remarque a été faite par d'autres encore, en sorte qu'on peut présumer qu'absente des hôpitaux supprimés la fièvre puerpérale irait chercher et saurait bien trouver ses victimes à domicile. Ne pénètre-t-elle pas dans les habitations les plus riches et les plus saines comme dans les demeures les plus pauvres et les moins salubres, et si, sous forme épidémique, elle ravage surtout les grandes villes, ne peut-elle pas pénétrer aussi dans de petites localités qui en avaient été jusqu'alors et qui semblaient devoir en être toujours préservées?

On lit dans le *Monatschrift für Geburtskunde*, t. V, p. 119, les détails d'une communication faite par le docteur Disse au congrès scientifique de Gœttingen en 1854, sur une épidémie de fièvre puerpérale observée en 1852 à Brackel, petite ville de 3,000 habitants, l'une des plus salubres de toute la Westphalie. Dans l'espace de quatre mois, du 15 septembre au 11 janvier, 28 femmes accouchèrent à Brackel; 15 seulement eurent des suites de couches naturelles, 13 furent prises de fièvre puerpérale, et, sur ce nombre, 12 succombèrent. Chez toutes, l'accouchement avait été naturel, simple, facile. Des enfants que les 13 femmes atteintes avaient mis au monde, 2 seulement survécurent; tous les autres moururent de convulsions peu de temps après leur naissance. S'il fut jamais une épidémie grave, ce fut assurément celle de la petite ville de Brackel, qui n'avait jamais rien vu de semblable et dont la population dut être terrifiée. Que penserait-on d'un hôpital où la fièvre puerpérale enlèverait presque la moitié des accouchées et avec elles un si grand nombre de leurs enfants?

Si toutes les femmes qui accouchent pouvaient être soignées chez elles, la mortalité diminuerait, cela est plus que probable; dans quelle proportion, voilà ce qu'il est impossible de dire. Un calcul de probabilités ne pourrait être établi que sur les résultats vrais et bien connus de la clientèle privée. Or, ce sont là des secrets que chacun garde soigneusement pour soi. Si tout le monde était sincère, peut-être trouverait-on que ces résultats sont moins favorables qu'on ne le croit généralement. Mais ce qu'on peut assurer, c'est qu'ils le deviendraient très certainement, en ce sens que beaucoup d'accidents qui, dans des services bien organisés et bien dirigés, sont, les uns prévenus, les autres combattus avec succès ou atténués, auraient, entre des mains moins exercées ou moins prudentes, et par suite du trop tardif appel des secours nécessaires, des conséquences plus funestes que dans l'état actuel des choses, et que ce qu'on gagnerait d'un côté on pourrait bien le perdre en partie de l'autre.

Il faut aussi compter avec les habitudes d'une population

qui sait où trouver tous les secours spéciaux dont elle a besoin. Nos hôpitaux de femmes en couches se peuplent surtout
de filles qui viennent y chercher, non pas seulement des
soins, mais encore un refuge. C'est déjà beaucoup, quand la
nécessité l'exige, d'avoir à leur fermer la porte de l'asile sur
lequel elles ont compté pour les diriger sur un autre. Que serait-ce si elles ne devaient trouver accès nulle part, et en
particulier que deviendraient celles, en si grand nombre, à
qui tout manque et qui n'ont ni domicile propre ni parents
disposés à les recueillir?

Une objection se présente encore, et elle est assurément de
la plus haute importance : à Paris, à Dublin, dans la plupart
des villes universitaires de l'Allemagne, les hôpitaux et cliniques d'accouchement ne sont pas seulement des établissements d'assistance publique, ce sont encore des écoles où se
forment annuellement un grand nombre d'élèves des deux
sexes, qui vont ensuite répandre dans toutes les contrées les
bienfaits de l'instruction théorique et pratique qu'ils y ont
puisée. Et qu'on ne croie pas que leur présence dans ces établissements, et les examens bien dirigés qu'ils pratiquent,
nuisent aux femmes qui y sont soumises. Le professeur Lévy
(de Copenhague) insiste avec raison sur ce résultat curieux,
à savoir qu'à Dublin l'hôpital d'accouchement, qui est ouvert
aux élèves, n'a compté qu'un décès sur 84 accouchées pendant près d'un siècle, proportion très faible assurément, et
qui est précisément celle fournie par la plus favorisée des
quatre petites maternités de Londres (*City Road Lyning-in
hospital*) qui n'admet ni élèves sages-femmes, ni étudiants en
médecine. Bien des hommes distingués, et bien des femmes
qui le sont aussi, quoique pourvues d'une instruction moins
générale, sont sortis de ces écoles et prodiguent maintenant
à d'autres les connaissances qu'ils y ont acquises et les tré-
sors d'expérience qu'ils y ont amassés. Parlerai-je des travaux
dont les matériaux ont été recueillis dans ces établissements,
qui ont déjà placé leurs auteurs au rang des maîtres, et qui,
hors de ces conditions favorables, n'auraient jamais vu le
jour? J'aurais trop à faire, et je me bornerai à vous rappeler

l'excellent *Traité d'auscultation obstétricale*, depuis longtemps classique parmi nous, et qui manquerait à la science et à la pratique, sans les deux vastes champs d'observation que notre honorable collègue a pu exploiter, et dont il a su tirer un si utile parti.

- La suppression des hôpitaux et des services spéciaux d'accouchement, sur laquelle j'ai cru devoir insister, parce que l'idée de cette suppression, qui n'est peint nouvelle, ne s'est jamais produite avec autant d'autorité, serait donc très probablement moins avantageuse aux femmes qu'on ne pense ; elle serait fatale à des études que rien ne peut remplacer ; elle abaisserait le niveau de l'instruction pratique des médecins, nous ramènerait, en ce qui concerne les sages-femmes, au temps des matrones, et ne serait pas moins fâcheuse aux femmes indigentes des villes qu'aux pauvres femmes des campagnes.

Loin de songer à supprimer les hôpitaux d'accouchement, nous sommes d'avis qu'on doit au contraire s'occuper sérieusement d'en augmenter le nombre, seul moyen de faire disparaître de trop grandes agglomérations, de rendre les invasions de la fièvre puerpérale plus rares et les épidémies moins graves, tout en multipliant, ce qui ne serait pas un médiocre avantage, les foyers d'instruction. J'ai rapporté, il y a près de trente ans, de mon séjour en Angleterre, en Écosse et en Irlande, pendant lequel j'avais soigneusement étudié les établissements consacrée aux femmes en couches, et perticulièrement le magnifique hôpital d'accouchement de Dublin, cette conviction fondée sur ce que j'avais vu ou appris, et souvent exprimée par moi depuis lors, à savoir que les petits hôpitaux sont préférables aux grands, que les petits même ne peuvent se maintenir dans un état sanitaire satisfaisant qu'à la condition de n'être jamais pleins, qu'une mesure excellente, qui n'est pourtant pas encore un préservatif certain, consiste à n'occuper les salles qu'à tour de rôle et à en laisser toujours une ou plusieurs vides, et soumises, après l'enlèvement de la literie chaque fois renouvelée, soit à une aération simple, mais prolongée, et à un nettoyage minutieux, soit à des fumigations désinfectantes suivies du blanchiment des murs à la chaux; enfin que contre une épidémie qui éclate, la suspension immédiote des entrées, et l'évacuation aussi prompte que possible des salles est une mesure indispensable et urgente.

Paris devrait donc posséder dans des positions bien choisies, pas trop près les unes des autres et aussi loin que possible des hôpitaux ordinaires, de petites Maternités en nombre assez considérable pour suffire aux besoins de la population indigente, avec la moitié seulement des salles qui, à tour de rôle, seraient toutes successivement occupées, puis laissées vacantes pendant un certain temps. Si l'une de ces maisons était menacée, les entrées seraient réduites à un plus petit nombre ou tout à fait suspendues, et les femmes dirigées sur une autre; au besoin même, l'évacuation complète devrait avoir lieu. Il serait enfin utile que de temps en temps, et chacune à son tour, ces maisons cessassent de recevoir des femmes et qu'on fît pour le petit hôpital tout entier, ce qu'on aurait déjà fait à des intervalles plus ou moins rapprochés, pour chacune de ses salles.

Je ne me dissimule pas tout ce qu'aurait d'onéreux pour la ville de Paris l'adoption de ce nouveau système, achat de terrains, constructions, installations de tout genre, y compris celle d'excellents appareils de ventilation d'un fonctionnement régulier et nécessairement coûteux, augmentation de tous les services, de tout le personnel administratif, médical, etc. Trouvera-t-on un conseil disposé à voté les premiers fonds nécessaires et à grever d'une somme considérable le budget annuel de l'Assistance publique?

Les demi-mesures seront cependant toujours insuffisantes. Ainsi, quoi qu'on ait pu faire en 1856, les ravages de la maladie ont continué. Elle avait pris domicile parmi nous et suivait presque partout ses victimes désignées. C'est à l'empêcher de se développer que tous les efforts doivent tendre. Dans le système actuel, ces efforts seront toujours impuissants. L'Administration avait décidé, sur notre demande, que les salles de la Maternité seraient évacuées à tour de rôle, et chacune d'elles laissée vide pendant quelque temps après la sortie de toutes

les femmes qui en avaient occupé les lits. Malgré la meilleure
volonté et bien que la conviction de l'utilité de cette mesure
soit enfin entrée dans les esprits, les exigences d'un service
où les femmes affluent plus que nous ne voudrions, n'ont pas
permis, en 1857, de se conformer à notre désir et aux pres-
criptions de l'Administration, et deux fois seulement dans
toute l'année, l'évacuation de chacune des salles a pu avoir
lieu. Il est évident que c'est là un préservatif insuffisant, et
qu'on ne fera rien de bien tant qu'on n'aura pas assez d'espace, et pas assez de lits disponibles pour n'en occuper jamais
qu'une partie, pas de services tout prêts et bien appropriés
dans des maisons exclusivement destinées à des femmes en
couches pour recevoir, à la moindre alarme, celles qu'on serait forcé de repousser de l'hôpital menacé. Si les ressources actuelles ne peuvent suffire, il faut, quels que doivent être les sa-
crifices, prendre son parti d'en créer de nouvelles; car, si on ne
s'y décide, il n'y aura plus à choisir qu'entre le maintien de
l'état actuel, sur lequel l'expérience a prononcé, et la généralisation des secours à domicile, dont les inconvénients ne sont
pas contestables et dont les avantages sont encore douteux.

XII. — COMMUNICATION DE M. CAZEAUX.

(Séance du 13 avril 1858.)

Messieurs, je crois qu'il serait superflu, après les discours que vous avez entendus, de revenir sur la symptomatologie et les caractères anatomiques de la maladie ou des
maladies, collectivement désignées sous le nom de *fièvre* ou
de *péritonite puerpérale*. Ces points de la question me paraissent avoir été suffisamment éclairés par M. Depaul et
M. Cruveilhier.

Je n'ai donc pas l'intention d'en parler, mais je veux seulement dire un mot de la fréquence relative de la phlébite et
de la lymphite. M. Cruveilhier vous a déclaré qu'il avait
trouvé beaucoup plus souvent la lymphangite que la phlébite,
et j'ai été d'autant plus heureux d'entendre cette affirmation,

qu'ayant eu moi-même l'occasion de faire un grand nombre d'autopsies, j'étais arrivé au même résultat. La lymphite, seule ou jointe à la péritonite ou à la métrite, était la règle, tandis que la phlébite était vraiment une assez rare exception. L'opinion de notre honoré maître serait, du reste, confirmée, si elle en avait besoin, par celles de MM. Duplay, Tonnelé, Nonat, Bothrel et autres. Aussi, ai-je été très surpris de voir notre savant confrère et ami M. Béhier affirmer, dans ces derniers temps, que sur 85 cas il avait 84 fois constaté une phlébite, tandis que la lymphite était beaucoup plus rare. Si les observations de **M.** Béhier avaient été recueillies dans une même épidémie, elles m'étonneraient beaucoup moins, car on sait que les lésions anatomiques varient un peu, suivant le genre de l'épidémie ; mais elles appartiennent toutes à quatre années différentes. Ajoutons, enfin, que M. Béhier donne à la phlébite, comme siége d'élection, les mêmes points que j'avais pris l'habitude de considérer comme le siége de prédilection de la lymphite.

Tous ceux qui connaissent M. Béhier savent avec quel soin il fait ses observations ; aussi me prendrais-je à douter des miennes si leur résultat n'était conforme à celui obtenu par les collègues honorables que je viens de citer. Une pareille dissidence ne peut guère s'expliquer que par une erreur anatomique, et, tout en laissant à l'avenir le soin de décider à qui cette erreur appartient, j'ai cru devoir la signaler.

Mais il est une question qui a surtout passionné les orateurs qui m'ont précédé, c'est celle de savoir quelle est la nature de la fièvre puerpérale, ou plutôt dans quelle classe il faut placer les lésions qu'elle entraîne. A cet égard, l'Académie s'est divisée en deux camps : dans le premier, on croit à l'existence d'une pyrexie ; dans l'autre, on ne voit que des inflammations locales. Jusqu'à présent, M. Beau est le seul qui se soit montré le partisan de cette dernière opinion. Quant à l'essentialité, elle a trouvé des défenseurs dans M. Depaul, qui a nettement posé la question ; dans M. Danyau, qui l'a, de son côté, assez résolûment acceptée ; dans M. Trousseau, qui l'a d'abord rejetée pour la généraliser plus tard, à

tel point qu'elle n'attaquerait pas seulement, suivant lui, les
femmes en couches, mais sévirait encore sur les nouveau-nés,
les enfants et les adultes affectés d'un traumatisme quelconque. Quant à M. Dubois, qui s'est également posé en essentialiste, il n'a apporté aucun argument en faveur de cette
opinion, et il a enveloppé sa pensée de tant de voiles, qu'il
ne semble plus être un essentialiste pur. La question reste
donc tout entière entre M. Depaul et M. Beau.

M. Beau me paraît avoir répondu victorieusement à l'argumentation de M. Depaul, qui invoquait l'épidémicité et la nature contagieuse de la maladie en faveur de son essentialité.

Pourquoi donc, a-t-il dit, une maladie inflammatoire ne
pourrait-elle pas être épidémique? et il en a cité des exemples. Et comme j'aime assez emprunter des arguments à mes
adversaires, permettez-moi de vous rappeler qu'en parlant de
la forme qu'il considère comme franchement inflammatoire,
notre honorable collègue, M. Paul Dubois, ajoute qu'il n'est
pas impossible que ces affections se produisent avec ces caractères *sous une influence épidémique.*

Quant à la contagion, elle n'exclut nullement le caractère
inflammatoire de la maladie, M. Beau l'a déjà prouvé.

Je ne veux pas revenir sur ces arguments, mais j'ajouterai
qu'un des caractères de la pyrexie, c'est la manifestation de
la fièvre quelques jours avant celle des déterminations locales : ainsi pour la fièvre typhoïde et la variole. Or, on n'observe rien de semblable dans la fièvre puerpérale, où la
douleur, manifestation des phlegmasies locales, se produit
presque aussitôt que le frisson, manifestation de l'état général.
Je trouve encore un argument contre l'essentialité dans le
discours même de M. Dubois, autrefois si franchement essentialiste, et qui est venu vous dire qu'au point de vue de ses
caractères anatomo-pathologiques, la fièvre puerpérale diffé-
rait *essentiellement* de la plupart des affections fébriles et continues qui peuvent devenir mortelles, et que, quand on
étudie avec soin la maladie, on arrive inévitablement à cette
conclusion : qu'il n'y a presque aucun organe qui ne puisse
être altéré et souffrant dans le cours de la maladie, et aucun

viscère ni aucun tissu dont on n'ait pu constater l'altération; qu'ainsi la fièvre puerpérale, *contrairement à ce qu'on observe dans les fièvres dites essentielles, n'a pas de caractères anatomiques qui lui soit propre.*

Quant aux autopsies négatives citées par M. Depaul, et en admettant, comme je l'accorde volontiers, qu'elles aient été bien faites, ce ne sont point là des faits isolés; certaines péritonites traumatiques ou consécutives à une perforation tuent les malades avec une telle rapidité, que les lésions anatomiques n'ont pas eu le temps de se produire. Il en est ainsi des brûlures au premier ou au deuxième degré, qui font périr par leur étendue et non point par les altérations qu'elles entraînent localement.

Dans la fièvre puerpérale, est-il nécessaire, d'ailleurs, de trouver des lésions anatomiques graves? Ne savons-nous pas que, pendant la seconde moitié de la grossesse, le sang subit chez toutes les femmes une notable altération; altération qui, modérée, peut pour ainsi dire paraître physiologique; mais qui, comme tous les troubles de la grossesse, peut aussi exagérer beaucoup et constituer une véritable altération morbide. Or, il ne me répugne pas d'admettre que, dans certains cas, cette altération profonde du liquide nourricier ne puisse tuer l'individu, et c'est peut-être ainsi qu'on pourrait expliquer certaines morts subites attribuées jusqu'à présent à la fièvre puerpérale.

Les lésions trouvées à l'autopsie ne sont pas la conséquence d'une maladie générale, d'une pyrexie; mais à quelle classe de maladies appartiennent-elles?

Quand on suit avec soin et pendant longtemps les grands services d'accouchement, on voit assez souvent apparaître, à intervalles plus ou moins éloignés et sans cause appréciable, un ou deux cas de prétendue fièvre puerpérale, dont l'expression symptomatique ressemble trait pour trait à la maladie épidémique, dont les caractères anatomiques sont les mêmes, et qui n'en diffèrent que par la fréquence de la guérison et la lenteur avec laquelle, dans les cas graves, la mort arrive. En un mot, la maladie est plus bénigne, mais c'est toujours la même maladie. Il est clair que je n'entends pas parler de ces phlegmasies locales, circonscrites, qu'une ou deux applications de sangsues arrêtent assez promptement; mais de la forme grave, la forme dite typhoïde, qu'on peut observer en tout temps.

Or, quand une maladie se présente successivement sous forme sporadique et sous forme épidémique, il ne faut pas, à mon avis, pour l'étudier avec fruit et se faire une idée exacte de sa nature, choisir le moment des épidémies. Alors, en effet, un de ses éléments principaux nous échappe complétement; un agent inconnue et insaisissable exerce sur sa marche une influence tellement fâcheuse, que nous ne pouvons isoler ce qui appartient en propre à la maladie de la part qui revient à cette action occulte qu'on appelle génie épidémique.

Pour apprécier la nature de la maladie, prenons donc un cas sporadique. Supposons un médecin instruit, mais assez heureux pour habiter un de ces pays fortunés où jamais ne sévit la péritonite puerpérale et pour n'avoir rien lu des nombreux écrits publiés sur la matière. Tout à coup il se trouve dans un hôpital spécial; là une femme a un accouchement très pénible, très laborieux : longue durée du travail, contusions et déchirements du col, etc., sont inévitables. Le jour même ou le lendemain, elle est prise de frisson, douleurs, offre tous les symptômes que vous connaissez, et meurt en quelques jours. Ici, notre confrère voit une cause directe et peut en apprécier le mode d'action. Peu après, et toujours au milieu du calme, une autre femme a l'accouchement le plus heureux; deux jours après elle est prise des mêmes symptômes et meurt avec la même rapidité. A l'autopsie, il trouve chez toutes les deux les mêmes lésions. En résumant ses deux observations, il a, pendant la vie, symptômes inflammatoires les plus évidents; et, après la mort, caractères non douteux de la phlegmasie. Que lui faut-il de plus pour déterminer la classe de l'affection? Évidemment il n'hésitera pas, c'est une inflammation. Eh bien! avez-vous autre chose en temps d'épidémie? Non, rien de plus, si ce n'est une marche plus foudroyante et une mortalité plus grande; et encore, observez la même épidémie à ses différentes périodes, et vous verrez que vers son déclin la maladie est moins grave et offre peu à peu la marche ordinaire des cas sporadiques. Il y a donc identité.

Mais, a dit M. Trousseau, de ce que je ne saurais vous indiquer les différences, vous en établir les distinctions, s'en-suivrait-il qu'il n'en existe point? Non, sans doute, répon-drons-nous à notre honorable collègue; mais êtes-vous plus autorisé à conclure qu'elles existent?

Vous invoquez un ferment, un virus, un venin, une cause spécifique, enfin, pour expliquer la gravité de la maladie; mais si je peux en trouver l'explication dans la gravité et l'étendue des lésions locales, et surtout dans un état morbide plus général, sur lequel tout à l'heure j'insisterai avec dé-tails, pourquoi donc négligerais-je des faits positifs, palpables, pour me laisser aller à de pures hypothèses? Et puis, votre ferment, où est-il? Vous invoquez une spécificité, mais il ne saurait y en avoir ici. Le propre d'une cause spécifique est de produire toujours les mêmes effets, tel effet et non pas tel autre. Le virus de la rage produit toujours la rage, le pus de la variole que vous avez cité produira toujours des pustules varioliques, et c'est pour cela que vous avez eu raison de dire que si la nature de la matière morbifique nous échappe, celle-ci n'est connue que par ses effets.

Mais dans le cas dont nous parlons, votre cause spécifique différerait essentiellement de toutes les autres, car ses effets, péritonite, phlébite, lymphangite, métrite, etc., ne sont cer-tainement pas des effets identiques.

La différence que j'admets, pour ma part, n'est pas là où vous l'avez placée, c'est-à-dire dans la nature de la maladie; elle se trouve, pour moi, dans sa condition de maladie épidé-mique ou sporadique. Qu'est-ce qu'une épidémie? Nous n'en savons rien; mais ce que nous savons, c'est que par cela seul qu'une maladie devient épidémique, elle devient beaucoup plus grave, mais ne change pas de nature; témoins : le cho-léra, l'angine, la bronchite, la dysentérie, et cent autres que je pourrais citer. Pourquoi n'en serait-il pas de même de la péritonite et des autres inflammations puerpérales?

Ne croyez pas pourtant qu'en dehors de l'inflammation locale je ne voie rien autre chose, et qu'en elle réside toute la gravité de l'affection. Si, en effet, je n'admets pas de *fièvre puerpérale* comme entité morbide, j'admets un *état puerpéral* qui, préparé de longue main pendant la grossesse, arrive à son summum d'intensité par l'accouchement et peu après l'accouchement.

Cet état puerpéral consiste dans une altération notable des liquides, altération qui existe chez toutes les femmes à des degrés plus ou moins prononcés.

J'ai entendu M. Trousseau nous parler avec quelque dédain des recherches hématologiques modernes. Je me plais à croire que les paroles échappées à l'improvisation n'ont pas clairement rendu la pensée de notre collègue; mais s'il en était autrement, je serais heureux de protester; car depuis long-temps je pense que ces études ont été déjà ou seront l'origine de grands progrès, et doivent éclairer beaucoup de questions encore obscures.

Il ne m'appartient pas de rappeler ici tous les résultats déjà obtenus, mais je ne saurais taire pourtant les services tout spéciaux qu'elles ont rendus à la physiologie et à la patho-logie obstétricales.

Est-ce qu'autrefois, par exemple, guidé par un ensemble de phénomènes trompeurs, on ne croyait pas à la pléthore chez les femmes enceintes? et n'opposait-on point aux acci-dents observés un remède, toujours le même : la saignée gé-nérale? Eh bien! nous savons maintenant que les troubles de la santé de la femme grosse, les accidents nombreux observés, sont le plus souvent dus à l'anémie, et, depuis que nous le savons, parce que M. Andral et Gavarret nous ont ouvert les yeux, nous avons remplacé la saignée qui débilitait par le fer qui guérit.

D'un autre côté, qu'était pour nous l'éclampsie, sinon une névrose? Cependant quelqu'un trouve de l'albumine dans les urines et une lésion particulière des reins; un autre découvre dans le sang un principe qui l'altère en s'y accumulant, l'urée. Et en rapprochant ces deux faits, qui s'enchaînent, tout se trouve expliqué : l'albuminurie a produit l'urémie, et celle-ci l'éclampsie.

Les recherches hématologiques modernes ont démontré de plus, dans le sang des femmes enceintes, un notable excès de fibrine.

Ainsi, diminution des globules de l'albumine, du fer; augmentation notable de l'eau et de la fibrine: telles sont les modifications, je devrais dire les altérations du sang, chez une femme qui vient d'accoucher.

Si dans de pareilles conditions survient une inflammation étendue d'un organe important, vous pressentez quel développement elle devra prendre en envahissant ainsi un organe déjà si gravement altéré. C'est une maladie grave, entée, pour ainsi dire, sur une autre maladie. C'est un germe morbide jeté dans le terrain le plus propre à le fertiliser. Qui ne sait combien il faut tenir compte dans le pronostic de l'état antérieur des malades. Eh bien! c'est cette altération profonde du sang qui, pour moi, rend si graves toutes les inflammations qui surviennent à la suite de couches, qui précipite si brusquement leur suppuration et tend presque toujours à les généraliser.

Qui peut savoir jusqu'à quel point peuvent être portées ces altérations du sang et quelles peuvent être leurs conséquences? Pour moi, il ne me répugne pas d'admettre que, dans certains cas, elles peuvent être portées au point de produire une transformation des globules sanguins en globules purulents, et je suis très disposé à croire que, sans plaie, sans phlébite, sans lésion appréciable dans les solides, du pus peut se former de toute pièce dans le sang.

M. Andral cite le cas suivant, qui est bien propre à donner une certaine valeur à cette hypothèse : Un homme, après trois jours seulement de maladie, fut apporté mourant dans un état ataxo-adynamique des plus prononcés. A l'autopsie, M. Andral trouva des abcès multiples dans le cerveau, dans les poumons, la rate et les reins. Le sang était partout semblable à une gelée de groseilles très peu consistante. Je recueillis une certaine quantité de la veine crurale et l'examinai au microscope : au milieu de globules sanguins, déformés et framboisés, on distinguait très nettement un assez grand nombre de globules de pus. Il n'y avait d'ailleurs nulle part la moindre trace de phlébite. Des collections de pus dans plusieurs solides, et du pus dans le sang, furent les seules altérations qu'on put constater.

Il y a donc chez la femme en couches, comme l'a dit M. Trousseau, une grande aptitude morbide; c'est, comme le dit quelquefois M. Moreau, une place ouverte de tous côtés et sans défenseur contre les attaques de ses ennemis.

Et remarquez que cette aptitude morbide, que j'appellerai volontiers état pyogénique, ne se manifeste pas seulement dans les phlegmasies abdominales si fréquentes après l'accouchement; elle fait sentir sa triste influence, quelle que soit la maladie.

Notre bien-aimé maître, M. Chomel, raconte qu'il fut appelé auprès d'une dame affectée d'une pneumonie survenue le lendemain de l'accouchement. En douze heures, la maladie se termina par la mort. A l'autopsie, il constata une hépatisation rouge et grise, troisième degré de l'inflammation pulmonaire.

Notre collègue, M. Grisolle, déclare que dans l'état puerpéral la pneumonie lui paraît très grave. Dans plus de la moitié des cas, dit-il, elle se termine par la mort, et dans un temps en général fort court.

Il en est de même de la pleurésie, complication si fréquente de la péritonite, mais qui peut aussi exister seule et se terminer très rapidement par la mort ; de même aussi de ces rhumatismes articulaires, qui suppurent avec une si déplorable facilité. J'ai vu chez une dame récemment accouchée, et qui avait éprouvé quelques accidents abdominaux dont nous nous étions rendu maître, survenir tout à coup une inflammation du globe de l'œil, et en deux jours ce fut une fonte purulente de l'œil.

Quant aux fièvres éruptives, la scarlatine, la variole, on

sait qu'elles offrent à la suite des couches la gravité la plus grande et qu'elles sont bien souvent mortelles.

Permettez-moi, à ce propos, une courte digression qui, peut-être, a dans la question un certain intérêt.

La fièvre typhoïde, survenant chez une femme récemment accouchée, est peut-être parmi les maladies graves la seule qui ne m'ait pas offert une gravité plus grande. J'ai eu l'occasion d'en observer une vingtaine de cas et jusqu'à présent je n'ai pas vu succomber une seule malade. M. Fauvel m'a affirmé aussi avoir vu guérir, dans le service de M. Chomel, sept malades sur sept. Ces faits, si peu nombreux qu'ils soient, ne vous semblent-ils pas prouver contre l'essentialité de la fièvre puerpérale ?

Vous le voyez, toutes les maladies ont ici une gravité qu'elles n'offrent pas dans toute autre condition. Comment n'en serait-il pas de même pour les phlegmasies péritonéales et autres, qui, par elles-mêmes, offrent déjà une si grande gravité.

Mais, dira-t-on, ces fâcheuses altérations du sang se rencontrent chez toutes les femmes et n'expliquent nullement les différences si énormes qui existent entre les cas sporadiques et les cas épidémiques ? Cela est vrai, il y a pour ces derniers une influence occulte insaisissable, je l'ai déjà dit, qui multiplie les cas dans une proportion effroyable. Mais parce que vous aurez cent pneumonies à traiter au lieu d'une, cesserez-vous de croire à une phlegmasie pulmonaire ? La bronchite cessera-t-elle d'être une inflammation parce qu'elle sévira sur une population entière. Oui, il y a alors un mauvais air, comme on dit vulgairement, un génie malfaisant qui exerce plus particulièrement son influence sur tous les sujets affaiblis par la misère, la mauvaise hygiène, les souffrances longtemps prolongées, l'altération ancienne de la constitution, et à ce titre les femmes en couches devaient être les premières victimes, mais non pas les seules victimes, car bien d'autres individus, enfants, blessés, etc., se trouvent dans les mêmes conditions.

Il faut donc compter avec cet élément inconnu, reconnaître notre impuissance à le comprendre et à le combattre, mais

ne marquons pas notre ignorance en lui donnant un nom qui
a l'air de vouloir le classer dans un ordre de causes assez
bien connues ; ne l'appelons pas surtout cause spécifique, car
je le répète, ce nom ne lui est applicable en aucune façon.

Mais notre ignorance sur ce point ne doit pas nous faire
négliger ce que nous connaissons bien. Or, ce que nous
savons bien, c'est que les épidémies, quelles qu'elles soient,
frappent surtout et d'abord sur les individus appauvris, placés
dans de mauvaises conditions. C'est qu'elles semblent absorber à leur profit les individus qui, sans elles, seraient
morts d'une autre maladie (*choléra*).

Voyez ce qui arrive pour les femmes en couches. Quelles
sont celles qui sont le plus cruellement atteintes? C'est la
population des hôpitaux, et vous savez de qui elle se compose; et la preuve que cette prédilection de la péritonite
épidémique ne tient pas exclusivement à la localité et au
nombre des malades qui s'y trouvent, mais encore à la qualité de ces malades, c'est que dans les épidémies qui ont sévi
sur plusieurs petites villes, on a remarqué que la classe indigente et pauvre a le plus cruellement souffert.

Dans le dernier numéro de la *Gazette hebdomadaire*,
M. Jacquemier nous donne une analyse des mémoires du docteur Zandick, sur l'épidémie de Dunkerque en 1855 : n'ayant
pu trouver dans les conditions atmosphériques la raison d'être
de cette épidémie, M. Zandick ajoute : « L'insalubrité domici-
liaire, l'alimentation insuffisante, ont été la raison d'être de
cette épidémie, qui a épargné presque complétement la classe
aisée et moyenne. Presque toutes les femmes qui ont succombé appartenaient à cette classe de malheureux en proie
chaque jour aux privations de toute nature, plusieurs ne
pouvaient même pas se procurer tous les jours les aliments
les plus grossiers, et étaient réduites à implorer la charité
publique; un pareil régime avait pendant la grossesse éveillé
diverses lésions abdominales, telles que diarrhées, dysentéries, etc. »

Je pourrais citer d'autres exemples semblables, mais je
parle à des médecins, et cela suffit pour faire comprendre

toute ma pensée. On a interrogé l'eau, l'air, les lieux, et on n'a négligé qu'une chose, c'est d'interroger les malades. Tenez compte des conditions exceptionnelles dans lesquelles se trouve une femme qui vient d'accoucher, et vous comprendrez cette gravité des phlegmasies post-puerpérales, gravité que vous ne pouviez pas comprendre.

Et ce n'est pas là, messieurs, une simple vue de l'esprit; si elle est vraie, cette idée doit avoir une grande portée, quand il s'agira d'établir la prophylaxie de cette terrible maladie. Nous y reviendrons.

En résumé, qu'elles soient sporadiques ou épidémiques, les lésions trouvées à l'autopsie des malheureuses mortes de fièvre puerpérale appartiennent toutes, et par leurs symptômes et par leurs caractères anatomiques, à la classe des phlegmasies; ces inflammations doivent leur gravité à leur étendue, à l'importance de l'organe affecté, mais aussi à l'altération profonde qu'à la fin de la grossesse ont subie les liquides. — Voilà pour les cas sporadiques. — Pour les cas épidémiques il faut y joindre l'influence occulte du génie épidémique.

Il reste maintenant à examiner une des questions les plus importantes de ce débat, celle de la contagion. M. Dubois, qui l'a effleurée, a laissé à d'autres le soin de la résoudre. Après lui, M. Danyau, l'abordant courageusement, vous a prouvé par des faits non-seulement que la contagion existait bien réellement, mais encore que le médecin avait été parfois l'agent de cette contagion.

D'un autre côté, je tiens de mon maître vénéré, M. Moreau, qu'avant d'être à la Maternité il avait déjà une nombreuse clientèle et ne connaissait pas cette maladie, que depuis deux ans qu'il a quitté la Maternité, il n'a pas vu, dans sa clientèle, un seul cas de fièvre puerpérale. Il faut donc, je le crois, que tout médecin ayant ou non un service d'hôpital, qui donne ses soins à des femmes affectées de fièvre puerpérale, prenne les plus grandes précautions lorsqu'il va voir d'autres femmes en couches. Il devra, ainsi qu'on le lui a conseillé, se laver soigneusement les mains et changer ses habits. Que si, malgré toutes ces précautions, des faits malheureux de contagion se produisaient, il serait de son devoir, pourquoi ne pas le dire? d'abandonner momentanément sa clientèle.

Quant au traitement, messieurs, je ne vous dirai rien du traitement curatif, parce qu'il n'y a rien à vous en dire; les faits sont là pour vous prouver que tous les moyens ont également et successivement échoué. Permettez-moi seulement de vous citer un fait observé par moi : c'est que je n'ai jamais vu mourir une femme qui avait salivé sous l'influence du calomel donné à doses réfractées. Malheureusement il est fort difficile d'obtenir la salivation. Si donc on trouvait un médicament qui fît saliver à coup sûr, on aurait peut-être en lui un spécifique de la fièvre puerpérale.

J'aborde actuellement la question de la prophylaxie. Or, il est admis pour tous que, quelle que soit la nature de la fièvre puerpérale, elle sévit surtout au sein des grandes agglomérations d'individus. Cependant j'éprouve ici le besoin de protester contre l'expression de *typhus puerpéral*, employée par M. Cruveilhier, car elle suppose l'encombrement comme condition étiologique. Or, je n'ai jamais remarqué que l'encombrement fût pour quelque chose dans la production des épidémies. Avec le même nombre de lits, la même aération des salles, sans que rien soit changé dans les conditions hygiéniques de l'établissement, on voit tout à coup, après un calme de plusieurs mois, éclater une épidémie des plus meurtrières.

— M. Cruveilhier : Au-lieu du mot *encombrement* que j'ai dit, vous pouvez substituer celui de *groupement*, qui rend également mon idée. Il est certain que l'hiver les salles de la Maternité contiennent plus de femmes en couches que l'été, et qu'alors aussi se déclarent les épidémies de fièvre puerpérale.

— M. Cazeaux : Quoi qu'il en soit, faut-il prononcer le *Delenda Carthago*, et détruire les grands hôpitaux d'accouchements? Faut-il, à leur place, créer de petits hôpitaux, donner des secours à domicile? Peut-être cela serait-il meilleur pour les accouchées, bien que cela fût préjudiciable à l'enseignement. En tout cas, les grands hôpitaux seront toujours des centres d'infection ; mais le principal agent de celle-ci sera toujours l'état individuel.

Ce qu'il faut, c'est faire de la bonne hygiène ; il faut s'opposer de tout son pouvoir aux saignées préventives, dont on est encore trop prodigue pour les femmes grosses ; assainir les bas quartiers ; faire disparaître les logements insalubres ; faciliter à chacun le pain de chaque jour ; en un mot, améliorer la santé du pauvre.

XIII. — COMMUNICATION DE M. BOUILLAUD.

(Séance du 20 avril 1858.)

Messieurs, en proposant à l'Académie la fièvre puerpérale pour sujet de discussion, notre honorable collègue, M. Guérard, ne pouvait choisir une matière plus féconde en disputes, et, si j'ose le dire, une pomme de discorde médicale plus heureusement trouvée. En effet, dans l'état actuel de la science, la fièvre puerpérale, considérée en elle-même, présente déjà bien des points litigieux. Mais combien le champ de la contention s'agrandit, quand on réfléchit à toutes les questions doctrinales que soulève le contact de cette maladie, quand on ne la définit pas d'une manière rigoureuse et précise, avec tant d'autres maladies sur lesquelles les médecins sont encore bien loin de s'entendre complétement ! Pour vous en convaincre, messieurs, il me suffira de vous rappeler que les divers orateurs qui m'ont précédé à cette tribune, ont fait retentir dans cette enceinte les grands mots d'*essentialité*, de *spécificité*, de diathèse, d'*infection* septique et purulente, d'organicisme, de localisation des maladies, de vitalisme, et même de nomenclature médicale.

Vous le voyez, c'est là vraiment un immense champ de bataille. Quand on engage ainsi une grande *affaire* médicale, il importe beaucoup, ce me semble, de ne pas mêler aux disputes de choses les disputes de mots, et malheureusement ce principe de saine logique n'a pas été suffisamment respecté.

Plusieurs des mots dont on s'est servi ayant des sens différents ou mal déterminés, il fallait avoir grand soin de commencer par indiquer le sens dans lequel on les employait, et
c'est là ce qui n'a pas toujours été fait. Définissez les termes,
posez nettement, clairement les questions; observez scrupuleusement, religieusement les lois et les préceptes de la bonne
logique : voilà, messieurs, autant de conditions sans lesquelles on se flatterait en vain de mener à bien une discussion quelconque. Je ferai tous mes efforts pour rester fidèle à
cette philosophie du bon sens.

Mais avant d'entrer en matière et de faire connaître mon
plan de campagne, je me vois forcé de donner à l'Académie
quelques éclaircissements préliminaires. En me présentant à
cette tribune pour discuter une des plus graves matières de
la médecine obstétricale, je ne puis me défendre d'une préoccupation peu encourageante. Il me semble, en effet, entendre
murmurer de toutes parts : « Après ce que nous ont dit, dans
de si belles et si longues dissertations, les hommes les plus
experts, les plus imposantes autorités sur le sujet en discussion,
de quel droit, à quel titre venez-vous prendre la parole, vous
dont il nous sera bien permis de décliner la compétence? »
Une courte conversation récemment engagée avec un collègue que j'ai en très haute estime, m'a suffisamment prouvé
que ma préoccupation n'était que trop fondée. Heureux donc
ceux qui, comme MM. Depaul, Danyau, Cazeaux et leur
maître commun, M. le professeur Paul Dubois, n'ont besoin
que de décliner leur nom en montant à cette tribune, et
comme Coriolan dans le camp des Volsques, dire : « Je suis
Coriolan! » Moi, messieurs, qui ne suis rien moins que Coriolan,
même en médecine vulgaire, je dois forcément vous exposer
modestement et brièvement quels titres je puis faire valoir
pour me permettre de prendre part à cette grande et mémorable discussion, à moins toutefois que vous ne vouliez m'en
dispenser, ce qui nous épargnerait du temps, marchandise
toujours précieuse, mais qui l'est surtout quand il s'agit des
moments d'une Académie... S'il en est ainsi, qu'il me suffise
de vous dire que, au courant des travaux même les plus ré-

cents (j'ai eu à juger les plus importants comme membre d'une commission à laquelle ils ont été adressés) qui ont été écrits sur la matière en question, ce n'est pas néanmoins à ce titre, mais parce que, dans mon service clinique et dans ma pratique particulière, j'ai observé un nombre de cas particuliers de fièvre puerpérale assez considérable pour me permettre de prendre ici la parole sans manquer à une devise que j'ai depuis longtemps adoptée : *Clinica clinicè demonstranda et tractanda.*

Je n'exagérerai pas en vous disant, messieurs, que chaque année nos salles de femmes reçoivent une cinquantaine de femmes enceintes, parmi lesquelles la moitié ou le tiers au moins y font leurs couches. D'autres accouchées nous arrivent, soit de la Maternité, soit de la Clinique d'accouchements, soit de la ville. En ce moment même, nous avons dans notre service cinq femmes appartenant à la classe de malades dont je viens de parler ; et je mets sous les yeux de l'Académie une pièce très intéressante d'anatomie pathologique provenant d'une jeune accouchée de la ville qui, le jour même où M. P. Dubois prenait ici la parole, entrait dans nos salles, atteinte depuis quelques jours seulement d'une fièvre puerpérale à laquelle, comme nous l'avions annoncé d'avance, elle succomba dans les vingt-quatre heures après son arrivée, le septième jour après l'accouchement.

Enfin, messieurs, comme si un hasard intelligent avait prévu cette discussion et la faible part que j'y prendrais, il y a deux mois à peine, dans la même semaine, j'ai vu en consultation, avec un praticien distingué de Paris (mon ami M. le docteur Hauregard), deux jeunes primipares enlevées aussi dans le premier septénaire de l'accouchement, bien qu'elles fussent sous tous les rapports dans les conditions les plus favorables et qu'elles eussent été parfaitement accouchées par ce confrère, qui, chose digne d'être notée, n'avait pas perdu une seule de ses accouchées depuis une quinzaine d'années (et il en comptait un très grand nombre). Je termine ma petite justification en ajoutant qu'il y a deux jours (dimanche dernier) j'étais appelé auprès d'une femme jeune encore, ac-

couchée pour la quatrième fois, et prise depuis trois jours
d'une maladie fébrile grave (c'était une pleuro-pneumonie au
second degré dans toute la hauteur du poumon droit).

Dans un combat scientifique, médical, comme dans tout
autre, il est bon, avant tout, de savoir pour quel principe, pour
quelle cause on se décide à prendre les armes. Or, messieurs,
réduite à ses termes les plus simples, la question qui s'agite
ici, comme celle traitée par un des personnages illustres que
Shakespeare a mis en scène, est une question de vie ou de
mort : *To by, or no to by*, etc.; *être ou n'être pas, voilà la
question.*

Il s'agit, en effet, de savoir si, comme quelques-uns le prétendent, il existe, il *est* une maladie dite *fièvre puerpérale*,
essentiellement et *spécifiquement* distincte de toutes les autres
fièvres connues ; ou si, au contraire, comme d'autres le soutiennent, cette fièvre, sous quelque forme, sous *quelque espèce*
qu'elle se montre, peut toujours être ramenée à quelqu'une
des fièvres déjà connues et placées dans nos cadres nosologiques.

Je pourrais, messieurs, je devrais peut-être, à l'instar des
auteurs dramatiques, et si je préférais l'art à la nature,
vous laisser ignorer jusqu'à la fin de ce discours à quelle
catégorie de combattants j'appartiens. Mais fidèle à mes
précédents, je vous déclare, dans l'exposition même de mon
discours, que je me range parmi les partisans de la *non-existence* de la fièvre puerpérale, considérée, bien entendu,
comme une fièvre *essentielle, sui generis*, et ne pouvant être
confondue avec aucune autre des fièvres connues, fièvres
auxquelles les nouvelles accouchées, autant et plus encore
que les femmes non accouchées, sont évidemment sujettes.

En émettant une assertion semblable, dans des termes différents; en disant que la fièvre puerpérale pourrait bien
n'être autre chose qu'une nouvelle *dent d'or*, M. Trousseau,
avec sa parole magique, a produit d'abord une grande sensation, une grande surprise, pour me servir de l'expression
même de M. P. Dubois. Mais, chose singulière, après avoir
ainsi fait justice de la *dent d'or* de ses adversaires, il a lui-

même imaginé une *fièvre puerpérale* nouvelle, et il l'a constituée avec de tels éléments et de telles formes, que quelques-uns d'entre nous ont pu se demander s'il n'avait pas, par un tour dont sont bien capables des enchanteurs tels que lui, substitué une autre *dent d'or*, ou du moins une *dent d'argent* à la *dent d'or* de ceux qu'il avait combattus. C'est ici, d'ailleurs, une question sur laquelle il me faudra revenir, en examinant le discours de notre éloquent collègue.

Pour moi, messieurs, je ne ferai point comme lui : d'abord, parce que je ne serais pas sûr, même après un acte de contrition plus ou moins sincère, d'obtenir, en des termes flatteurs, l'absolution de M. P. Dubois, et ensuite parce que, j'en ai la ferme conviction, *pratique* à la fois et logique ou théorique, la fièvre puerpérale, telle qu'elle nous est proposée par ses partisans, peut être ramenée, sans violence, à quelqu'une des fièvres donc l'histoire nous est depuis longtemps connue.

Cela dit, voici, messieurs, quel est, si je puis ainsi parler, mon plan de bataille :

1° Je commencerai par donner une idée sommaire de l'état puerpéral considéré en lui-même ; 2° je présenterai ensuite quelques considérations historiques sur l'objet de la discussion : 3° j'examinerai quelques-uns des discours prononcés à cette tribune par nos antagonistes ; 4° je discuterai la question de l'existence de la *fièvre puerpérale*, en tant que *fièvre d'une espèce nouvelle*, et appartenant exclusivement aux femmes en couches ou à l'état puerpéral ; 5° j'exposerai mes conclusions et je terminerai par une proposition.

I. Tâchons de nous bien entendre sur l'état puerpéral étudié en lui-même.

Nous ne passerons pas en revue tous les éléments dont se compose l'état puerpéral (une telle revue serait trop longue) ; nous signalerons seulement ceux qui nous importent pour cette discussion, et sur lesquels nous sommes, je crois, tous d'accord. Les voici : 1° l'état puerpéral ou des nouvelles accouchées, considéré en soi et dégagé de toute complication, est une sorte de milieu ou d'intermédiaire entre la santé et la maladie, un état *semi-pathologique*. 2° La comparaison établie entre cet état et celui des blessés ou des opérés, est d'une telle justesse qu'elle n'a trouvé jamais aucun contradicteur sérieux, et qu'elle s'est en quelque sorte présentée d'elle-même à l'esprit de tous ceux qui ont bien étudié les deux termes de cette comparaison. En effet, l'accouchée est bien une opérée, et dans tous les pays, dans tous les temps, l'accouchement constitue une opération et en porte le nom (ce qu'il y a de spécial dans cette opération, tout le monde ici le sait parfaitement). 3° L'état puerpéral constitue une prédisposition morbide en général, et une prédisposition *flagrante*, évidente, à certaines affections, soit locales, telles que la péritonite, la phlébite et la lymphangite utérines, etc., soit générales, et parmi ces dernières figure l'état fébrile, quelle que soit d'ailleurs la manière de le concevoir. Cet état fébrile puerpéral représente celui auquel prédispose une lésion traumatique, et comme l'a très heureusement dit M. Cruveilhier, c'est la fièvre *traumatique* des nouvelles accouchées (il peut manquer quelquefois, ainsi que l'état fébrile traumatique). 4° Les phlegmasies qui surviennent pendant l'état puerpéral ont une grande tendance à se terminer par la suppuration. 5° L'état puerpéral ne porte pas seulement sur les organes spéciaux qui ont souffert pendant l'accouchement, mais aussi sur tout le système ou l'ensemble de l'économie, et notamment sur le sang et la puissance nerveuse, ces deux grandes conditions de la vie, et c'est peut-être à cet état du sang qu'il faut rapporter la tendance à la suppuration dont je viens de parler (1). 6° Enfin, de tout ce qui précède, il résulte clairement que l'état puerpéral est une *circonstance aggravante* des maladies inflammatoires ou autres, qui peuvent survenir pendant toute la durée de son existence.

Sous ce dernier rapport, on est donc fondé à se servir du mot *puerpéral* pour distinguer les phlegmasies locales et la fièvre

---

(1) Cet état du sang, il est vrai, n'est encore rien moins que nettement déterminé, et par conséquent démontré. Je ne le fais donc entrer en ligne de compte qu'avec toutes réserves.

qui se développent chez les nouvelles accouchées ; il représente, en effet, l'idée des *modifications* que l'état *puerpéral* imprime à ces affections. Mais c'est précisément parce que ce mot a déjà reçu un tel sens, une telle signification, qu'on a eu tort de lui donner un autre sens, une autre signification, comme nous le voyons dans la présente discussion, où il est censé signifier une *essentialité*, une *spécificité* morbide, entité nouvelle qui, d'ailleurs, n'est rien moins que démontrée. En donnant ainsi à un même mot des significations différentes, on fait naître inévitablement ces disputes logomachiques qui sont réellement le fléau, j'ai presque dit la honte, des discussions académiques.

II. Ce n'est pas la première fois, messieurs, que, je ne dirai pas l'essentialité, mais l'*existence* même de la fièvre puerpérale, est mise en question, et qu'elle est niée de la manière la plus formelle. La preuve, la voici : remontons à l'année 1804 ; deux ans seulement après la mort de Bichat. 1804 est la date de la publication de la *Médecine éclairée par l'ouverture des corps*, ouvrage *mort-né* pour ainsi dire, et pourtant si digne de vivre, puisque son auteur, Prost, le continuateur des immortels auteurs du traité *De sedibus et causis morborum* et de l'*Anatomie générale*, le vrai précurseur de Broussais, y consignait déjà les observations les plus positives de fièvres adynamiques, ataxiques, dans lesquelles il décrivait ces lésions intestinales que Petit et M. Serres décrivirent aussi, croyant de bonne foi les avoir découvertes (voy. leur *Traité de la fièvre entéro-mésentérique*). Ces lésions qui plus tard devinrent si fameuses sous les noms de *lésions des plaques de Peyer*, *dothiénentérie*, etc., furent considérées comme le *caractère anatomique de l'affection* ou de la *fièvre typhoïde*, vaste *entité* morbide dans laquelle vinrent s'absorber les cinq premiers ordres des *fièvres essentielles* ou *primitives* de la *Nosographie philosophique* de Pinel, et remplaçant la dénomination non moins fameuse de *gastro-entérite*, achevèrent en quelque sorte la ruine de l'édifice pyrétologique de l'illustre auteur de l'ouvrage que nous venons de citer.

Eh bien ! messieurs, c'est aussi en 1804 que M Mercier

présentait à la Faculté de médecine de Paris une dissertation inaugurale portant ce titre : *Existe-t-il une fièvre puerpérale?* C'était le beau temps, le temps de la jeunesse de la doctrine des fièvres essentielles ; c'était son âge d'or. Celui qui les avait *dénommées* et *classées* était comme le législateur de son époque médicale et régnait dans toute sa gloire. On serait donc tenté de croire que, sacrifiant pour ainsi dire aux doctrines régnantes, M. Mercier va répondre par l'affirmative à la question qu'il s'est posée. Point du tout ; c'est par la négative qu'il résout le problème. Pour notre auteur, la fièvre puerpérale n'est autre chose que *les maladies fébriles sans nombre qui surviennent aux nouvelles accouchées, et que modifie à l'infini l'état actuel de la femme.*

Permettez-moi, messieurs, de vous signaler quelques-unes de ses conclusions. Si, dit-il, l'accouchement et ses suites *disposent* à l'invasion des maladies, s'ils les compliquent d'accidents particuliers qui les aggravent, un grand nombre de circonstances dans la vie partagent cette funeste prérogative. S'il existait une fièvre des nouvelles accouchées qui n'appartînt qu'à elles, qui leur fût exclusivement propre, elle se serait montrée la même dans tous les temps, dans tous les lieux, avec les modifications de l'âge, du climat, du tempérament. Ce qui a fait croire à son existence consiste dans la méprise de ceux qui ont imaginé des causes, tandis qu'il n'y avait que des effets. Ces effets, variant suivant l'espèce de fièvre, ont fait voir la fièvre puerpérale sous divers modes, comme inflammatoire, bilieuse, adynamique, ataxique, miliaire, pourprée, etc. Après avoir fait remarquer que la fièvre puerpérale, quoique *imaginaire,* peut conduire à un traitement uniforme dans des occasions très opposées, qu'on serait aussi fondé à dire *febris prœgnantialis, febris nutritialis, febris catamœnialis* qu'à dire *febris puerperalis,* cette dernière épithète convenant à toutes les espèces de fièvres qui attaquent les nouvelles accouchées, comme les autres épithètes conviendraient à toutes les fièvres de la femme enceinte, de la femme qui nourrit, de celle dont les menstrues auraient été supprimées, il termine ainsi : « Comme il ne convient pas d'im-

poser le même nom à des objets disparates, qu'il n'est point
de fièvre à la suite des couches, qui mérite la dénomination
de *puerpérale* exclusivement aux autres, qu'il n'est pas de
médecin qui ne porte la plus grande attention aux suites de
couches, ainsi qu'aux autres situations de la vie qui sont favorables au développement des fièvres, *on doit regarder celles
des nouvelles accouchées comme les mêmes que celles qu'éprouvent les femmes hors l'époque des couches, les enfants, les filles,
les hommes, quelles que soient les circonstances où ils se trouvent, en ayant toutefois attention à l'état particulier de l'individu au moment où la fièvre l'attaque.* »

Est ce clair? peut-on nier plus ouvertement, plus *brutale-
ment*, pour me servir d'une expression de M. Trousseau,
l'existence de la fièvre puerpérale, en tant que fièvre d'une
nature, d'une essence distincte de toute autre?

De 1804 passons à 1818, époque de la sixième et dernière
édition de la *Nosographie philosophique.* Dans l'appendice aux
fièvres *primitives*, Pinel discute, lui aussi, la question de
l'*essentialité* de la *fièvre puerpérale* en même temps que celle
de la fièvre *entéro-mésentérique* de MM. Petit et Serres, et il
refuse catégoriquement le titre d'essentielle à l'une et à
l'autre. La fièvre entéro-mésentérique, *prétendue essentielle,*
est pour lui une véritable entérite ou une inflammation violente de la membrane muqueuse des intestins grêles vers leur
terminaison... «On ne trouve donc, dit-il, aucune raison pour
faire d'une pareille maladie un nouvel ordre de fièvres, et la
plupart des médecins, ajoute-t-il, étant convenus maintenant
de regarder la fièvre dite *puerpérale* comme une inflammation du péritoine ou de divers organes abdominaux, n'admet-
tront, pense-t-il, la fièvre entéro-mésentérique que comme
une inflammation des intestins, loin de la reconnaître pour
une maladie *sui generis*, et en renverront la description à
l'histoire des phlegmasies, où elle trouvera naturellement sa
place. »

Enfin, messieurs, Pinel n'oublie point de mentionner d'une
manière toute spéciale la dissertation inaugurale de M. Mercier, dont nous avons parlé tout à l'heure. À son avis, l'au-

teur de cette dissertation a porté le jugement le plus sain sur la question de l'existence, de l'essentialité de la fièvre puerpérale, et l'on ne saurait se refuser à admettre les conclusions qu'il a formulées.

Ainsi, messieurs, vous le voyez, nous avons bien rétrogradé en matière d'essentialité des fièvres en général et de la *fièvre puerpérale* en particulier, puisque ce n'est pas seulement en arrière de Broussais ou de M. Louis que nous nous trouvons, mais encore en arrière de Pinel lui-même, qui, s'il vivait encore, nous appellerait peut-être des *ultra-essentialistes*. Et cependant, que de conquêtes nous avons faites depuis 1818, qui, loin de nous pousser dans cette sorte de direction réactionnaire, auraient dû nous entraîner dans une voie diamétralement opposée. En effet, à cette époque on venait bien, sinon de découvrir, du moins d'étudier beaucoup mieux qu'on ne l'avait fait jusque-là, la péritonite puerpérale ; on connaissait depuis longtemps, tant bien que mal, l'inflammation de l'utérus et des ovaires, on avait même expressément noté la gangrène de l'utérus, etc.; mais on ignorait complétement ces phlegmasies des systèmes veineux et lymphatique, par suite l'infection purulente et même l'infection septique ou putride; et, il faut le reconnaître, il y a loin de cette gangrène de l'utérus mentionnée par nos prédécesseurs à ce ramollissement putride, gangréneux, à cette putrescence, à cette pourriture d'hôpital, tels qu'ils ont été étudiés de nos jours, élément, foyer d'infection septique d'une si haute importance.

Avouons-le donc franchement, messieurs, l'époque n'est pas heureusement choisie pour ressusciter en quelque sorte la doctrine de l'essentialité en matière de fièvres en général et en matière de fièvre puerpérale en particulier. Mais poursuivons notre revue rétrospective, que nous terminerons d'ailleurs en quelques instants. En effet, déjà nos collègues MM. Trousseau et Cruveilhier ont rappelé les divers travaux, qui depuis une trentaine d'années ont été publiés sur le sujet dont nous nous occupons, et il ne me reste guère qu'à m'associer de bien bon cœur aux éloges si justement décernés à ces travaux. Toutefois, parmi les jeunes médecins qui, dans ces dernières années, se sont spécialement livrés à l'étude de la fièvre puerpérale, il en est un dont le nom n'a pas été, autant qu'il m'en souvienne, prononcé à cette tribune. Je veux parler de M. le docteur Gallard, un des anciens internes de M. Béhier, qui, pendant le cours même de cette discussion, a fait paraître dans un journal de médecine (*l'Union médicale*) de si remarquables articles sur la fièvre puerpérale, et particulièrement sur les phlébites puerpérales et l'infection purulente. Or, M. Gallard, dans une brochure récente intitulée : *Qu'est-ce que la fièvre puerpérale?* arrive à une conclusion essentiellement semblable à celle que M. Mercier avait déjà formulée, il y a cinquante-quatre ans.

M. Gallard commence par examiner et discuter les recherches de MM. Charrier, Lorain et Tarnier, tous les trois élèves de la Maternité et partisans du système de l'essentialité (1). Il oppose jusqu'à un certain point à ces recherches celles de M. Dumontpallier, interne de M. Hervez de Chégoin, à l'hôpital Lariboisière, et de M. Billoir, interne de M. Béhier, à l'hôpital Beaujon, mieux placés que les internes de la Maternité pour observer les premiers symptômes de la fièvre dite puerpérale. Or, MM. Billoir et Dumontpallier ont été, selon M. Gallard, conduits à penser que si l'histoire des accidents propres aux femmes en couches se trouve dans le 26ᵉ volume

---

(1) Dans sa dissertation inaugurale sur la fièvre puerpérale, M. Charrier admet l'*essentialité* de cette maladie, qu'il rapproche du typhus, de la fièvre typhoïde, du choléra, et il dit n'avoir rien vu en faveur de la contagion.

M. Lorain, auteur d'une dissertation intitulée : *La fièvre puerpérale chez la femme, le fœtus et l'enfant nouveau-né*, a été moins *tranchant* que M. Charrier sur la question de l'essentialité. Selon lui, ou la fièvre puerpérale doit perdre son nom, ou il faut absolument appeler du même nom la maladie qu'il décrit chez le fœtus et chez le nouveau-né. Ce ne serait pas une grande perte que celle du nom de fièvre puerpérale. Quant à M. Tarnier, auteur d'une doctrine particulière sur l'état puerpéral, il admet, mais sans la caractériser nullement, une fièvre puerpérale distincte des autres maladies puerpérales, et contagieuse au suprême degré.

du *Dictionnaire de médecine*, c'est moins peut-être dans l'article de M. P. Dubois, (Fièvre puerpérale), que dans celui de M. Bérard (Pus, Infection purulente et septique). M. Gallard ajoute qu'il y a entre ces deux articles une si grande ressemblance de description, que l'on ne peut s'empêcher de se demander s'il s'agit bien de maladies différentes, et que si une chose l'étonne, c'est que l'on n'ait pas songé plus tôt à faire ressortir la singularité de ce rapprochement.

Toutefois, si MM. Billoir et Dumontpallier ont cru pouvoir expliquer, l'un par l'infection purulente seule, l'autre par l'infection purulente et par l'infection septique ou putride tous les cas de mort qu'ils ont observés chez les femmes en couches, ils ont néanmoins, je laisse toujours parler M. Gallard, fait leurs réserves relativement *à la fièvre puerpérale, acceptant comme un fait acquis l'existence de cet être pathologique, aussi inconnu dans son essence que dans ses manifestations.*

Plus hardi, ou, si l'on veut, plus imprudent, comme il le dit lui-même, M. Gallard, César d'un nouveau genre, franchit son Rubicon, et ne trouvant pas de cas rigoureusement observés qui ne puissent être ramenés, en dernière analyse, à une infection purulente ou putride, il se refuse à considérer la fièvre puerpérale comme une entité morbide essentielle, et il ose proposer de rayer ce mot du glossaire médical, « comme bon tout au plus, » dit-il ironiquement, « à entretenir une confusion fâcheuse dans les esprits. »

Cette doctrine, messieurs, est précisément celle que notre excellent collègue, M. Hervez de Chégoin, a développée et soutenue dans le précieux travail dont il a donné lecture à l'Académie et dont, ainsi qu'il vous l'a dit lui-même, j'approuve hautement les idées fondamentales. Je suis heureux d'être ici le frère d'armes d'un athlète aussi distingué, et qui n'a pas pour habitude de se présenter sur le champ de bataille sans être couvert d'une armure difficile à entamer.

Examinons maintenant si MM. Trousseau, P. Dubois et Danyau, soutenus par M. Depaul, sont parvenus à renverser la doctrine dont il s'agit et à lui en substituer une autre, plus digne des suffrages de l'Académie, c'est-à-dire mieux démontrée.

III. Il est assez difficile de savoir aujourd'hui à quel parti appartient notre éloquent collègue, M. Trousseau. En effet, il a bien commencé par se séparer de M. P. Dubois et de ses disciples. Mais il a manœuvré de telle façon, que M. P. Dubois a trouvé que dans la seconde partie de son discours, par une sorte de conversion, il était rentré dans le camp de ceux qu'il avait d'abord combattus. Voilà donc M. Trousseau dans le camp des Volsques : voilà le Coriolan de la fièvre puerpérale! Quand il s'agit d'un si puissant allié, c'est agir en tacticien consommé, en habile politique, que d'*absoudre* le coupable, même sous la simple apparence d'un acte de *contrition*. Je dis l'apparence d'un acte de contrition, car j'avoue qu'il m'est bien difficile de trouver la preuve d'un tel acte dans la seconde partie du discours de M. Trousseau. Qu'y lisons-nous, en effet? Le voici. Après avoir établi que la fièvre puerpérale peut se présenter sous trois principales formes (forme purulente, forme putride, forme nerveuse), il essaye de démontrer qu'elle s'est présentée sous cette triple forme, chez le fœtus, chez la femme quand le travail est à peine commencé, enfin chez l'homme lui-même, quand il se trouve dans un *état traumatique*. Cela posé, M. Trousseau en conclut naturellement qu'il ne faut pas demander l'explication de la fièvre dite puerpérale aux conditions spéciales de l'état puerpéral. Il ajoute en propres termes *qu'il a prouvé assez surabondamment que la fièvre puerpérale n'est pas expliquée par quelque chose de particulier à l'état puerpéral, pour pouvoir se dispenser de combattre les opinions de MM. Guérard, Depaul et Dubois.* Il faut être, on en conviendra, un bien heureux pécheur, pour obtenir l'absolution de M. P. Dubois après l'espèce d'acte de contrition que nous venons de rappeler à l'Académie. En vérité, jamais un pareil *quiproquo* ne s'était vu dans cette enceinte, si ce n'est pendant la mémorable discussion sur le cancer. On n'a pas oublié, en effet, qu'à la suite d'un discours de M. Velpeau, qui, comme il lui appartient, avait joué le premier rôle dans cette discussion, on n'a pas oublié, dis-je, que dans le camp des partisans de la cellule cancéreuse on avait chanté un *Te Deum* en l'honneur de M. Velpeau. Eh bien!

dans ce discours célèbre, le savant académicien avait pour
ainsi dire taillé en pièces toutes les cellules des micrographes!
Ne serait-ce pas à une fête du même genre que nous assiste-
rions aujourd'hui ?

Quoi qu'il en soit, après avoir battu, à ce qu'il pense, ses
ennemis de droite, M. Trousseau se retourne et veut en faire
autant de ses ennemis de gauche qu'il appelle les organiciens.
Toutefois, il en est un, M. Piorry, devant lequel il croit devoir
reculer. Il est vrai que pour nous expliquer cette sorte de ter-
reur panique, M. Trousseau nous parle de la *glorieuse apothéose* des opinions de M. Piorry. Il est beau de faire acte de
sentiments aussi pieux. D'ailleurs, M. Trousseau sait comme
nous qu'on ne défie pas impunément les immortels. Il connaît
le sort des Ajax et des Capanée. Il a craint les coups de foudre,
car le laurier n'en préserve pas toujours.

Cette exception faite, M. Trousseau déclare que les *localisateurs* n'ont pas de plus grand ennemi scientifique que lui. Il
passe donc dans le camp des *vitalistes* pour y combattre les
organiciens et les *localisateurs*, comme si les organiciens et les
localisateurs qui méritent de faire quelque autorité, n'étaient
pas pour le moins aussi vitalistes que M. Trousseau. Enfin, il
passe dans ce camp, avec armes et bagage, en déclarant *qu'il y
perd en fait d'alliés tous les chirurgiens localisateurs, M. Velpeau en tête.* Que va-t-il faire dans cette petite église, toujours
agitée et provoquante, toujours *militante* et jamais *triomphante;* dans cette petite église qui, en ce moment même, est
en pleine guerre civile? Y va-t-il apporter la paix, y concilier
les deux *majestés* (1), qui sont aujourd'hui en guerre ouverte?
Mais non, il y va chercher le principe de la *spécificité.* En
vérité, je ne me serais jamais douté que les vitalistes fussent
ainsi les dépositaires du principe de la *spécificité*, et que ce
principe ne fût pas universellement admis parmi les *organiciens* et les *localisateurs*, abandonnés à leur triste sort par

____

(1) On sait que, dans son langage poétique, le vénérable professeur
Lordat donne à l'*âme* le nom de *première majesté*, et au *principe vital* le
nom de *seconde majesté.*

notre savant collègue. *Les médecins*, dit M. Trousseau,
n'aiment pas les espèces. De quels médecins veut-il donc parler?
J'en appelle à tous ceux qui m'entendent : en est-il un seul
qui n'admette les *espèces* que M. Trousseau a passées en revue,
et bien d'autres encore dont la simple énumération m'entraînerait trop loin. La question n'est donc pas de savoir si les
médecins admettent les spécificités morbides, mais bien de
savoir si la *nouvelle* spécificité admise par M. Trousseau existe
réellement. Or, je l'avoue, dans la brillante argumentation de
notre collègue, je n'ai trouvé aucune preuve sérieuse et décisive en faveur de la *nouvelle spécificité.* Il avoue lui-même
qu'il ignore quelle est l'influence qu'il fait intervenir sur la
scène, que c'est une *influence occulte.* Il reste donc à M. Trousseau la tâche, laborieuse assurément, de préciser et pour ainsi
dire de *spécifier sa spécificité*, et de lui donner un nom. Toutes
les spécificités admises sont connues sous un nom particulier
et distinctif : spécificité *variolique*, spécificité *rubéolique*,
spécificité *scarlatineuse*, spécificité *morveuse* et *farcineuse*,
spécificité *putride, septique, typhique*, etc., etc. Mais quel nom
particulier donner à la spécificité *occulte, inconnue*, de
M. Trousseau? Notre collègue s'est même enlevé la ressource,
bien précaire, il est vrai, du mot *puerpérale*, adopté par nos
antagonistes pour leur fièvre prétendue *nouvelle*, puisqu'il
professe hautement que la *puerpéralité* n'est point la condition
sine quâ non de l'existence de cette fièvre, *laquelle*, grâce à la
nouvelle spécificité admise mais non démontrée par M. Trousseau, *étend son influence aux femmes en couches, aux femmes
pendant la période menstruelle, aux femmes enceintes et à celles
qui ne sont dans aucune de ces conditions, au fœtus, au nouveau-
né, à tout individu blessé, à tout le monde.*

Quoi qu'il en soit, il est bien évident que si M. Trousseau
n'est pas avec les *organiciens* et les *localisateurs*, quant à leurs
propres doctrines, il est du moins très formellement avec
eux contre MM. P. Dubois, Depaul, etc., qui considèrent la
puerpéralité comme une condition hors de laquelle leur *entité
fébrile nouvelle* ne saurait exister. C'est déjà quelque chose,
et maintenant, que pour nous rallier à M. Trousseau, nous

n'attendons plus rien, sinon qu'il ait démontré l'existence de la *spécificité nouvelle*, et qu'il lui ait donné un nom *propre* ou *patronymique*, qu'il nous permette quelques réflexions sur le *principe* vraiment capital de la *localisation* des maladies. Nous savons déjà qu'il n'y a nulle opposition, nulle incompatibilité entre ce principe et celui de la spécificité. Nous ne reviendrons pas sur cet article, et nous nous bornerons à envisager le système de la localisation sous son point de vue le plus général à la fois et le plus *caractéristique.*

Que si, par localisateurs et organiciens, on entend ceux qui n'admettent que des maladies *partielles*, affectant les organes *spéciaux*, certes, je félicite M. Trousseau de s'être déclaré leur *mortel* ennemi, bien que l'expression de *mortel* ne soit pas peut-être suffisamment *chrétienne.*

Mais si par localisateurs et organiciens on désigne ceux qui n'étudient pas seulement l'ordre précédent de maladies, mais aussi les maladies des systèmes généraux ou générateurs, solides et liquides compris, sorte de pathologie *générale*, qui est à la pathologie des organes *spéciaux* ce qu'est l'anatomie *générale* à l'anatomie des organes *spéciaux* (anatomie *descriptive* ou *spéciale*); si, dis-je, l'on définit ainsi les localisateurs et les organiciens, je plaindrais M. Trousseau de s'en constituer le plus mortel ennemi, comme je le plaindrais d'en agir ainsi à l'égard de ceux qui s'appliquent en même temps et à l'anatomie générale et à l'anatomie spéciale, et pour ainsi dire *locale.*

Quant à moi, je le proclame aujourd'hui du haut de cette tribune, comme je l'ai proclamé, écrit, enseigné, pratiqué, dans la faible mesure de mes forces, la doctrine de la *localisation*, ainsi largement comprise et définie, n'est pas seulement une simple vérité, mais une vérité-*principe*, une vérité-*mère*, hors de laquelle il n'y a ni *médecine* ni *chirurgie*, dignes de porter le titre de *science* ou *d'art*. C'est la *pierre angulaire* sur laquelle repose tout entier le grand édifice de la *vraie* médecine. J'appartiens donc à cette église qui, parmi ses grands apôtres fondateurs, compte avec orgueil l'immortel auteur du traité *De sedibus et causis morborum*, etc., et l'immortel auteur de l'*Anatomie générale*, qui a écrit : *Qu'est l'observation si l'on ignore là où siége le mal ?*

Donc, *localiser* les maladies, ce n'est pas, en s'en tenant à l'*esprit* et non à la *lettre*, à l'*esprit qui vivifie* et non à la *lettre qui tue ;* ce n'est pas *particulariser, partialiser*, pour ainsi dire, les maladies, mais bien en chercher et en déterminer le *siége*, et dans les organes spéciaux, et dans les systèmes généraux (liquides et *solides* toujous compris), et même dans *toute la substance*, pour parler le langage de l'école. Enfin, les vrais *localisateurs* déclarent que leur doctrine ne fait point abstraction de l'élément *vital*, des forces dites *vitales ;* que jamais ils n'oublient ses droits et qu'ils lui accordent toute la juste part qui lui est due.

Nous arrivons maintenant aux partisans déclarés de l'existence de la *fièvre puerpérale*, en qualité de fièvre de nouvelle *espèce. Ab Jove principium :* Je commencerai donc par M. le professeur P. Dubois, le principal représentant de la doctrine que, de concert avec M. Mercier, avec Pinel, avec M. Hervez de Chégoin, avec M. Gallard, etc., je viens ici combattre. Je n'ai pas besoin de dire que personne plus que moi ne s'incline devant l'autorité de M. P. Dubois, à ce point que, je dois le dire, j'ai presque honte de m'attaquer à un tel adversaire. Ce qui me rassure un peu, c'est que, d'après quelques paroles de l'illustre professeur de clinique, et d'après d'autres qui ont été prononcées par M. Cazeaux dans la dernière séance, la foi de M. P. Dubois aurait perdu quelque chose de son ancienne ferveur. Il vous l'a déclaré lui-même ; il ne compte pas sur la conversion de ses adversaires, et il pense que, même après son discours, MM. Velpeau et Hervez de Chégoin n'en continueront pas moins à rapporter, l'un à l'infection purulente, l'autre à cette même infection et à l'infection putride la *fièvre* dite *puerpérale*.

Pour nous, nous avons, je ne dirai pas plus de *foi*, ce mot étant peu *scientifique*, mais plus de conviction dans la doctrine que nous défendons. Plût à Dieu que M. P. Dubois lui prêtât le secours de sa puissante autorité ! S'il en était ainsi, il me semble que nous verrions tous ses disciples, au milieu d'applaudissements unanimes, le conduire en quelque sorte au Capitole sur un char de triomphe. Malheureusement pour notre cause il n'en est pas ainsi ; et d'ailleurs, la gloire d'une telle conversion (en admettant que cette cause soit aussi bonne que je le pense) ne saurait appartenir qu'à M. Dubois lui-même.

Selon lui, après les développements dans lesquels il est entré, devant l'Académie, « personne ne doutera qu'il n'existe une *fièvre puerpérale*, laquelle, à une exception près peut-être, ne se développe chez la femme avec les caractères qu'il a précédemment exposés que *dans les conditions organiques de la puerpéralité*. Maladie le plus souvent mortelle, surtout quand elle règne épidémiquement, et à laquelle ont succombé, il n'y a pas longtemps encore, dix-huit femmes sur dix-neuf dans le service de M. Trousseau. »

M. P. Dubois enseigne que cette *fièvre puerpérale* diffère essentiellement de la plupart des affections fébriles et continues qui peuvent devenir mortelles, en ce qu'elle n'a pas de *caractère anatomique qui lui soit propre*. Il reconnaît, d'ailleurs, que, à part des cas qu'il avoue être très rares, dans lesquels l'observation la plus scrupuleuse ne révèle aucune altération manifeste, il n'y a aucun viscère ni aucun tissu dont on n'ait pu constater l'*altération* par l'examen cadavérique, comme il n'y a presque aucun organe qui ne puisse être *altéré* et *souffrant* dans le cours de la maladie.

Il rattache cette fièvre *à une altération primitive* du sang par une cause *inconnue*, admettant cependant l'existence de *certains* états atmosphériques dont la nature nous échappe, mais dont l'influence ne saurait être contestée.

Étant connues la doctrine et la définition de M. P. Dubois, en ce qui concerne le fond même de la fièvre puerpérale, en tant que nouvelle *entité pyrétologique*, pour ne pas abuser des moments de l'Académie, je n'insisterai pas ici sur les deux importants discours de MM. Depaul et Danyau, discours, d'ailleurs, présents à la mémoire de tous ceux qui les ont entendus. Je me contenterai de vous rappeler la définition de M. Danyau. Pour lui, la fièvre puerpérale est une maladie d'origine miasmatique, dont le miasme générateur pénètre dans le sang, l'empoisonne et le rend apte à la production, le plus souvent très rapide, de localisations inflammatoires très variées, surtout dans les organes, dont la vitalité a été exaltée par la grossesse et l'accouchement.

Cette définition est le complément naturel de celle de M. P. Dubois. Il est bien à regretter que son auteur, dont tout le monde connaît l'excellent esprit, n'ait pas *spécifié* le miasme générateur de la fièvre puerpérale; car là est toute la la question. Il s'agit, en effet, de savoir si ce miasme diffère *essentiellement* de ceux qui produisent des fièvres *non puerpérales*. Mais cette question va se représenter dans la discussion en forme à laquelle nous allons enfin soumettre la nouvelle doctrine.

IV. Décomposons la fièvre *nouvelle* en ses éléments constituants, et voyons si effectivement nous les trouverons *essentiellement* différents de ceux que nous donne l'analyse des autres maladies qui portent le nom ou qui ont porté le nom de *fièvres essentielles*. Quels sont ces éléments, qui sont comme les *lieux communs*, les rapports généraux sous lesquels toutes les maladies, toutes les *fièvres* en particulier peuvent être considérées? Les principaux sont : 1° le siége et le mode d'altération des parties affectées ; 2° la cause ; 3° les symptômes ; 4° l'évolution, la marche ; 5° le traitement ; 6° la mortalité ; 7° la nomenclature ou la dénomination de la maladie.

Toute maladie qui se prétend *nouvelle*, qu'elle s'appelle *fièvre puerpérale* ou autrement, ne mérite ce titre de *nouvelle* qu'à la condition de prouver, de démontrer que sous les nombreux rapports que nous venons d'énumérer, elle est *distincte*, *essentiellement* distincte de toutes les autres maladies connues.

Il ne s'agit donc plus que de savoir si la nouvelle *entité pathologique*, dite *fièvre puerpérale*, sortira victorieuse de cette épreuve.

1° Quel est le siége de cette fièvre qui la distingue de toutes les autres fièvres et quel est le mode de lésion qui la caractérise *spécifiquement ?* Et remarquez bien qu'il ne s'agit

pas ici du siége des affections purement locales que peuvent
éprouver les femmes récemment accouchées ; non, nous avons
affaire à une affection générale, et c'est du siége de la *fièvre
puerpérale* de nos antagonistes qu'il est question. Eh bien !
messieurs, qu'on nous dise en quoi, sous le rapport de son siége
général, cette fièvre prétendue *nouvelle* diffère des autres *fièvres*
considérées en tant qu'affections *générales*, qu'elles le soient
primitivement ou secondairement. On se tait.... Mais non,
dira-t-on, on vous répond de toutes parts que la *fièvre nouvelle* a son siége dans le sang, dont elle est une altération
primitive. Triomphante réponse ! Comme si depuis un temps
immémorial, mais surtout depuis trente ans, il n'était pas
démontré (démontré, entendez-vous bien ?) qu'il en est ainsi de
toutes les autres fièvres continues déjà inscrites dans les
cadres nosologiques ; comme si parmi ces fièvres déjà *reconnues*, il n'en existait pas, par exemple, la fièvre typhoïde ou
le *typhus* proprement dit, ou bien encore la fièvre qui succède
à ce qu'on appelle une *piqûre anatomique*, qui consistent essentiellement en une altération *primitive* du sang. Certes, ce
n'est pas moi qui nierai les altérations *primitives* ou *consécutives* du sang. Je crois même rêver, quand j'entends à cette
tribune déplorer la pénurie de nos connaissances sur les altérations des liquides en général et du sang en particulier,
sujet sur lequel, depuis trente ans passés, on a fait tant de
recherches précises, rigoureuses, exactes. Oserai-je dire que,
pour ma part, depuis 1826, c'est-à-dire depuis trente-deux
ans que j'ai publié le *Traité clinique et expérimental* sur les
fièvres dites essentielles, je n'ai pas cessé un seul jour de m'en
occuper. Or, déjà dans ce *Traité*, j'avais insisté, d'une manière toute particulière, sur le rôle que jouait l'*infection putride* ou *septique* du sang dans la production des phénomènes
adynamiques ou *typhoïdes*, soit *primitifs*, soit *consécutifs*. Et
depuis vingt-six ans passés que je suis professeur de clinique, tous les jours, au lit des malades comme à l'amphithéâtre, j'ai mis sous les yeux des élèves le *sang typhoïde* et
le *sang inflammatoire*, leur faisant toucher, pour ainsi dire
de l'œil et du doigt, les différences constantes qui les distin-

guent, différences tellement tranchées qu'il est réellement aussi facile de distinguer un de ces sangs de l'autre que de distinguer une éruption rubéolique ou scarlatineuse d'une éruption variolique.

Nous admettrions donc bien volontiers l'*altération* primitive du sang sur laquelle insistent nos antagonistes. Mais il ne suffit pas de dire vaguement une *altération* primitive du sang. Il faut dire en quoi consiste cette altération, la *caractériser*, la *spécifier*, pour que nous puissions la comparer à celles déjà connues, et reconnaître si elle en diffère ou non. Or, c'est là précisément ce que nos antagonistes n'ont pas fait ou n'ont fait que d'une manière très incomplète. M. Depaul, entre autres, a bien présenté quelques aperçus sur l'altération *primitive* du sang ; mais il a déclaré lui-même que ses recherches laissaient beaucoup à désirer. Or, telle qu'il l'a décrite très succinctement, cette altération m'a paru se rattacher, de la manière la plus frappante, avec celle que, sous le nom d'altération *putride* du sang, j'avais moi-même décrite, en 1826, dans mon *Traité des fièvres dites essentielles*. S'il en était ainsi, on voit que, sous le rapport du mode d'altération, comme sous le rapport du siége, la *fièvre puerpérale* de nos antagonistes n'offrirait rien de nouveau, rien de *spécifique*.

2° La *cause* de la fièvre puerpérale est-elle essentiellement différente de toutes celles des autres fièvres, ou *spécifique?* On nous dit que cette cause est *inconnue*, ou qu'elle consiste en *certains états atmosphériques dont la nature intime nous échappe, en un miasme qui pénètre le sang, l'empoisonne, etc.* Mais alors, comment a-t-on pu comparer cette cause *inconnue* avec les autres causes miasmatiques *connues*, et déterminer si elle en diffère ou si, au contraire, elle leur ressemble ? A-t-on démontré, par exemple, que dans les épidémies rapportées à l'encombrement, cette cause fût différente de celle qui engendre le typhus en général et le typhus *traumatique* en particulier, typhus auquel la fièvre puerpérale ressemble tant alors, que M. le professeur Cruveilhier lui a donné le nom de typhus *traumatique* des femmes en couches ou de typhus *puerpéral?* Or, si la cause dont il s'agit était la même que celle du typhus, elle ne produirait pas chez les femmes en couches une fièvre qui leur appartînt exclusivement, *spécifiquement*. Ce ne serait qu'un *typhus*, maladie depuis si longtemps connue, plus ou moins modifié par l'état puerpéral, comme le typhus des blessés est modifié par l'état traumatique.

C'est ici le lieu de revenir sur la question de la contagion, qui, je m'empresse de le déclarer, a été traitée de main de maître par notre collègue, M. Danyau. Avant lui, M. Depaul avait rapporté quelques faits propres à prouver que le doigt de l'accoucheur pouvait devenir une sorte d'instrument d'infection ; mais ce n'était encore qu'un doigt *suspect* et en quelque sorte *contumace*. Mais d'après les faits si multipliés, rapportés par M. Danyau, avec un courage et une franchise dignes d'éloges, ce ne serait plus un doigt simplement suspect de contagion, mais un doigt vraiment *contagieux*.

Il ne m'appartient nullement de me prononcer en pareille matière et je reconnais hautement mon incompétence. Je ferai seulement remarquer qu'en admettant la contagion, par quelque mode que ce soit, cette contagion n'est pas un caractère exclusivement propre à la fièvre puerpérale, et que, sous ce rapport encore, cette fièvre n'offre pas une *spécificité* au moyen de laquelle on puisse la distinguer du typhus et autres infections septiques du sang réputées *contagieuses*.

3° Les symptômes, la marche, l'évolution de la *fièvre puerpérale*, offrent-ils quelque chose qui caractérise, *spécifie* cette maladie et la distingue de toutes les autres *fièvres?* On en chercherait vainement la preuve dans la description de nos antagonistes. Des phénomènes de l'ordre de ceux qu'on appelle *inflammatoires*, *adynamiques* ou *septiques*, *ataxiques* ou *nerveux*, et pour préciser davantage, des phénomènes d'infection *purulente* ou d'infection *putride*, *septique*, tels sont les phénomènes depuis longtemps bien *connus* qu'on observe dans les cas les plus caractérisés de la fièvre puerpérale de nos antagonistes.

4° La nomenclature de la fièvre puerpérale n'offre assurément non plus rien de nouveau et de *spécifique*. Or, le premier principe logique auquel doit se conformer quiconque à découvert un objet nouveau, quel qu'il soit, c'est de lui donner un nom nouveau comme l'objet lui-même, afin qu'on ne puisse le confondre avec un autre objet. Ce n'est pas ainsi qu'on a procédé dans la question qui nous occupe. En effet, le mot *fièvre* n'est, certes, pas un nom bien *neuf* et propre à distinguer l'*entité morbide nouvelle* de toutes les entités du même ordre déjà connues. Et quant au mot *puerpérale*, il a le double inconvénient de n'être ni *nouveau*, puisqu'il est déjà reçu pour indiquer purement et simplement un *état* pour ainsi dire aussi vieux que le monde, ni *représentatif* d'aucune affection morbide qu'on puisse distinguer clairement, positivement, essentiellement, de toutes les autres affections morbides connues.

Qu'est-ce donc, encore une fois, qu'une entité fébrile nouvelle, qu'on n'a pu jusqu'ici caractériser *spécifiquement* sous aucun rapport, et qui ne saurait en quelque sorte se faire inscrire sur les registres de l'état civil, s'il en existait en pareille matière?

5° Le traitement de la *fièvre puerpérale* est-il *spécifique?* Assurément, il devrait l'être, si la maladie était bien, comme l'enseignent nos antagonistes, elle-même *spécifique*, c'est-à-dire une *entité* essentiellement distincte de toutes les entités morbides déjà connues. Il n'en est rien cependant, et ce n'est pas de ce côté si capital de l'histoire de la fièvre puerpérale qu'il faudra se tourner pour trouver un argument en faveur de la doctrine que nous combattons.

Mais, nous objectera-t-on peut-être, si ce n'était pas une fièvre *spécifiquement* différente de toutes les autres, comment se rendre compte de l'effroyable mortalité qui a lieu dans certaines épidémies? A cela je répondrai que s'il ne s'agissait, comme quelques-uns le prétendent, que de simples phlegmasies, dans la maladie qui nous occupe, quelque aggravante que puisse être la circonstance de l'état puerpéral, la chose serait, en effet, difficile à comprendre. Mais ce n'est pas là, on ne saurait trop le répéter, l'élément le plus grave, le plus meurtrier de la fièvre puerpérale. Cet élément le plus *pernicieux*, c'est l'élément *septique*, c'est l'*infection septique*, quelles qu'en soient les sources. Aussi, pour ma part, lorsque me trouvant auprès d'une nouvelle accouchée, prise d'une fièvre violente, avec agitation, pouls à 140 et plus, affaissement général, etc., et qu'on me dit : « Cependant, il n'y a pas de vive douleur de ventre ni autre symptôme d'inflammation abdominale; » je ne manque guère de répondre : *Tant pis, la mort n'en est que plus à craindre.* C'est qu'alors, il s'agit bien réellement de cette fatale infection septique dont je parlais tout à l'heure. Supposez maintenant que, par une sorte de *conjonction* des circonstances les plus meurtrières, il se rencontre des épidémies où les phlegmasies locales, une péritonite générale et purulente entre autres, une phlébite multiple, disséminée, un état pultacé, gangréneux à l'intérieur de l'utérus, et pour surcroît un encombrement, une simple infection septique due aux émanations qui se dégagent des femmes en couches elles-mêmes, de leurs linges, conditions habiles à produire le typhus proprement dit, alors vous aurez ces mortalités vraiment lamentables sur lesquelles M. Cruveilhier nous a fait une si émouvante jérémiade (je n'ai pas besoin de dire que je prends ce mot dans sa meilleure acception). Pourtant, vous n'aurez encore là qu'une réunion d'éléments morbides depuis longtemps connus.

Que peut l'*art* contre de tels fléaux conjurés? Toutes les ressources dont il est armé restent nécessairement impuissantes.

Il suit de là que l'on ne saurait trop recommander les moyens prophylactiques. J'adopte à cet égard, presque sans aucune réserve, tout ce qui a été dit, avec tant de sagesse, de prudence et d'autorité, par M. Danyau. Comme lui, je pense que la suppression des établissements pour les femmes en couches serait une véritable calamité. Mais il est bien temps qu'on s'occupe de les assainir sous tous les rapports, de les multiplier surtout, pour éviter l'encombrement. Cet encombrement existe-t-il et une épidémie redoutable se déclare-t-elle, assurément, la mesure adoptée par M. P. Dubois, d'évacuer les salles, est au premier rang des moyens prophylactiques. Mais que deviendraient des milliers d'accouchées dans d'immenses villes comme Paris, Londres, etc., si les établissements publics pour les recevoir manquaient absolument?

V. Me voici au terme de ma trop longue dissertation, et je pose enfin mes conclusions.

Première conclusion. — Dans l'état actuel de la science, il n'est pas démontré, tant s'en faut, qu'il existe, sous le nom de *fièvre puerpérale*, une fièvre *essentielle*, *spécifiquement* distincte de toutes celles déjà connues, et qui appartienne exclusivement aux nouvelles accouchées.

Deuxième conclusion. — Dans les cas ordinaires, et la complication de typhus proprement dit mise de côté, les infections *septique* et *purulente* du sang suffisent pour expliquer les phénomènes généraux qui constituent le fond même de l'*entité pyrétologique* à laquelle on a donné le nom de fièvre puerpérale (1).

Je termine par la proposition que j'ai annoncée :

Il sera décerné par l'Académie un prix de la valeur de 1,500 fr. au moins à l'auteur du mémoire dans lequel on aura *démontré* l'existence ou la *non-existence* de la fièvre puerpérale, considérée comme une fièvre *essentiellement* et *spécifiquement* distincte de toutes les fièvres déjà connues et inscrites dans les cadres nosologiques. Les divers orateurs qui ont pris part à cette discussion feront les frais du prix dont il s'agit.

(1) Je n'ai pas besoin d'ajouter que mon intention n'est pas de contester l'existence de l'élément phlegmasique, qui se mêle aux infections indiquées.

XIV. — COMMUNICATION DE M. P. DUBOIS.

(Séance du 27 avril 1858.)

Messieurs, en terminant la première communication que j'ai eu l'honneur de faire à l'Académie sur le grave sujet dont elle s'occupe en ce moment, j'avais annoncé que je lui dirais mon sentiment sur les dernières parties du programme tracé par M. Guérard, et tout d'abord sur la question très controversable de la contagion. Quoique cette question, traitée par nos collègues MM. Danyau et Depaul avec le consciencieux talent que vous leur connaissez, ait été résolue par eux dans un sens complétement affirmatif, et quoique cette solution paraisse acceptée sans réserve par les orateurs qui leur ont succédé, je vous demande la permission d'en dire quelques mots encore.

Comme mes deux collègues, j'ai enseigné la doctrine de la contagion en ce qui concerne la fièvre puerpérale ; si aujourd'hui ma conviction, restant la même, il me semble prudent de faire quelques réserves à ce sujet, j'en dois la première pensée à une circonstance que je ferai connaître bientôt, et elle s'est fortifiée à l'occasion et dans le cours de la discussion présente par un examen plus sévère des faits qui ont été invoqués à l'appui de la contagion.

Parmi les questions nombreuses et ardues que l'on rencontre dans l'étude de la pathologie, il en est peu qui soient plus obscures que celles qui touchent à la propriété contagieuse des maladies, et cependant il en est peu dont la solution soit plus facilement proposée et acceptée.

L'homme est si peu disposé à chercher en lui-même et dans la fragilité de sa nature physique la cause des maux qui l'affligent, que sa première impulsion la lui fait supposer partout ailleurs. Le médecin est à chaque instant le confident de cette faiblesse, et celle-ci n'est probablement pas étrangère à la tendance, autrefois si générale des esprits, à prêter à presque toutes les maladies un caractère contagieux. En considérant le nombre des faits invoqués à l'appui de la contagion, leur origine et leur trop facile admission dans les documents de la science, je me sens disposé à croire que sur des questions de cette nature les médecins eux-mêmes ont une certaine part de la faiblesse commune.

L'Académie me permettra de lui rappeler que deux modes de transmission de la fièvre puerpérale ont été admis, l'un par des effluves émanés des malades elles-mêmes, l'autre par l'inoculation involontaire et accidentelle de l'élément toxique de cette maladie.

La doctrine de la contagion par des effluves invisibles suppose en effet que ces effluves sont réels, qu'ils peuvent être recueillis par les vêtements de l'accoucheur, des gardes-malades ou de toute autre personne, qu'ils peuvent être transportés au loin et pendant longtemps sans perdre de leurs propriétés infectieuses, et qu'enfin ils peuvent être transmis à des sujets prédisposés par les conditions mêmes de leur état puerpéral à en être gravement affectés.

Si cette transmission et ses effets étaient aussi communs et aussi faciles qu'on l'a supposé, si même elle était possible dans les conditions quelquefois étranges de temps et de distance qu'impliquent les récits qui ont été publiés à ce sujet, la fièvre puerpérale devrait, sans contredit, être considérée comme la plus contagieuse de toutes les maladies ; il serait, en effet, à peu près impossible qu'une nouvelle accouchée se maintînt, sinon sans être victime, du moins sans être sérieusement menacée, dans l'atmosphère réputée infectieuse, non-seulement des malades elles-mêmes ou de leurs gardes, mais mêmes des personnes auxquelles elles auraient donné, ne fût-ce que temporairement, des soins. En est-il réellement ainsi ? Je n'ose pas répondre formellement à cette question par la négative quand deux de mes honorables collègues et amis, pour l'opinion desquels j'ai une déférence bien méritée, se sont montrés, sans faire aucunes réserves, favorables à la doctrine de la contagion par les effluves ; mais je puis déclarer du moins que la question ainsi posée ne me paraît pas complétement jugée. Les faits invoqués à l'appui de la contagion par les effluves transmis directement ou par des intermédiaires sont très nombreux ; beaucoup émanent de sources respectables, et ils méritent d'être soumis à un sérieux examen.

En entendant l'exposé des témoignages invoqués à l'appui de la contagion, vous avez dû être frappés de leur nombre, et surtout de leur similitude en un point. Leur but commun est d'établir que c'est dans la pratique d'un ou de quelques accoucheurs exclusivement que se produisent ces longues séries d'atteintes de fièvre puerpérale.

Quelle est la signification de ces faits ? Il ne peut y en avoir qu'une, et la voici :

Un premier cas se manifeste sous l'influence probable d'une cause épidémique ou autre ; mais il résulte de la propriété contagieuse de la maladie que ce premier cas devient l'origine de ces manifestations successives et si nombreuses qu'indiquent les documents qui ont été signalés à votre attention. Le principe contagieux, transporté d'une victime à une autre par l'accoucheur et à son insu, remplit dans la propagation du mal et dans ses manifestations successives le rôle important que nous attribuons à une cause plus générale et plus vraie, l'influence épidémique. Cette doctrine acceptée par un certain nombre de pathologistes, et poussée à ce point de faire des maisons d'accouchement le berceau des épidémies présentes, cette doctrine ne me paraît pas fondée. La contagion, si elle est réelle, ce que je ne veux pas contester, ne saurait avoir l'influence qui lui est prêtée. Aussi ne puis-je admettre qu'avec une certaine incrédulité une partie au moins de ces récits de cas malheureux se succédant avec une désespérante continuité dans la clientèle d'un seul praticien.

Cette réserve serait déjà justifiée, à mes yeux, par cela seul que les témoignages invoqués me paraîtraient inspirés par des idées scientifiques inexactes ; elle me paraît l'être à plus forte raison si ces témoignages sont en désaccord avec ma propre expérience.

Dans une carrière déjà longue et qui, grâce à des circonstances exceptionnelles, a été très remplie, j'ai eu le mal-

heur de voir plusieurs de mes clientes atteintes de la fièvre
puerpérale et y succomber, mais jusqu'à l'épidémie de 1855-
1856, ces cas avaient été constamment isolés ; je viens d'en
traverser une autre au début même de cette année, et quoiqu'elle ait été très meurtrière dans les salles de la Clinique,
que j'aie assisté à plusieurs des autopsies sans y prendre, il
est vrai, une part directe et surtout manuelle, quoique enfin
je n'aie pris d'autres précautions que celle de changer une
partie de mes vêtements, aucune de mes clientes n'a souffert de cette triste éventualité. Aussi me paraît-il permis de
penser que, dans l'appréciation des faits nombreux de contagion réelle ou présumée, il faut faire une large part à
l'exagération et à la singularité des coïncidences. Je demande à l'Académie la permission de justifier cette double
allégation en la rendant juge de la valeur de certains faits
qui ont trouvé place dans des publications estimables.

Gooch rapporte sérieusement qu'un praticien très occupé
perdit successivement plusieurs de ses clientes atteintes de
fièvre puerpérale ; qu'attristé de ce résultat, il céda sa clientèle
à un confrère voisin ; que pendant cette suppléance il n'y
eut aucune atteinte nouvelle de la maladie. Mais un mois
entier s'étant écoulé, le praticien rassuré pensa qu'il pouvait
sans danger reprendre ses occupations. Malheureusement la
même cause, c'est-à-dire sans doute l'atmosphère infectieuse
de l'accoucheur, persévérant, les mêmes faits se reproduisi-
rent. La première femme que ce médecin assista succomba
comme les précédentes.

Dans un mémoire présenté à la Société médico-chirurgicale d'Édimbourg, le docteur Moir a cru devoir soumettre à
l'attention de la Société les faits suivants :

Le docteur Reid, alors en Irlande, assista quelques pauvres femmes en travail ; une d'elle succomba à la fièvre
puerpérale, et il en fut de même de celles qui reçurent ultérieurement ses soins. Ayant plus tard quitté l'Irlande pour
se fixer momentanément à Londres l'automne suivant, il fut
appelé auprès d'une femme en travail : le hasard voulut
qu'après ce long intervalle et cette distance parcourue, ses

vêtements fussent précisément ceux qu'il avait portés en Irlande, il s'ensuivit que la pauvre patiente fut atteinte de la
fièvre puerpérale et y succomba; il en fut de même de deux
autres. Parti plusieurs semaines après pour la Nouvelle-Galles
du Sud, il assista pendant son accouchement la femme d'un
soldat qui se trouvait à bord. Comme cette malheureuse était
dans un dénûment extrême, il lui prêta des draps dont il
s'était servi pendant son séjour à Londres; il n'en fallut pas
davantage pour que cette femme succombât à la fièvre puerpérale. Quatre autres femmes qui accouchèrent pendant la
traversée éprouvèrent le même sort.

Enfin, le professeur Patterson a fait connaître au docteur
Simpson le cas suivant : Un accoucheur, après avoir perdu
quelques-unes de ses clientes, qui avaient succombé à la fièvre
puerpérale, vit ces malheurs se suspendre dès qu'il eut la
pensée de changer de vêtements et de se laver avec une solution de chlorure de chaux; cependant un cas funeste vint
l'affliger encore, il en chercha la cause, et il découvrit qu'il
avait fortuitement repris une paire de gants dont il s'était
servi dans le cours d'une épidémie précédente.

Les citations sur lesquelles je viens d'appeler l'attention de
l'Académie n'émanent pas de praticiens obscurs. Plusieurs
des faits auxquels elles se rapportent ont été publiés par des
hommes d'un grand mérite; les autres ont trouvé place dans
les meilleurs recueils scientifiques de nos voisins. Il m'est
bien permis de croire que l'Académie, non plus que mes collègues MM. Danyau et Depaul, ne regarderaient pas des
témoignages de cette nature comme dignes de figurer dans
une enquête sérieuse.

Après avoir fait une part à l'exagération des partisans de
la contagion, voyons maintenant s'il est juste de faire une
part à la singularité capricieuse des coïncidences.

Vers la fin de l'année 1855, j'assistai pendant son accouchement une jeune dame dont les premières couches avaient
été difficiles et malheureuses; cette circonstance l'avait engagée à se rendre à Paris. Cette fois l'accouchement eut lieu
un peu avant le terme régulier de la grossesse; il fut d'ailleurs

facile et prompt. L'enfant naquit faible et il succomba deux jours après sa naissance. Sa mère éprouva rapidement les premières atteintes d'une fièvre puerpérale, pour laquelle je réclamai les conseils de notre collègue M. Rostan. Cette jeune femme se rétablit lentement. Deux autres clientes, auxquelles je donnai mes soins quelques jours plus tard, furent très sérieusement atteintes de la même maladie, et succombèrent l'une et l'autre très rapidement. Ces circonstances, dont j'entretins alors l'Académie, m'impressionnèrent assez vivement pour m'inspirer une défiance très naturelle. Je priai alors mon collègue M. Depaul de me suppléer auprès d'une dame qui devait bientôt accoucher ; je réclamai le même service d'un médecin étranger qui avait accompagné jusqu'à Paris plutôt à titre d'ami que de médecin une dame fort avancée dans sa grossesse et qui conduisait un jeune enfant en Italie. Une circonstance imprévue l'ayant retenue à Paris, je fus prié de l'assister et j'y avais consenti. Les circonstances fâcheuses que je viens de rappeler m'engagèrent à me faire suppléer par le médecin qui accompagnait cette dame et qui y consentit avec la réserve qu'il réclamerait mon assistance dans le cas où les choses ne suivraient pas leur cours régulier. Je confiai également à une personne tout à la fois garde et sage-femme intelligente le soin de me suppléer, sans en parler à l'avance, auprès d'une jeune femme déjà mère de plusieurs enfants. Enfin, le bruit s'étant répandu dans Paris que la fièvre puerpérale s'y était manifestée, la mère d'une de mes jeunes clientes m'écrivit pour savoir s'il ne serait pas prudent que sa fille allât faire ses couches à la campagne dans l'une des résidences les plus belles et les plus salubres des environs de Paris. Je l'engageai à prendre cette détermination.

La cliente que j'avais confiée à M. Depaul eut des couches simples et heureuses. La dame étrangère, assistée par le médecin de sa famille, eut un accouchement facile, mais elle fut atteinte dès le lendemain d'une fièvre puerpérale à laquelle elle succomba trois jours après. Je fus mandé quelques heures seulement avant sa mort. La jeune femme qui devait être accouchée par sa garde le fut en effet et très heureusement;

mais trois jours après, ma présence fut précipitamment ré-
clamée, parce qu'un frisson violent venait de se manifester ;
ce frisson était en effet le phénomène initial d'une fièvre puerpérale, et pour laquelle notre confrère M. Chomel, alors bien
portant, et M. Andral furent appelés. Cette jeune femme fut
très sérieusement atteinte et se rétablit avec une lenteur extrême. Enfin, la jeune femme qui s'était rendue à la campagne
y fut accouchée par un médecin âgé de la localité, et qui avait
autrefois assisté sa mère. L'accouchement fut facile, mais des
accidents puerpéraux très sérieux compliquèrent les suites de
couches et inspirèrent pendant plusieurs jours les inquié-
tudes les plus vives. Une guérison lente et pénible eut lieu
cependant.

Après avoir entendu le récit de ces faits, l'Académie jugera
sans doute comme moi que si, après les trois accouchements
successifs dans lesquels j'avais été témoin et acteur malheureux, j'avais assisté les clientes qui, confiées par moi-même à
d'autres mains, ont eu des couches funestes ou au moins troublées par de formidables accidents, il eût été très naturel
(et j'en aurais eu probablement la pensée) d'attribuer cette
succession de cas malheureux à la propriété contagieuse de
la maladie, et de convertir en témoignages probants de contagion de simples coïncidences. Je suis très disposé à croire que
des faits analogues à ceux que je viens d'exposer, mais dont
le nombre et l'importance ont été exagérés par des idées préconçues, tiennent une grande place parmi les témoignages
invoqués à l'appui de la contagion ; or, pour que ces faits
puissent à mes yeux se convertir en des preuves irrécusables
de contagion, une condition me paraîtrait nécessaire : c'est
que l'évidence de cette propriété contagieuse de la fièvre
puerpérale par des effluves se manifestât au moins ordinairement, lorsque les circonstances que l'on regarde comme favorables à cette contagion existent certainement, et à plus forte
raison quand elles sont exagérées. Mais je croirai avoir le
droit de contester la signification donnée au moins à un assez
grand nombre de ces faits, si, tandis que des rapports acci-
dentels de courte durée et ordinairement indirects, sont con-

sidérés comme des causes possibles et même fréquentes d'une infection grave ou mortelle, si, dis-je, je vois de nouvelles accouchées rester indemnes, quoique leurs lits soient contigus à ceux d'une moribonde, et qu'elles aient respiré pendant des heures entières un air qui se confond inévitablement avec l'atmosphère prétendue infectée de cette malheureuse. Or, cette immunité je ne la crois pas exceptionnelle, elle me paraît être au contraire la règle. On l'observe même au plus fort des épidémies de fièvre puerpérale, et lorsqu'à l'influence épidémique vient s'ajouter l'insalubrité des lieux, causée par leur occupation prolongée ou par le nombre exagéré des sujets admis. Au reste, à l'opinion contraire exprimée sur ce point en particulier par MM. Danyau et Depaul, je ne me contenterai pas d'opposer ma propre opinion, quoique assurément elle ne fût pas sans quelque valeur aux yeux de mes deux collègues, mais j'invoquerai une autorité plus puissante que la leur et que la mienne, celle des faits.

Plusieurs épidémies de fièvre puerpérale se sont déclarées à la Clinique d'accouchements dans le cours des cinq années qui viennent de s'écouler, une en 1852, l'autre en 1856, et la dernière au commencement de janvier dernier, toutes trois meurtrières, et la dernière surtout remarquable par le nombre proportionnel de ses victimes et sa courte durée. J'ai relevé avec la plus grande exactitude l'ordre dans lequel tous les cas de la première et de la troisième se sont succédé. L'Académie verra, par la table que je vais lui soumettre, que dans ces deux cas l'influence épidémique a plané, si je puis ainsi dire, sur tout l'établissement ; que ses atteintes se sont presque toujours disséminées, et qu'il n'a pas été possible de saisir un indice frappant de propagation de la maladie par un voisinage infectieux. Deux cas seulement de malades placées dans des lits contigus ont été observés dans l'épidémie de 1853. Aucun ne s'est présenté dans celle de 1858, et cependant si quelques exceptions s'étaient présentées, elles n'auraient point altéré la règle ; car si la maladie développée chez une de ces pauvres femmes n'eût pas été un danger réel pour ses voisines, elle n'aurait pas pu être à coup sûr une cause d'immunité.

Voici les résultats de ces deux tables ; elles comprennent ensemble 25 cas de fièvre puerpérale, 14 pour l'épidémie de 1853 et 11 pour celle de 1858. J'espère ne pas fatiguer l'attention de l'Académie par une simple énonciation de l'ordre dans lequel les cas se sont succédé dans ces deux épidémies.

1853.		1858.	
Salles.	Lits.	Salles.	Lits.
3°	12	6°	29
2°	8	3°	11
6°	28	4°	15
2°	6	5°	20
5°	22	5°	18
3°	9	2°	5
5°	25	5°	26
6°	31	4°	16
5°	17	5°	24
4°	12	2°	7
6°	33	6°	31
5°	20		
5°	29		
6°	34		

Je puis ajouter que les choses se sont très probablement passées de même dans l'épidémie de 1856, à laquelle des circonstances exceptionnelles m'ont empêché d'assister.

Maintenant, l'observation des faits m'autorise-t-elle à exprimer la même opinion pour ce qui concerne la propagation de la fièvre puerpérale par l'action directe de l'élément toxique de cette affection ?

Vous savez, par les opinions que j'ai précédemment rappelées, que les accoucheurs allemands et anglais admettent comme certains les faits de fièvre puerpérale provoquée par des inoculations accidentelles. Mais quelle est la substance infectieuse ? C'est d'abord tout liquide sanguinolent, ou autre, qui s'échappe des organes d'une personne actuellement atteinte de cette fièvre, ou qui y a succombé ; c'est même tout liquide en état de putréfaction, le virus qui s'écoule d'un ulcère cancéreux, certaines sécrétions inflammatoires et en particulier celles d'un érysipèle. Les faits qui semblent témoigner de la réalité de ces inoculations abondent comme ceux qui paraissent établir la réalité de la propagation par les effluves ; néanmoins, je vous ai fait pressentir, et M. Danyau vous a rappelé ce qu'est devenue, avec le temps et l'observation attentive des choses, la théorie élevée par Semelweisse, relativement à la propagation accidentelle de fièvre puerpérale par des inoculations présumées. Accueillie et proclamée en Angleterre avec une ardeur et une conviction qui fortifient mes doutes sur l'importance réelle d'un certain nombre de documents relatifs à la propagation de la fièvre puerpérale par les effluves, cette théorie est probablement oubliée dans l'école même où elle a pris naissance.

Je ne conteste pas toutefois l'importance des faits invoqués, je ne prétends même pas que la propagation de la fièvre puerpérale par des inoculations involontaires soit impossible; mais il me sera permis de faire une observation générale, c'est que l'origine en quelque sorte artificielle et secrète de ces faits pathologiques ne repose que sur une présomption qui peut être admise sans contredit, mais que des esprits sévères pourront toujours contester.

Des faits et des réflexions que je viens de soumettre à l'Académie, je ne veux pas conclure que la fièvre puerpérale ne saurait être considérée en aucun cas comme une affection contagieuse, et que l'on peut renoncer sans scrupule aux précautions prescrites par la juste et prévoyante sollicitude des collègues qui ont pris avant moi la parole sur ce sujet. Dans une matière aussi grave, la prudence commande une extrême réserve; mais il doit m'être permis d'affirmer que cette propriété contagieuse n'est ni aussi constante, ni aussi active, ni surtout aussi persévérante que les innombrables récits qui ont été publiés tendraient à l'établir.

Si ces faits étaient exacts, non-seulement l'accoucheur, parmi les clientes duquel un cas de fièvre puerpérale aurait apparu, serait un pestiféré bannissable à tout prix, mais un service hospitalier destiné à recevoir des femmes en couches deviendrait, quoi qu'on pût faire, un foyer d'infection fatal à toutes les malheureuses qui viendraient y chercher un refuge ; le médecin même, et à plus forte raison les serviteurs indispensables à un tel service, ne pourraient dans l'accomplissement de leur devoir, passer d'une accouchée malade à une accouchée saine sans courir la chance cruelle et certaine de transporter l'infection de l'une à l'autre. A mon sens, il s'en faut de beaucoup que ce danger soit aussi redoutable. J'ai cru que, pour nos confrères d'abord et aussi pour le public même, qui ne reste pas complétement étranger à nos discussions, il importait que cela fût dit et justifié par un examen attentif et impartial de cette grave et difficile question.

Vous vous rappellerez peut-être qu'en terminant ma précédente communication, je m'étais proposé de dire ma pensée relativement à l'opinion que j'ai cru avoir été exprimée par M. Trousseau touchant l'influence que le développement épidémique de la fièvre puerpérale dans un service hospitalier pouvait exercer sur les opérés des services voisins et sur les enfants nouveau-nés habitant les salles de la Clinique d'accouchements ou de la Maternité. Quoique notre honorable collègue se soit défendu de l'interprétation que j'avais cru pouvoir donner à ses paroles, et quoique j'accepte sans réserve la rectification qu'il a présentée, je demanderai néanmoins à l'Académie la permission d'exprimer sur ces points une opinion que je lui ai promise.

Les opérés et les enfants nouveau-nés, les uns voisins d'un service d'accouchements, les autres placés dans ce service même, sont-ils en réalité compromis par ce voisinage suspect ? La pensée d'une influence fâcheuse exercée par le rapprochement des deux ordres de sujets, femmes en couches et blessés, n'est pas nouvelle ; elle se rattache, au contraire, à un souvenir ancien et qui n'est pas sans intérêt. Un accoucheur distingué du xviie siècle. Peu, rapporte que M. de La Moignon, premier président du parlement de Paris et en cette qualité premier directeur de l'Hôtel-Dieu de cette ville, voulut savoir d'où procédait la mort d'une prodigieuse quantité de femmes nouvellement accouchées en cet hôpital. On soupçonnait, ou du moins on craignait que cela ne vînt peut-être par la négligence des personnes préposées au soulagement de ces femmes ; on remarquait, d'ailleurs, cette grande mortalité plutôt en de certains temps et en de certaines saisons qu'en d'autres. Le nœud de la question fut résolu : le médecin dont j'ai parlé fit ouvrir plusieurs cadavres, et ils se trouvèrent tous pleins d'abcès ; il en rechercha la cause avec exactitude, qu'il attribua enfin à la situation désavantageuse du lieu ou plutôt de la salle des accouchées, qui était au-dessus de celle des blessés, tellement que les vapeurs grossières et infectes qui s'élevaient des plaies et des ulcères de ces corps blessés formaient comme une masse d'air impure et maligne au dernier point. Cet air se portant perpétuellement en haut, était respiré jour et nuit par les nouvelles accouchées, et elles tombaient dans un flux de sang qui ne les quittait qu'à la mort. Ce malheur n'était point arrivé tant que les accouchées étaient dans une salle au-dessous des autres ; de sorte que, pour remédier à ce mal, on pensa qu'il fallait mettre les accouchées, s'il était possible, dans un lieu particulier où elles fussent exemptes de la communication d'un air si contagieux.

Ainsi, Vesou, médecin de l'Hôtel-Dieu, qui donnait à ces faits l'interprétation que vous venez d'entendre, commettait, à l'égard des blessés l'injustice que M. Trousseau m'avait paru commettre à l'égard des femmes en couches. Au lieu d'être coupables d'un tort réciproque, blessés et accouchées étaient victimes de la même influence, à savoir, une condition fâcheuse atmosphérique ou autre, dont l'action était probablement encore accrue par l'encombrement des salles dans lesquelles ils étaient placés.

Est-il vrai maintenant que les effluves insaisissables des femmes atteintes de la fièvre puerpérale soient la cause de la mort des enfants nouveau-nés séjournant dans les mêmes salles ? Les réserves motivées que j'ai cru devoir faire à l'égard de la contagion pourraient déjà faire préjuger ma pensée sur ce point ; mais il n'y a pas lieu d'invoquer ici une cause de cette nature.

Il est certain que pendant les épidémies de fièvre puerpérale, la mortalité des enfants nés de femmes atteintes de cette maladie, qu'elles y succombent ou qu'elles y survivent, est plus grande que dans les temps ordinaires; à ces faits, depuis longtemps signalés, on peut donner, je le crois du moins, une explication très naturelle. Liés intimement à l'organisme maternel et en ayant fait partie, les nouveau-nés sont victimes d'une condition morbide développée dans le sein de leur mère, et qui éclate chez eux comme chez elles sous l'influence des conditions vitales nouvelles qui sont créées par la naissance.

Il ne me répugne même pas d'admettre qu'ils puissent succomber avant de naître à l'action funeste de cette cause. Je comprends, néanmoins, qu'il puisse être parfois difficile de discerner ces faits parmi les cas assez nombreux d'enfants qui meurent avant de naître, par des causes tout à fait étrangères à celles dont il s'agit en ce moment. J'accorderai sans peine que l'insalubrité des lieux peut ajouter son influence à celle d'un état pathologique préexistant, mais cette influence me paraît secondaire et d'ailleurs étrangère à l'influence supposée des miasmes qui s'élèveraient des femmes en couches.

Des développements que je viens de donner à la question qui précède, il est permis de tirer cette induction, que je regarde les conditions propres au développement de la fièvre puerpérale comme préexistantes à l'accouchement chez un certain nombre de sujets. M. Danyau a formellement, et avec raison, exprimé le même sentiment. Dans un grand service hospitalier et même dans une pratique privée un peu étendue, il est impossible de n'en pas rencontrer quelquefois des preuves évidentes. Il n'y a pas d'épidémie qui n'amène à la Clinique d'accouchements et à la Maternité des femmes enceintes ou en travail, et qui éprouvent déjà les symptômes les plus caractéristiques et ordinairement les plus graves de la fièvre puerpérale; au nombre de ces faits, qui ne sauraient s'expliquer assurément ni par l'infection putride, ni par l'infection purulente, ni par les conditions, si souvent invoquées dans cette discussion, du traumatisme utérin; au nombre, dis-je, de ces faits, je crois pouvoir ajouter ceux dans lesquels les premières manifestations ont lieu à une époque très rapprochée de l'accouchement. Deux des clientes que j'ai assistées à la fin de 1855 étaient, à n'en pas douter, dans cette condition ; l'une a succombé et l'autre a survécu. A cette même époque je fis une courte visite à la salle des accouchements de la Maternité : deux femmes en travail y étaient admises, elles venaient de la ville. Leur apparence me frappa : leur figure était profondément altérée, leur peau chaude et le pouls très fréquent; je les jugeai atteintes l'une et l'autre de la fièvre puerpérale, et je les signalai à l'attention de madame Charrier, la sage-femme distinguée dont l'École d'accouchement déplore si justement la perte. Ma prévision n'était que trop fondée, ces pauvres femmes étaient en effet atteintes par l'épidémie. Je ne sais si elles y succombèrent, mais s'il en a été ainsi, leur décès aura nécessairement, mais indûment grossi le chiffre de la mortalité dans cet établissement. Ces deux cas de fièvre puerpérale, développés certainement en dehors de l'établissement hospitalier dans lequel ils ont eu leur solution funeste, constituent-ils une rare exception? on le croirait si l'on acceptait comme fondés quelques jugements inexacts que la discussion présente a provoqués, soit dans la presse médicale, soit même dans l'Académie. Je serai naturellement conduit à répondre à cette question quand je parlerai des mesures prophylactiques applicables à la fièvre puerpérale.

Y a-t-il un traitement particulier que l'on puisse appliquer à la fièvre puerpérale avec l'espoir fondé d'un succès?

La réponse à cette question dépendra du sens qui sera donné à la dénomination de fièvre puerpérale, ou, pour parler plus justement, des phénomènes pathologiques que l'on comprendra sous cette dénomination. Si l'on considère comme appartenant à la fièvre puerpérale et la constituant tous les phénomènes pathologiques, que j'ai cru devoir partager en deux groupes, on répondra affirmativement à la question que j'ai posée, et encore faudra-t-il faire beaucoup de réserves. Mais si l'on ne considère comme constituant réellement la fièvre essentielle dite puerpérale, que les éléments dont se compose le second groupe, on doit répondre que, dans l'état actuel de la science, on ne connaît pas de traitement qui puisse être employé contre cette maladie avec l'espoir fondé d'un succès. Ainsi, de même qu'il y a un groupe de symptômes qui mérite et un autre qui ne mérite pas le nom de fièvre puerpérale, il y a un groupe de symptômes pathologiques auxquels on peut opposer un traitement efficace, et un autre contre lequel la médecine est presque toujours impuissante. Si donc, au point de vue purement nosologique, quelques objections s'élèvent contre la légitimité de la division que j'ai adoptée, il n'y en a malheureusement pas de possible contre cette division au point de vue plus important de la thérapeutique.

L'opinion décourageante que je viens d'exprimer est aussi fondée en 1858 qu'elle l'était en 1782, alors même que l'ipécacuanha et le kermès semblaient, entre les mains de Doulcet, produire les guérisons miraculeuses que vous savez ; qu'en 1790, lorsque Boër (de Vienne) prétendait guérir infailliblement la fièvre puerpérale avec une poudre antimoniale dont il avait beaucoup exalté les merveilleux effets, et dont il n'a jamais divulgué la composition ; qu'en 1813, lorsque Armstrong guérissait trente-huit malades sur quarante-trois par d'abondantes saignées et des purgatifs énergiques ; qu'à une époque plus rapprochée de la nôtre, lorsque les préparations mercurielles, et à leur suite une foule d'autres médicaments, furent exaltés comme des remèdes infaillibles contre la fièvre puerpérale. J'ajouterai enfin que cette proposition est aussi vraie que jamais, même depuis la communication faite à l'Académie par notre collègue M. Beau, le 25 mai 1856, dans les termes suivants :

« Monsieur le président, je vous prie de vouloir bien an
» noncer à l'Académie que je viens d'employer avec un grand
» succès le sulfate de quinine à haute dose (1 gramme) dans
» mon service de l'hôpital Cochin.

» Après avoir commencé par l'administration d'un émétique,
» on donne le sulfate de quinine en potion, comme cela se

» pratique dans le rhumatisme articulaire d'après la méthode
» de M. Briquet. On observe que l'ivresse quinique déterminée
» dans la fièvre puerpérale est très considérable, donnant
» lieu à une grande stupeur et à une surdité presque com-
» plète. A la faveur de cette ivresse, la fièvre tombe, les dou-
» leurs abdominales disparaissent, et la malade se trouve
» rapidement mieux. » (*Bulletin de l'Académie*, t. XXI,
p. 810.)

En terminant, M. Beau faisait observer que les vomissements assez fréquents dans cette maladie, pouvaient contra-
rier gravement les effets du médicament, par cette raison
surtout que l'ivresse quinique, condition indispensable de
l'efficacité du sulfate de quinine, n'était pas produite.

Cependant, il n'est aucun des traitements que je viens de
rappeler dont je n'aie fait un essai consciencieux, et dont je
n'aie constaté l'inefficacité, non pas cependant au point de
n'avoir obtenu aucune guérison, mais assez pour acquérir la
certitude qu'elles ne possédaient pas les vertus qu'on leur
avait trop libéralement prêtées. Dans l'espoir presque toujours déçu que je trouverais quelquefois au moins des
chances plus heureuses, soit dans la nature moins rebelle de
l'affection, soit dans certains caractères plus favorables de
l'influence épidémique, j'ai repris bien souvent les voies que
j'avais tentées et abandonnées. Ces tentatives ont été presque
toujours vaines. Quelle peut être la cause des succès communs de M. Beau et de mes perpétuelles déceptions?

L'Académie, maintenant éclairée par la distinction rationnelle que j'ai établie, ne saurait se tromper à cet égard.

Lorsque M. Beau lui-même a spontanément déclaré, sans
se rendre bien compte de l'importance de cet aveu, qu'il ne
guérissait pas les péritonites qui s'étendent au-dessus de
l'ombilic, M. Beau a reconnu, par cela même, que sa médication était impuissante contre la fièvre puerpérale, c'est-à-
dire contre une affection caractérisée par l'extension de la douleur au-dessus de l'ombilic, le ballonnement de l'abdomen et
les désordres profonds qui se lient à ces premiers phénomènes.

Vous n'avez pas oublié, j'en suis convaincu, la spirituelle

dialectique avec laquelle M. Trousseau a prouvé à notre collègue l'impuissance de sa médication.

Ainsi, il est avéré que M. Beau traite avec succès par l'i-
pécacuanha et par le sulfate de quinine à haute doses, ce que
je guéris, comme beaucoup d'autres, avec l'ipéca seul ou associé au tartre stibié, et auxquels j'ajoute parfois, lorsque
des douleurs abdominales vives et limitées se manifestent,
une application de sangsues, un bain et quelques centigrammes d'extrait gommeux d'opium. J'accorde très volontiers que la médication de M. Beau peut être efficace comme
la mienne dans les limites que j'ai indiquées; mais il y a
entre les deux thérapeutiques une différence importante, à
mon sens : elle consiste en ce que celle de M. Beau soumet ses
malades à une ivresse quinique très pénible pour le présent,
et parfois fâcheuse pour l'avenir, et que la mienne est absolument exempte de cette douloureuse et quelque peu dange-
reuse épreuve ; qu'en second lieu, la thérapeutique de M. Beau
a la prétention, non justifiée, de guérir la fièvre puerpérale,
et que la mienne ne se donne d'autre mérite que celui de
guérir ce qu'elle guérit en effet, c'est-à-dire un état pathologique qui ne mérite pas la qualification de fièvre puerpérale.
M. Beau veut-il bien se rendre compte de l'exactitude de mes
assertions, il lui suffira de relire avec quelque attention les
six premières observations de la thèse de M. Barbrau, son
élève, et, selon toute apparence, son interprète.

Dans ces conditions, je puis me dispenser de chercher la
cause des insuccès du sulfate de quinine dans les salles de la
Clinique d'accouchement, dès qu'il est avéré que ces insuccès sont communs à la Clinique et à l'hôpital Cochin.

Cependant, cette juste appréciation des choses, en ce qui
concerne la thérapeutique de M. Beau, je la dois à la discussion présente, et avant d'avoir été éclairé ainsi, j'ai dû
passer par la voie commune des informations et des essais.
Vivement désireux de posséder cette panacée si vainement
cherchée et si souvent promise, j'ai pu, avec le concours
éclairé de l'un des élèves les plus distingués de l'école de
Paris, M. le docteur Charrier, aujourd'hui mon chef de clinique, j'ai pu mettre à l'épreuve, et toujours sans succès, la

médication de l'hôpital Cochin, quand je l'appliquais à des cas de fièvre puerpérale. Sur un théâtre où les occasions ne se font point attendre, ces essais ont été nombreux et concluants. Le sulfate de quinine n'a pas été plus heureux que ses prédécesseurs. Je sais bien que M. Beau conteste la légitimité de cette proposition, parce que les conditions de temps et de doses n'auraient pas été strictement observées. C'est la ressource commune des promoteurs de médications impuissantes. Mais les contradicteurs de notre ingénieux et excellent collègue pourraient, à leur tour, se plaindre des modifications presque soudaines qu'il a fait subir à une thérapeutique qui s'était annoncée tout d'abord dans les termes que j'ai rappelés, et avec une assurance qui semblait devoir écarter tous les doutes et défier toutes les polémiques. En ce qui concerne la Clinique, ce reproche n'était pas fondé; je crois pouvoir assurer qu'il ne l'était pas davantage pour ce qui concerne les épreuves faites sur une plus grande échelle, par M. Delpech, à l'hospice de la Maternité, et dont les détails ont été sous mes yeux. Je n'insisterai pas davantage sur une controverse à laquelle la discussion présente et les justes concessions de M. Beau ont enlevé presque tout intérêt. Il est néanmoins un des effets de cette médication que tous les expérimentateurs ont dû remarquer, et qui a été très judicieusement rappelé dans ces débats par M. Depaul, c'est le ralentissement plus ou moins prononcé du pouls. Cette modification spéciale dans une maladie dont la gravité semble être si intimement liée à l'activité de la circulation, que le ralentissement spontané du pouls autorise presque toujours à prévoir une amélioration prochaine, cette modification a dû paraître un bienfait inespéré. Malheureusement, il en est de l'activité de la circulation comme des sécrétions purulentes dans la fièvre puerpérale, elle n'est qu'une des circonstances de la maladie, et si c'eût été nécessaire, le sulfate de quinine aurait prouvé qu'elle n'en constitue pas un des caractères fondamentaux. Cette notion peut avoir son intérêt au point de vue de la physiologie pathologique, elle n'en a pas au point de vue du traitement.

J'ai vu, il y a un an à peu près, avec mon confrère M. Pajot, une de ces modifications trompeuses au plus haut degré, parce qu'elle coïncidait d'ailleurs avec un calme parfait de l'intelligence et des sens. Tristement averti déjà, je ne pus cependant me défendre d'une espérance illusoire qui dura quelques jours et ne profita qu'à mon instruction. J'ajouterai cependant que cette illusion ne m'était pas permise; depuis quelques jours un léger gonflement rouge et douloureux à la pression, et cironscrit, s'était manifesté à la région dorsale de l'avant-bras gauche et un autre à l'articulation de l'index du même côté. Ces lésions étaient encore très limitées ; mais je n'aurais pas dû oublier que je n'avais encore vu qu'une seule malade survivre à ce phénomène pyogénique, témoignage certain d'une altération profonde et irrémédiable de l'économie.

De tout ce qui précède il est permis de conclure :

1° Que le sulfate de quinine est impuissant contre le groupe de phénomènes pathologiques auquel, avec les hommes les plus expérimentés en cette matière, j'ai réservé le nom de fièvre puerpérale, et que, contre cette maladie, un remède efficace est encore à trouver ;

2° Que si le sulfate de quinine guérit probablement les phénomènes pathologiques inflammatoires ou bilieux auxquels je n'ai pas donné le nom de fièvre puerpérale, il a, sans aucune compensation, le grave inconvénient de soumettre les malades à une ivresse quinique extrèmement pénible et qui n'est pas sans danger.

XV. — COMMUNICATION DE M. PIORRY.

(Séance du 27 avril 1858.)

Messieurs , si je prends de nouveau la parole dans cette discussion, ce n'est pas pour répondre à de malveillantes insinuations, à des phrases sonores et vides qui n'avancent en rien la solution de la question, à des saillies ironiques qui ne blesseraient que si elles avaient quelque valeur de fond. Je craindrais trop, en le faisant, de manquer aux égards confraternels et à la dignité de l'assemblée. Je désire seulément faire voir que les orateurs qui se sont succédés à cette tribune ont dés opinions à peu près identiques sur la collection de lésions et de phénomènes à laquelle on donne le nom de fièvre puerpérale. Il me semble en définitive que les propositions que j'ai établies au commencement de cette discussion sont tout à fait en harmonie avec les doctrines de tous ceux qui ont bien étudié ce sujet. Pour le prouver, il suffit de résumer les opinions de chacun des préopinants, soit sur les états pathologiques dont j'ai parlé, soit sur la manière dont ils considèrent la fièvre puerpérale. On a discuté beaucoup sur les mots, tandis que l'on était d'accord sur les choses !

Tous les praticiens qui ont parlé admettent que chez la femme en couches il y a une disposition manifeste. Celle-ci est représentée : par les modifications alors survenues dans les organes génitaux, dans l'utérus et le péritoine; par l'état du sang au moment de la parturition, état dans lequel la proportion du sérum est considérable, tandis que celle du fer et probablement du phosphate de chaux est faible ; par le vide existant dans les vaisseaux ; par la dilatation des sinus utérins et du lymphatique; par la mollesse et l'amplitude de la matrice. Il est impossible de nier cette prédisposition. M. Beau y insiste comme moi; seulement, il s'est servi du mot *diathèse* pour la désigner. Ce n'est pas parce qu'elle est grecque que cette expression est mauvaise, mais bien parce qu'elle est vague, parce qu'elle désigne les circonstances les plus dissemblables, et parce que l'on est bien loin de s'accorder sur sa signification. Ce qui, dans les opinions de M. Beau, s'écarte des données générales, c'est que la diathèse, prise d'ailleurs dans un sens très abstrait et très vaguement défini, peut avoir *pour manifestations* la péritonite, la phlébite, l'angioleucite, le refoulement du diaphragme, etc., etc. Les rapports entre cette diathèse incomprise et ses effets n'ont rien de clair, et employer de telles locutions est plutôt obscurcir le sujet que l'élucider.

Un des orateurs précédents, dont les nerfs sensibles s'irritent alors que l'on propose des termes nouveaux, crée ou du moins adopte le mot *puerpéralité*, ce qui prouve que son aversion pour le latin francisé n'est pas à la hauteur de celle qu'il éprouve pour les racines grecques. Ce mot puerpéralité

se rapporte à la diathèse des femmes en couches de M. Beau
et à l'ensemble des conditions organiques, qui existent, suivant moi, chez la femme qui vient d'accoucher. Du reste, je
ne m'élève pas plus contre le mot puerpéralité, qu'il ne serait
convenable de trouver mauvais les expressions diathèse
tocique ou tocodiathèse (M. Velpeau a employé le terme toco-
logie), parce qu'ils peuvent exprimer des choses définies.

Personne, dans la discussion actuelle, ne nie l'existence
fréquente, sous des accidents puerpéraux, d'une utérite, d'une
phlébite utérine, d'une angioleucite, d'une péritonite partielle, qui se déclarent souvent, mais non pas toujours, au
début des accidents généraux, et même avant le frisson ini-
al. Ces phénomènes, qui, simples, n'ont pas une gravité
excessive, et constituent la fièvre puerpérale bénigne, sont encore, pour M. Beau, la manifestation de sa diathèse puerpérale; mais, dans les cas graves, presque tous nos collègues,
M. Depaul, M. Hervez de Chégoin, M. Trousseau, M. Cruveilhier, M. Cazeaux, M. Bouillaud, croient que les accidents
terribles qui surviennent sont dus en très grande partie : au
cachet, à la complication septique imprimés aux lésions observées. Seulement, ces messieurs ne sont pas tous d'accord
sur les circonstances locales ou générales qui donnent au mal
ce caractère septique.

Les uns se rattachent à ce qu'ils appellent le traumatisme.
Ce mot, très grec, est en harmonie avec la nomenclature
organopathique. On est surpris de le voir employé par des
personnes plus ou moins ennemies des expressions grecques,
et qui citent à l'appui de leurs opinions divers auteurs étrangers et français. Ces personnes se bornent à l'énonciation
vague de ce mot : *traumatisme*, sans le préciser nettement.
Ils entendent par là l'état organique complexe existant chez
un blessé; et malgré leur amour pour la généralisation et leur
haine pour la localisation, ils sont trop instruits pour ne pas
savoir que l'étendue d'une plaie, que les hémorrhagies auxquelles elle donne lieu, les douleurs qu'elle cause, les proportions et les qualités du pus qu'elle forme, les détritus
putrides avec lesquels elle est en rapport, les états particu-

liers propres à chacun, etc., constituent autant de traumatismes divers qu'il y a d'individus blessés. Admettre donc que le traumatisme donne aux accidents locaux leur caractère funeste, c'est en vérité cacher l'incertitude et le vague de l'idée sous le coloris d'un mot sonore.

Pour mieux préciser les faits, il en est, et je suis de ce nombre, qui, ayant examiné avec soin la face interne de l'utérus, ont souvent trouvé dans les cas graves d'accidents puerpéraux tous les caractères de la gangrène d'hôpital ou nécrosie nosocomiale si bien décrite par Ollivier sous le nom de typhus traumatique. Ce médecin a surabondamment prouvé, en se l'inoculant à lui-même, que ce mal est contagieux, que sa cause est virulente et extérieure, et qu'il est souvent suivi de septicêmie. Son travail a eu beaucoup d'influence sur les doctrines modernes relatives aux altérations septiques du sang.

M. Dubois est à peu près le seul de nos collègues qui ait mis en doute que les matières pourries contenues dans l'utérus puissent être résorbées par les sinus utérins et par les vaisseaux lymphatiques de la matrice. Si ce fait était vrai, on verrait, dit-il, chez toutes les nouvelles accouchées des phénomènes graves, car chez toutes il y a des caillots contenus dans les cavités génitales, caillots qui, inévitablement, se décomposent et se pourrissent; or, cet argument tombe devant ce fait : que chez la plupart des nouvelles accouchées tenues proprement, le sang qui sort du vagin, bien qu'ayant ses qualités odorantes spéciales, n'a pas cette odeur putride qui est le plus sûr indice de la putréfaction. C'est, d'ailleurs, chez les femmes où l'odeur septique est la plus prononcée que l'on voit le plus souvent survenir des accidents sérieux. Ajoutez que les caillots ne se pourrissent pas dans l'utérus alors que cet organe, revenu sur lui-même, ne contient pas d'air. Remarquons, enfin, que la putréfaction du sang dans la matrice, comme celle de toutes les substances animales, doit se manifester d'une manière beaucoup plus rapide et plus fatale dans une atmosphère infecte, dans des lieux encombrés, dans les hôpitaux, qu'à l'air libre et souvent renouvelé.

Presque tous nos collègues conviennent, du reste, que cette même atmosphère saturée de matières putrides qui, comme il vient d'être dit, active la décomposition du sang contenu dans l'utérus et le vagin, influe d'une manière très délétère par la respiration sur le sang circulant dans les vaisseaux. Sans parler des travaux antérieurs aux miens, qu'il me soit permis de rappeler les huit ou dix mémoires relatifs à ce sujet sur les causes de la fièvre typhoïde, sur le choléra (1832), sur l'ophthalmie palpébrale (1833), sur les épidémies qui ont régné en France (séance publique de l'Académie, (1836 et 1837), sur les habitations privées (1838), sur la septicémie (1834, 1843), etc., mémoires dans lesquels j'ai démontré l'influence très grande de l'encombrement sur le caractère septique de ces affections. Les oppositions souvent peu mesurées que m'ont valu ces travaux me donnent bien le droit de citer ces écrits alors que leurs applications à la série de symptômes dits fièvre puerpérale sont faites d'une manière si générale.

Ainsi, presque tous ceux qui ont parlé dans cette discussion admettent qu'il existe, lors des phénomènes puerpéraux graves, une altération du sang, ou anomémie; seulement il en est qui lui donnent les noms d'infection putride, de fièvre essentielle putride ou adynamique, de typhus, de maladie essentielle et typhique, d'empoisonnement miasmatique, d'épidémie due à l'encombrement, etc. Or, encore une fois, il est impossible de nier sérieusement que les caillots putréfiés dans l'utérus puissent produire une altération du sang du même genre. Sur quoi donc est-on en désaccord? Ce n'est certainement pas sur les doctrines, mais c'est bien sur les mots. Ce sont les termes : fièvre essentielle, typhus, infection putride, miasme, essentialité, généralité, etc., qui causent des dissentiments apparents plutôt que réels; c'est pour cela qu'il faut adopter des expressions propres à particulariser, à spécifier ce que l'on veut dire dans de tels cas; c'est pour éviter une logomachie interminable que j'ai adopté le mot septicémie, qui s'applique tout aussi bien aux circonstances morbides dans lesquelles l'altération du sang est produite par le septiose, ou agent septique respiré, qu'à ceux dans lesquels il s'est introduit par les orifices vasculaires de l'utérus.

M. Dubois, il est vrai, nie presque autant dans la fièvre puerpérale grave la septicémie produite par absorption pulmonaire que celle qui est due à la pénétration de liquides pourris dans les vaisseaux ouverts à la surface interne de l'utérus. Cependant personne, mieux que cet habile accoucheur, ne peut convénablement apprécier l'influence de la non-aération et de l'encombrement des salles sur les femmes en couches. Notre honorable ami M. Cruveilhier a si judicieusement, je dirai si humanitairement insisté sur cette déplorable influence, qu'à coup sûr son discours conduira à de salutaires réformes. M. Dubois pense qu'un agent inconnu, un miasme spécial, cause le mal ; mais cet inconnu est tout aussi bien un zéro, un x algébrique sous le rapport du traitement qu'au point de vue de la théorie. Il est donc logique de ne pas tenir compte de ce zéro, et quand il deviendra un fait, on cherchera à apprécier le degré de son importance. On en peut dire autant d'un prétendu virus spécial qui serait propre aux maladies des femmes en couches, virus qui différerait du septiose, ou matière putride et viendrait à se former alors que plusieurs accouchées seraient agglomérées. Il en est encore ainsi d'un certain ferment, de parasites supposés que l'on accuse de causer la spécificité de la fièvre puerpérale. Quand ces messieurs nous auront dit ce que c'est que leurs ferments et leurs parasites, alors nous parlerons de ces dents d'or que nous trouvons fort peu incisives. D'ailleurs, s'il y a ici un ferment, un parasite spécial, la fièvre puerpérale n'est plus en rapport avec la puerpéralité, elle est une maladie prise dans le sens nosographique; elle est une unité morbide telle que la considère la majorité des médecins, et M. Trousseau a été tout à fait en désaccord avec lui-même en niant son individualité morbide.

Qu'on ne dise pas que la septicémie est elle-même une hypothèse gratuite et stérile! on la produit à volonté en introduisant dans les veines des animaux des matières putrides et liquides; on la voit se manifester lorsqu'un scalpel imprégné de putrilage empoisonne le sang, lorsque les eschares sacro-coxygiennes laissent suinter sur les surfaces dénudées les ma-tières putrides ; elle se déclare toutes les fois que les hommes habitent des locaux étroits où l'air s'altère et ne se renouvelle pas, et ce n'est pas là malheureusement une supposition, c'est un déplorable fait que permettent de constater le défaut de plasticité du sang, la facile séparation des globules, l'absence de couenne phlegmasique.

L'admission de cette septicêmie dans les fièvres puerpé-rales graves explique du reste ces faits observés par l'hono-rable M. Depaul, et l'apparition d'accidents putrides chez les hommes, les fœtus, les blessés, lors des épidémies puerpé-rales ; elle explique même les érysipèles si dangereux qui se développent autour de l'insertion du cordon chez les petits enfants, et auxquels on a donné le nom excentrique de lo-chies ombilicales ; elle explique tous ces faits aussi bien et beaucoup mieux que le miasme inconnu de M. Dubois, que le spécifique de M. Trousseau, car l'on sait, à n'en pouvoir douter, que la pustule maligne, la gangrène d'hôpital, le typhus des armées, etc., maladies septiques ou septicêmiques par excellence, peuvent se communiquer, et que des faits nom-breux portent à croire qu'il en est ainsi pour la fièvre ty-phoïde des auteurs alors qu'elle est très intense.

Tous ceux qui ont parlé dans la discussion actuelle sont convenus que chez les femmes atteintes de ce qu'ils appellent fièvre puerpérale, il se forme avec une extrême facilité du pus dans les veines, dans les vaisseaux lymphatiques (et les remarquables et nombreuses recherches de M. Nonat sur l'an-gioleucite utérine méritent surtout qu'on les consulte), dans le péritoine, dans les articulations, etc. C'est seulement sur l'interprétation de ce fait qu'il y a des dissidences. Ceux qui ne veulent pas que ces collections purulentes proviennent de l'utérus se fondent sur ce que, disent-ils, les globules pyoï-ques sont trop volumineux pour pouvoir être résorbés, comme s'il n'était pas démontré que si un globule intact ne peut, à cause de son volume, pénétrer dans les porosités vasculaires, les granules purulents, qui constituent par leur réunion le globule entier, séparés par la putréfaction, la sanie pourrie qui les tient en suspension, peuvent, s'ils ne sont pas susceptibles d'absorption physiologique, pénétrer au moins dans des vaisseaux qui ont été déchirés à la surface interne de l'utérus. La pyohémie ou pyémie démontrée : à l'état aigu par les granulations de la couenne du sang au troisième degré de la pneumonite; à l'état chronique par la fièvre hectique (qui cesse lorsque l'on parvient à tarir la source du pus dans les cavernes tuberculeuses), dans les plaies fistuleuses, dans les abcès par congestion, la pyémie, dis-je, admise par l'honorable professeur Sédillot et par une grande partie de l'école moderne, est un fait incontestable, et qui rentre de la manière la plus évidente dans l'étude des états pathologiques qui suivent les couches. D'ailleurs cette pyémie explique très bien la rapidité et l'abondance de la formation du pus dans le péritoine, la plèvre, les articulations, le tissu cellulaire des nouvelles accouchées; car il suffit du dépôt de quelques granules purulents dans un organe pour qu'il s'y forme promptement un abcès; cette pyémie, dis-je, peut non-seulement avoir lieu par résorption ou pénétration, mais on la voit souvent survenir, comme Dance l'a si bien établi, à la suite des phlébites graves, ou comme l'ont vu MM. Tonnellé, Nonat, Cruveilhier, etc., consécutivement aux angioleucites de mauvais caractère. Ce cachet pyogénique particulier aux phlébites, aux angioleucites dont il s'agit, n'est autre que celui que leur donnent le pus putride, la matière putride, le septiose qui, pénétrant dans les vaisseaux, viennent les modifier d'une manière funeste, altèrent les liquides, et, par suite, déterminent des accidents terribles parmi lesquels il faut citer des suppurations consécutives. Il est donc évident que les matières ichoreuses ou purulentes contenues dans l'utérus, alors qu'elles pénètrent dans les veines et les lymphatiques utérins, sont aussi une source de pyémie.

Presque tous les praticiens qui ont parlé dans la discussion actuelle, ont à peu près l'opinion précédente, et il est à regretter que M. Paul Dubois ait préféré supposer son x algébrique, son inconnu, que d'adopter des opinions en harmonie avec les faits qu'indique une exacte anatomie, une saine physiologie et une pathologie fondée sur la clinique.

Je suis jusqu'à présent à peu près le seul qui, portant plus loin que d'autres les idées dites humorales, ai admis, comme je l'avais fait dans le *Traité de médecine pratique*, que parmi les circonstances qui donnent aux maladies des femmes en couches un caractère spécial, il fallait noter l'établissement de la sécrétion lactée, qui se fait précisément à l'époque où le plus souvent se prononcent les accidents puerpéraux. De la même façon que la bile formée par le foie est souvent résorbée dans ses conduits obstrués, de la même façon il peut y avoir pénétration de fluides lactés dans la circulation, alors que l'écoulement par les vaisseaux galactophores se fait mal ou ne se fait pas. Si les globules de lait altéré (et il y en a de très petits) sont résorbés, puis déposés dans les organes, il y aura non pas production de liquide lacté, mais bien de pus. On dira peut-être que je ne fais que rappeler ici des opinions surannées ; mais ce seront ceux qui dénigrent l'époque actuelle et le progrès, ou qui louent sans mesure les vagues explications d'autrefois qui parleront ainsi.

Quels que soient leurs discours, il n'en faudra pas moins qu'au lit de la nouvelle accouchée ils tiennent compte de l'influence que pourrait avoir la galactêmie sur la production du pus dans les organes et sur les accidents encéphaliques ou autres, qui, si fréquemment à cette époque, se déclarent avec un caractère spécial.

Ce mot spécial étant prononcé fera dire tout d'abord que j'admets la spécificité. Certes, je le fais avec tous les bons praticiens, mais exclusivement dans des cas fixes, déterminés comme le sont les affections produites par un virus, un poison, dont l'action leur est propre et diffère de celle de toute autre substance. Dans les accidents puerpéraux, on ne peut trouver d'autre venin spécial que le poison septique, qui se retrouve comme cause de complications analogues dans une multitude d'autres affections, poison septique, qui s'y développe aussi à l'occasion de l'altération des matières animales abondamment répandues dans l'air, alors qu'un grand nombre d'individus sont réunis dans un même lieu. Encore une fois, il ne peut y avoir dans les accidents puerpéraux d'autre caractère spécial que celui qui serait dû aux conditions pathologiques qui sont les conséquences inévitables de la parturition, de la lactation et des lésions qu'elles entraînent.

Avant de conclure, permettez-moi, messieurs, d'ajouter encore un mot sur la généralisation et la localisation.

On ne cesse de parler de généralisateurs et de localisateurs, de supposer des dissidences profondes entre les pathologistes et de vouloir les diviser en deux camps ennemis, pour que chacun, comme on l'a dit d'une façon assez singulière, *jette un drapeau au bout d'un bâton*, et arbore ce drapeau comme un signal de combat. En vérité, ce sont là des paroles stériles, des ballons de cristal coloré, dans lesquels, lorsqu'on les casse, on ne trouve que du vide, et qui sont propres à lancer la discorde entre des gens qui, au fond, sont d'accord.

Tous, tant que nous sommes, nous faisons en effet de la localisation et de la généralisation. Quand M. Trousseau, entraîné par la chaleur de la discussion, a proclamé ses convictions généralisatrices, profession de foi bien propre à lui concilier les sympathies de certains écrivains, il a oublié que les travaux qui lui assignent une place parmi les travailleurs sérieux, sont des mémoires anatomiques et localisateurs sur la diphtérite, l'angine couenneuse, la phthysie laryngée, la trachéotomie, la thoracenthèse, etc., mémoires dont les titres sont, pour la plupart, de source grecque.

On me fait l'honneur de me citer comme un des localisateurs quand même, et depuis 1826 je n'ai cessé de dire que les altérations du sang, sur lesquelles j'ai publié, dix ans avant M. Andral, un traité fort étendu, sont tantôt primitives, tantôt secondaires aux affections locales. Dans ce moment encore j'étudie les affections du système nerveux dans leur ensemble et dans leur généralisation la plus large.

Il est tout à fait impossible d'admettre l'existence de maladies exclusivement générales, comme on ne peut comprendre une affection locale sans phénomènes généraux;

parmi ceux qui insistent le plus sur ces distinctions, il en est
quelques-uns qui, plaçant la généralisation en dehors de l'organisation, mettent complétement les mots à la place des
faits.

Or, je ne suis pas généralisateur de cette façon; mais si
l'on veut dire que la généralisation consiste dans des aperçus
d'ensemble, dans des conclusions logiques déduites de faits
de détails scrupuleusement étudiés, alors j'aime la généralisation, et j'en fais le plus que le comporte mon intelligence.

Il résulte des considérations auxquelles je viens de me
livrer :

1° Que la plupart, que la presque unanimité de nos collègues admettent que les accidents puerpéraux sont multiples,
complexes, et ne constituent pas (ainsi que je l'ai établi le
premier dans cette discussion, et comme je l'avais fait précédemment pour d'autres affections) une maladie unitaire, une
unité morbide ayant une marche fixe, déterminée, réglée
d'une part par l'action propre à un poison spécifique, de l'autre par des efforts curatifs de l'organisme ou si l'on veut de
la nature; qu'elle n'est en aucune façon *une maladie* considérée à la façon des nosographes;

2° Qu'elle n'est autre chose qu'un ensemble d'états pathologiques susceptibles de se manifester, de se succéder, de se
compliquer de la manière la moins régulière et la plus variée;

3° Qu'il ne s'agit pas, dans cette discussion, d'une fièvre,
car la péritonite, la phlébite, l'angioleucite, certaines encéphalies observées chez la femme en couches, le refoulement
du diaphragme sont toute autre chose que des fièvres ou même
des symptômes fébriles;

4° Qu'il est au moins singulier de nommer fièvre des altérations du sang, telles que la septicémie, la pyémie, et si
l'on veut me l'accorder, la galactémie, car ces altérations du
sang existent parfois alors qu'on n'observe même pas de chaleur morbide;

5° Que l'épithète essentielle ajoutée au mot fièvre est tout
aussi vague, tout aussi indéterminée en 1858 qu'elle l'était

du temps de Pinel et de Broussais; qu'elle est une source de discussions inutiles, et qu'il faut éviter de s'en servir;

6° Que l'ordre de succession des phénomènes constituant les accidents puerpéraux est généralement celui-ci :

a. État d'une femme qui vient d'accoucher, *prédisposition*, diathèse *puerpérale*, si l'on veut *puerpéralité* ou *tocisme*.

b. État de l'utérus à surface interne saignant, à vaisseaux rompus, blessés, ouverts, altérés : *état traumatique, traumatisme* pour les nomenclateurs.

c. Altération du sang, tantôt par les caillots contenus dans l'utérus, superficiellement gangréné et contenant de l'air; tantôt par les matières putrides répandues dans l'atmosphère par suite de l'encombrement et des exhalaisons élevées du sang et des liquides excrétés; tantôt enfin par ces deux circonstances réunies : *infection putride, septicémie*, quand celle-ci est portée à un très haut degré, elle peut être contagieuse.

d. Des phlegmasies, soit partielles et locales, soit généralisées et extensives ayant pris dans ce dernier cas un caractère septique, des caillots et de la sanie putrides de l'utérus, ou de la septicémie générale : *phlébites, angioleucites, péritonites simples* ou *septicémiques*.

e. Formation de pus, soit dans l'utérus, soit dans les veines ou dans les vaisseaux lymphatiques, soit dans les organes qui, comme le péritoine, les plèvres, les synoviales, sont atteints de phlegmasies septiques ou septicémiques : *abcès, pyoïes dans diverses parties.*

f. Collections purulentes dans divers organes, consécutives à la présence dans le sang de quelques globules du lait, altérés et résorbés dans l'appareil galactogénique : *ethmoïtes, arthrites avec formation de pus* ou *pyoïques, dues à la galactémie.*

g. Lésions variées et secondaires dans divers organes ayant un caractère spécial en rapport avec la galactémie : *encéphalies des femmes en couches, pneumopathies spéciales* ou *phymiques.*

h. Coïncidence *d'états organapathiques nombreux, soit du côté du cerveau, soit dans la rate ou le foie, accumulation de fèces et de gaz, défaut de sang ou hypémie, sang mal oxygéné ou hypoxmie par refoulement des viscères*, ou *par suite de la présence des mucosités dans les bronches*.

Tels sont, dans leur ensemble, les accidents puerpéraux.

Il est impossible de ne pas reconnaître la vérité de ce tableau et de ne pas convenir que la thérapeutique de ces accidents repose, non pas sur l'étude vague de la fièvre puerpérale, mais bien, comme je l'ai établi, sur l'appréciation exacte des états organiques précédents et de leur filiation.

Que si l'on ne vient pas encore jeter en travers de la discussion les mots fièvre, essentialité, spécificité, ferments, parasites, miasmes, diathèse, cachexie, inflammation, pyrexie, infection, constitution médicale, épidémies, principe vital, propriétés vitales, forces, vie, hippocratisme, etc., etc., la question n'en sera plus une, car tout le monde sera d'accord, et il faudra bien avouer que c'est sur l'étude des états organopathiques, et non pas sur celle de la maladie unitaire dite fièvre puerpérale, qu'il faut désormais fonder la pathologie et le traitement des accidents graves qui surviennent chez les femmes récemment accouchées.

Il faudra même convenir que si l'on admet ces états, il faut bien les nommer, et que par conséquent une nomenclature expressive et lucide est indispensable. M'inquiétant peu des oppositions tracassières, des saillies facétieuses, des insinuations méchantes, des discours fleuris et vides, tendant à provoquer l'hilarité, ne voulant imposer mes opinions à personne, mais tenant à défendre les miennes, fort de mes convictions, je provoque et je ne cesserai de provoquer une discussion sérieuse et approfondie sur la nécessité, suivant moi indispensable, de désigner les choses par des mots qui les expriment d'une manière nette et significative.

XVI. — COMMUNICATION DE M. P. DUBOIS.

(Séance du 5 mai 1858.)

M. P. Dubois : J'ai terminé ma dernière communication à l'Académie, par cette déclaration peu encourageante et cependant trop vraie que si l'on ne considère comme constituant réellement la fièvre dite puerpérale, que les éléments dont se compose le second groupe que j'avais admis, et qu'il me paraît inutile de rappeler, on est en droit de dire que, dans l'état actuel de la science, on ne connaît pas de traitement qui puisse être employé contre cette maladie avec l'espoir fondé d'un succès; si cette proposition est vraie, et si le zèle éclairé et persévérant des médecins de tous les pays où la fièvre puerpérale a étendu sa funeste influence, n'a pu jusqu'à présent découvrir un remède efficace contre cette maladie, une fois déclarée, c'est à prévenir le mal, si cela est possible, qu'il importe essentiellement de s'appliquer aujourd'hui. Cette nécessité a depuis longtemps frappé les meilleurs esprits ; quelques essais ont été faits déjà, et s'ils n'ont pas complétement réalisé les espérances qu'on avait conçues, ils peuvent néanmoins servir tout à la fois d'encouragement et d'exemple.

Deux voies se sont présentées. L'une devait conduire au résultat proposé, en rendant l'économie de la femme enceinte moins accessible à l'action des causes morbifiques qui menacent une nouvelle accouchée. L'autre devait y conduire également par la suppression, ou du moins par une atténuation considérable des conditions fâcheuses qui paraissent concourir puissamment au développement de la maladie.

Les caractères apparents de la fièvre puerpérale, et peut-être plutôt encore l'idée qu'on s'en est faite dès le principe, expliquent comment certains toniques, le quinquina et le fer en particulier, ont été depuis longtemps considérés comme les moyens les plus sûrs pour remplir la première de ces deux indications.

Vous avez entendu le remarquable et concluant exposé des recherches et des essais longtemps et judicieusement suivis par mon savant ami Danyau ; il vous a rappelé que dès 1772, l'usage du quinquina associé à celui des eaux ferrugineuses a été conseillé par Leake comme moyen préservatif de la fièvre puerpérale, et qu'à une époque beaucoup plus rapprochée de nous, nos confrères MM. Leudet (de Rouen) et Piédagnel, croyaient avoir constaté les bons effets d'une médication analogue. Expérimenté de nouveau par M. Danyau, et sur une grande échelle, le sulfate de quinine associé au fer n'a pas justifié les espérances qu'on avait conçues. Les essais que j'en ai dû faire moi-même à la Clinique d'accouchements concordent parfaitement, quant à leurs résultats, avec ceux de notre collègue ; mais il est juste d'ajouter qu'entrepris sur un personnel beaucoup moins nombreux que celui de la Maternité, ils doivent être considérés comme moins probants.

L'insuffisance désormais reconnue d'un traitement interne prophylactique conduit inévitablement à des mesures plus décisives. Il s'agit, en effet, de soustraire les femmes en couches au danger, non permanent, il est vrai, mais trop fréquent encore, auquel elles sont exposées dans l'état actuel des choses, quand elles demandent un asile pour leurs couches prochaines ou imminentes dans un des services qui leur sont destinés.

Deux propositions ont été faites à ce sujet : l'une consiste à supprimer les maisons d'accouchements, et à leur substituer l'assistance à domicile ; l'autre consiste à introduire dans les dispositions matérielles et dans les conditions hygiéniques des maisons d'accouchements des modifications profondes qui devront en assurer la salubrité.

La première de ces deux propositions a été faite, mais sous une forme interrogative, par notre collègue M. Depaul, et appuyée ensuite par M. Cruveilhier.

La seconde, moins radicale et plus sage, à mon sens, appartient à M. Danyau, et, pour ma part, j'y adhère sans la moindre hésitation. Ces deux questions me paraissent mériter un très sérieux examen.

L'Académie me permettra de lui rappeler les termes dans lesquels M. Depaul s'est exprimé, et d'appeler son attention sur des propositions qui s'en rapprochent plus ou moins, et qui ont eu pour objet des modifications importantes dans ces services de l'assistance publique.

Voici les paroles de M. Depaul :

Vous savez, messieurs, combien ont été impuissantes les mesures prises par l'assistance publique, en 1856, pour arrê-

tèr la terrible épidémie qui ravageait la Maternité : rien n'a-
vait été épargné pour écarter autant que possible les causes
d'infection et les conditions d'insalubrité ; en présence des
résultats fournis par la statistique comparative de la mortalité par la fièvre puerpérale à la Maternité et dans le 12ᵉ arrondissement, je me demande s'il ne vaudrait pas mieux
adopter, pour les femmes en couches, un autre système d'assistance, et par exemple celui des secours à domicile, bien
préférable assurément à leur admission dans des établissements qu'il est impossible de purger entièrement de toute
condition d'insalubrité.

Ce n'est pas la première fois que la suppression des maisons destinées à recevoir des femmes en couches, ou du moins
leur exclusion de la capitale et des grandes villes, ou des
modifications profondes dans leur dispositions essentielles,
ont été proposées. Il y a six ans, un ancien et très intelligent
élève de l'école de Paris, M. le docteur Joux, aujourd'hui
médecin à la Ferté-Gaucher, a fait d'une proposition de ce
genre le sujet de sa thèse inaugurale : il est vrai que cette
exclusion devait s'appliquer surtout aux services de chirurgie
et dans l'intérêt des opérés et des blessés ; mais voulant donner au principe qu'il croyait excellent ses conséquences légi-
times, il avait enveloppé logiquement dans la même proscrip-
tion, les maisons d'accouchement et les services de chirurgie;
sa pensée était de substituer aux établissements hospitaliers
actuels de Paris, des cités hospitalières situées à un myria-
mètre de la capitale, et sur le trajet d'un chemin de fer.

Inspirée sans doute par des motifs analogues, mais dans un
cercle plus restreint, la commission départementale de la
Seine, avant de clore la session de 1856, adopta, sur la proposition de notre honorable confrère, le docteur Thierry, une
proposition conçue en ces termes :

« La commission départementale, considérant que des épidémies de fièvre puerpérale sévissent fréquemment de la manière la plus désastreuse sur les femmes admises dans les
maisons d'accouchement appartenant à l'administration de
l'assistance publique;

» Considérant que souvent ces épidémies, s'étendant en dehors des murs des hôpitaux de la Maternité et de la Clinique, exercent leur action sur tous les quartiers de la ville et y exposent les femmes en couches à des chances de mortalité inconnues dans tout autre lieu;

» Considérant qu'il est urgent de faire cesser les funestes effets résultant de l'agglomération des femmes en couches, la plupart étrangères à la ville de Paris, qui sont recueillies dans les établissements hospitaliers de la capitale,

» Émet le vœu que des mesures soient prises pour faire cesser les causes auxquelles peuvent être attribuées les affections épidémiques qui ont leur foyer dans les maisons hospitalières d'accouchement de la ville de Paris. »

A l'appui de cette proposition, un des organes de la presse médicale, après avoir fait connaître cette délibération à ses lecteurs, exprima l'opinion que, pour atteindre le but indiqué, il suffirait de diviser la population des deux établissements destinés aux femmes en couches en fractions de 15 ou 20 malades, et de les diriger sur de petits établissements, situés hors de l'enceinte de Paris.

Enfin, mes collègues auront pu lire comme moi, dans le dernier numéro de la *Gazette médicale de Paris*, une déclaration très nette et très énergique de M. J. Guérin contre le maintien des Maternités, et l'assurance que l'Académie était disposée à en voter comme un seul homme la suppression définitive.

Il est vrai que, tout à la fois trop bienveillant et trop sévère, M. Guérin m'adressait le reproche, et par conséquent m'attribuait l'honneur d'avoir répandu l'hésitation dans des esprits précédemment convaincus.

Je dirai très sincèrement que je serais trop heureux qu'il en fût ainsi. Il peut y avoir, pour ces questions litigeuses, deux ordres de juges :

L'un se compose de natures calmes, sans parti pris, persuadées que la vérité en beaucoup de choses est difficile à découvrir, qu'elle doit l'être surtout en des questions qui depuis longtemps partagent les esprits les plus éclairés; qu'il importe, en conséquence, d'écarter les exagérations qui la masquent ou l'altèrent, persuadées enfin qu'il serait même permis de se contenter d'en avoir découvert une partie, en conservant l'espoir d'atteindre le but un peu plus tard. L'autre se compose de natures impatientes et fébriles, résolues à la négation ou à l'affirmation sans réserves, et demandant à tout prix, et sans retard, les conséquences logiques d'une opinion contestée.

C'est, j'en suis convaincu, l'esprit des premiers qui prévaudra dans l'Académie. J'espère donc qu'elle donnera à cette question, à laquelle elle a bien voulu consacrer déjà un temps précieux, l'attention éclairée et impartiale qu'elle donne à tous les importants sujets de ses délibérations, et j'ai la conviction qu'elle ne conseillera à l'autorité compétente, dans une affaire aussi grave, que des mesures qu'elle n'aura pas à regretter plus tard ; c'est assez dire que l'Académie ne suivra pas, je l'espère du moins, les inspirations de notre collègue à cet endroit.

Ici donc se présentent trois propositions :

1° Supprimer les Maternités, ainsi que nos collègues MM. Depaul et Cruveilhier en avaient eu la pensée et que le demande formellement M. J. Guérin.

2° Les supprimer dans la capitale et en créer de nouvelles dans la banlieue, selon la pensée de M. le docteur Joux.

3° Créer de nouveaux établissements, selon les indications de la science, ou introduire dans ceux qui existent déjà les améliorations indispensables à leur salubrité, aussi complète et aussi durable que la nature des choses le permet.

La suppression radicale des Maternités me paraît inexécutable dans les conditions actuelles de notre société ; cette impossibilité doit être déjà très légitimement présumée quand on songe qu'il n'y a nulle part aujourd'hui de grands centres de populations où ces établissements fassent défaut, et il en est ainsi parce qu'ils répondent à une nécessité dont l'évidence ne saurait être méconnue.

Les divers services hospitaliers que l'administration de l'assistance publique a consacrés aux femmes en couches reçoivent chaque année six mille femmes environ : ainsi la suppression des Maternités imposerait à l'assistance charitable de Paris l'obligation de donner à ces six mille femmes, dispersées dans la capitale, tout ce qui constitue l'assistance matérielle qu'elles reçoivent dans les services hospitaliers qui leur ont été réservés. Il ne s'agirait pas pour l'assistance publique, songez-y bien, de donner à une mère de famille, qui a une demeure, le mobilier modeste et à peu près suffisant de l'ouvrier, et un entourage de parents, d'amis ou de voisins bienveillants, les secours pécuniaires ou autres que réclament les charges et les nécessités d'un accouchement. Les six mille femmes que la suppression des services hospitaliers actuels mettrait à sa charge ce seraient six mille pauvres créatures sans pain, sans linge, sans feu dans la saison froide, sans aide quand la souffrance et le danger les condamnent à l'impuissance, et enfin sans abri, car elles perdent alors le seul asile que la plupart d'entre elles tiennent de la domesticité.

Pour être capable de comprendre les conséquences regrettables d'une mesure conseillée par un intérêt, sans doute, charitable, mais assurément imprudent, il faut avoir vu ces malheureuses réclamer avec une désolante insistance un asile et des soins que souvent, hélas ! l'encombrement de nos salles et la perspective de dangers prochains nous empêchent de leur accorder.

Quelles sont, d'ailleurs, les considérations prépondérantes qui doivent contre-balancer les déplorables résultats de la suppression proposée ? Ces considérations apparaissent dans un des motifs de la délibération prise par la commission départementale de la Seine, et plus catégoriquement encore dans l'article de M. Guérin, c'est la crainte d'entretenir un foyer contagieux, dont les perpétuelles émanations désoleraient sans relâche les hôpitaux et la pratique privée ; c'est une réminiscence de l'influence funeste que les promoteurs de la vaccine prêtaient autrefois à l'inoculation de la variole, préférée par quelques médecins, qui la considéraient encore comme un moyen de préservation plus sûr. Cette crainte, je n'hésite pas à le déclarer de nouveau, est fondée sur une idée exagérée de la propriété contagieuse de la fièvre puerpérale. Je n'ai exprimé devant l'Académie, sur cette grave et difficile question, que des opinions sérieusement pesées, et je ne blesserai, sans doute, ni mon éminent collègue, ni la vérité, en disant que je dois avoir sur le sujet de ces débats une expérience à peu près égale à la sienne. Il me permettra d'ajouter encore que les questions que je résous avec réserve, et qu'il résout avec une assurance qui ne souffre pas de contradiction, sont du nombre de celles devant lesquelles s'inclinent les meilleurs esprits, à plus forte raison les plus humbles, comme le mien.

Néanmoins, le conseil départemental de la Seine, aussi convaincu que mon savant contradicteur, a cru devoir s'exprimer ainsi : *Considérant que ces épidémies, s'étendant en dehors des murs des hôpitaux de la Maternité et de la Clinique, exercent leur action sur tous les quartiers de la ville, et y exposent les femmes en couches à des chances de mortalité inconnues dans tout autre lieu.*

Je ne voudrais pas être irrévérencieux envers les rédacteurs du libellé que je viens de transcrire, mais il m'est impossible de ne pas faire remarquer qu'il contient presque autant d'erreurs que de mots.

L'allégation de la commission départementale ne repose sur aucune observation et moins encore sur aucune enquête qui puisse la justifier. Je crois, au contraire, pouvoir affirmer que, dans la plupart des cas, l'influence épidémique est primitivement extérieure, et qu'elle ne pénètre dans les hôpitaux qu'après s'être manifestée dans la ville. L'épidémie de 1856 m'en a offert en particulier un exemple frappant. J'avais déjà vu dans la ville les deux cas très graves dont j'ai entretenu l'Académie lorsque les premières atteintes eurent lieu dans la Clinique, et si j'avais été plus disposé que je ne le suis à admettre la propagation de la maladie par la contagion, j'aurais pu penser que j'avais, bien malgré moi, concouru aux premières manifestations de la maladie dans l'hôpital.

Mais j'ai cru beaucoup plus justement sans doute que la

maladie s'était déclarée dans l'hôpital sous l'influence de la cause ou des causes qui en avaient provoqué le développement dans la ville. Les faits qui témoignent de ces premières manifestations d'une épidémie de fièvre puerpérale, d'abord dans la pratique privée et consécutivement dans les hôpitaux, ces faits ne se comptent plus aujourd'hui.

La suppression des Maternités ne changerait donc rien à l'état actuel des choses en ce qui concerne le siége des premières manifestations épidémiques, et je l'ai déjà dit, ce serait une mesure regrettable et sans aucune compensation. Dans son travail si riche de faits empruntés à l'expérience de tous les pays, notre collègue M. Danyau n'a-t-il pas accumulé les preuves les plus décisives à l'appui de cette proposition, que ni les premiers ni les plus cruels effets des épidémies do fièvre puerpérale n'appartiennent exclusivement à la pratique des hôpitaux ; laissez-moi vous rappeler l'affreuse épidémie de la petite ville de Brackel citée par notre collègue, et dans laquelle, sur 28 accouchées, 15 seulement eurent des suites de couches naturelles, 13 furent atteintes de fièvre puerpérale, et, sur ce nombre, 12 succombèrent ; des enfants de ces 13 femmes, 2 seulement survécurent. Dans cette localité restreinte, il n'était pas possible d'invoquer une influence nosocomiale.

Par ces diverses et graves considérations, je pense, et j'espère que l'Académie pensera comme moi, que les différents services destinés aux femmes en couches dans la ville de Paris doivent y être maintenus. Je dirai plus tard à quelles conditions.

Ainsi que l'a justement fait observer M. Danyau, la suppression des Maternités aurait pour conséquence inévitable la suppression de tout enseignement pratique de l'une des branches les plus importantes de la médecine. Ce retour à un état de choses contre lequel la Faculté de médecine de Paris et tous les hommes qui prennent quelque intérêt à l'enseignement médical ont réclamé pendant près de quarante années, et qui n'a cessé que grâce au bouleversement d'une révolution politique, ce retour serait au dernier point regrettable.

L'Académie, je n'en puis douter, partagera mes sentiments à cet égard, et elle pensera qu'au point où en est ma carrière, l'intérêt que m'inspire la solution donnée à cette question ne saurait plus être un intérêt personnel.

Si les Maternités sont maintenues, conviendra-t-il de les éloigner de Paris ? Je serai très bref sur ce point. La mesure proposée n'aurait aucun avantage réel, et elle aurait des inconvénients qui doivent frapper tout d'abord les personnes qui ont la connaissance pratique de cette question.

Un très grand nombre des pauvres femmes auxquelles ces nouveaux établissements seraient destinés ne pourraient pas les atteindre avant leur délivrance, et seraient nécessairement maintenues dans les hôpitaux actuels. Il en est déjà ainsi aujourd'hui même, quoique les services actuels soient beaucoup plus rapprochés d'elles ; d'ailleurs, les avantages incertains de ce déplacement ne justifieraient pas les dépenses considérables et les difficultés parfois compromettantes qui en seraient les conséquences à peu près certaines.

Concluons donc qu'au lieu d'innover il vaut mieux améliorer ce qui est. Je puis dire sans témérité que des améliorations satisfaisantes sont possibles, et qu'une expérience qui date déjà d'un grand nombre d'années, autorise à croire qu'elles peuvent avoir ici les avantages qu'elles ont ailleurs.

L'importance humanitaire de ces résultats se mesure naturellement sur les conséquences regrettables de l'état actuel des choses, en ce qui concerne la mortalité comparée dans les Maternités et dans la ville. On s'accorde à dire, et malheureusement avec raison, que cette différence est très grande.

Une statistique, dressée il y a peu de temps encore par un des élèves les plus distingués des hôpitaux de Paris, M. le docteur Tarnier, a été produite dans le cours de cette discussion ; elle établit une perte de 1 accouchée sur 322, dans le 12ᵉ arrondissement, et de 1 accouchée sur 19 à l'hôpital des Cliniques et à la Maternité. La disproportion signalée par ces deux statistiques est grande et trop affligeante pour qu'il n'y ait pas quelque intérêt à vérifier l'exactitude des éléments

dont elle se compose. La recherche et l'acquisition de ces éléments ne présentent aucune difficulté en ce qui concerne la
maison d'accouchement, il n'en est pas de même en ce qui
concerne le nombre des femmes qui sont accouchées à leur
domicile dans le 12ᵉ arrondissement, et, parmi ces femmes,
celles qui ont succombé aux suites de leurs couches.

L'indépendance absolue des registres de l'état civil, sur
lesquels sont inscrits, d'une part, les naissances, qui impliquent un accouchement, et d'autre part les décès ; cette indépendance rend très difficiles les recherches statistiques relatives aux décès des femmes en couches dans la ville de Paris.
Cependant, afin d'y parvenir, M. Tarnier dut recueillir d'abord
le nombre des femmes qui avaient succombé dans les salles
de l'hospice de la Maternité pendant l'année 1856, et ensuite
il rechercha sur les registres de l'état civil du 12ᵉ arrondissement les noms des enfants nés à domicile et celui des femmes
décédées. Chaque naissance indiquait tout à la fois, d'une
part une femme accouchée, et d'autre part le nom et la demeure de cette femme.

Muni de ces premiers renseignements, M. Tarnier pensa
qu'il lui suffisait de rapprocher les noms et la demeure des
accouchées du nom et de la demeure des décédées.

De la conformité des noms et des demeures sur les deux
listes, il déduisit logiquement le nombre des femmes accouchées décédées à domicile ; c'est ainsi que M. Tarnier crut
pouvoir établir la moyenne d'une femme décédée sur 322 accouchées, moyenne rappelée par M. Depaul, et qu'il a considérée comme une indication vraie des chances de mortalité
auxquelles sont exposées les femmes qui habitent le 12ᵉ arrondissement et qui accouchent dans leur domicile.

Pour que ces résultats pussent être regardés comme l'expression juste des faits, il aurait fallu que toutes les femmes
accouchées chez elles, et auxquelles les suites de couches ont
été fatales, eussent certainement succombé sur ce même arrondissement.

Cependant, il est permis d'admettre que quelques-unes
d'entre elles, devenues malades et transportées au bureau

central d'admission, ou directement dans un service hospitalier étranger à la circonscription du 12e arrondissement, y auront succombé. Dans ce cas, très admissible, et j'ajouterai très probable, la statistique de M. Tarnier serait infidèle. On est d'ailleurs, et à Paris surtout, d'autant plus autorisé à admettre cette infidélité que l'heureuse proportion indiquée dans le travail de notre jeune confrère, me paraît être plus favorable que celle que l'on observe dans les meilleures conditions de salubrité et d'aisance, et même de fortune dans la pratique privée.

Si notre collègue prend la peine de faire un examen rétrospectif des cas d'accouchements dont il aura gardé un souvenir exact, il pourra acquérir la conviction que la moyenne des décès, dans sa clientèle comme dans la mienne, est moins favorable que celle qu'indiquent les tables de M. Tarnier. Au reste, cette statistique des décès, même pour l'objet spécial et restreint qui nous occupe, est très difficile : M. Tarnier lui-même s'est assuré depuis que ses calculs pouvaient et même devaient être inexacts. Pour qu'ils ne le fussent pas, il aurait fallu que, muni de renseignements précis, recueillis à une source authentique, il se fût transporté au domicile des accouchées deux ou trois semaines après leur délivrance, et il aurait peut-être acquis de cette manière la preuve irrécusable qu'elles y auraient ou survécu ou succombé, et je dis *peut-être* parce que les habitudes d'une vie nomade dans la classe ouvrière, la fragilité des liens qui ont constitué les ménages temporaires, et l'oubli profond qui les sépare quand le jour d'un délaissement réciproque est arrivé, toutes ces circonstances rendraient des recherches probantes presque impossibles.

Je parle sciemment de ces difficultés et de leurs causes, parce que j'ai tenté personnellement cette enquête, et que j'ai dû y renoncer.

Entre une statistique qui se fonde sur des éléments positifs et irrécusables, comme celle de la Clinique d'accouchements ou de la Maternité, et celle qui se fonde sur des éléments mobiles et qui échappent à l'observation au moment même où ils seraient nécessaires, la différence sera toujours trop grande pour qu'on puisse établir une comparaison décisive.

Je suis très disposé à croire que la statistique invoquée par mon collègue M. Depaul n'a pas l'importance qu'il lui a prêtée; mais si cette statistique n'est pas l'expression fidèle des pertes produites en conséquence de l'accouchement, dans la population du 12e arrondissement de Paris, il n'en est pas moins vrai que la moyenne des décès parmi les femmes qui accouchent à la Maternité où à l'hôpital des Cliniques est notablement supérieure à celle des accouchées à domicile dans la circonscription du 12e arrondissement. Si cependant la raison et la justice exigent que quelques-unes des causes de cette différence soient équitablement appréciées, ainsi que je me propose de le faire à une autre occasion, il n'en faut pas moins reconnaître la nécessité incontestable et pressante de modifier profondément les Maternités actuelles.

Je demande à l'Académie la permission de lui exposer en peu de mots les modifications essentielles :

Créer en dehors des hôpitaux ordinaires, ou y annexer sans les confondre, des bâtiments capables de recevoir annuellement environ six à huit cents femmes en couches.

Diviser ces bâtiments en deux corps de logis principaux d'une capacité égale et reliés par deux galeries latérales.

Partager chaque corps de logis en salles pouvant contenir chacune dix lits, lesquels seront séparés les uns des autres par un espace beaucoup plus grand que celui qui existe entre les lits d'un hôpital ordinaire. Il ne faut pas oublier, en effet, que les suites naturelles d'un accouchement récent placent les sujets auxquels ces bâtiments seront destinés dans les conditions les plus capables d'altérer les qualités de l'air, et qu'affaiblies dans une certaine mesure et rendues plus impressionnables par les douleurs et par les fatigues inséparables de la parturition, les nouvelles accouchées se trouvent dans des conditions doublement dangereuses, puisqu'elles joignent à la propriété fâcheuse de créer autour d'elles des éléments d'infection, une aptitude plus regrettable encore à en être gravement affectées.

A ces premières dispositions doivent être ajoutés les meilleurs appareils de ventilation.

La division en salles d'une médiocre capacité permettra de diviser en séries de dix les femmes en travail qui viendront réclamer des secours, et qui, accouchant à peu près en même temps et placées dans la même salle, pourront, par conséquent, la quitter à la même époque. Cette disposition donnera par cela même la possibilité de laisser cette salle vacante pendant plusieurs jours, de l'aérer durant cet espace de temps, d'en laver soigneusement les murs avec une solution de chlorure de chaux, de suspendre et d'exposer à l'air une partie du mobilier, de changer tout ce qui peut avoir été souillé par les excrétions des sujets qui l'ont habitée, et enfin de ne la faire occuper par une nouvelle série de femmes, qu'après cette complète et indispensable purification.

Si la femme du plus modeste artisan accouche à peu près en sécurité dans sa mansarde étroite et quelquefois obscure, bien qu'elle y soit privée des soins et de la plupart des choses qui abondent dans nos hôpitaux de femmes en couches, cette différence ne saurait s'expliquer que par ce fait patent, que la mansarde dans laquelle la femme de l'artisan est accouchée et s'est promptement rétablie, n'avait pas été occupée et infectée par les souillures et les émanations inséparables d'un nombre infini d'accouchements qui s'y seraient succédé.

Les dispositions relatives à la multiplicité des salles, à l'occupation alternative de chacune d'elles et au renouvellement ou à la purification du mobilier, n'ont pas d'autre but que de transporter dans les maisons d'accouchement les conditions relativement favorables de salubrité qu'on trouve dans la pratique privée, et même dans les rangs les plus humbles de notre société.

Cette réforme considérable que je viens d'exposer et les moyens d'exécution qui s'y rapportent ne sont pas nouveaux, je les ai fait connaître et j'en ai proposé l'application il y a vingt-six ans aujourd'hui ; mais je n'aurais eu, même alors, ni le mérite de l'innovation, ni celui de l'avoir appliquée. A l'époque où j'écrivais, elle était depuis longtemps instituée, et avec d'incontestables avantages, dans le grand hôpital des femmes en couches de Dublin.

Néanmoins, quelque heureuses que puissent être les modifications introduites dans les dispositions hygiéniques de nos maisons d'accouchement, on ne devra pas espérer que ces asiles soient jamais à ce point privilégiés qu'aucune épidémie de fièvre puerpérale n'y soit à craindre; elles seront malheureusement soumises à la destinée commune, aggravée encore par les conséquences inévitables de la réunion d'un grand nombre de sujets; aussi importera-t-il qu'au premier signal le service soit suspendu, et c'est alors que le fonctionnement temporaire de l'assistance à domicile sera instituée dans les limites du possible.

J'espère donc que l'Académie ne suivra pas les inspirations de notre collègue M. Guérin, dont je ne saurais méconnaître néanmoins les excellentes intentions; elle acceptera la proposition que je viens de faire, et qui d'ailleurs lui avait été adressée déjà par notre collègue M. Danyau, et dont le but est d'introduire dans le régime des maisons d'accouchement les modifications qui seront jugées capables d'en assurer la salubrité.

Mes premières paroles, presque à l'origine de ces débats, n'ont pu laisser aucun doute sur ma pensée quant à leur opportunité et à leurs avantages problématiques. L'Académie me rendra cette justice, que si j'ai vu dans la discussion actuelle l'accomplissement d'un devoir, je n'en ai pas dissimulé les inconvénients. J'ai prévu, et je n'avais aucun mérite en cela, les dissidences nombreuses et profondes qui se manifesteraient relativement à la nature de la maladie. Aussi, après avoir déclaré que je ne voyais dans les phénomènes qui la caractérisent que les résultats d'une altération primitive du sang par une cause encore inconnue, j'ai pu affirmer que M. Beau n'en maintiendrait pas moins la toute-puissante influence de l'inflammation sur la gravité de la maladie, que M. Velpeau continuerait à enseigner la doctrine de l'infection purulente, et que M. Hervez de Chégoin resterait fidèle à son étiologie de l'infection putride.

Mes prédictions à cet égard se sont accomplies au delà même de ma pensée ; je n'avais pas prévu, en effet, qu'à cette occasion, et pour ajouter à l'incertitude des esprits en quête de la lumière, une doctrine nouvelle, préparée et enseignée dans le discret entourage d'un professeur ingénieux et distingué, viendrait planter résolûment son drapeau dans cette mêlée scientifique, et j'avais prévu bien moins encore qu'elle en susciterait une sixième, qui les voulant concilier toutes, les aurait naturellement toutes pour adversaires. Il aurait même suffi d'une certaine propension de l'Académie à suivre la pente du néologisme, sur laquelle on s'efforçait de l'entraîner, pour qu'à la confusion des idées vint s'ajouter la confusion des langues.

Espérons cependant qu'un événement heureux sortira de cette discussion, et qu'après avoir mis en évidence l'impuissance trop commune de notre art contre la maladie cruelle dont nous nous sommes occupés, elle éclairera l'autorité compétente sur la nécessité des mesures propres à en prévenir ultérieurement les désastreux effets.

XVII. — COMMUNICATION DE M. TROUSSEAU.

(Séance du 11 mai 1858.)

Messieurs, l'Académie pensera peut-être que, s'il s'était agi d'exciter son hilarité et de lui donner en quelque sorte la petite pièce, mes efforts auraient été couronnés du même succès que celui qui n'a pas manqué à l'orateur qui a occupé la tribune à la fin de la dernière séance. Mais, messieurs, ce sont là des triomphes que je n'envie à personne, et je pense qu'il est plus digne de l'Académie — et de moi peut-être — de traiter sérieusement des hommes sérieux et des choses sérieuses. C'est la tâche que j'aborde immédiatement.

M. Guérard, en portant devant l'Académie la question qui

s'agite en ce moment, a été, comme l'a dit M. Bouillaud, non pas malavisé, mais quelque peu imprudent. Cette discussion devait en effet troubler quelques quiétudes qui jusque-là n'avaient pas été émues par la contradiction, et jeter l'agitation dans la tranquille école de M. Dubois. Les idées de M. Dubois et de son école semblaient en effet inattaquables; parce qu'elles n'avaient pas été sérieusement discutées. Faut-il penser comme lui que ces contradictions en vain soulevées et mises au jour resteront stériles? N'en ressortira-t-il aucun enseignement nouveau?

Je ne suis pas de cet avis, messieurs, et je crois que tout d'abord il ressortira de ce conflit d'opinions que la doctrine de l'essentialité pure, la première qui s'est produite, est quelque peu attaquable et à ses côtés faibles. Il ne m'a pas paru que les arguments qu'on a apportés en sa faveur aient toujours été fort heureux et aient toujours eu le dessus dans la lutte.

Puis, après cette doctrine, que j'appellerai celle de la *préexistence*, d'autres sont venus qui ont tout subordonné à la localisation, et à la tête de cette doctrine de la *subordination locale* se placent MM. Beau, Hervez de Chégoin, Cazeaux, et, en dehors de cette enceinte, des hommes d'un talent connu et apprécié, MM. Béhier et Jacquemier.

Enfin est survenue une espèce de doctrine à laquelle mon nom est resté attaché, celle de la *spécificité*. M. Bouillaud vous a dit qu'il était spécialiste comme moi; mais il l'est d'une toute autre façon, comme on en jugera, je pense, par ce que j'aurai à dire à cet égard. Je suis donc tout seul de mon avis, et quoique j'en sois quelque peu embarrassé, je crois avoir raison comme tout le monde. M. Bouillaud m'a même prédit que cette concession faite à l'essentialisme me coûterait cher et que j'y perdrais l'alliance de celui qu'un spirituel journaliste appellait mon frère siamois de l'école de Tours. Cette menace m'a un peu ému, je l'avoue; car s'il est un homme sur lequel je comptais, c'est certes M. Velpeau avec son imposante autorité; mais j'espère encore qu'il me restera fidèle en dépit de la prophétie de M. Bouillaud.

Mes collègues paraissent avoir été bien compris, en général, dans cette discussion ; pour moi, je n'ai peut-être pas eu la même chance qu'eux. J'espère cette fois être plus heureux, et à cet effet, je résumerai mon opinion sous forme de propositions, de conclusions, qui ne pourront laisser de doutes sur ma manière de voir. Ces propositions, les voici :

1° La maladie dite fièvre puerpérale ne diffère pas de la fièvre dite chirurgicale, ou de résorption, ou purulente.

2° Dans la presque universalité des cas, la plaie *placentaire*, ou le traumatisme quel qu'il soit, est l'occasion de la maladie.

3° Sa cause efficiente est dans un principe *spécifique*, inconnu dans son essence, mais connu par ses effets.

J'ajoute un peu timidement que, 4° il n'est pas impossible que, dans un foyer épidémique, on puisse contracter la maladie sans aucun traumatisme. Ces cas sont fort rares.

Examinons maintenant les opinions qui se sont produites et commençons par celles de la trinité puerpérale, MM. Dubois, Danyau et Depaul.

La doctrine de M. Dubois est celle de l'essentialité, de la préexistence. Il y a, dit le savant professeur, un état général chez la femme accouchée qui est le fait primitif, puis une infection nécessaire au développement de la maladie. Cette doctrine est fondée sur l'analogie, et il faut dire qu'en général nous sommes bien forcés à raisonner par analogie en médecine, quand nous ne pouvons rien prouver directement, et que ce raisonnement nous fournit souvent des preuves excellentes. Voici donc, d'après M. Dubois, comment il faut raisonner pour comprendre la nature de la fièvre puerpérale : Lorsque vous inoculez la variole, le sujet de l'expérience reste pendant une période de cinq à huit jours sans présenter aucun trouble apparent ; il paraît jouir de sa santé générale la plus complète, la plus absolue. Et pourtant les localisateurs ne peuvent pas contester qu'il y ait dans son économie une condition anomale réelle, et qui est telle, que vous pouvez en prédire les conséquences. Il en est de même d'un autre exemple que j'ai emprunté aux vétérinaires : l'inoculation du sang de rate. Dans ces deux cas vous avez quelque chose de particulier, d'inconnu, qui ne se traduit par aucun trouble organique, et dont l'existence n'en est pas moins incontestable. De même, dans la fièvre puerpérale, vous ne pouvez nier la préexistence d'une cause inconnue, parce qu'elle ne manifeste pas son existence.

Ainsi raisonne M. Dubois, et il n'y a là rien que de très logique.

Les mêmes arguments peuvent être invoqués pour l'existence des diathèses chroniques. Un goutteux qui n'a pas en ce moment d'accès de goutte, un dartreux qui a eu des dartres, mais qui n'en a pas actuellement, un hémorrhoïdaire dont les tumeurs sont réduites momentanément à l'état de marisques, n'en sont pas moins goutteux, dartreux ou hémorrhoïdaires pour le médecin. Ils portent en eux la puissance de produire les effets connus de leur diathèse spéciale, quoiqu'elle paraisse se taire pour un temps.

Et de même nous pouvons dire : les femmes portent en elles la puissance de produire la fièvre puerpérale, sans que pour cela il y ait nécessité qu'elles la produisent, pas plus que le dartreux ne produira fatalement des dartres. La manifestation peut se faire chez l'une et manquer chez l'autre ; mais de ce qu'elle ne s'est pas produite, nous ne pouvons conclure que la cause qui la produit ailleurs n'existait pas ici, de même que le goutteux ne cesse pas de l'être pour ne pas avoir d'accès.

Voici, certes, bien des arguments en faveur de l'essentialité, et ici je viens à son secours.

Voyons maintenant si ce qui se passe dans les maisons d'accouchement vient à l'appui de ces données théoriques.

Il est prouvé par les relevés officiels que plus d'une fois une femme qui habite la campagne, arrivée au terme de sa grossesse, et éprouvant peut-être déjà les premières douleurs de l'enfantement, prend le chemin de fer pour aller à Paris, et accouche dans quelque maternité de la capitale, après y avoir passé quelques heures à peine. Eh bien ! on sait que la fièvre puerpérale est à peu près inconnue hors de Paris, et pourtant...

—M. Depaul : C'est là une assertion qui manque de preuves, et il faudrait au moins démontrer qu'il en est ainsi avant de vous en servir comme d'un argument à l'appui de votre opinion.

— M. Trousseau : Je le démontrerai ; vous ne voulez pas distinguer les accidents puerpéraux de la fièvre puerpérale, et personne ne nie que les premiers ne puissent se produire hors de Paris. Il peut même y avoir des épidémies de fièvre puerpérale, mais il y en a peu.

— M. Depaul : Vous venez de dire qu'il n'y en a pas.

— M. Trousseau : Je ne puis avoir oublié les faits cités par MM. Dubois et Danyau, mais c'est une exception très grande; je reviendrai à cette question ; les objections ne me font pas peur ; je prendrai le taureau par les cornes et je ne reculerai pas devant la discussion. En attendant il est manifeste que, d'un lieu où il n'y a pas de fièvres puerpérales, des femmes viennent à Paris, et ce ne sont pas des femmes débilitées, dans un état de chloro-anémie, comme le veut M. Cazeaux; ce sont des filles solides, habitant les campagnes, dont les travaux les ont occupées jusqu'au dernier moment, des filles qui sont, si je puis dire, complétement *rustiquées*. Eh bien! elles accouchent à Paris, et deux ou trois jours après elles meurent de fièvre puerpérale. Elles l'ont donc contractée, comme on contracte la rougeole ou la scarlatine, qu'on ne porte pas en soi quand on va les prendre dans une salle d'hôpital.

J'en conclus ceci : c'est que pour cette maladie il n'y a pas plus de préexistence que pour les autres maladies contagieuses. Il n'y a qu'une disposition à contracter la maladie, qui n'a jamais été une préexistence.

— M. P. Dubois : Vous me prêtez des opinions qui ne sont pas les miennes ; je n'ai rien dit de ce que vous me faites dire en ce moment.

—M. Trousseau : Vous avez dit qu'il y a une lésion primi-

tive du sang; elle préexiste donc à toute autre chose, et c'est
là ce que j'appelle la préexistence; vous subordonnez la lésion à quelque chose qui existe avant elle.

Je dis donc que la fièvre puerpérale se contracte comme le
choléra, comme la fièvre jaune ou la fièvre intermittente; et
rien ne démontre qu'il lui faille, pour se développer, un état
général préexistant.

J'en viens maintenant à M. Cruveilhier que j'avais d'abord
cru localisateur, et qui est devenu plus tard essentialiste,
puis redevenu localisateur. Je regrette qu'il n'assiste pas à la
séance et que nous ne puissions savoir à quoi il s'en tient.
M. Cruveilhier nous dit : « Je ne vois aucun inconvénient à
appeler du nom générique de *fièvres* toutes les maladies locales accompagnées de réaction fébrile. » Mais est-il vraiment possible que M. Cruveilhier ne voie pas d'inconvénient
à une pareille nomenclature! Quoi! chez un individu atteint
d'une brûlure avec réaction fébrile, vous aurez une pyrexie!
M. Cruveilhier, lui aussi, est plus royaliste que le roi et plus
essentialiste qu'aucun des essentialistes. C'est eux qu'il faut
défendre contre M. Cruveilhier, et M. Dubois qui m'a cruellement attaqué verra qu'ici je lui donne un peu la main,
comme d'ailleurs je suis tout prêt à la lui serrer en sortant
d'ici. Puis M. Cruveilhier achève ainsi sa phrase : « N'oublions pas qu'en général ce sont les lésions locales qui mesurent la gravité de la maladie. » Comment comprendre que
lui, qui insiste tant sur la gravité des accidents locaux, puisse
prendre pour base de sa nomenclature un élément aussi secondaire que la fièvre!

Messieurs, il est toujours facile d'avoir raison, quand on
prête à ses adversaires des absurdités. J'ai bien vu, aux signes
d'impatience que M. Depaul donnait sur son banc, que ma
pensée lui avait échappé, et comme je tiens à ce qu'elle soit
bien comprise, je vais rétablir la situation en peu de mots.

Si j'ai bien entendu ce que veulent dire MM. Dubois, Depaul et Danyau, leur opinion peut être ainsi formulée : la
fièvre puerpérale est une fièvre essentielle. Ils ont donc bien
admis la *préexistence*, en ce sens que pour eux les lésions

locales se subordonnent à l'état général, tandis que pour les localisateurs, au contraire, c'est l'état général qui est subordonné aux lésions locales. C'est donc bien dans ce sens que la fièvre puerpérale est une pyrexie ou une fièvre essentielle. Je me sers indistinctement de ces deux expressions, car nonobstant les observations un peu vives que M. Bousquet m'a faites à cet égard, elles sont à peu près synonymes pour tout le monde aujourd'hui. Si, en effet, on étudie les anciens, et si je parle des anciens, je les trouve jusque dans le siècle passé, jusqu'à Borsieri, qui en était peut-être le dernier, on sera convaincu que pour eux ces mots n'avaient pas le même sens que pour Broussais. Depuis trente ou quarante ans on y attache un sens très exprès, et il est entendu que les fièvres essentielles sont des maladies fébriles, ayant pour point de départ un état général, auquel les lésions locales, lorsqu'elles existent, sont subordonnées.

Comment donc peut-on prêter aux essentialistes l'absurdité de nier la possibilité des lésions locales dans les fièvres essentielles? Ce qu'ils ont dit c'est que les états généraux sont cause des désordres locaux, et pas autre chose; ils ont ajouté qu'on ne voit pas toujours les désordres locaux, mais qu'en définitive, lorsqu'on les voit, ils sont toujours subordonnés à l'état général : c'est là le sens que l'on attache aujourd'hui au mot de pyrexie, et c'est bien ainsi, je pense, que MM. Dubois, Depaul et Danyau comprennent la fièvre puerpérale?

— M. DEPAUL : Je réponds pour mon compte : oui.

— M. TROUSSEAU : C'est cette manière de voir que je vais attaquer de suite, car quoique, je l'ai dit, je donne la main aux essentialistes pour certains points, *je ne puis admettre que dans la fièvre puerpérale la lésion générale préexiste à la lésion locale, sinon dans des cas excessivement rares.*

Je demanderai à ces messieurs combien de fois dans leur vie ils ont vu la fièvre puerpérale ne pas s'accompagner immédiatement, dès le début, de lésions locales très faciles à constater? Moi aussi j'avais cru d'abord, sur la foi de mes maîtres, et en particulier de M. Dubois, que ces accidents locaux étaient moins fréquents qu'ils ne sont en réalité. Or, depuis que mon attention a été fixée sur ce sujet, je déclare que je n'ai pas fait l'autopsie d'une seule femme morte de fièvre puerpérale, sans rencontrer des lésions locales suffisantes pour expliquer, jusqu'à un certain point, les symptômes ; je déclare que je n'ai pas examiné une seule femme atteinte de la maladie, sans trouver tout au début déjà des phénomènes trahissant très expressément l'existence de quelqu'une de ces mêmes lésions, quelqu'un des symptômes si bien observés par M. Béhier du côté des annexes utérines, du péritoine, etc. Ce n'est pas que je veuille dire que les lésions locales sont la cause de tout le mal, mais j'affirme que si, dans quelques circonstances, les symptômes locaux semblent manquer, s'il n'est pas toujours possible de démontrer avec certitude l'existence d'une lésion locale, cela arrive si rarement que l'on n'est pas en droit de dire que ces cas sont assez communs.

Les localisateurs se sont accordés presque tous sur ce point, que généralement la phlébite ou l'angioleucite occupent la place la plus importante dans la question de la localisation, représentant ainsi l'expression même et la cause de la maladie. Nous verrons tout à l'heure que, malgré la fréquence incontestable de ces phlegmasies vasculaires, on ne peut leur accorder toute l'importance qui leur a été ainsi attribuée. On a voulu expliquer par l'absorption du pus sécrété dans les vaisseaux, par l'infection du sang, les lésions diverses de la maladie, et l'on a été jusqu'à dire que c'est le pus résorbé en nature qui va constituer les dépôts purulents. J'ai déjà dit que cela ne saurait plus être admis.

Pour moi, je chercherai à établir que la phlébite se retrouve à peu près constamment dans tout accouchement, dans tout traumatisme grave. Elle se joint nécessairement, invariablement, invinciblement à toute plaie, à celle d'une amputation, où tous les tissus sont enflammés dans une grande épaisseur. Il n'y a pas une femme morte d'une maladie intercurrente dans les quinze premiers jours des couches, chez laquelle les sinus utérins ne renferment des caillots oblitérants déjà adhérents, preuve évidente de la phlébite, du moins à mon avis.

Mais la phlébite n'a pas ordinairement de gravité par elle-même ; lorsqu'il en est ainsi, cela tient à des causes que je discuterai tout à l'heure. Prenons pour exemple la phlébite la mieux connue de toutes, la *phlegmatia alba dolens;* aujourd'hui presque tous les anatomistes sont d'accord sur ce point, que c'est une phlébite oblitérante, caractérisée comme la pleurésie qui se termine par adhérences, par la sécrétion d'une fibrine qui adhère rapidement aux parois des vaisseaux ou de la poitrine. Eh bien! j'affirme n'avoir jamais vu personne mourir de cette maladie, c'est à peine si elle s'accompagne d'un léger mouvement fébrile, et lorsqu'on la constate à l'autopsie, c'est que le malade est mort d'un autre accident, à moins toutefois que l'oblitération veineuse n'ait atteint les veines caves supérieures ou inférieures.

Si donc vous voyez une phlébite, qui souvent s'étend depuis les veines du pied jusqu'à la réunion des iliaques, n'entraîner aucun accident typhique à sa suite, de quel droit faites-vous jouer à la phlébite un rôle si important dans la fièvre puerpérale? S'il n'y a pas un amputé, pas une accouchée qui ne présente quelque phlébite de bon aloi, adhésive, de quel droit en faites-vous la cause des lésions de la fièvre puerpérale? Ce qui fait sa gravité dans la fièvre puerpérale, c'est quelque chose qui vient s'ajouter à la phlébite, quelque chose de particulier, c'est la *spécificité*.

Maintenant on nous a parlé de la résorption du pus. On a encore supposé que c'était le pus, en tant que pus qui, mêlé au sang dans les veines enflammées, allait infecter toute la masse; d'où les accidents généraux si graves de la fièvre chirurgicale et de la fièvre puerpérale. Quant à la résorption du pus, on n'y croit plus guère depuis les travaux récents des micrographes. Ceux-ci déclarent, en effet, que les globules du pus sont d'un tel calibre qu'ils ne peuvent traverser les vaisseaux capillaires, et que, par conséquent, la résorption est impossible. On leur dit que souvent des abcès parfaitement évidents disparaissent et ne peuvent disparaître que par *résorption*, que des collections purulentes de la plèvre ou du péritoine disparaissent de la même façon ; ils ne contestent pas le fait, ils l'expliquent et prétendent que le pus a subi des transformations, une sorte de digestion, qui le dénaturent complétement, mais que, à l'*état de pus*, il ne peut être absorbé; que d'ailleurs le travail des résorptions lentes des collections purulentes n'a pas ordinairement de danger, et que, dans l'espèce que nous discutons la prétendue résorption est si rapide, que le travail de lente décomposition, dont j'ai parlé plus haut, ne se peut supposer. Je sais bien, j'accorde sans peine que le pus d'une veine qui suppure puisse se mêler quelque peu au sang et circuler à l'état de pus jusqu'à l'appareil pulmonaire; mais au delà la chose semble impossible; mais, je ferai observer que cette quantité de pus ainsi sécrétée et entraînée est beaucoup moindre qu'on ne le dit, et que le mouvement vers le cœur se fait avec une difficulté extrême, si toutefois il se fait, attendu que la circulation est ordinairement interrompue dans les veines suppurées, et que, par conséquent, le *vis à tergo* n'existe plus. Il n'y a de circulation possible que quand, par une sorte de trop plein, le pus sécrété remonte jusqu'à l'embouchure de la veine immédiatement supérieure.

Mais admettant même que ce mélange du pus avec le sang se fasse avec la facilité que je conteste, je prétends qu'il n'aurait pas les funestes conséquences que vous lui attribuez, et j'en trouve la preuve dans les expériences de Gaspard et de Magendie, expériences qui ont été répétées par d'autres et qui l'ont été avec les mêmes résultats. Si l'on injecte, en effet, du pus d'un phlegmon bénin, c'est-à-dire du pus normal, dans les veines d'un animal, on voit survenir du malaise, des phénomènes fébriles, surtout de la diarrhée, mais jamais des accidents généraux graves qui appartiennent à la fièvre chirurgicale et à la fièvre puerpérale, et que vous regardez comme le signe de la résorption purulente. Mais si, au lieu du pus d'un simple phlegmon, vous injectez celui qui provient d'un animal farcineux ou morveux, vous produirez des phénomènes très graves, les accidents propres à la morve ou au farcin. De même si vous preniez du pus dans les lymphatiques, ou dans les veines utérines d'une femme morte de

fièvre puerpérale, et si vous l'injectiez à une femme bien portante, si jamais une expérience aussi coupable pouvait être
exécutée, nul doute que vous ne reproduiriez les accidents de
la fièvre puerpérale; mais ce ne serait pas pour avoir fait une
injection purulente, mais pour avoir introduit dans l'économie un pus empoisonné d'une façon particulière.

C'est là toujours le point où je veux en venir : le pus résorbé, la phlébite, même suppurée, ne suffisent pas, il faut
quelque chose d'adventice, il faut une spécificité.

Dira-t-on que la partie séreuse d'un pus décomposé peut
être absorbée? Cela arrive, et chez un tuberculeux dont les
poumons ne sont qu'une large surface suppurante, vous pouvez en voir les effets. Y a-t-il quelque analogie entre la fièvre
de colliquation, la fièvre hectique qui mène au tombeau, et
la fièvre chirurgicale ou puerpérale? Il y a donc dans celle-
ci, comme dans la morve, comme dans le charbon, une cause
toute particulière, engendrant des effets particuliers : *c'est le
virus générateur de la fièvre puerpérale ou chirurgicale.*

J'ai dit qu'en comparant la mortalité des femmes accouchées dans les petites villes ou à la campagne et celle de nos
maternités, la dernière nous frappe tristement par son chiffre
élevé. Je ne nie pas que la fièvre puerpérale ne puisse sévir
parfois à la campagne ; mais la différence est si grande, qu'il
faut bien admettre que dans les grands hôpitaux il y a quelque chose de particulier, et ici encore nous arrivons à la
spécificité.

Demandez à M. Jules Cloquet quelle impression lui ont
laissée les malheurs qui sont venus le frapper coup sur coup,
il y a de longues années déjà, quand il remplissait les fonctions de chirurgien à l'hôpital des Cliniques; malheurs qui
certes ne pouvaient être rapportés à un défaut d'habileté ou
d'expérience. M. Mayor faisait alors dans son service des
expériences sur le cathétérisme forcé; chez un malade, il
produisit une petite fissure de l'urèthre; trois jours plus tard
ce malade succombait à une affection typhoïde horriblement
grave. Presque à la même époque, M. Cloquet fit une opération de cataracte *par abaissement*, et peu de jours après son

opéré mourait après avoir présenté les mêmes phénomènes de typhus chirurgical. Il en fut de même, presque dans le même mois, d'une femme à laquelle il ouvrit un petit abcès produit par une aiguille enfoncée dans le bras, et d'un malade qu'il opéra en ville, peut-être avec un bistouri emporté de l'hôpital, de fissure à l'anus.

— M. J. Cloquet : Je me souviens des faits que M. Trousseau vient d'énumérer. Il en est de même de certaines épidémies d'érysipèle qui, plus d'une fois, surtout au printemps, ont forcé les chirurgiens à remettre toute opération. Les malheurs que j'ai eu à déplorer, je les ai vus arriver à mes maîtres, et il n'est pas un chirurgien qui ait une longue expérience et qui n'en ait eu de semblables. Ce n'est pas la gravité de l'opération qui est la cause des accidents, c'est quelque chose de spécifique, de particulier, un principe malfaisant qui règne dans les salles.

— M. Trousseau : Je remercie M. Cloquet de ces remarques et de l'appui qu'il vient me prêter : c'est une cause spécifique; c'est ce que je voulais dire ; une cause étrangère aux opérations, c'est ce que je voulais dire; un principe malfaisant, c'est ce que j'aurais dit. M. Cloquet se rappellera peut-être qu'à la même époque les cas de fièvre puerpérale étaient nombreux dans le service de M. Dubois, et certes il n'accusera pas plus M. Dubois d'avoir infecté ses opérés, que M. Dubois ne lui reprochera d'avoir contaminé ses accouchées. Non, c'est sous la même influence épidémique que les mêmes accidents se sont produits, et c'est cette influence que je vais rechercher et qui est la spécificité.

Vous savez que M. Béhier fait procéder de la phlébite tous les accidents de la fièvre puerpérale : celle-ci apparaîtrait dès que la phlébite s'accompagne de résorption ; il n'y voit rien de spécial, et il expose parfaitement les symptômes prodromiques qui permettent de surprendre la maladie et de la juguler dans son berceau. Vous connaissez tous sa sagacité et son expérience. Eh bien ! comparons les résultats de sa pratique à Beaujon à ceux des maternités.

De 1852 à 1856, il y a eu à Beaujon, sur 855 accouchées, 542 qui ont présenté des symptômes du côté des annexes; chez 343 ils étaient très légers, chez 132 assez graves, chez 67 plus graves encore, et 67 accouchées ont succombé, ou 1 sur 12.

Pendant les mêmes années, il y a eu à la Maternité 13,946 accouchées, dont 724 moururent, ou 1 sur 19.

M. Tarnier a trouvé dans le 12e arrondissement une mortalité de 1 sur 328, et enfin le chiffre de la mortalité générale consigné dans les tableaux de M. Marc d'Espine n'est que de 0,5 à 0,8 pour 100.

Eh bien! en voyant une mortalité si terrible peser sur Beaujon, qui est placé précisément dans les conditions auxquelles M. Dubois demande le salut des accouchées, où la salle des accouchées ne compte que 18 lits, où l'aération est parfaite et où les femmes sont soignées par un de nos confrères les plus éminents, on est d'abord convaincu d'une chose : c'est que cette mortalité n'est en rapport ni avec l'habileté du médecin ni avec la fréquence plus ou moins grande des phlébites. Des phlébites, des plaies suppurantes, il y en a dans tous les accouchements qui se font en France, et pourtant c'est dans un hôpital modèle que sévit une mortalité si énorme, que si elle était type pour tout le pays, sur les 900,000 à 950,000 accouchements qui s'y font par an, il y aurait 80,000 décès, et que la France serait un désert en moins de cinquante ans.

Or, comparez les conditions dans lesquelles se trouvent les femmes qui accouchent dans nos maternités à celles des campagnardes confiées à des médecins qui n'ont quelquefois retenu des bancs de l'école que la poussière qu'ils y ont essuyée, à des sages-femmes sans intelligence, à des matrones qui n'ont d'autres chevrons que le nombre des enfants qu'elles ont mis au monde elles-mêmes! Voyez ce qui se passe dans ces masures où grouillent, permettez-moi cette expression triviale, les mâles et les femelles de l'espèce humaine, que se dispute la vermine, et auxquels le percepteur marchande un peu d'air et de lumière.... On accouche et on ne meurt pas. Il faut donc une autre cause que l'encombrement et la saleté, que la souillure des pièces par des émanations multipliées, il faut une cause plus haute : la spécificité. N'accusons pas M. Dubois, ni M. Béhier, ni M. Depaul ou M. Danyau; c'est, en définitive, la spécificité qui leur vaudra une indulgence plénière.

Ce que j'ai dit de la phlébite, je le dis également de l'angioleucite; combien n'avez-vous pas vu d'angioleucites se terminer sans accidents! Si donc elle devient grave, elle ne l'est pas par elle-même, mais par une cause extérieure surajoutée, une spécificité.

MM. Bouillaud et Cruveilhier insistent beaucoup sur l'encombrement. J'ai relevé à ce sujet les entrées et les morts à la maison de santé d'accouchements pendant les années 1829 à 1856, et voici ces chiffres :

Années d'encombrement considérable, 1837 et 1838, 1847 et 1848 :

14,217 entrées; 312 morts, ou 1 sur 45.

Dans les années les moins encombrées, 1852 à 1854 et 1856 :

11,482 entrées; 638 morts, ou 1 sur 17.

Quelle différence énorme! N'est-on pas tenté d'en conclure que l'encombrement préserve plutôt qu'il ne prédispose?

On a parlé de l'influence des saisons, de l'aggravation des épidémies en hiver. M. Cruveilhier a ici érigé en règle ce qui n'est qu'une exception, ainsi que cela ressort des chiffres que voici : je dois faire observer que ces chiffres ont été établis *proportionnellement* au nombre des accouchements et non absolument.

Années.	Mortalité en été.	Mortalité en hiver (octobre à mars).	Auteurs.
1829. .	140.	104.	MM. Tonnelé.
1830. .	61.	76.	Cruveilhier.
1838. .	143.	171.	
1853. .	78.	93.	Lorain.
1854. .	122.	130.	Charrier.
1856. .	87.	44.	Tarnier.
Totaux.	531	509	

Personne, je pense, ne me prêtera l'absurdité de voir dans l'encombrement une condition favorable, mais je maintiens que l'assimilation que l'on a voulu faire avec le typhus n'est pas légitime, et que l'apparition de la fièvre puerpérale tient à une autre cause qu'à l'encombrement.

M. Cazeaux n'a voulu voir dans la fièvre puerpérale qu'une maladie à phlegmasies multiples, développées sous l'influence d'un état chloro-anémique.

— M. CAZEAUX : Vous vous êtes mépris sur mon opinion, et je demande à rectifier cette méprise : je n'ai pas dit que les phlegmasies se développent sous l'influence de la chloro-anémie, mais que, développées chez des sujets chloro-anémiques, elles empruntent leur gravité à cet état organique particulier.

— M. TROUSSEAU : Pourtant, il n'en est pas de même des maladies en général lorsqu'elles se développent chez des sujets chloro-anémiques. Il est possible que la fièvre puerpérale fasse exception, mais je n'en vois pas la raison.

Au demeurant, M. Cazeaux s'est trouvé quelque peu embarrassé quand il s'est agi de savoir pourquoi l'on meurt de la fièvre puerpérale; il a invoqué la contagion, mais il en doute, et alors il a inventé un génie malfaisant, une influence occulte. M. Cazeaux voudrait-il bien nous dire ce que c'est que son génie malfaisant?

—M. CAZEAUX : C'est l'influence épidémique.

—M. TROUSSEAU : L'un est à peu près aussi clair que l'autre; votre génie malfaisant est une nébulosité, tandis que mon levain dont vous vous êtes tant moqué est une chose réelle, que je vois et que je touche, et que vous verrez et toucherez avec moi ; c'est une chose qu'on peut au moins comprendre, qui peut développer dans toute l'économie une altération analogue.

— M. BOUILLAUD : C'est ce que j'ai admis il y a trente-deux

ans; il y a trente-deux ans, je parlais déjà de levain et de fermentation septique.

— M. Trousseau : Tant mieux, vous m'obligez beaucoup en me le rappelant; Sydenham en parlait fort explicitement il y a deux cents ans, ce sont donc vos idées que je défendrai et non la mienne, et j'aurai d'autant moins de peine à être impartial.

Je disais donc à M. Cazeaux que son génie se cache dans les nuages tandis que mon levain est très palpable. Nous voyons des productions organiques dissociées subir des fermentations où, aux dépens d'une partie de leurs principes, se développent des êtres vivants, et on peut comprendre que quelque chose d'analogue se passe dans l'organisme. Dans une décoction d'orge qui fermente, nous voyons se développer aux dépens du gluten des végétaux cryptogamiques dont on constatait l'existence dans la levûre de bière, ce sont là les êtres vivants dont je parlais. De même il peut se former dans l'économie et à ses dépens une matière analogue à celle qui y a été introduite....

J'arrive à la question de la contagion, question brûlante, pleine d'embûches et à l'aide de laquelle au dedans et en dehors de cette enceinte on a essayé de battre en brèche de grandes situations.

Chacun le sait, personne plus que moi n'a des tendances contagionistes. Je crois très fermement à la contagion du typhus chirurgical et puerpéral; mais je ne voudrais pas que la crédulité allât trop loin. Je n'accepte qu'avec une extrême réserve les faits appuyés de la grande autorité de M. Simpson que l'on peut lire dans le 2ᵉ volume des *Mémoires et contributions d'obstétrique*.

En vérité, messieurs, au milieu de ce conflit relatif à la fièvre puerpérale, nous ressemblons assez bien aux *animaux malades de la peste*, et chacun vient s'accuser les uns avec une humilité au moins exagérée, les autres avec une franchise qui n'a pas beaucoup de périls.

M. Depaul a pris ici le rôle du personnage de la fable, au-

quel, certes, son esprit ingénieux et son atticisme ne donne-
ront jamais l'idée de le comparer :

> J'ai souvenance
> Qu'en un pré de moines passant, etc.

Il nous a raconté comment, après autopsie, s'étant bien
lavé les mains, il a communiqué la fièvre puerpérale à une
femme qu'il avait accouchée fort loin de l'hôpital où il s'était
livré à ses recherches anatomiques. L'aveu a été habilement
relevé hors de cette enceinte, peut-être dans cette enceinte :

> Un loup, quelque peu clerc, prouva par sa harangue
> Qu'il fallait condamner, etc....

Les médecins qui pratiquent dans les maisons spéciales
d'accouchement seraient ainsi des *pestiférés* que l'on voudrait
bien éloigner de la pratique où ils gênent quelques ambitions
rivales.

Il fallait, M. Depaul, avant de faire un aveu aussi imprudemment périlleux, être bien sûr de l'interprétation que vous
deviez donner au fait que vous observiez.

Quant à moi, messieurs, appelé assez souvent par mes confrères, moins sans doute pour leur donner un bon avis que
pour les aider à porter une lourde responsabilité : je déclare
que j'ai vu, depuis quelques années, beaucoup d'éclabous-
sures puerpérales, et que j'ai vu autant de malheurs arriver
dans la clientèle des accoucheurs qui ne sont pas attachés aux
maternités que dans la pratique de ceux qui restent parfaitement étrangers aux hôpitaux et aux examens nécroscopiques.

M. Dubois n'a pas accepté l'accusation avec la même bonne
grâce que M. Danyau. Il a essayé, lui contagioniste si décidé
naguères, de revenir sur des opinions qu'il a jadis défendues
avec tant de talent ; il a prodigué, qu'il me permette de le lui
dire, d'assez mauvaises raisons contre la contagion, raisons
que l'on pourrait donner exactement dans les mêmes termes,
pour des maladies, comme la variole, la scarlatine, dont personne que je sache ne conteste les propriétés contagieuses. Il

n'a pas assez vu que des maladies non transmises et évidemment développées sous l'influence de causes générales et peut-
être infectieuses, deviennent évidemment et énergiquement
transmissibles. Qu'il me suffise de lui citer le typhus des
camps, les dysentéries qui, nées d'abord sans contagion, sont
ensuite contagieuses au plus haut degré, et semblent perdre
encore à un moment donné la propriété de se transmettre.

Je crois très fermement, et un jour venant, lorsque la grande
question de la contagion se discutera dans cette enceinte, je
prouverai, par des faits irréfragables et d'après des analogies
bien puissantes, que les *miasmes contagieux*, producteurs du
typhus chirurgical et du typhus puerpéral, se conservent à
l'état latent, dans des salles de chirurgie et d'accouchements,
et que à certains jours, à certains moments, et sans qu'il nous
soit possible de connaître les causes, ils germent dans l'économie vivante et font explosion soit sous forme sporadique, soit
sous forme épidémique.

Qui ne sait que l'ophthalmie d'Égypte, inconnue dans la
Péninsule ibérique, et rapportée en 1802 à Gibraltar par des
régiments anglais qui nous avaient combattus sur les rives
du Nil, n'est pas encore éteinte dans les casernes de cette
forteresse? que de temps en temps elle y éclate avec fureur,
quelque soin que l'on prenne pour assainir les bâtiments et
les infirmeries?

La fièvre purulente des blessés et la fièvre puerpérale re-
raissent donc avec leur forme accoutumée, comme, en histoire naturelle, nous voyons certains germes se développer
dans certains moments plutôt que dans d'autres, et cela sans
qu'il nous soit possible d'apprécier les causes accidentelles
de leur évolution.

Je crois donc à la contagion comme M. Depaul, comme
M. Danyau, M. Cruveilhier, j'allais dire comme M. Dubois,
et je suis heureux de voir M. Bouillaud partager cette opinion.

Or, ainsi que je vais le prouver tout à l'heure, qui dit contagion dit spécificité. M. Bouillaud acceptant l'un doit donc
mettre l'autre.

— M. BOUILLAUD : Ai-je nié la spécificité d'une manière générale? N'ai-je pas admis la septicité comme spécificité?

— M. TROUSSEAU : Vous n'admettez pas la spécificité comme
moi ; je la veux plus étendue ; c'est en quoi nous différons.

— M. BOUILLAUD : Nullement ; c'est votre spécificité à vous,
que vous avez inventée, c'est celle-là que je conteste ; je n'y
crois pas plus qu'à l'essentialité de M. Dubois, parce que ni
l'une ni l'autre n'est démontrée : *quod erat demonstrandum.*

— M. TROUSSEAU : J'aborde maintenant la grande question
de la *spécificité.* Les écoles dichotomiques, Brown en tête,
puis Broussais, Tomasini, M. Bouillaud....

— M. BOUILLAUD : Je conteste, je n'appartiens à aucune
école, pas même à celle de Broussais, il le savait bien, je le
lui ai dit, j'ai mon école à moi, l'*école exacte.*

— M. TROUSSEAU : L'exactitude est une grande qualité ;
mais elle ne peut être une doctrine — elle n'est qu'un procédé.— Je reprends : Les écoles dichotomiques n'ont vu dans
la maladie que deux états, du plus et du moins. Partant de
ce principe que la vie ne s'entretient que par les stimulants,
elles ont voulu que toute maladie ne fût, en définitive, que
du plus et du moins d'excitation. Il fallait, pour rester dans
le vrai, aux mots *stimulants, stimulation, irritants, irritation, phlegmasie*, substituer les deux mots *modificateur* et
modification, et alors on restait dans le vrai, dans l'incontestable, on ne substituait pas une interprétation aux faits, et
l'on pouvait raisonner logiquement.

Pour Brown, Broussais et les doctrinaires qui relèvent de
ces deux grands novateurs, en un mot pour la presque universalité des organiciens, tout est dans la quantité du stimulus l'état organique étant supposé identique. Que si, au contraire, l'économie est douée de plus ou moins d'excitabilité,
l'excitation sera proportionnelle ; mais en définitive, ce ne
sera toujours que du plus et du moins.

Il était pourtant bien difficile, dans ces écoles, de ne pas
admettre la *spécificité*, au moins pour certaines maladies, et,

à grand'peine on consentait à accepter que la variole, la syphilis, la rage, etc., etc., avaient quelque chose de particulier, et que la *quotité* de l'irritation n'était ici que fort accessoire; mais comme la doctrine des organiciens s'écroule comme un château de cartes devant la spécificité, on ne voulut admettre qu'un nombre infiniment restreint de maladies spécifiques, et encore essaya-t-on de les rattacher par quelques liens assez lâches à la théorie mère.

L'école de la spécificité, dont Bretonneau peut être considéré comme le fondateur et le plus glorieux représentant, établit au contraire, comme une sorte de dogme pathologique, que la presque universalité des maladies rentrait dans la loi de la spécificité, et que si, dans un certain nombre de cas, cette spécificité n'était pas aisément démontrable, elle n'en existait pas moins, et qu'il ne fallait accuser que l'imperfection de nos moyens d'investigation. Les partisans de la spécificité disent donc et prétendent que, tout en tenant compte de l'élément *quotité* dans les modifications organiques qui constituent les maladies, la nature de la cause ou sa *qualité* devait tenir une place beaucoup plus importante et occuper le premier rang. Ils veulent que la cause morbifique soit quelque chose d'analogue à une semence qui, confiée à l'économie vivante comme au sol, y détermine une évolution de phénomènes distincts, particuliers, univoques dans leur expression générale, constituant dans le cadre nosologique un individu ou une collection d'individus semblables, constituant, en un mot, une *espèce*. Dans ce cas, bien évidemment la *qualité* est l'élément principal, la *quotité* ne peut tenir qu'un rang essentiellement secondaire.

Il est aisé de voir pourquoi les organiciens ont été instinctivement ennemis de la contagion. C'est que, en effet, toutes les affections contagieuses sont spécifiques, par cela même qu'elles sont contagieuses.

Qui ne comprend, en effet, que si une maladie passe avec ses caractères définis d'un organisme à un autre, l'assimilation entre le germe morbifique et la *semence* est absolue, et l'idée de spécificité suit immédiatement?

Que la maladie contagieuse se soit développée spontanément chez l'animal isolé, comme la rage, — qu'elle soit née sous l'influence de l'encombrement ou de toute autre cause inconnue comme le typhus; qu'elle soit communiquée par l'inoculation ou par l'inhalation comme la variole, elle n'en a pas moins son *individualité*, et elle se transmet de l'un à l'autre avec ses caractères spécifiques, comme la semence du mâle en contact avec l'œuf de la femelle donne naissance à un individu qui rappelle ses producteurs et qui constitue une espèce dans un genre. J'en dirai autant d'une innombrable quantité d'affections contagieuses qui sont infiniment plus communes qu'on ne le pense ordinairement.

Jetons maintenant un coup d'œil rapide sur les modificateurs divers qui exercent une action plus particulièrement topique.

Comparez entre eux les divers agents cathérétiques et caustiques. Quelle diversité d'action! quelle spécificité! Le beurre d'antimoine, l'arsenic, le chlorure de chaux, la poudre de Vienne, sont des caustiques; je vous le demande, n'auront-ils pas chacun sa forme, son aspect tout spécial? est-il un médecin qui, habitué à manier ces agents thérapeutiques, ne les reconnaisse à l'expression phénoménale locale? La couleur de l'eschare, sa forme, sa densité, son mode de délimitation, l'intensité de la fluxion locale qui se manifeste, tout varie, tout a quelque chose d'essentiellement spécifique.

Vous pouvez corroder la peau avec de faibles quantités d'acide sulfurique, ou avec d'énormes doses d'acide azotique : chacun de ces acides aura sa façon d'agir indépendamment de la quantité qui aura été mise en contact avec les tissus. Ici donc la nature de la cause commande l'effet, et la modification est toujours uniforme, caractéristique, individuelle, *spécifique*.

Cherchez maintenant les agents divers de la matière médicale — de ces agents qui ne sont en définitive que des modificateurs pathologiques. — Est-il un médecin un peu instruit qui confonde l'action de l'opium avec celle des solanées vireuses, celle des solanées avec celle des strychnées, celle des strychnées avec celle des rosacées qui fournissent l'acide cyanhydrique?

Est-il un médecin qui puisse nier ici la spécificité d'action, qui ne croie à la spécificité de la cause?

Personne confondra-t-il les effets du mercure et ceux du phosphore, ceux du plomb et ceux du fer? Chacun de ces agents n'a-t-il pas son allure, sa manière d'être, parfaitement indépendantes de la *quotité* d'action, et exclusivement dépendantes de la nature et de la qualité de la cause? Et croyez-vous qu'il n'en soit pas ainsi dans les végétaux? Je ne veux citer que quelques exemples parce qu'ils sont familiers aux médecins.

Vous connaissez tous la noix de galle, vous savez tous qu'elle est produite par la piqûre que fait la femelle d'un cynips sur les jeunes bourgeons latéraux du *quercus infecto-ria*. Que si une espèce tout à fait voisine vient à faire une piqûre analogue sur les bourgeons terminaux du même chêne, cette fluxion toute particulière qui naît sous l'influence de la piqûre produira une galle munie d'une couronne de pointes, connue sous le nom de galle couronnée d'Alep; enfin si une troisième espèce de *cynips* pique le jeune gland du même chêne, il se développera une galle formant une sorte de capuchon, et jamais un naturaliste ne s'y trompera, et la forme de la galle lui révèlera toujours la cause génératrice, et jamais il ne trouvera dans la noix de galle ordinaire la larve du cynips qui vit aux dépens de la galle couronnée.

Ici donc encore des effets nous remontons à la cause, comme de la cause nous descendons aux effets.

Permettez-moi, messieurs, d'étudier plus intimement ces causes spécifiques.

De ces causes, les unes sont purement locales; les autres, locales d'abord, deviennent bientôt générales. Enfin quelques-unes sont immédiatement générales.

Je serai bref dans le développement de ces propositions.

Parmi les causes purement locales se trouvent celles dont je parlais il n'y a qu'un instant; elles sont infiniment nombreuses, tous les modificateurs de la peau, des membranes muqueuses sont dans ce cas; les alcalis, les acides, un grand nombre de sels minéraux, le calorique, etc., etc.; ce qui n'empêche pas qu'il ne survienne des réactions fébriles, si l'intensité de l'action irritante a été trop grande. Un homme plongé accidentellement dans la lessive des savonniers, un individu brûlé par l'eau chaude, peuvent avoir des accidents réactionnels qui causeront la mort; et si l'on est en droit d'affirmer que la lésion locale a des caractères spécifiques dépendant de la nature et de la qualité du modificateur, il n'est pas moins vrai que le mouvement général n'aura rien de spécifique, et sera à peu près exactement proportionné à l'intensité, à la quotité des désordres locaux. Dans ce cas, nous aurons quelque chose d'analogue à un traumatisme et à la fièvre traumatique normale; à l'accouchement et à la légère fièvre réactionnelle qui, dans l'état physiologique, est et doit être la conséquence de la fluxion inflammatoire utérine qui survient à la suite de la séparation du placenta.

Dans un autre ordre de circonstances, on trouve toujours une lésion locale, mais cette lésion, sans importance par elle-même, en acquiert beaucoup par l'adjonction d'un élément nouveau qui va, indépendamment de l'état local, donner lieu à des phénomènes généraux qui doivent occuper le premier plan.

Permettez-moi, messieurs, de choisir l'exemple le plus grossièrement simple. Nous appliquons un vésicatoire ammoniacal, de la largeur de 1 à 2 centimètres. La plaie ammoniacale aura, il est vrai, des allures spécifiques très différentes de celle qui aurait été produite par le calorique ou l'acide acétique par exemple; mais toute la fièvre morbide s'accomplira sur le petit théâtre que nous aurons choisi; rien que de local par conséquent. Mais si nous plaçons sur le derme dénudé par l'ammoniaque une dose un peu considérable de morphine, en un instant le théâtre s'agrandira; le système nerveux sera le premier affecté et les troubles les plus graves et les plus divers surgiront de toutes parts; troubles qui auront aussi leurs caractères spécifiques imprimés par la nature même du poison absorbé. Appliquons ce que je viens de dire à la pathologie et vous comprendrez l'origine de certaines diathèses à forme chronique, de certaines diathèses à forme aiguë, que l'on décore du nom de fièvre essentielle ou de pyrexie.

Qu'est autre chose la plaie sur laquelle s'inocule et germe le virus variolique ou syphilitique, l'écorchure par laquelle entre le virus de la morve, du farcin ou de la rage, le venin de la vipère, le venin du cadavre qui empoisonne l'étudiant qui s'est fait une piqûre anatomique? Ici la lésion locale s'efface pour laisser la place à l'autocratie de la diathèse ou de la pyrexie.

Mais ces effets généraux ont chacun ses formes spécifiques, tellement spécifiques que pas un d'entre vous n'aurait l'idée de confondre la fièvre typhique vipérine avec la pyrexie morveuse, la diathèse vérolique avec la diathèse varioleuse, les accidents nerveux de l'hydrophobie avec ceux de la variole maligne. Ici donc la spécificité de la cause produit des phénomènes généraux spécifiques liés si nécessairement à cette cause que le plus ignorant ne les peut méconnaître.

Mais ici, et c'est un point capital auquel je reviens, la lésion locale, en tant que lésion, occupe une place toute restreinte, les lésions générales occupent le rang principal.

Je demande à être bien compris ici. Mille piqûres, mille écorchures, mille morsures, ne feront jamais naître la fièvre morveuse, varioleuse ou rabique; la plaie, en tant que plaie, n'est donc rien, absolument rien que la porte d'entrée, que l'occasion; la cause réelle, la grande cause, c'est le *spécifique* ajouté à la plaie, à l'écorchure, à la morsure; c'est ce *spécifique* qui infecte toute l'économie et qui la domine.

L'application à la fièvre des blessés, à la fièvre des femmes en couches est toute naturelle, et déjà l'Académie a pressenti mes conclusions.

Dans le plus grand nombre des cas, dans les faits que j'empruntais tout à l'heure à la clinique de M. Cloquet, et qu'il se rappelait si bien, le traumatisme en lui-même n'a pas de gravité, et j'en veux pour preuve l'innocuité presque constante des opérations que l'on fait dans les hôpitaux des petites villes de province, et surtout dans les campagnes; il en est de même des accouchements, qui se terminent à peu près invariablement bien dans les campagnes, à moins de circonstances exceptionnelles, dans lesquelles d'épouvantables désordres seront survenus; pourquoi donc, dans nos grandes villes, pourquoi donc. dans certaines épidémies très rares des petites localités, pourquoi, dis-je, cette pyrexie terrible que l'on appelle la fièvre pyogénique, la fièvre des blessés, la fièvré puerpérale? C'est que quelque chose de *spécifique* s'est ajouté à la *plaie placentaire*, à la *plaie chirurgicale*, comme tout à l'heure à la lésion dont je parlais, et. ce quelque chose de spécifique infectant l'économie a produit des accidents terribles, aussi peu en rapport avec la lésion primitive que la syphilis constitutionnelle avec la petite plaie du prépuce.

Mais vous ne voyez pas cette cause spécifique, me dit M. Cazeaux. Demandez-lui s'il voit le gland d'un chêne dans la membrure d'un navire qui sillonne l'Océan, s'il voit un cône dans le mât qui ploie sous l'effort de la tempête; il ne voit ni le gland, ni le cône avec les yeux de son corps, il les voit avec les yeux de son intelligence. Eh bien! moi je vois tout aussi bien la cause spécifique de la fièvre puerpérale que je vois un gland dans une planche de chêne. A des effets si différents, si prodigieusement différents, doit nécessairement répondre une cause différente, et comme ces effets sont univoques ils constituent une espèce pathologique, et la cause doit être spécifique.

Lorsque la cause d'une lésion spécifique nous est inconnue, quand il nous est impossible de la connaître, nous la supposons, et nous l'affirmons avec une certitude absolue, si la lésion a des caractères tels que nous ne puissions ne les pas ranger dans le cadre de la spécificité.

Qui de nous connaît la cause du zona? et pourtant est-il un médecin qui n'affirme de la spécificité de cette cause inconnue quand il voit une lésion de la peau affecter une forme si bizarre et si invariablement régulière, s'obstiner à n'occuper qu'un des côtés du corps, et se traduire souvent par les douleurs névralgiques les plus odieuses, les plus ténaces? Ce que je dis du zona je le dirai de bien d'autres maladies. Eh bien! quand je vois la fièvre des blessés, la fièvre puerpérale se manifester par des phénomènes si particuliers, si différents de ceux qui suivent les blessures, les accouchements ordinaires, je suis en droit de conclure à l'existence d'une cause spécifique, comme tout à l'heure je le faisais pour le zona.

M. Cazeaux ne veut la spécificité que si les effets sont toujours identiques, si leur évolution successive est toujours la même, et il vient de me citer la syphilis. Mon ami, M. Ricord, M. Lagneau pouvaient lui répondre que cet ordre de succession des phénomènes syphilitiques n'est pas tellement invariable qu'on les puisse prévoir d'une manière certaine; et si l'on peut dire qu'un chancre infectant ayant existé on aura presque certainement une roséole dans quelques mois, on n'a plus la même certitude quant à la nature, quant au siége, quant au nombre, quant à l'ordre d'évolution des autres phénomènes. Il n'est donc pas en droit de nier la spécificité de la fièvre puerpérale, parce que dans cette pyrexie il y aura tantôt seulement une phlébite et une angioleucite, tantôt une péritonite, une pleurésie, une méningite, tantôt des arthrites et des abcès métastatiques, tantôt de la putrescence de l'utérus; ces diverses manifestations peuvent se faire isolément, ou se grouper dans un ordre qu'on ne peut prévoir à l'avance.

Ce que je dis là de la fièvre puerpérale, je le dirais aussi bien de la morve, dont les manifestations sont bien loin d'être identiques avec elles-mêmes, bien qu'au fond elles soient l'expression du même état général, bien que M. Cazeaux lui-même ne lui refuse pas la qualité *spécifique*, que je sache du moins! Pour rendre ma pensée, et continuant ma comparaison avec les maladies diverses que j'ai indiquées tout à l'heure, je dirais que si la morve procède d'une piqûre infectante, la fièvre rabique d'une *morsure infectante*, la vérole d'une *ulcération infectante*, la fièvre des blessés procède d'une *plaie infectante*, la fièvre puerpérale d'une *plaie placentaire infectante*.

19

M. Dubois voit que maintenant je lui tends la main, que je deviens essentialiste , que si j'admets que la fièvre puerpérale commence, dans la presque universalité des cas, par une lésion locale spécifique, l'infection consécutive de l'économie est désormais considérée par moi comme la cause principale des lésions diverses que l'on va observer.

J'irai plus loin dans mes concessions.

J'ai dit dans mes conclusions que je ne regardais pas comme impossible que, dans un foyer épidémique actif, la fièvre puerpérale et la fièvre chirurgicale pussent se prendre d'emblée et sans lésion locale préalable, comme d'autres maladies spécifiques qui forment la troisième classe de ces affections.

J'ai admis, vous vous le rappelez, des lésions purement locales sans autre retentissement sur l'économie que celui qui résulte de l'excès de l'irritation topique, retentissement tout à fait indépendant de la qualité de la cause. J'ai insisté sur les lésions locales auxquelles s'ajoutait quelque chose de particulier qui infectait toute l'économie, et produisait une pyrexie, une fièvre essentielle, une diathèse, auxquelles se subordonnaient désormais d'autres lésions locales, qui gardaient le souvenir et l'expression de la cause spécifique qui avait contaminé l'économie tout entière.

Mais comme nous voyons certaines maladies contagieuses, la variole, par exemple, se prendre par la voie que nous venons d'indiquer en dernier lieu, c'est-à-dire par inoculation, et se prendre par d'autres voies d'absorption, telles que celles du poumon et de la peau ; ainsi ne regardons-nous pas comme impossible que, dans un foyer épidémique, l'extrême énergie des miasmes accumulés ne communique quelquefois la fièvre puerpérale et la fièvre chirurgicale, sans qu'il soit possible de trouver une plaie placentaire, puisque la femme peut n'être pas encore accouchée, puisque le fœtus peut en être atteint dans le sein maternel, puisque dans une salle de chirurgie des malades succombent à la fièvre chirurgicale n'ayant encore subi aucune mutilation.

Je conviens que ces cas sont rares, très rares même, si on les compare au nombre immense des individus chez lesquels

la voie d'introduction du virus spécifique a été une plaie ;
mais enfin ils semblent donner raison aux essentialistes purs.
Ce que je reproche aux essentialistes, c'est de donner à un
fait très exceptionnel une extension qu'il ne doit pas avoir, et
de vouloir même refuser à l'espèce de plaie utérine qui
accompagne la menstruation, à celle qui, chez l'enfant nouveau-né, succède à la chute du cordon ombilical, la possibilité de devenir une voie d'introduction du virus puerpéral ;
comme la plus petite piqûre anatomique, celle de la scléro-
tique, dans le fait de M. Cloquet que je citais tout à l'heure,
devient la voie d'introduction de la matière morbifique
spécifique qui a infecté toute la masse.

Pardonnez-moi, messieurs, il y a déjà bien longtemps que
j'occupe cette tribune, et quoiqu'il me reste encore beaucoup
à dire sur une question aussi vaste que la spécificité, qui
comprend presque toute la pathologie, je sens que votre bien-
veillance a des bornes, et que ce serait en abuser que d'en
user encore.

XVIII. — COMMUNICATION DE M. VELPEAU.

(Séance du 25 mai 1858.)

Messieurs, je demande pardon à l'Académie de mon
intervention dans ce débat ; je n'avais point l'intention de
prendre la parole, mais il a été dit tant de choses ici, et de si
bonnes choses, et même de si belles choses ; on a tant parlé
d'altérations du sang, d'infection purulente, de pus circulant dans le sang, d'infection putride ; j'ai d'ailleurs été provoqué d'une façon si courtoise et à tant de reprises par M. Dubois et par M. Trousseau entre autres, que je me suis décidé
enfin à rompre le silence. Les excellents discours que j'ai entendus sur ces divers sujets m'ont tiré comme d'un long rêve
en me rappelant ma jeunesse, comme celle d'un pèlerin, qui
après quarante ans d'absence, rentre au milieu de ses frères,
et qui trouve son champ, son jardin, infiniment mieux cul-
tivés qu'ils ne l'étaient à son départ.... J'ai donc été mis en

demeure de m'expliquer relativement aux opinions que j'ai professées jadis sur les questions en litige. Je ne m'en plains pas; cela prouve que ce qu'on dit dans sa jeunesse n'est pas toujours perdu. Le souvenir de ce que j'ai écrit à cette époque ne pouvait que m'être agréable, au surplus, puisqu'il montre que, après tant d'années, je suis d'accord avec plusieurs de mes collègues, et puis c'est si bon les souvenirs de jeunesse... quand ils sont bons!

Afin de préciser les faits, vous me permettrez, messieurs, de rappeler nettement ce que je disais alors. La discussion est devenue très large; vous le voyez, toutes les doctrines médicales sont en jeu, il y a utilité d'en fixer l'historique; revenons donc au point de départ. Dès 1824, dès 1822, et même dès 1818, si je voulais remonter à l'époque des premiers faits qui ont donné lieu à mes publications antérieures.

Dans ma thèse d'agrégation, en 1824, j'établis que les maladies internes commencent peut-être plus souvent par les liquides que par les solides, et, en établissant ce fait, je pousse à une révolution en médecine, moi qui n'ai jamais aimé les révolutions! Dès cette époque, je montre que les matériaux des lochies, chez les femmes en couches, peuvent être repris par les vaisseaux, et que je les ai suivis vingt fois dans les veines; — que dans la *phlegmatia alba dolens*, les lésions anatomiques se rapportent en partie aux altérations des liquides: — que lorsqu'il y a du pus dans l'utérus, ce pus peut être repris par les vaisseaux restés béants après l'accouchement.

« Les maladies internes commencent peut-être plus souvent par les fluides que par les solides. Le temps approche où cette proposition sera facile à démontrer, et l'on peut prédire dès à présent que cette démonstration amènera une *révolution* en médecine. » Telles sont mes propres paroles.

» Qu'une suppuration interne ait lieu; pour peu qu'elle dure la circulation est troublée, les sécrétions sont altérées, etc.

» Les vastes abcès, les ulcères gangréneux des membres, n'existent pas longtemps sans qu'il y ait résorption purulente.

» Les détritus du placenta et les matériaux qui se décomposent pour former les lochies sont souvent repris et versés
dans la masse générale des fluides. —Vingt fois déjà j'ai suivi
le pus dans les veines de l'utérus, etc. (*Thèse d'agrégat. en
latin*, mars 1834).

» Les violents frissons, l'aspect de la peau, les angoisses,
la stupeur et l'état du sang sur le cadavre, se rapportent à
l'altération des fluides.

» Les frissons, l'aspect terreux de la peau, etc., peuvent
très bien s'expliquer par l'état des veines et le transport du
pus qu'elles entraînent dans le torrent circulatoire. » (*Phlegmatia alba dolens, Archiv. génér. de méd.*, 1824, t. VI, p. 232.)

Voici une thèse faite sous ma dictée (si c'est un crime, j'en
ai commis plusieurs de ce genre), une thèse sur la fièvre
puerpérale, dans laquelle il est établi que les matières putréfiées de l'utérus, charriées par les veines, sont la cause de
la péritonite des femmes en couches, et où se trouve, il me
semble, toute la doctrine qui tend à prévaloir aujourd'hui.
Lisez plutôt :

1° Page 14 :

« Le changement subit qu'éprouvent et le cours des liquides et l'organisme, qui se trouve tout à coup placé dans
d'autres conditions, en troublant la marche habituelle des
fonctions, doit nécessairement disposer la nouvelle accouchée
à contracter facilement certaines maladies.

» Si, pendant cette prédisposition fâcheuse, la nature, travaillant à réparer les désordres survenus dans l'économie de
la femme qui vient d'être mère, se trouve entravée dans sa
marche ; si la matrice ne peut se débarrasser des fluides
qu'elle renferme ; si ces fluides, tendant par leur nature et le
lieu qu'ils occupent à une prompte décomposition, se putréfient et séjournent longtemps dans l'organe qui les recèle, ils
sont bientôt absorbés ; les veines volumineuses de l'utérus les
charrient rapidement dans le torrent de la circulation. Ces
matières putréfiées, mêlées au sang, le décomposent et lui
donnent des propriétés nouvelles ; très irritantes elles-
mêmes, elles peuvent enflammer les parties avec lesquelles

elles sont en contact : de là une irritation plus ou moins intense de l'utérus, irritation qui se propage aux organes voisins et, dans ce cas, aux parties du péritoine qui les recouvrent.
Celui-ci, par sa nature et par sa distension préalable, disposé
plus que tout autre organe à être promptement affecté, se
trouve bientôt envahi. Tous les phénomènes de la péritonite
se déclarent alors, et trop fréquemment la mort seule vient en
arrêter les progrès rapides. Il sécrète abondamment une sérosité plastique, quelquefois d'une âcreté telle qu'elle suffit
pour enflammer les parties qu'elle baigne. Telle est notre
opinion sur la cause de la péritonite des femmes en couches,
et cette opinion nous paraît si bien fondée et tellement prou-
vée par l'autopsie des sujets morts de cette maladie, que nous
ne balançons pas à admettre cette cause (c'est à-dire l'absorption des matières retenues et putréfiées dans les parois
et la cavité de la matrice, et leur contact irritant sur les parties qui les avoisinent) comme la plus commune et la plus
ordinaire de la fièvre puerpérale. Il résulte de là que nous
envisageons l'inflammation du péritoine dans ce cas comme
spéciale et que, selon nous, elle doit exiger des moyens particuliers pour la combattre. »

N'oubliez pas que nous sommes en octobre 1824, et voyez
ce que disent en 1858 M. Hervez et M. Dumontpalier, ce
qu'ont dit aussi MM. Tonnelé, Danyau, Cazeaux, Jacquemier
et même M. Béhier.

Passons aux lésions sur le cadavre :

« Elles se rapportent *à l'utérus*. C'est lui, en effet, qui est,
dans la plupart des cas, le point de départ du mal. On le
trouve alors plus volumineux que ne le comporte l'époque à
laquelle la femme succombe. Ses parois sont fortement épaissies, molles, faciles à déchirer, d'un gris rougeâtre particulier. Sa surface interne est couverte d'une couche noirâtre,
putrilagineuse, comme gangrenée, et qui a quelquefois une
épaisseur de plusieurs lignes, surtout dans les points où le
placenta était attaché : tantôt les *veines* qui serpentent dans
son épaisseur *sont enflammées* et *remplies* par une matière
concrète, rougeâtre ; tantôt *ses vaisseaux sont remplis* d'un

véritable pus, *blanc* et *bien lié.* D'autres fois, de petits foyers de même nature (c'est-à-dire de véritables abcès) sont disséminés çà et là dans le parenchyme de la matrice.

» Assez souvent, cet état des veines ne se borne pas à l'épaisseur des parois de l'utérus, et l'on voit toutes les branches de l'hypogastrique, les veines ovariques, réduites ou transformées en cordons plus ou moins durs et volumineux, *enflammées à leur surface interne* et complétement oblitérées par une matière caséeuse et purulente plus ou moins liquide. On rencontre même quelquefois du pus renfermé dans des caillots de fibrine jusque dans la veine cave. Ces faits assez fréquents, que nous avons plusieurs fois observés, et qui ont aussi été remarqués par MM. Chaussier, Deneux, Ribes, Louis, Dance, Chomel, etc., conduisent naturellement à ces deux questions difficiles à résoudre : les matières morbides, contenues dans les vaisseaux, sont-elles dues à l'inflammation de ces derniers, ou bien, au contraire, y ont-elles été transportées par voie d'absorption ? Sans vouloir rien préciser à cet égard, il nous semble que, du moment que l'existence de ces matières, dans les différents organes que nous venons de citer, est reconnue, l'on ne peut s'empêcher d'admettre leur prompt transport dans toute l'économie.

» Les trompes utérines sont aussi, dans un grand nombre de circonstances, fortement enflammées ; leur intérieur renferme une quantité variable de matière sanieuse, grisâtre, purulente.

» Les franges du pavillon sont rouges, molles, fongueuses, épaissies ; elles offrent, en un mot, les traces d'une inflammation des plus intenses.

» Les ovaires présentent souvent le double, le triple même, de leur volume habituel. Il n'est pas rare de les voir comme transformés en une sorte de gelée rougeâtre et plus ou moins consistante, de rencontrer dans leur intérieur de petites collections de pus, de les trouver enfin complétement désorganisés. » (*Thèses de Paris,* n° 17, 1827.)

N'est-ce pas là ce que disent aujourd'hui ou ce qu'ont dit depuis MM. Danyau, Cruveilhier, Trousseau, Béhier, Jacquemier, et qu'ai-je à changer à mon langage de 1824 pour être d'accord aujourd'hui avec ces honorables confrères?

On a dit, et l'on croit généralement, que je n'admettais alors que l'absorption du pus en nature, et on m'a opposé Dance; on vient de le voir, cela est inexact, et l'histoire ici a besoin d'être rectifiée. Selon moi, de nombreux agents déposés dans le sang peuvent engendrer des maladies, soit que ces agents viennent du dehors ou du dedans, soit que le pus se résorbe en nature, soit que la résorption ait un caractère plus intime ; j'ajoutais, toujours de 1823 à 1827, que la résorption de quantités considérables de pus est quelquefois sans grand inconvénient, et que, d'autres fois, la résorption de quelques gouttes seulement de cette matière peut avoir une gravité extrême.

Ce langage, du reste, je le tenais partout : dans les hôpitaux, dans mes cours, dans les journaux (voyez plutôt *Revue*, t. II, 1826, p. 413).

« ..... L'utérus est plein d'une matière noirâtre, pulpeuse ou presque fluide ; cette matière se retrouve dans les veines utérines et même dans l'hypogastrique. Au reste, il y a du pus dans le tissu propre de l'utérus... »

« ..... Il n'est pas nécessaire de plier les faits pour admettre que le pus formé *d'une manière quelconque* dans le parenchyme de l'utérus, au milieu de tant et de si volumineux vaisseaux..., ait été versé dans le torrent circulatoire ou des humeurs (p. 414).

» Cet état de l'utérus est loin d'être rare chez les femmes en couches.

» La métrite, bien plus fréquente qu'on ne le pense, est dans la *majorité des cas* le point de départ de la péritonite puerpérale, qui est souvent due à l'absorption des matières putrides épanchées dans l'utérus, p. 415, etc., etc. »

On le retrouve généralisé dans le résumé de mes recherches sur les altérations des fluides (*Rev. méd.*, 1827, t. II, p. 216), et le voici de nouveau à l'occasion de la péritonite des femmes en couches. (*Archives*, t. XIX, p. 559, 1829.)

« Ainsi que je l'ai dit et prouvé dès longtemps, *la fièvre* puerpérale a pour point de départ une *suppuration, une in-flammation des veines* ou du *tissu* de l'utérus...»

On voit que la phlébite, que la suppuration des veines a toujours été admise, indiquée par moi longtemps avant que Dance en eût parlé.

Voici en somme les conclusions que je tirais, en 1827, de toutes mes recherches antérieures sur ce sujet. (*Revue méd.*, 1827, t. II, p. 234.)

« En résumé :

» 1° De nombreux agents, déposés dans le sang, altèrent ce fluide et deviennent ainsi la cause de plusieurs maladies.

» 2° Ces agents viennent, tantôt de l'extérieur, tantôt de l'intérieur;

» 3° Dans la première classe doivent être placées les causes déterminantes et inconnues de la variole, de la rougeole, de la scarlatine, des fièvres intermittentes marécageuses, de la rage, de la syphilis, probablement de la dothiénentérie et de toutes les affections virulentes, causes qui paraissent être absorbées à la surface de la peau et des membranes muqueuses ;

» 4° Dans une autre section de la même classe il convient de ranger toute mauvaise alimentation, toute ingestion de matières putrides ou douées de qualités nuisibles à l'économie; un grand nombre de substances médicamenteuses; en un mot tous les corps susceptibles d'être portés dans le torrent général de la circulation, et qui peuvent, en se mêlant au sang, en altérer plus ou moins la composition ;

» 5° Dans la seconde classe on doit comprendre un grand nombre de lésions locales, accompagnées de sécrétions pathologiques, et plusieurs produits de sécrétion naturelle, quand, après avoir été dénaturés, ils rentrent dans les vaisseaux au lieu d'être rejetés au dehors;

» 6° L'urine, par exemple, dans l'état normal ou revêtue de propriétés nouvelles, épanchée ou non dans les organes, peut rentrer dans le sang, produire une fièvre dite urineuse, et déterminer au loin la gangrène sans enflammer manifestement les tissus;

» 7° La bile et le mucus intestinal, mêlés aux détritus alimentaires, acquièrent souvent des qualités étrangères de manière à déterminer des troubles fonctionnels de deux manières différentes, savoir : en enflammant la membrane qu'ils tapissent, ou bien en passant dans la masse des humeurs;

» 8° Le premier de ces cas favorise le second, qui a lieu surtout lorsque les matières décomposées parcourent le tube digestif couvert d'ulcères, ainsi que cela se voit dans la dothiénentérie;

» 9° Dans cette fièvre les symptômes d'adynamie qui ne se manifestent point en général, avant qu'il n'y ait eu ulcération, paraissent, d'après les recherches du docteur Bretonneau et les miennes, se développer sous l'influence de l'introduction d'une plus ou moins grande proportion de matières putrides dans le sang;

» 10° Le pus formé dans la profondeur ou à la périphérie du corps peut être repris par absorption, circuler en nature dans les vaisseaux et se déposer ensuite, sans travail inflammatoire préalable, dans les organes, ou bien être rejeté à l'extérieur par les voies dépuratoires naturelles; il peut aussi et plus souvent encore se mêler intimement au sang dont il change la composition et les propriétés; alors il peut faire naître tous les symptômes de la fièvre putride sans qu'il se développe d'inflammation locale, ou bien déterminer des phlegmasies plus ou moins nombreuses et étendues, mais auxquelles il imprime toujours un caractère particulier;

» 11° Le sang peut se charger d'une *étonnante quantité de pus sans inconvénients* pour certains sujets, tandis que chez d'autres, *il suffit de quelques gouttes* du même liquide pour donner naissance aux phénomènes les plus graves; particularité qui dépend de la nature du fluide absorbé et de dispositions individuelles;

» 12° En général, *le pus renfermé dans l'intérieur* des organes *sans aucune communication avec l'extérieur* n'entraîne pas les mêmes dangers relativement à sa résorption que celui qui est *depuis longtemps en contact avec l'air;*

» 18° Il est rare qu'une lésion des solides existe longtemps sans dénaturer les fluides qui traversent l'organe affecté; de même que le sang altéré d'une manière quelconque ne tarde pas à changer l'état des solides, soit dans un point circonscrit, soit dans tout l'organisme;

» 19° Le plus souvent, c'est la maladie des solides qui est primitive ; quelquefois c'est celle des fluides et après le début, ces deux genres d'altération marchent presque toujours ensemble ; en conséquence la thérapeutique qui ne s'adresse qu'à la force du bien, à la faiblesse des organes est aussi ridicule que celle qui ne s'occupe que de purifier les humeurs. »

Or, toutes ces propositions ne viennent-elles pas d'être reprises par les orateurs qui ont parlé avant moi dans cette discussion ? Je me retrouve donc avec eux aujourd'hui dans mon jardin d'il y a trente-quatre ans, jardin que je cultivais seul dans ce temps-là et contre le courant de tout le monde, jardin où je suis fier de rencontrer maintenant tant de savants, y compris pour une petite part jusqu'à MM. Dubois, Depaul, Danyau, etc. Du reste, loin d'en vouloir faire sortir ceux qui l'ont embelli depuis, qui l'ont chargé de tant de beaux fruits, je me contente simplement d'en réclamer un tout petit coin pour moi.

Revenons au sujet; il s'agit de fièvre puerpérale. On l'a niée comme fièvre essentielle, mais M. Trousseau, la comparant à la fièvre chirurgicale, a dit qu'elle pouvait exister chez l'homme. Il y a du vrai dans cette proposition. La fièvre puerpérale peut exister chez l'homme; j'en possède un exemple peut être unique. Il y a vingt ans, j'ai fait une sorte d'*opération* césarienne sur un homme, pour un cas d'inclusion ; le malade est mort d'infection purulente et, dans ce cas, on peut dire à la lettre que c'est bien de la fièvre puerpérale. (Rires.) Je donne ce fait pour ce qu'il vaut.

On peut diviser ceux qui ont pris part à cette discussion, en deux camps, en deux groupes, si l'on veut : les uns sont partisans d'une fièvre essentielle; pour les autres, cette fièvre est symptomatique. On conçoit que les premiers tiennent au mot fièvre et que les seconds n'en veulent pas. N'étant pas convaincu que ce soit une fièvre essentielle, j'aimerais autant une autre dénomination. Mais laquelle ? Le mot typhus ne satisferait pas tout le monde.

Je n'ai pas trouvé suffisantes les raisons alléguées par les essentialistes. Ils veulent que la fièvre précède toute lésion appréciable ; je crois que M. Depaul l'entend ainsi ; c'est ainsi du moins que je l'ai compris. Or, je ne pense pas qu'il y ait dans les raisons invoquées à l'appui de leur assertion (encombrement, insalubrité, enfants atteints, contagion, etc.), matière à conviction.

Si l'encombrement ou l'insalubrité du local était la cause de la fièvre puerpérale, la mortalité devrait être proportionnelle au nombre des accouchements ; il n'en est pas ainsi :

        A l'Hôtel-Dieu, il meurt 1 accouchée sur. . .   38
        A Lariboisière,   —   1   —   . . . 24
        A Beaujon,   —   1   —   . . . 19 ou 20

Et ces deux derniers hôpitaux sont des modèles pour les conditions hygiéniques, tandis que le premier est un des plus malsains, dit-on.

A la Clinique (si accusée sous le rapport de l'hygiène),
    il meurt . . . . 1 accouchée sur   37
A la Maternité 1   —   19
A la Charité. 1   —   30
Dans le 12ᵉ arrondissement 1   —   322
    selon M. Tarnier.
A Saint-Louis. 1   —   416

Il résulte de ces chiffres que la mortalité est loin d'être d'accord avec l'encombrement ou l'insalubrité. M. Trousseau dit que les campagnardes ne meurent pas de la fièvre puerpérale ; mais comment peut-on le savoir ? A prendre la proportion du douzième arrondissement, où il meurt 1 femme sur 322 accouchées, ou celle de toute la ville, c'est-à-dire 4 pour 1000, que M. Trébuchet a eu la bonté de me remettre, voyez combien il faudrait de villages pour fournir ce contingent de 322 femmes en couches, 30 villages peut-être ! S'il meurt une femme sur une telle étendue, le fait passe inaperçu, il ne frappe personne.

Les raisons tirées de l'insalubrité ne sont pas plus concluantes. A Londres prenez deux Maternités dans des quartiers très différents sous le rapport de la salubrité ; la mortalité y est la même ; à Dublin, la Maternité a été proposée pour modèle du genre, même mortalité. On a objecté que là, les conditions d'encombrement contre-balançaient les conditions de salubrité ; mais on ne peut invoquer les mêmes motifs en regard de la mortalité observée à Brakel, petite ville de Westphalie, situé au sommet d'une montagne ; il y mourut 12 femmes sur 13. Même observation peut être invoquée à l'égard des faits rapportés par M. Zandick pour Dunkerque ; par M. Lecomte pour Eu. M. Robert Lee a vu plus de morts en ville que dans les hôpitaux par suite de fièvre puerpérale ; il a vu la mortalité commencer par les dames anglaises avant d'atteindre les femmes des hôpitaux, et j'ai été plusieurs fois, moi-même, témoin de faits analogues à Paris. Est-ce qu'à Rennes, à Beauvais, à Angers, et dans une foule d'autres localités des départements, la fièvre puerpérale n'attaque pas les dames de la ville aussi bien que les autres ?

D'ailleurs, l'encombrement et l'insalubrité ne prouveraient pas l'essentialité de la fièvre. Ces deux conditions engendrent de nombreuses lésions purement locales ou primitivement locales, à propos desquelles on ne fait pas intervenir la notion d'essentialité.

La contagion a été invoquée aussi ; l'accoucheur, la nourrice et des tiers, suivant ce système, seraient la cause de la maladie.

Mais l'accoucheur se lave avec soin chaque fois qu'il quitte une femme accouchée ; si cela était vrai, tous les accoucheurs transporteraient la contagion. On a cité un jeune homme de Dublin qui, après avoir visité sa sœur malade, aurait communiqué la fièvre puerpérale à une accouchée d'Aberdeen. M. Roberton raconte que de 400 femmes, 20 accouchées par la même sage-femme succombèrent, tandis que les clientes de 11 autres sages-femmes furent indemnes. Il est bien difficile pourtant de supposer que ces 11 sages-femmes n'eurent aucun rapport avec celle qui empoisonnait, par contagion, toutes ses malades.

M. Dubois a rappelé qu'il fallait être en grande défiance contre ces faits de contagion. Il est certain qu'il se rencontre dans la pratique des coïncidences étranges, et que ce sont ces coïncidences qui ont fait la fortune de bien des erreurs en médecine. J'en aurais de curieux exemples à citer. Qui croira que l'étranglement interne, entre autre, soit contagieux ? Cependant un chirurgien est appelé près d'un jeune homme atteint d'étranglement interne, il s'en va voir un autre malade qui est pris, après sa visite, d'étranglement interne. Je vois le premier malade, et une dame que je visite ensuite est prise d'étranglement interne ; il en est de même d'un second client à qui je donnais des soins. Ph. Boyer meurt d'étranglement interne, et le médecin qui l'a vu a, dans sa clientèle, une personne qui meurt quelque temps après d'étranglement interne. Pour tout autre maladie, on n'hésiterait pas à voir un fait de contagion dans cette filiation. Cette raison d'admettre l'essentialité reste donc tout entière à démontrer, malgré ce qu'en disent MM. Semelweiss, Arneth, Simpson, Cazeaux et d'autres.

L'absence de lésions à l'autopsie a été présentée comme preuve de l'essentialité. Sur 39 cas, j'ai trouvé 3 fois cette absence de lésions apparentes dans ma jeunesse ; mais alors je n'examinais peut-être pas assez attentivement les lymphatiques. Sur 85, M. Béhier n'en a trouvé qu'un exemple.

Les enfants succombent dit-on aussi à la fièvre puerpérale ; mais les enfants ont un foyer d'infection dans l'ombilic, comme les mères en ont un dans la matrice. Pourquoi, d'ailleurs, éviteraient-ils la péritonite ?

Il n'y a donc pas de raison pour abandonner le point de vue des symptomatistes. Examinons toutefois les motifs allégués de ce côté.

M. Béhier dit qu'on rencontre toujours la phlébite comme point de départ. M. Cruveilhier, et, je crois, M. Cazeaux, ainsi que M. Nonat avant eux, considèrent la lymphangite comme plus fréquente.

Voilà deux lésions déjà considérables, sans compter l'inflammation des annexes de l'utérus et des parties péri-utérines, et les conditions morbides multipliées qui viennent assaillir la femme après l'accouchement. Faut-il rappeler le voisinage du péritoine, la trituration à laquelle les parties ont été soumises, les efforts considérables et prolongés qu'a dû faire la femme pour expulser le produit de la conception ; efforts qui la laissent couverte de sueur et palpitante après la sortie de l'enfant? A ce moment et tout à coup, il se fait, chez elle, un vide énorme, une débâcle, un changement brusque dans la circulation, des différences de pression pour les liquides, d'où la prédisposition aux congestions sur les organes déchirés, triturés, etc., d'où pour la femme toutes les conditions favorables aux inflammations.

Il faut, dit-on, un certain temps à la fièvre puerpérale pour naître. Non pas toujours du moins. En 1824, une jeune femme, d'une constitution excellente, sanguine, est prise de frisson une demi-heure après le travail, qui n'avait duré que quatre heures ; je fais appliquer 30 sangsues à sept heures du soir, 30 à onze heures, et 40 à six heures du matin. A onze heures, dix-huit heures après la couche, elle était morte : à l'autopsie, je trouve une péritonite sans suppuration, mais générale. Si l'on songe à l'étendue considérable du péritoine, on comprendra que son inflammation doit troubler profondément tous les organes qu'il enveloppe, sans compter le retentissement nerveux qui résulte de cette inflammation. La péritonite tue rapidement aussi après l'opération de la hernie étranglée.

Les lésions qui suivent l'accouchement : phlébite, angioleucite, érysipèle, phlegmons, etc., se compliquent du passage du pus dans le sang, car les phlébites sont loin d'être toujours adhésives. On m'a souvent accusé de n'admettre ce passage qu'en nature ; je n'ai pas réclamé contre cette interprétation incomplète de mes écrits, parce qu'alors cela importait peu à l'opinion que je soutenais. Je voulais, à cette époque — et j'étais seul à le vouloir, en 1823-24 (Dance et Maréchal ne sont venus qu'en 1828) — démontrer à Broussais qu'il avait tort de repousser les altérations des liquides comme cause des maladies; peu m'importait qu'on m'attribuât l'idée de l'absorption du pus en nature ou de ses éléments. Mais la vérité veut que je rétablisse ici les faits. Je soutenais, on l'a vu, que la maladie provient tantôt de l'absorption du pus, tantôt de la phlébite. Dance, lui qu'on m'oppose, et qui n'est venu que cinq ans après, soutenait qu'elle provient de la phlébite exclusivement. Que le lecteur jette les yeux sur les passages rappelés plus haut, et il saura bientôt à quoi s'en tenir à ce sujet.

On a objecté, et je l'ai dit le premier, que le pus n'est pas toujours un poison. Cela dépend de la quantité et de la qualité du pus. Les expériences de MM. Castelnau et Ducrest ont montré que l'injection du pus dans les veines, à petites doses, et souvent répétée, était mortelle, contrairement à ce que semblaient avoir démontré les expériences de Gaspard. M. Bérard croit que les globules du pus ne peuvent pas passer dans les veines à cause d'une disproportion de diamètre; je n'en ai jamais été convaincu. D'ailleurs les globules ne sont pas tout le pus, il y a le liquide dans lequel ils nagent; et puis ils peuvent être désagrégés. D'après quelques micrographes, les globules blancs du sang ne peuvent être que difficilement distingués de ceux du pus. Tout cela est donc rempli d'incertitudes et d'obscurités.

Que se passe-t-il à la suite des piqûres anatomiques et de toutes sortes de lésions, soit de la peau, soit des autres tissus? Les ganglions de l'aisselle s'engorgent et s'enflamment; assez souvent cependant on ne voit rien sur le trajet des lymphatiques, pas la moindre trace d'inflammation dans une foule de cas. On ne peut pourtant pas nier alors qu'une molécule morbifique ait été transportée de la piqûre à l'aisselle et n'y détermine parfois l'adénite; pourquoi donc les veines qui vont en s'élargissant, et dont la circulation est infiniment plus active ou plus régulière n'en feraient-elles pas autant? Le pus peut se dissocier, se combiner, se reconstituer de toutes façons, donner naissance à mille produits divers ; nous ne savons pas comment cela se fait, mais nous en pouvons jugér par les effets. Il y a vingt ans, M. Bonnet (de Lyon) a montré que le pus altéré et contenant de l'acide sulfhydrique devenait quelquefois un poison presque aussi violent que l'acide prussique. Si, dans l'angioleucite, les ganglions arrêtent au passage la matière morbifique et la travaillent, il n'en est pas de même de la phlébite : dans ce dernier cas, les molécules de pus, entraînées dans des vaisseaux qui vont sans cesse en s'élargissant et par un torrent toujours plus rapide, peuvent arriver jusqu'au cœur, causer de graves accidents et se disséminer partout en empoisonnant l'économie entière.

Les angioleucites et les phlébites circonscrites ne sont pas mortelles, sans doute, et l'on en est maître assez facilement. Nul n'en a mieux traité que M. Nonat et M. Cruveilhier ; la phlébite non adhésive est promptement mortelle, au contraire, parce qu'elle devient bientôt la source d'une infection générale.

Mais, a-t-on dit, comment expliquer qu'une goutte de pus absorbée détermine des foyers énormes partout ? M. Dumontpallier et d'autres ont répondu par avance, dans leurs thèses, comme je le disais en 1823, que le pus engendre le pus. C'est à ce propos qu'on a parlé de levain, de ferment — on y revient. —M. Liebig a appelé l'attention sur ce sujet ; mais c'est une idée ancienne, et M. Bouillaud a eu raison de rappeler qu'il en avait parlé en 1826....

M. Trousseau : Et Sydenham en 1674!

M. Velpeau : Et Hippocrate bien avant. Tout ce que nous disons ici n'est-il pas renouvelé des Grecs ?

En tout cas, c'est un mérite de rajeunir les bonnes idées. Cette formation du pus dans l'économie par le sang altéré s'observe dans beaucoup de circonstances chez les sujets infectés, et, pour ma part, j'ai vu souvent des foyers multiples, nombreux, considérables, formés en vingt-quatre heures au milieu de tissus sains, dans des articulations, dans les plèvres, comme dans les parenchymes, sous l'influence de la moindre infection, etc.

20

Il n'est pas nécessaire, après tout, qu'il y ait du pus dans les organes, il suffit que la matrice contienne des matières putrides pour qu'il y ait infection purulente ou autre; c'est sur ce point qu'a insisté M. Hervez de Chégoin, comme M. Dumontpallier, comme moi-même autrefois. A ce compte, toutes les accouchées devraient être infectées, dit M. Dubois, puisqu'elles sont toutes dans les mêmes conditions, puisqu'elles ont toutes des caillots dans l'utérus. Il faut ici faire intervenir les dispositions individuelles, qui font, par exemple, que, chez tel sujet, les plaies se guérissent vite, et chez d'autres, au contraire, s'enveniment, dispositions que tout le monde admet et signale, dont tout le monde tient compte, et qui ont fait naître dans le public l'idée de ce qu'on appelle vulgairement *une bonne ou une mauvaise charnure.*

Resterait à voir si, en admettant la phlébite comme constante, ainsi que le veut M. Béhier, cette phlébite est primitive ou secondaire. J'ai vu souvent les ouvertures des sinus utérins parfaitement saines, et les sinus eux-mêmes remplis seulement d'une substance lie de vin, sorte de putrilage, alors que je ne trouvais les veines enflammées et pleines de pus qu'à 4 ou 5 centimètres plus loin.

Je n'admets donc pas la phlébite comme cause unique de la fièvre puerpérale. Elle la complique, mais ne la constitue pas en général. Je n'admets pas non plus l'infection purulente comme cause constante de cette affection.

J'admets des inflammations partant du foyer utérin, pour me servir d'une expression de M. Pidoux, foyer putride, sorte de cloaque traumatique entouré de centres putrides ou de foyers purulents secondaires qui retentissent sur le péritoine. Le péritoine est, en définitive, la grande toile qui s'embrase alors après la matrice et qui promène l'incendie sur tous les organes. M. Béhier lui-même reconnaît que la péritonite est très fréquente : il l'a trouvée 52 fois sur 72.

Cette péritonite agit d'ailleurs sur une constitution en mauvais état; je ne rappellerai pas toutes les conditions morbides dans lesquelles se trouve la femme, et que je signalais en 1824 comme on le fait aujourd'hui. Il y a là bien de quoi rendre compte de l'invasion et du développement de la fièvre puerpérale, qui a le tort, selon moi, d'englober sous le même titre la phlébite, l'angioleucite, la métrite, l'ovarite, l'infection purulente aussi bien que la péritonite, quoique ce soient au fond des maladies fort différentes.

On a dit : Et les épidémies? et la contagion? C'est alors qu'est arrivée la question de la spécificité. Mais j'admets, moi aussi, la spécificité, et il y a longtemps que j'ai écrit (Thèse de Paris, n° 16, 1823) que toute maladie est influencée par la nature de sa cause; que la qualité, autant que l'intensité de la maladie, est proportionnelle à cette cause; qu'il y a de la spécificité dans presque toutes les maladies. Seulement je ne me suis pas servi, aujourd'hui comme jadis, pour désigner la nature de la cause, du mot *spécifique*, je l'ai appelée *spéciale*. M. Trousseau voit que si, en frères siamois, nos têtes peuvent se séparer, la bride thoracique, la bride du cœur persiste toujours. Il trouvera dans ma Thèse de 1823 (p. 14-15) la preuve que sa spécificité ressemble beaucoup à la mienne. Il y a donc ici la spécialité de la cause, je le veux bien; mais cette spécialité se retrouve partout : les bronchites de cette année ne ressemblent pas à celles des autres années; par la même raison les inflammations puerpérales ne ressemblent pas à toutes les autres inflammations.

La *péritonite puerpérale*, — car, à mes yeux, la fièvre puerpérale est le plus souvent une péritonite — est modifiée comme la métrite, comme l'angioleucite, comme la phlébite elle-même, par quelque chose de spécial, comme toutes les maladies. Pourquoi des érysipèles surviennent-ils à un moment donné dans les hôpitaux? Il y a des milliers de raisons à trouver et à en donner.

En un mot, la fièvre puerpérale est une péritonite, une angioleucite, une phlébite ou une infection purulente ou putride, modifiée par l'état puerpéral.

Je ne voudrais pas descendre de la tribune sans avoir dit un mot de la question thérapeutique.

J'ai été attristé de notre pauvreté. Nos confrères des hôpitaux d'accouchement regardent la fièvre puerpérale comme incurable. C'est, en vérité, désolant, et je demande la permission de ne pas souscrire sans réserve à cet arrêt.

La médication que j'avais proposée dans le temps contre cette terrible affection a été abandonnée en partie, et j'en suis étonné. Je trouve dans quelques travaux, en effet, entre autres dans la thèse de M. Mailly, élève de la Maternité, et dans ma propre pratique, des faits qui m'engageraient pourtant à la faire revivre.

Il est clair que les évacuations sanguines, efficaces au début et peut-être encore contre la phlébite pure ou l'angioleucite et même la métrite, sont sans action quand il y a infection purulente; mais on ne tient pas assez compte peut-être de la succession et de la combinaison des moyens thérapeutiques.

Je donne les mercuriaux à doses rapidement répétées : le calomel à l'intérieur, 1 décigramme toutes les deux heures; des onctions mercurielles sur le ventre, 10 grammes de deux en deux heures; des purgatifs, des bains. J'entretiens une température uniforme autour des femmes malades ; chaque malade est surveillée et soignée par une fille de service ; les frictions sont faites sur le ventre et pendant une demi-heure chaque fois; pour être sûr que la prescription était fidèlement exécutée, j'allais à l'hôpital quatre ou six fois par jour quand il le fallait. J'étais jeune, plein de zèle et d'ardeur.... et les malades guérissaient.

J'ai ajouté depuis à cette médication les grands vésicatoires volants, les vésicatoires monstres, et, je l'affirme, j'ai vu nombre de femmes atteintes de véritable fièvre puerpérale guérir par l'emploi simultané de ces moyens. Je sais qu'ils sont d'un emploi difficile dans les établissements publics, à cause de l'encombrement et de plusieurs autres motifs sérieux, à cause des précautions et des soins multipliés qu'ils exigent pour chaque femme en particulier; mais ils peuvent être tentés dans la pratique privée, et je suis persuadé plus que jamais qu'on pourra en retirer d'assez bons effets, surtout quand on les emploiera contre la fièvre puerpérale avant l'infection purulente. Ainsi des sangsues sur les régions douloureuses d'abord, puis le calomel et les frictions, enfin le vésicatoire sur tout le ventre si le mal se généralise, tout en continuant alors le calomel et les frictions sur les aines et sur toutes les régions qui restent libres autour du vésicatoire. — Voilà mon traitement tel que je l'ai formulé en 1826, et tel que je l'ai appliqué depuis en lui associant les grands vésicatoires. (Voir *Revue médicale*, t. I, p. 5, 1827, et les passages sus-indiqués.)

XIX. — COMMUNICATION DE M. J. GUÉRIN.

(Séance du 1ᵉʳ juin 1858.)

Messieurs, je devrais peut-être demander pardon à l'Académie d'intervenir dans cette discussion. J'ai l'air, en effet, de vouloir m'occuper d'affaires qui ne me regardent pas. Je ne suis ni accoucheur ni médecin de maternité; jamais je n'ai été chargé du moindre service de femmes en couches. Je reconnais donc ma parfaite incompétence à l'endroit de la plupart des questions pratiques traitées avec tant d'autorité par ceux de nos collègues qui m'ont précédé dans cette discussion. Mais, si je suis d'avis qu'il faut laisser aux hommes spéciaux tout ce qui regarde la pratique, si je suis pour la spécialité dans l'art, je suis pour la généralité dans la science; et paraphrasant le vers si connu de Térence, je dirai :

« *Medicus sum, medici nihil a me alienum puto.* »

C'est dans cette disposition d'esprit que j'interviens dans ce débat. L'Académie ne tardera pas, d'ailleurs, à s'apercevoir que les observations que j'ai à lui soumettre ne sont pas tout à fait étrangères à mes travaux antérieurs, à ceux qui ont le plus rempli ma carrière scientifique.

En effet, dès 1840, lorsque je m'occupais de la théorie physiologique des plaies, je ne tardai pas à m'apercevoir que l'histoire physiologique de la fièvre puerpérale pourrait devenir tributaire de mes études sur l'organisation des plaies qui se pratiquent hors du contact de l'air. Il y a une plaie utérine ou placentaire à la suite de l'accouchement : comment

cette plaie se comporte-t-elle, comment se cicatrise-t-elle?
Est-il vrai que les différences si considérables qui se remarquent entre les suites de l'accouchement normal et les suites si funestes de l'accouchement pathologique tiennent, comme on l'a dit encore dans la dernière séance, à des circonstances de santé individuelles, ou à des causes du même ordre? N'existe-t-il pas, au contraire, des lois physiologiques différentes qui président à la guérison immédiate de la plaie utérine, et au développement de la fièvre puerpérale? Je l'ai toujours cru : dès 1840, il m'a paru que ces deux modes de terminaison si différents tiennent à des conditions physiologiques aussi distinctes. Mais cette vue, qui n'était encore à cette époque qu'une induction de mes recherches antérieures, devait, avant de se produire, acquérir le caractère d'une vérité démontrée, ou se dissiper, comme une pure illusion, au souffle des faits et de l'expérience. Aussi, dès cette époque, je n'ai pas perdu une occasion de vérifier mes idées : j'ai eu recours à l'obligeance de nos collègues qui sont chefs des services des femmes en couches. Enfin, au commencement de l'année 1846, j'ai pu observer une épidémie tout entière de fièvre puerpérale; et grâce à l'extrême libéralité de notre savant collègue et ami M. Louis, alors médecin des salles de femmes en couches, il m'a été permis de suivre le développement de l'épidémie, d'examiner toutes les malades comme si elles eussent été sous ma direction. J'ajouterai que mon excellent confrère et ami M. Brochin a bien voulu recueillir, jour par jour, 59 observations des sujets dont nous suivions la maladie. Les faits qui vont servir de base à cette argumentation sont fournis par ces 59 observations.

Il est de notion vulgaire qu'aussitôt après l'expulsion du fœtus, la matrice revient graduellement sur elle-même. Sous l'influence des contractions répétées, sa cavité tend à disparaître et les surfaces d'insertion placentaire sont réduites à une sorte de froncement, d'où suintent comme d'une éponge les liquides versés par les extrémités vasculaires mises à nu. Telle est la condition normale de l'utérus après l'accouchement.

Cependant tout le monde a constaté que, dans certaines circonstances, l'utérus ne revient pas immédiatement, ni complétement sur lui-même. Il reste longtemps gros, tuméfié, globuleux, et se laisse facilement reconnaître au niveau ou au-dessus de l'ombilic. Jusqu'ici ce phénomène, à peine remarqué dans le cours de la fièvre puerpérale, n'y avait été, que nous sachions, l'objet d'aucune attention particulière. On l'avait vu, mais on ne l'avait pas regardé; on l'avait encore moins considéré dans ses rapports avec la maladie.

Or, le fait de la persistance du développement anormal de l'utérus après l'accouchement, je l'ai constaté, sans exception, chez toutes les malades soumises à mon examen. Au lieu de revenir graduellement sur lui-même, il restait comme frappé d'inertie. Avec ce fait concordait le développement de la maladie; et les variations de l'une correspondaient presque toujours aux variations de l'autre. En sorte que je n'ai pu m'empêcher de voir dans cette concordance un fait considérable à étudier dans ses rapports avec la fièvre puerpérale, et, je le dirai immédiatement, j'y ai vu le point de départ d'une nouvelle théorie physiologique de la maladie. Dans le but d'asseoir mes observations sur quelque chose de positif, j'ai dû chercher à établir une ligne de démarcation entre le retrait normal de l'utérus et ce que j'appellerai son inertie pathologique; en un mot, fixer la loi physiologique et le point de départ du fait pathologique.

A défaut de mon expérience personnelle, j'ai consulté les ouvrages spéciaux des maîtres sur la matière, ceux de MM. Dubois, Moreau, Velpeau, Cazeaux, Chailly ; aucun ne m'a fourni les renseignements précis dont j'avais besoin. Sans doute à cause du peu d'importance présumée des faits, tous nos collègues se sont bornés à des indications générales très vagues. Pour combler cette lacune, j'ai recueilli 21 observations d'accouchements normaux ; j'ai noté avec le plus grand soin toutes les particularités relatives au retrait de l'utérus en concordance avec les différents symptômes offerts par les sujets, et ces 21 cas m'ont permis de considérer comme fait normal ce qui suit.

Sur 16 de ces 21 accouchées, l'utérus, après l'accouchement, était au niveau de l'ombilic, ou un peu au-dessus ; du troisième au quatrième jour, il était descendu, par un dégonflement non interrompu, au niveau ou derrière le pubis. Dans 5 autres cas, que je considère déjà comme exceptionnels, l'utérus dépassait le niveau du pubis de 4 à 5 travers de doigt ; mais dans tous moins un, le retrait s'est opéré en quatre jours ; dans le cinquième, le retrait ne s'est opéré qu'en six jours, après deux jours d'état stationnaire.

Chez les 16 premiers sujets, il n'a été observé aucun frisson ni accès de fièvre. La santé s'est rétablie sans le moindre indice de maladie, et toutes avaient quitté l'hôpital à la fin de la semaine. Quant aux 5 autres, voici ce qui a été noté : 4 ont eu un frisson, un mouvement fébrile passager ; la cinquième a eu deux frissons et des accidents un peu plus prononcés ; mais chez aucune de ces 5 nouvelles accouchées, le frisson ou le mouvement fébrile n'a coïncidé directement avec le mouvement de turgescence des seins : ils ont eu lieu avant ou après, ce qui ne m'a pas permis de considérer ces accidents légers comme appartenant à ce qu'on est convenu d'appeler la fièvre de lait.

La règle de la situation ou du retrait normal de l'utérus à la suite de l'accouchement a donc été :

Pour la situation de l'utérus le niveau de l'ombilic ;

Pour le retrait continu jusqu'au pubis, de trois à quatre jours.

J'ajouterai immédiatement qu'un niveau plus élevé, comme je l'ai noté dans les 5 cas que je regarde déjà comme exceptionnels, a beaucoup moins d'importance à mes yeux que le moindre retard, que la moindre interruption dans le dégonflement.

Ce point fixé, j'ai dû m'enquérir du volume, de la situation et du temps de retrait de l'utérus chez toutes les malades atteintes de fièvre puerpérale. Dans la plus grande majorité des cas, non-seulement l'utérus est resté gonflé au niveau ou au-dessus de l'ombilic, pendant toute la maladie ; mais, dans presque tous les cas, les mouvements de décroissance ou d'augmentation de volume ont coïncidé avec des révolutions en bien ou en mal de la maladie. J'ajouterai que le flux lochial, quoique à un moindre degré de concordance, m'a toujours semblé diminuer, s'arrêter ou reprendre, suivant les changements observés dans le retrait de l'utérus.

Tels sont les faits bruts que j'ai constatés. L'Académie me permettra maintenant d'en montrer la signification.

A la suite de l'accouchement dit physiologique, que voyons-nous? L'utérus revient incessamment sur lui-même; la cavité utérine s'oblitère petit à petit par le rapprochement, par le froncement de sa surface; dès lors la plaie utérine s'efface en quelque sorte, comme nous voyons la plaie du trocart, à la suite de la ponction de l'hydrocèle, se perdre dans les replis du scrotum. Ce n'est point une membrane qui la tapisse, mais sa surface s'amoindrit et tend à disparaître par le rapprochement des extrémités vasculaires qui se ferment et s'oblitèrent par contact. D'un autre côté, les contractions utérines chassent incessamment le fluide lochial, d'abord du sang, puis de la sérosité, puis un autre liquide, de telle façon qu'il ne reste plus dans la cavité utérine d'espace inoccupé, c'est-à-dire, n'est-ce pas, que la plaie utérine se présente avec toutes les conditions de la plaie couverte, fermée, de la plaie qui s'organise sans suppurer, de la plaie sous-cutanée.

Que voyons-nous, au contraire, dans la condition du gonflement permanent, de l'inertie de l'utérus? Il existe à l'intérieur de l'utérus une cavité permanente plus ou moins considérable, un espace rempli en partie par des caillots, par une certaine quantité de fluide lochial. Dans cette condition, la plaie utérine est étalée, les orifices vasculaires qui parsèment sa surface et dont j'ai compté jusqu'à 20, restent béants ou remplis de caillots. D'autre part, le col utérin, plus ou moins ouvert, établit à travers le vagin, flasque et béant, une communication incessante avec l'atmosphère.

Que résulte-t-il de ces dispositions? Une condition physiologique manifestement différente de celle qui est réalisée par le retrait normal de l'utérus; c'est-à-dire qu'au lieu d'une plaie *fermée*, on a une plaie *ouverte*, exposée, en contact avec l'atmosphère : et comme conséquence nécessaire de cette disposition une plaie suppurante.

Est-il nécessaire d'insister pour montrer que les choses se passent bien de la sorte dans les deux cas?

Dans le cas de plaie non exposée et non suppurante, nul symptôme de réaction fébrile. Le retour à la santé est immédiat, comme dans les plaies sous-cutanées les plus simples. La matière de l'écoulement est du sang, de la sérosité ou les lochies. Or, qu'est-ce que les lochies? Ce n'est pas du pus. Les recherches micrographiques les plus récentes et les plus autorisées, de notre collègue M. Ch. Robin et de ses élèves, ont établi que, au commencement du moins, les lochies ne renferment point de globules purulents. Elles sont constituées surtout par des globules blancs, des leucocytes que l'on rencontre en grand nombre dans le sang du fœtus. Qu'y a-t-il d'extraordinaire, puisque les lochies émanent du système circulatoire qui a servi à transmettre le sang de la mère au fœtus, puisqu'elles sont en quelque façon fournies par ce même sang. Tout s'accorde donc, dans ce premier cas, pour établir la similitude que j'ai dit exister entre la plaie utérine normale et la plaie ordinaire qui s'organise sans suppurer.

Dans le second cas, tout, au contraire, concourt à établir une parfaite similitude physiologique entre la plaie utérine qui suppure et la plaie ordinaire ouverte ou exposée.

Nous l'avons dit, la surface interne de l'utérus reste étalée; les extrémités vasculaires divisées sont en contact avec des caillots et les lochies; le tout exposé à l'action de l'atmosphère. Le mécanisme de l'introduction et de la présence de l'air est des plus simples. La cavité utérine non revenue sur elle-même est une cavité dont l'espace mis en communication avec l'atmosphère ne peut rester vide; ses parois sont résistantes; à mesure que le liquide lochial ou les caillots en sortent, il faut de toute nécessité que l'espace inoccupé soit immédiatement comblé. Or, comment l'est-il? Par l'air ambiant qui s'y précipite à travers le vagin et le col utérin, exactement comme dans une bouteille pleine à mesure qu'on la vide. Voilà le fait mécanique, voilà le fait nécessaire.

Qu'on n'allègue pas que l'épaisseur plus grande des parois utérines gorgées de sang suffise pour combler l'espace apparent de la cavité utérine. Il n'en est rien ; j'ai constaté, à l'autopsie de bon nombre de sujets, que la cavité utérine existe parfaitement bien et suffisamment spacieuse pour y contenir une certaine quantité d'air. Une expérience très simple m'a permis d'ailleurs d'établir qu'il en est bien ainsi. En plongeant dans un bain le cadavre d'une femme morte de la fièvre puerpérale avec utérus resté gonflé, on voit immédiatement sourdre à la surface du liquide une notable quantité de bulles, qui sont remplacées par une égale quantité d'eau. Le fait de la vacuité de l'espace intra-utérin ne saurait donc être méconnu.

Les conséquences de cette introduction de l'air, de sa mise en contact avec les caillots et les lochies se tirent d'elles-mêmes. Les caillots, ainsi que notre collègue M. Renault l'a montré dans ses expériences sur les caillots de la saignée du cheval, s'altèrent, se putréfient ; le liquide lochial s'altère ; la plaie utérine suppure. Enfin, il s'établit au sein de la cavité utérine une sorte de cloaque où tout se corrompt, se putréfie et offre les différents genres de décomposition que tout le monde connaît. Telle est la plaie utérine exposée.

Est-il besoin, pour compléter la démonstration, de rappeler qu'à cet état de l'utérus correspond l'explosion des symptômes fébriles : le frisson, les altérations des lochies qui cette fois deviennent purulentes, fétides, offrant tous les caractères des liquides entrant en putréfaction. Ajouterai-je que, dans bon nombre de cas, la suppression des lochies offre elle-même un nouveau trait de ressemblance avec les plaies suppurantes dont la surface de sécrétion tarit en même temps que le pus prend une autre direction. Mais n'anticipons pas.

Voici donc la formule, et je crois la double formule physiologique de la plaie utérine *fermée* qui s'organise immédiatement sans suppurer, et de la plaie utérine *exposée* qui suppure et ouvre la porte à tous les accidents pathologiques qui composent la fièvre puerpérale.

Dirai-je, à l'imitation d'une certaine école, que là est la

clef de toute la maladie ; qu'il ne s'agit, comme on l'a soutenu dans cette enceinte et comme on l'a écrit tout récemment encore, que la « fièvre puerpérale n'est autre chose que le » développement de cette formule, à savoir : la femme en » couches est un blessé ; tout procède de la plaie utérine qui » est nécessaire à la production des accidents, lesquels » sont identiques à ceux que l'on rencontre chez les bles- » sés, etc. (1) ? » Nous ne voulons point participer à une telle exagération. En dégageant, comme nous l'avons fait, le fait physiologique qui domine la pathogénie de la fièvre puerpé- rale, nous n'avons eu garde d'en exagérer l'importance et surtout de le substituer systématiquement aux véritables éléments pathologiques de la maladie. Nous avons hâte, au contraire, de le proclamer, la plaie utérine, telle que nous venons de la définir dans son caractère physiologique général, doit, pour participer à la formule étiologique de la maladie, tenir compte de tout ce qui l'entoure et la spécialise ; une vérité ne doit pas renverser d'autres vérités, elle ne renverse que des erreurs. Examinons donc comment et à quelles con- ditions la plaie utérine exposée, suppurante, doit entrer dans la théorie pathogénique de la fièvre puerpérale.

Il y a à considérer en premier lieu le sujet, l'accouchée. C'est maintenant une chose trop bien établie pour être con- testée qu'il existe un *état puerpéral.* La femme qui vient de produire un nouvel être a été, depuis le moment de la con- ception, sous l'empire d'une condition physiologique spéciale. S'il était nécessaire de motiver encore plus l'opinion qui nous semble suffisamment établie à cet égard, il suffirait de rap- peler que, sous l'influence d'un ébranlement nerveux consi- dérable, d'une révolution vitale profonde, la femme a été modifiée en vue de la formation et du développement d'un nouvel être ; c'est-à-dire qu'elle a renfermé deux êtres, deux existences en elle ; que tous les organes, toutes les fonctions se sont façonnés à l'entretien et au développement de cette double vie : alimentation, respiration, circulation, nutrition,

(1) *Union médicale,* 25 mai 1858.

que tout a été profondément modifié en vue de ce grand travail, de cette génération. L'état puerpéral qui résume et formule tous ces changements n'est donc pas une hypothèse imaginaire : cet état est donc une condition particulière qui se reflète et sur la plaie utérine et sur toute la maladie.

Après l'état puerpéral, le *milieu* où vit l'accouchée. On l'a dit avec raison, ce milieu réalise une sorte de constitution atmosphérique spéciale. Il est impossible que de nombreux accouchements, incessamment répétés, ne laissent pas après eux une atmophère infectée de leurs exhalations. Si l'esprit pouvait méconnaître ce fait, l'odeur toute spéciale des salles de femmes en couches le trahirait : les révélations de l'odorat ne sont pas d'une moindre importance que celles des autres sens.

Pour peu que la maladie ajoute ses miasmes à ceux de l'accouchement normal, l'infection des salles, au lieu d'être simplement miasmatique, devient véritablement toxique. A la place du miasme puerpéral, vous aurez le poison spécifique. Au milieu d'une telle atmosphère, la femme qui doit accoucher, chez laquelle la plaie utérine n'existe pas encore, est déjà saturée de la constitution atmosphérique où elle vit, et si elle a longtemps respiré les émanations de la maladie, elle est envahie par une sorte de cachexie puerpérale, elle est empoisonnée.

Voilà pour les conditions générales de la malade et de son milieu.

Du côté de la plaie, il n'y a pas moins de circonstances spéciales à considérer. Non-seulement il ne s'agit plus d'une plaie ordinaire physiologique chez une personne en santé, mais d'une plaie à part, d'une plaie qui n'offre pas moins de particularités à considérer que la malade elle-même chez laquelle elle existe. Voyons en effet.

Les éléments matériels de la plaie consistent dans des extrémités vasculaires nombreuses, déchirées, mises en contact avec des caillots altérés, avec un liquide spécial, et le tout influencé par un air qui est lui-même vicié, profondément altéré dans sa composition, et, de plus, d'un air confiné ; car j'ai omis de le faire remarquer précédemment : la plaie utérine n'est pas seulement une plaie qui suppure parce qu'elle est exposée, mais elle suppure et se putréfie parce que l'air qui la décompose reste confiné, ne se renouvelle pas, et parce que cet air porte avec lui des éléments d'une putréfaction toute spéciale.

Enfin, et cette considération n'est pas la moins puissante, quoiqu'elle appartienne à un ordre de faits jusqu'ici parfaitement méconnus, n'est-il pas vrai que le théâtre de la plaie utérine était naguère le siége d'une fonction toute spéciale, toute puissante, qui s'est transportée aux mamelles? Cette considération du caractère fonctionnel des parties est peut-être d'un ordre plus élevé et plus fécond en déductions pathologiques que la considération si accréditée de la différence des organes et des tissus. D'un côté la matière, de l'autre la fonction, c'est-à-dire d'un côté l'instrument, de l'autre la vie. Quoi qu'il en soit de cette importance, toujours est-il que la plaie utérine, lorsqu'elle suppure, emprunte un nouveau caractère à la fonction qu'elle vient supprimer et remplacer.

Si du théâtre circonscrit de la plaie utérine on s'étend à toute l'économie sur laquelle elle retentit, on est frappé des innombrables voies de communication qui se présentent. L'utérus est placé entre l'atmosphère, tout le système absorbant, et la cavité abdominale. Je n'ai pas besoin de beaucoup insister pour établir le passage du pus et des liquides putréfiés de l'utérus dans les veines et les lymphatiques ; ces faits sont acquis à la science. Mais un autre ordre de faits, entièrement inaperçus et déjà contestés, consiste dans le passage du pus et des autres liquides utérins altérés dans la cavité péritonéale, à travers les trompes. L'Académie n'a peut-être pas oublié l'opposition que j'ai provoquée en alléguant ce passage dans certaines circonstances pour l'air et pour le pus. Aujourd'hui j'insiste pour maintenir et établir plus complétement le fait. Oui, les liquides utérins passent dans le ventre à travers les trompes. Les preuves, les voici :

D'abord le pus et autres matières analogues se rencontrent presque toujours dans l'intérieur des trompes, et autour du pavillon, et dans la région ovarienne. Ce fait, que j'ai observé nombre de fois, peut d'autant moins être contesté qu'il a été constaté à un autre point de vue par ceux qui attribuent la présence du pus dans ces parties à une extension de l'inflammation utérine. Pour moi, je n'ai pas besoin de ce mythe ; car, dans bon nombre de cas, non seulement l'utérus n'était pas enflammé, mais l'intérieur des trompes, quoiqu'elles fussent remplies de liquide lochial ou de pus, n'offrait aucune trace d'inflammation. Mais une autre circonstance encore plus puissante et qui n'avait jamais été notée, que je sache, c'est une disposition particulière de l'épanchement péritonéal. La nappe de pus ou de liquide épanché ne se trouve pas distribuée d'une manière uniforme entre toutes les parties ; les circonvolutions intestinales n'en sont couvertes qu'à leur surface : elles sont comme divisées horizontalement en deux moitiés, dont l'une, la superficielle, a été baignée par le liquide épanché, et l'autre, la profonde, est restée parfaitement saine. Cette disposition très tranchée est on ne peut plus facile à expliquer lorsqu'on se rend bien compte du passage des liquides utérins par les trompes et de leur dispersion dans la cavité péritonéale.

J'ai déjà établi devant l'Académie que la cavité abdominale subit, pendant les mouvements dont les parties contenues sont le siége, comme pendant les mouvements respiratoires, des variations de tension pendant lesquelles on peut s'assurer d'une diminution notable de la pression intra-péritonéale par rapport à la pression atmosphérique. Or lorsque la colonne d'air extérieur pénètre dans l'utérus resté gros, elle s'y met en équilibre avec la pression extérieure ; dès lors les liquides utérins passent dans la cavité péritonéale pour y combler l'infériorité de sa tension. C'est ainsi que les liquides utérins s'engagent dans les trompes et arrivent jusqu'au péritoine. Une fois versé dans cette cavité, les liquides se portent où les espaces éprouvent une tendance au vide, c'est-à-dire dans les angles de séparation que laissent entre elles les circonvolutions intestinales appliquées contre la paroi interne de l'abdomen. Si la présence, en ces points d'élection, du liquide épanché, était due à une inflammation *préalable*, il n'y aurait aucune raison pour que cette inflammation et ses produits ne s'étendissent pas uniformément à tout le revêtement péritonéal. Or il n'en est rien. Ainsi que je l'ai dit, la circonvolution intestinale est régulièrement divisée en deux zones : l'une superficielle, couverte de pus ou revêtue de liquide coagulé ; l'autre profonde, entièrement saine.

Mais il existe un autre symptôme de la maladie qui trahit bien le passage des liquides utérins à travers les trompes. Avant qu'ils aient été versés dans la cavité péritonéale, avant que les symptômes de l'épanchement se soient montrés, on peut apercevoir, dans la région des annexes de l'utérus une sorte de cordon engoué, peu douloureux d'abord, qui suit absolument le trajet des trompes. Cette remarque, que j'avais faite un grand nombre de fois et que j'ai fait constater, vient d'être confirmée à un autre point de vue par un des observateurs les plus sagaces de l'école localisante.

Par ces différentes voies de communication, les produits méphitiques de la plaie utérine s'étendent donc à toute l'économie. Les conséquences de ce transport et de ces migrations ont été trop bien exposées ici pour que j'aie besoin de les rappeler. Qu'il me suffise d'en établir la connexion et la liaison avec le fait initial de la maladie : c'est à cela que je bornerai mon empiétement dans le domaine propre de la pathologie.

La première manifestation morbide qui me paraît pouvoir se rattacher au premier moment, sinon à la première phase de la plaie exposée utérine, ce sont les symptômes de fièvre dite éphémère, frissons passagers, accélération du pouls, céphalalgie, qu'on avait coutume de rapporter à la fièvre dite fièvre de lait. Dans les cinq cas exceptionnels des 21 accouchements physiologiques qui m'ont servi à établir le retrait normal de l'utérus, l'Académie se souviendra que dans quatre cas l'utérus était à trois ou quatre travers de doigt au-dessus de l'ombilic ; et dans un cas, celui où le frisson s'est répété deux fois, le retrait de l'utérus s'était arrêté pendant deux jours. Ces circonstances ne peuvent-elles pas, comme je l'ai dit, marquer les confins de l'état physiologique et de l'état pathologique ?

A un second degré correspond la résorption des lochies non encore complétement altérées, résorption par les veines, les lymphatiques, ou le passage des liquides utérins par les trompes, avec imminence d'épanchement dans le péritoine. C'est à cette époque que le simple gonflement des trompes, sans autre symptôme de réaction, peut se rattacher.

Puis viennent l'altération des caillots, des lochies, la formation du séro-pus à tous les degrés, depuis la simple décomposition jusqu'à l'extrême putridité, et réalisant successivement tous les degrés de l'infection purulente et putride.

Puis, enfin, avec le concours de l'intoxication générale préalable, sous l'influence du milieu infecté, l'inoculation putride directe réalisant, outre l'empoisonnement général, les deux principales formes de l'altération locale portée à son degré extrême, la pourriture et la gangrène.

Je n'ai pas besoin d'ajouter à ces indications principales de l'action immédiate et directe du poison puerpéral, toutes les conséquences que son transport entraîne dans toutes les diverses parties de l'économie, depuis les abcès isolés, la *phlegmasia alba dolens*, jusqu'à l'infection générale et putride de toute l'économie. Tous ces degrés, toutes ces formes, tous ces modes de l'altération primitive de la plaie utérine et de l'intoxication consécutive, dont elle est le point de départ, sont trop présents à tous les esprits pour qu'il soit nécessaire de les rappeler ici : qu'il me suffise de dire qu'aucun ne reste en dehors de la théorie physiologique de la plaie utérine infectante que je viens d'exposer.

Il me reste à m'expliquer sur un dernier point très important, lequel a divisé les esprits les plus élevés de l'Académie : je veux parler du caractère spécial et spécifique de la fièvre puerpérale.

Et d'abord, quel nom convient-il de donner ou de conserver à la maladie?

Malgré la nouvelle lumière que je crois avoir répandue sur son origine et son caractère, je crois qu'il n'y a aucun inconvénient, et qu'il y a, au contraire, avantage à conserver la dénomination de *fièvre puerpérale*, comme l'expression la plus large et la plus impartiale des éléments nombreux qui s'y rattachent. Ce n'est point à titre de formule doctrinale qu'il faut conserver cette appellation, mais comme représentation du caractère général et généralisé de la maladie.

En ce qui concerne la spécificité de la maladie, la difficulté me paraît désormais résolue. L'espèce morbide, c'est la forme de la réaction; et celle-ci se montre d'autant plus caractérisée, que la cause morbide est plus spécifique. Il y a fort longtemps que j'ai cherché à faire prévaloir cette doctrine de la corrélation des causes avec les caractères des maladies(1), et j'ai été très heureux d'entendre, dans l'une de nos dernières séances, notre éloquent confrère, **M**. Trousseau, venir prêter l'appui de sa parole brillante à cette doctrine. En partant de ce principe que les causes essentielles des maladies leur impriment des caractères qui leur sont propres, et en font des espèces corrélatives à la spécificité de ces causes, rien n'est plus simple que d'établir la spécificité de la fièvre puerpérale, et d'assurer désormais sa place à ce titre dans le cadre nosologique. Que voyons-nous, en effet?

Une maladie spéciale sous l'influence d'un état spécial, la puerpéralité;

Une fonction spéciale et un organe spécialisé par la mise en rapport du fœtus avec la mère;

Une plaie spéciale dans ses éléments anatomiques et son trouble physiologique;

Un liquide spécial, les lochies, comme point de départ de cette cacochymie pathologique;

Un air spécial, véhicule de miasmes spéciaux, susceptibles de se propager;

Et finalement une putridité spéciale, qui n'a rien d'analogue dans l'économie, et qui est susceptible de s'inoculer.

Que faut-il de plus pour conclure à la spécialité et à la spécifité de la maladie?

L'Académie voudra bien le remarquer, on peut bien dis-

____

(1) *Rapport sur le concours pour le grand prix de chirurgie*, 1837, page 28.

culer sur la spécificité plus ou moins apparente des symptômes, et méconnaître ou exagérer les analogies, le mode d'apparition et de succession ; en un mot, voir ou ne pas voir ce qui caractérise la physionomie de la réaction morbide. Mais quand on possède les éléments concrets des causes, quand on les voit, quand on les touche, il ne reste plus qu'à demander à l'observation de faire concorder la spécificité des formes de la réaction avec la spécificité de leurs éléments étiologiques.

Malgré l'extrême diversité, malgré la très grande complexité des éléments étiologiques accessoires qui peuvent faire varier le fond commun de la fièvre puerpérale, je ne doute pas qu'il soit bientôt possible de ramener toutes les variétés à un même type.

Pressé par le temps (**M.** le président rappelle qu'il doit y avoir un comité secret à la fin de la séance), je suis obligé de supprimer ce qui me restait à dire sur quelques autres points, et principalement sur la contagion et le traitement de la maladie. Car, quoique je n'aie pas eu par moi de fréquentes occasions de mettre à profit les indications fournies par les nouveaux points de vue que je viens d'avoir l'honneur d'exposer devant l'Académie, je les ai formulées et fait appliquer dès longtemps. Pour qu'il ne puisse exister aucune méprise à cet égard, je dois dire que ces idées et les conséquences pratiques qui en découlent, ont été consignées par moi dans un paquet cacheté déposé en mars 1846, à l'Académie des sciences. Je reproduis les unes et les autres dans les conclusions qui suivent :

1° La plaie placentaire à la suite de l'accouchement se présente sous deux états physiologiques différents : comme plaie *fermée*, non exposée suivant qu'elle reste et se cicatrise à l'abri du contact de l'air, c'est-à-dire s'organise immédiatement ; comme plaie *exposée, suppurante*, suivant qu'elle reste en communication plus ou moins permanente avec l'atmosphère.

2° Les conditions physiologiques qui décident de l'un ou de l'autre de ces deux états sont : la persistance du gonflement de l'utérus, dont le retrait s'arrête sous l'influence d'une sorte d'inertie ou de paralysie, et la persistance de l'ouverture du col et du vagin, dépendant de la même cause.

3° Les accidents pathologiques qui sont liés directement à la condition de la plaie utérine suppurante sont les suivants : altérations spéciales des caillots sanguins et des lochies ; suppression plus ou moins complète de la sécrétion lochiale, remplacée par la suppuration ; résorption des liquides altérés, par les veines, les lymphatiques, et le passage des mêmes liquides à travers les trompes utérines.

4° La fièvre puerpérale, qui a son principal point de départ dans cette altération *sui generis* de la plaie utérine, doit comprendre dans sa formule étiologique, l'*état puerpéral* antérieur du sujet, l'*infection* ou l'*intoxication* puerpérales, résultant du milieu infecté, comme le caractère de la plaie utérine exposée comprend la *nature particulière* de la plaie, du *liquide* qui la baigne, et de la *fonction spéciale* dont elle était le siége immédiat.

5° La fièvre puerpérale considérée comme effet collectif et comme résultante de tous ces éléments étiologiques, peut et doit conserver cette dénomination et rester comme une maladie à part, dont la nature et les caractères sont aussi distincts que les éléments étiologiques qui lui donnent naissance.

6° La fièvre puerpérale épidémique n'est que la fièvre puerpérale ordinaire, à laquelle vient s'ajouter une plus grande dose de miasme puerpéral, porté à sa plus haute propriété toxique ; et la fièvre puerpérale foudroyante n'est elle-même que la plus haute expression de cet empoisonnement.

7° La contagion de la fièvre puerpérale existe comme fait de transmission de la maladie d'un individu à un autre ; elle se présente sous deux formes principales : sous la forme *infectieuse*, miasmatique, générale, et sous la forme d'*inoculation* directe, utérine. Les deux formes sont presque toujours simultanées chez les femmes qui accouchent dans les maternités.

8° Le traitement de la fièvre puerpérale présente deux grandes indications : 1° favoriser la cicatrisation immédiate

de la plaie utérine ; 2° ramener autant que possible la plaie
utérine, qui tend à suppurer, à la condition physiologique de
plaie fermée. Les moyens propres à remplir cette double indication sont le seigle ergoté administré immédiatement après
l'accouchement et lorsque l'inertie de l'utérus paraît vouloir
persister. Les autres indications sont fournies par les différents états par lesquels passent l'utérus, ses annexes et l'économie entière, sous l'influence de l'altération et de la résorption des liquides utérins.

9° L'étude approfondie de la fièvre puerpérale, la considération de ses divers éléments pathologiques, s'accordent avec
les résultats de la statistique pour faire considérer les établissements de maternités comme des institutions dangereuses et
meurtrières, et demander, comme un grand progrès, la suppression radicale de ces établissements, sous quelque forme
et sous quelque dénomination qu'ils se présentent.

XX. — COMMUNICATION DE M. CAZEAUX.

(Séance du 8 juin 1858.)

Messieurs, j'ai cherché à prouver dans mon dernier discours que les lésions trouvées à l'autopsie des femmes mortes
de fièvres, dites puerpérales, appartenaient toutes et par leurs
symptômes et par leurs caractères anatomiques à la classe
des phlegmasies, qu'elles soient du reste sporadiques ou épidémiques ; que ces inflammations doivent leur gravité à leur
étendue, à l'importance de l'organe affecté, mais aussi à l'état
de prédisposition morbide dans lequel se trouve l'organisme
au moment de leur développement ; que cette prédisposition,
résultat d'une altération profonde des liquides, commune à
presque toutes les femmes arrivées à la fin de la grossesse,
non-seulement favorisait le développement de ces inflammations locales, mais encore ajoutait beaucoup à leur gravité
propre ; que cette circonstance, rapprochée de l'épuisement
nerveux, de l'anéantissement des forces que causent un travail

pénible, longtemps prolongé et parfois les manœuvres rendues nécessaires, me suffisait pour expliquer la gravité de
la maladie dans les cas sporadiques. J'ajoutai enfin, que
dans les épidémies, la multiplicité des cas graves, leur marche
beaucoup plus rapide, leur terminaison habituellement fatale,
me semblaient se comprendre aisément si, aux conditions que
nous venons d'indiquer, on voulait bien joindre l'influence
occulte du génie épidémique.

Ces propositions ont soulevé quelques objections soit à
cette tribune, soit dans la presse, et avant de dire quelques
mots du dernier discours de MM. Trousseau et J. Guérin, je
demande à l'académie la permission de répondre à ces objections.

On m'a d'abord reproché une contradiction. Les deux
termes de votre première conclusion, m'a-t-on dit, se dé-
truisent mutuellement, car après avoir admis que la lésion
locale était le phénomène primitif, vous dites que l'altération
générale des liquides était bien antérieure à la manifestation
de cette lésion locale. Vous retombez donc, et malgré vous,
dans l'essentialisme, après vous être posé comme localisateur.

Il y a là, messieurs, une confusion bien regrettable et qui
tient sans doute à ce que je ne me suis pas clairement expliqué.

La modification survenue pendant la grossesse et qui constitue ce que j'appelle l'altération du sang, n'est p s du tout
la même chose que l'altération du sang invoquée par les
essentialistes.

Pour les essentialistes en effet, la femme qui vient d'accoucher est bien portante, quand tout à coup une *cause inconnue* détermine d'abord chez elle une altération du sang;
je crois même, dit M. Dubois, que cette cause contient en
elle tout l'avenir de la maladie, et tient sous sa dépendance
toutes ces inflammations locales qui peuvent plus tard se
manifester.... Cette altération subite, primitive du sang est
donc pour eux toute la maladie, et peut se passer à la rigueur
des lésions locales.

Eh bien, pour moi, l'altération du sang n'est *pas même*

le commencement de la maladie. Elle existe chez toutes les femmes qui viennent d'accoucher : au lieu de débuter, comme l'altération générale des essentialistes, après ou un peu avant l'accouchement et seulement chez les femmes qui ont la fièvre puerpérale, elle existe chez toutes à des degrés différents, débute dès le commencement de la grossesse, s'accroît plus ou moins suivant les conditions particulières dans lesquelles vit l'individu, et est toujours à son maximum d'intensité vers le terme de la gestation. En un mot, c'est une mauvaise disposition de l'organisme, qui n'est pas encore une maladie, qui le plus souvent même n'empêche pas la femme enceinte de bien se porter en apparence, et de traverser sans aucun accident les suites de couches. Elle constitue seulement une aptitude morbide. Mais si dans ces conditions et quelle qu'en soit la cause, survient une maladie grave, phlegmasique ou autre, cette dernière, grâce aux mauvaises conditions préexistantes, prend aussitôt une gravité des plus effrayante ; et ceci ne s'applique pas seulement aux inflammations des organes génitaux ou de leurs annexes, mais encore à presque toutes les maladies graves qui peuvent se manifester pendant l'état puerpéral.

Ainsi c'est bien clair et j'applique seulement aux lésions postpuerpérales les règles qu'on applique toutes les fois qu'on interroge un malade. Pour établir un pronostic exact, tout en tenant compte des symptômes constatés, n'interrogez-vous pas les antécédents de votre malade, son genre de vie, son hygiène habituelle ? pourquoi donc ne le feriez-vous pas quand il s'agit de maladies puerpérales ?

Ne confondons pas la prédisposition et la cause déterminante, et que M. Trousseau ne dise plus que je n'ai voulu voir dans la fièvre puerpérale qu'une maladie tenant à l'état chloro-anémique.

Et à ce propos permettez-moi encore une rectification. La diminution du fer et des globules n'est pas la seule modification qu'offre le sang des femmes enceintes : il y a encore un excès d'urée et un excès de fibrine. Or M. Andral, bien avant moi, avait pressenti l'influence que cet excès de fibrine pouvait avoir.

Le sang, dit-il, alors, manifeste une tendance remarquable à prendre le caractère du sang des phlegmasies, et sans doute il y a à réfléchir sur le rapport qui peut exister entre l'espèce de modification que le sang subit, et le développement de ces accidents spéciaux d'apparence généralement phlegmasique qui atteignent si souvent les femmes accouchées. Le léger excès de fibrine qui chez elles existe dans le sang, doit-il être considéré comme une cause prédisposante de ces accidents?

Aussi quand M. Trousseau vient nous dire que dans les autres maladies la chloro-aménie ne paraît pas avoir cette influence fâcheuse sur leur marche et leur terminaison, il ne tient compte évidemment que d'un seul des éléments de la question et néglige tous les autres....

Quoi qu'il en soit, a dit M. Trousseau, M. Cazeaux s'est trouvé très embarrassé quand il a voulu expliquer la mort, et alors il a inventé un génie malfaisant, une influence occulte. Qu'est-ce qu'un génie malfaisant? a-t-il ajouté gaiement; je voudrais bien voir sa figure!

Je crois, pour mon compte, que M. Trousseau se grise en parlant, et qu'entraîné par sa facile parole, il oublie ce qu'il veut réfuter. D'un autre côté, son auditoire est tellement sous le charme que personne ne pense un instant à ce qu'il dit, tant on craint de perdre un seul mot de ce qu'il va dire encore.

Si M. Trousseau s'était rappelé la distinction que j'ai établie, au point de vue du pronostic, entre les cas sporadiques et les cas épidémiques, il ne m'aurait pas reproché d'avoir rien inventé. Pour expliquer la mort, en effet, l'étendue de la lésion, l'importance de l'organe affecté, les conditions toutes spéciales dans lesquelles la grossesse et le travail placent la femme, me suffisent dans les cas sporadiques. Dans les temps d'épidémie, pour expliquer non pas la mort, mais sa brusquerie, mais le nombre des victimes, il me faut autre chose, et cette autre chose, je la trouve dans l'épidémie elle-même.

Et M. Trousseau de s'écrier : ce n'est pas plus clair! Je vous demande pardon, cela est beaucoup plus clair. Sans doute, je ne sais pas, ni vous non plus, en quoi consiste cette influence épidémique, j'ignore son mode d'action. Mais de ce que nous ignorons son essence intime, pourrons-nous en nier les effets? Ne savons-nous pas que lorsque les maladies régnent épidémiquement elles offrent une gravité beaucoup plus grande qu'à l'état sporadique? Ne savons-nous pas que pendant une même épidémie, la maladie est moins grave vers la fin qu'au commencement et au milieu de sa durée? C'est pourtant la même maladie, et pour le dire en passant, que devient alors votre spécificité? — Spécifique, cause toujours la même, produisant toujours les mêmes effets.... *Verba et voces....*

Oui, je le répète, cela est plus clair; car en employant le mot d'influence épidémique, j'emploie un mot dont le sens est bien connu; j'exprime un fait dont les conséquences sont bien appréciées, quoique son mode d'action soit complétement ignoré. Si la forme épidémique aggrave toujours la maladie, j'ai donc eu raison de dire que l'épidémicité des lésions puerpérales ajoute à la gravité qu'offrent ces affections quand elles sont sporadiques.

A propos de la contagion, j'ai soulevé chez notre honorable confrère, M. Guérin, une assez vive indignation, qui, fort heureusement pour moi, s'est assez vite changée en pitié. Je reconnais bien là l'excellent cœur de notre collègue, et je le remercie d'avoir été si bon pour moi. Ma grande faute à ses yeux est d'avoir proclamé que la fièvre dite puerpérale est une inflammation considérable, et que cette inflammation est contagieuse.... Une inflammation qui est contagieuse! s'écrie M. Guérin, avec un point d'exclamation. M. Cazeaux y a-t-il bien réfléchi?... J'avoue avoir été tout d'abord terrassé par la violence de l'apostrophe. Je n'osais y penser, et ce point d'exclamation était véritablement pour moi une épée de Damoclès. Hélas! on s'habitue à tout, et peu à peu, voyant que le fil ne cassait pas, j'ai voulu au moins y réfléchir après, puisque M. Guérin prétendait que je n'y avais pas suffisamment réfléchi avant. Est-il donc après tout impossible de trouver dans l'histoire de la science des hommes, haut placés dans l'estime de tous, qui aient considéré certaines inflammations comme contagieuses? N'a-t-on pas pensé, par exemple, que l'ophthalmie purulente des nouveau-nés était une inflammation, et que cependant elle était souvent contagieuse? N'a-t-on pas pensé, jusqu'à M. Guérin, que l'ophthalmie d'Égypte était à la fois contagieuse et inflammatoire? Mais que dira notre collègue du phlegmon diffus? il ne refusera probablement pas de le classer parmi les maladies inflammatoires? Eh bien, j'en suis fâché pour son point d'exclamation, mais certains auteurs admettent la contagion du phlegmon diffus.

Avant d'être aussi tranchant en matière de contagion, avant de lui poser des limites aussi nettes, avant de mettre toutes les phlegmasies en dehors de son domaine, que M. Guérin nous dise en quoi consiste la contagion, pourquoi telle maladie est contagieuse et telle autre ne l'est pas. Nous savons si peu de choses sur la contagion des maladies, que dans les cas en apparence les mieux appréciés, on discute encore pour savoir s'il y a ou s'il n'y a pas contagion. C'est toujours, comme on sait, une question très obscure à trancher, et je serais bien curieux de voir comment avec sa clarté habituelle M. Guérin parviendrait à dénouer ce nœud gordien.

Puisque nous parlons contagion, encore un mot sur une objection qui a été reproduite par plusieurs orateurs. Ils ont paru croire que MM. Danyau, Depaul et moi croyons la maladie constamment et fatalement contagieuse. Nous n'avons rien dit de semblable. La contagion a ses degrés sans doute, mais je ne sais pas s'il existe une seule maladie fatalement contagieuse. La vérole elle-même trouve des individus réfractaires. Nous avons seulement pensé que dans certaines conditions la fièvre dite puerpérale était contagieuse directement ou indirectement, c'est-à-dire d'un individu malade à un individu sain ou par l'intermédiaire d'un tiers.

Je reviens maintenant au discours de M. Trousseau.

Si j'ai demandé la parole, c'est pour répondre quelques mots au discours de M. Trousseau. Après l'avoir entendu, on est vraiment comme ébloui par un feu d'artifice, et on a besoin de calme et de réflexion pour apprécier, comme il convient, tout ce qu'il a dit.

J'ai donc lu et relu avec attention le discours de notre collègue, et si je crois avoir bien saisi sa pensée, j'avoue que nulle part je n'en ai trouvé la démonstration.

Que veut prouver M. Trousseau? que la prétendue fièvre puerpérale consiste en lésions inflammatoires primitives, qui, peu graves par elles-mêmes, reçoivent un caractère spécial et une grande gravité d'une cause particulière, *spécifique*. Prenez garde, M. Trousseau, vous n'y avez pas songé. Écoutez M. Guérin qui, vous le savez, n'est pas commode quand il s'agit d'hérésies scientifiques et médicales : *inflammation et spécificité hurlent de s'accoupler*, écrit M. Guérin.... Mais c'est une affaire à régler entre vous.

Pour M. Trousseau donc la phlébite, la lymphite, la métrite, voire au besoin la péritonite, ne sont rien. Ce qu'il craint par-dessus tout, c'est la spécificité.

Dans mon premier discours, j'avais déjà cherché à démontrer que les lésions postpuerpérales n'offraient aucun des caractères des maladies provenant de causes spécifiques ; que le propre de la cause spécifique était de produire toujours les mêmes effets. M. Trousseau n'a pas tenu compte de mon objection, et m'a répondu en me citant la vérole, qui, à son dire, produisait des effets très divers. L'exemple me paraît assez mal choisi. Je ne sais pas si M. Trousseau a vu l'inoculation du chancre produire autre chose que le chancre, mais quant à la variété des symptômes secondaires ou tertiaires sur laquelle il semble s'appuyer, leur évolution presque constamment si régulière qu'on peut le plus souvent en les voyant dater l'origine du phénomène primitif, témoigne assez de leur spécificité. En est-il de même pour la fièvre puerpérale? Je ne le pense pas.

Notre honorable collègue entend la spécificité tout autrement que les autres pathologistes. Dans une partie de son discours, il déclare en termes aphoristiques que le phénomène local *est l'origine de tout*. Ce phénomène local existe donc avant tout autre chose, et ce n'est que postérieurement qu'une cause spécifique vient et lui donne un cachet particulier.

Mais personne n'entend ainsi la spécificité. Quand une cause spécifique agit, c'est elle qui est l'origine de tout : c'est d'elle qu'émane la lésion locale. Pour tous les pathologistes, et pour M. Trousseau lui-même, les causes spécifiques sont des causes déterminantes, occultes, souvent cela est vrai, mais toujours déterminantes. Ce sont vraiment ces causes qui sont l'origine de tout. Tandis que lorsqu'il s'agit de fièvre puerpérale, c'est la lésion locale, dit M. Trousseau, qui est l'origine de tout.

Je disais tout à l'heure qu'après avoir vingt fois relu le discours de notre collègue, j'avais compris son idée, mais que nulle part je n'en avais trouvé la démonstration. Il a parfaitement établi, en effet, ce que nous savions tous, qu'il y avait des maladies spécifiques, il en a très bien rappelé les caractères ; de là à prouver que ces caractères se retrouvaient dans la fièvre puerpérale, il n'y avait qu'un pas : M. Trousseau n'a pas voulu le faire. Il répétait à chaque instant : « Ma cause spécifique, je la vois, je la touche, et je compte bientôt vous la faire toucher du doigt. » Je tendais la main et je ne rencontrais que le vide ; j'ouvrais de grands yeux et je ne voyais rien.

> Il n'avait oublié qu'un point :
> C'était d'éclairer sa lanterne !
>
> (FLORIAN.)

et notre collègue continuait à traiter des maladies spécifiques. Mais, lui criait M. Bouillaud, « nous admettons la spécificité dans les maladies, mais votre spécificité puerpérale, je la rejette parce que vous ne l'avez pas démontrée. »

« Je vais vous la démontrer, » et l'orateur nous parle de l'école dichotomique, de la quantité du stimulus, de Brown et de Broussais, des caractères de la spécificité dans les maladies saturnines. Je lui crie de mon banc : « mais ces caractères ne se retrouvent pas dans la fièvre puerpérale. » « Vous verrez que si, » me répond-il ; puis il cite d'une façon charmante les animaux malades de la peste ; puis il traite de la spécificité d'action des caustiques, des virus ; il finit par la galle du chêne, produite par trois cynips, et par les médailles frustes, et termine enfin son admirable oraison en croyant avoir démontré que la fièvre puerpérale émanait d'une cause spécifique.... *C'est ce qui fait que votre fille est muette.*

Un mot maintenant, messieurs, sur le discours de M. Guérin

M. Guérin dispose de deux chaires : de la tribune académique, où il se contient parce qu'il a derrière lui M. le président, de son journal où il a les coudées plus franches, et où il abuse singulièrement de cette liberté pour critiquer très amèrement et souvent injustement les discours de ses collègues.

— M. Guérin proteste contre le droit que peut avoir M. Cazeaux de parler à la tribune de ce qu'il écrit dans son journal. « J'accueillerai, dit-il, dans mon journal toutes les réclamations qui me seront adressées. »

— M. Cazeaux : Je proteste contre la prétention de M. Guérin, et je maintiens mon droit de prendre les matériaux de la discussion partout où je les trouve, et de discuter à la tribune les objections qui peuvent m'être faites en dehors de cette enceinte. Il ne me plaît pas d'écrire dans le journal de M. Guérin, et je ne comprendrais pas que celui-ci eût le droit de parler, dans son journal, de ce qui se passe à cette tribune, et, qu'à cette tribune, ses collègues attaqués par lui, n'eussent pas le droit de répondre.

Si je parle à cette tribune de l'article de M. Guérin, c'est que M. Guérin est membre de l'Académie : avec tout autre journaliste, non académicien, je regarderais la discussion comme inopportune. J'admets, et je respecte, en ce qui me concerne, la liberté illimitée de la presse scientifique, et jusqu'à présent quelle qu'ait été l'appréciation de mes discours, faite par les journaux, je ne leur ai jamais adressé aucune réclamation. Mais, quand ce journaliste est un collègue, c'est autre chose.

Voici le passage auquel tout à l'heure je faisais allusion :
« Depuis bien longtemps, nous n'avons entendu accumuler
» autant d'hérésies logiques, scientifiques et médicales pour
» soutenir ce que nous n'hésitons pas à qualifier d'immense
» erreur. » Je viens de résumer mon premier discours, c'est

à vous de juger, messieurs, de l'impartialité de M. Guérin. Mais, à mon tour, je crois avoir le droit d'appliquer ce qu'il a écrit dans la *Gazette médicale* à celui qu'il a prononcé dans la dernière séance.

— M. GUÉRIN : Démontrez-le.

— M. CAZEAUX : Cela ne me sera pas difficile. M. Guérin dit avoir cherché à établir une ligne de démarcation entre le retrait normal de l'utérus et son inertie pathologique. Il a commencé par déclarer qu'il n'avait rien trouvé sur ce point dans les auteurs modernes. M. Guérin a mal cherché. Tous les accoucheurs savent à quoi s'en tenir sur ce point, et la plupart des livres donnent à ce sujet des détails suffisants. Il a observé 21 femmes récemment accouchées : chez 16 d'entre elles l'utérus *était descendu, du troisième au quatrième jour, au niveau, ou derrière le pubis ;* chez 4 autres , le retrait s'était opéré seulement le cinquième jour ; chez la cinquième le retrait n'avait eu lieu que le sixième jour. Chez ces cinq dernières femmes, M. Guérin a vu survenir un mouvement fébrile plus ou moins prononcé. Chez les autres, rien de semblable. De là, une loi. M. Guérin aime aussi à faire des lois. C'est que, lorsque chez une femme récemment accouchée, l'utérus, après quatre jours, n'est pas suffisamment rétracté pour ne plus dépasser le bord du pubis, la femme est malade. Eh bien, messieurs, pour mon compte, je déclare complétement faux le fait signalé par M. Guérin.

Le retrait de l'utérus s'opère avec beaucoup plus de lenteur que l'a cru voir notre collègue ; et j'en appelle sur ce point à l'expérience de tous ceux qui m'écoutent. Jamais il n'offre, au quatrième jour, le degré de rétraction indiqué par M. Guérin ; huit jours, dix jours, douze jours après l'accouchement, on sent encore le fond de l'organe s'élever au-dessus du pubis. Je me rappelle qu'en 1846, je voulus étudier à la Clinique les variantes que présente ce retrait de l'utérus. J'examinai indifféremment toutes les femmes récemment accouchées, depuis le moment de l'accouchement jusqu'au moment de la sortie de l'hôpital.

J'ai encore chez moi 103 observations recueillies uniquement dans ce but. Tous les jours les diamètres transverses et vertical de l'utérus étaient mesurés avec soin; j'ai revu mes notes aujourd'hui même, et pas une seule fois je n'ai trouvé, sur mes 103 accouchées, ce que M. Guérin dit avoir constaté seize fois sur vingt et une.

Fort de mon expérience, fort de celle de tous mes collègues, je ne crains pas de dire que M. Guérin a avancé une immense erreur. M. Guérin est parti de son observation personnelle pour affirmer que lorsque l'utérus n'est pas parvenu au quatrième jour au degré de rétraction qu'il a indiqué, les femmes étaient menacées des plus grands dangers; et, à l'en croire, le médecin devrait porter le pronostic le plus grave. Eh bien, messieurs, encore une erreur. Il est bien vrai que, dans certains cas, le retrait de l'utérus ne se fait pas aussi régulièrement qu'à l'ordinaire; mais M. Guérin a pris ici l'effet pour la cause. Si, en effet, l'utérus ne se rétracte pas, c'est assez souvent parce que la femme est déjà malade. Toutes les fois qu'il survient un trouble dans la santé de la femme, ce retrait est suspendu, et cette suspension est alors la conséquence de la maladie locale ou générale qui se manifeste. Voyons maintenant comment M. Guérin cherche à expliquer l'influence de la non-rétraction utérine.

L'utérus non rétracté, dit-il, présente un vide dans sa cavité. L'orifice interne du col reste béant, et fournit à l'air extérieur un accès facile. D'un autre côté, il y a toujours, et surtout alors, dans la cavité utérine du sang liquide ou coagulé, et quelques débris des membranes. Ces matières, mises en contact avec l'air extérieur, ne tardent pas à se putréfier. Il y a donc désormais dans l'utérus, de l'air, du sang liquide ou solide putréfiés, et, de plus, la surface où adhérait le placenta, que l'on s'obstine toujours à considérer comme une surface traumatique. Faisant intervenir alors sa fameuse aspiration péritonéale, aspiration dont M. Velpeau a fait déjà justice complète, M. Guérin suppose que ces liquides altérés, entraînés par elle, arrivent en parcourant les trompes jusque dans l'intérieur de la cavité du péritoine. Puis, là elles deviennent la cause de toutes les lésions qui appartiennent à la fièvre puerpérale. Eh bien, messieurs, supposez un instant que cette aspiration ait réellement lieu, sur quoi d'abord devrait-elle s'exercer? Évidemment sur l'air que contient la cavité utérine, et qui, nécessairement placé à la partie supérieure de cette cavité, se trouve immédiatement en rapport avec l'ouverture interne des trompes. Tandis que les sanies putrides devraient, le col étant resté béant, s'écouler librement dans le vagin, et de là à l'extérieur. Or, M. Guérin a-t-il jamais trouvé de l'air dans le péritoine? Y a-t-il jamais trouvé aucune trace de ces sanies putrides? On y trouve presque toujours du pus; il y en a très rarement dans la cavité utérine. De plus, pour qu'il y ait aspiration produite, il faut un vide, et le vide n'est jamais possible dans l'abdomen, cavité à parois molles et dépressibles. M. Guérin a invoqué une autre preuve du passage de ces liquides : M. Béhier dit avoir senti, dans les cas de fièvre puerpérale, un cordon noueux et dur, au niveau des annexes utérines; il l'attribue tout naturellement à l'inflammation du ligament rond ou du ligament large, mais cela est trop simple pour M. Guérin: il y voit, lui, la preuve du passage des molécules morbifiques à travers les trompes. C'est vraiment une grande finesse de tact, et, après cet argument, il n'y a rien à dire. Tout est donc faux dans la théorie de M. Guérin : tout, depuis les faits jusqu'aux conséquences qu'il en tire. Mais, si M. Guérin croyait avoir raison, la maladie devrait être pour lui ce qu'elle est à peu près pour M. Hervez de Chégoin, pour M. Piorry, ce qu'elle est aussi pour moi dans quelques cas, c'est-à-dire le résultat d'une résorption putride ou purulente, et M. Guérin serait localisateur. Mais il termine son discours en admettant la spécificité de la maladie. Il tombe en tendant la main à M. Trousseau.

En ce qui concerne, dit-il, la spécificité de la maladie, la difficulté me paraît désormais résolue. *L'espèce morbide, c'est la forme de la réaction....* Comprenez-vous? moi, non. Mais qu'importe à M. Guérin. En partant de ce principe, continue-t-il, que les causes essentielles des maladies leur impriment des caractères qui leur sont propres, et en font des espèces corrélatives à la spécificité de ces causes, rien n'est plus simple que d'établir la spécificité de la fièvre puerpérale.

Mais, demanderai-je à M. Guérin, où sont, dans la fièvre puerpérale, ces caractères qui lui sont propres? Je les ai vainement demandés à M. Trousseau. « Je m'en vais vous les démontrer, » répond M. Guérin.

Il admet donc la spécificité et il est vraiment curieux de voir comment il cherche à justifier cette qualité de maladie spécifique. Que voyons-nous, en effet, dit-il :

« Une maladie spéciale sous l'influence d'un état spécial. »

Pour moi, je vois bien un état spécial, j'ai assez insisté sur son importance, mais la maladie spéciale, c'est précisément ce qu'il s'agit de démontrer; et vous ne l'avez pas fait plus que M. Trousseau. Je ne vois toujours qu'une inflammation comme maladie, entée sur cet état spécial.

« Une fonction spéciale. » Mais toutes les fonctions sont spéciales; elles ont toutes un but déterminé.

« Et un organe spécialisé *par la mise en rapport du fœtus* » *avec la mère.* »

Un organe spécialisé! chaque organe a sa spécialité dans le corps humain. Le foie ne produit que de la bile, et jamais de suc pancréatique, s'ensuit-il que toutes les maladies du foie soient spécifiques? Pourquoi en serait-il autrement de l'utérus?

, « *Par la mise en rapport du fœtus avec la mère.* »

Depuis la conception jusqu'à l'accouchement, le fœtus est en rapport avec la mère, et je ne comprends pas la valeur de ce nouvel argument.

Puis, enfin, il ajoute : « *Un liquide spécial, les lochies,* » *un air spécial,* et finalement *une putridité spéciale.* »

Mais, vraiment, qu'ont donc de spécial cet air, ce liquide? en quoi le sang putréfié dans l'utérus diffère-t-il du sang putréfié dans d'autres cavités ouvertes à l'air extérieur? Pour moi, je n'y vois aucune différence.

Et voilà, messieurs, les raisons sur lesquelles se fonde

22

M. Guérin pour établir la spécificité. Vous voyez quelle est
leur valeur, et, en somme, au fond de cette prétendue spécificité, il n'y a rien, absolument rien.... C'est un vent, une
bulle de savon, sur laquelle il n'est pas même nécessaire de
souffler. Avant donc de vouloir lancer à ses adversaires des
pavés aussi lourds que ceux de M. Guérin, on ferait bien de
s'assurer qu'on a les épaules assez fortes, et prendre garde
qu'ils ne vous retombent sur les pieds.

XXI. — COMMUNICATION DE M. DEPAUL.

(Séance du 15 juin 1858.)

Messieurs, lorsque, il y a plus de trois mois aujourd'hui,
j'eus l'honneur de répondre le premier à l'appel qui nous
avait été fait par notre honorable collègue, M. Guérard,
j'étais loin d'espérer qu'une discussion sur la fièvre puerpérale
prendrait l'importance qu'elle a si justement acquise. Personne, plus que moi, n'était cependant convaincu de tout l'intérêt qui devait naturellement s'attacher à la question qui nous
occupe; c'est la vie d'un très grand nombre de femmes qu'il
s'agit de sauvegarder pendant l'accomplissement de la plus
importante des fonctions qui lui sont dévolues, et je ne crains
pas de le dire, l'Académie n'aura jamais traité un sujet plus
digne de ses méditations. Aussi mon étonnement a-t-il été
grand lorsque j'ai parfois entendu dans cette enceinte exprimer
cette opinion, que nos discours étaient beaucoup trop longs
et laisseraient chacun de nous dans ses croyances premières.
Cette manière de voir, partagée par certains organes de la
presse, m'a prouvé que tout le monde n'avait pas compris la
portée d'une semblable discussion. Mais, je l'avoue, je suis
entièrement rassuré par le vif intérêt qu'elle a su inspirer à
tous les hommes véritablement compétents, et je n'en veux
d'autre preuve que cette affluence de praticiens distingués
qui se pressent à chacune de nos séances depuis plusieurs
mois. Quant à moi, à qui on a reproché d'être entré dans
beaucoup trop de détails, et d'avoir parlé de choses que cha-

cun devait connaître, je déclare qu'après tout ce que j'ai entendu ici et en dehors de cette tribune, je me réjouis d'avoir
suivi le plan que je m'étais tracé. Je m'étais en effet proposé
de démontrer :

1° Que la fièvre puerpérale telle que je l'ai définie existe,
et qu'elle a des caractères propres qui ne permettent pas de
la confondre ;

2° Qu'elle est épidémique et contagieuse ;

3° Que quand elle est déclarée, elle est presque toujours
incurable ;

4° Que tous nos efforts, désormais, doivent tendre à en
prévenir le développement.

Au milieu des opinions si diverses et parfois si inattendues
qui se sont produites, j'ai éprouvé un grand embarras pour
établir une classification des orateurs. Les partisans d'une altération *primitive* du sang, ceux qui croient à son altération
consécutive et qui professent la doctrine de l'infection purulente ou putride, sont les seuls qui aient franchement arboré
leur drapeau. Les prétendus localisateurs n'existent pas, car
à leur insu, et malgré eux, ils ont été conduits à admettre
quelque chose qui domine les lésions locales. Quoi qu'il en
soit, et malgré les théories plus ou moins attaquables qui se
sont fait jour, il ressort déjà de tout ce qui a été dit ici un
fait d'une importance capitale, et sur lequel tout le monde me
paraît d'accord maintenant ; je veux parler de la nécessité
d'une réforme radicale dans l'organisation des secours à donner aux femmes en couches. Cette réforme, je l'avoue, je suis
fier d'avoir été le premier à la demander, et il y a eu peut-
être de ma part quelque courage à le faire dans un moment
où chacun, tout en déplorant les résultats obtenus par le mode
suivi, semblait se contenter du *statu quo* ou de quelques améliorations insuffisantes.

Dire qu'une discussion qui a fait proclamer par tout le
monde l'urgence de nouvelles mesures est restée stérile, c'est
oublier que le but principal de nos efforts et de toutes nos
luttes scientifiques doit tendre surtout à diminuer les ravages des divers fléaux qui affligent l'espèce humaine ; or,
pour cela, il n'est pas de meilleur moyen que celui qui con-

siste à en prévenir le développement. Mon intention en reprenant la parole n'est pas de faire un résumé complet de cette importante discussion ; je laisse ce soin à M. Guérard qui a eu la bonne pensée de la soulever. Quant à moi, je me propose seulement d'examiner quelques-unes des opinions qui se sont produites dans cette enceinte, et de répondre à certaines objections qui m'ont été adressées. Puis je m'efforcerai de prouver que la question est restée telle que je l'avais posée, et que je n'ai rien à changer aux propositions que j'avais émises.

Ne pouvant comme M. Bouillaud m'écrier *ab jove principium*, et ayant le malheur d'avoir pour adversaires un grand nombre de princes de la science, dont plusieurs ont été mes maîtres, je demande la permission de suivre, dans l'examen critique que je me propose de faire, un ordre purement chronologique. Ce sera le plus sûr moyen de n'éveiller aucune susceptibilité d'amour-propre.

Je dirai d'abord à M. Beau qui a commencé par se déclarer localisateur pur, qui nous a dit que pour lui la fièvre puerpérale n'était autre chose qu'une inflammation du péritoine, une inflammation franche, comme la pneumonie, comme la pleurésie, comme celle qui résulte d'un traumatisme quelconque, et qui, pour les besoins de sa cause, a été conduit à cette fameuse distinction que vous savez (péritonite partielle et péritonite générale) : Vous avez bientôt senti vousmême l'insuffisance de votre théorie, et vous avez éprouvé le besoin d'appeler en aide votre prétendue diathèse inflammatoire, qui pour le dire en passant vous a été empruntée, sous un autre nom, par M. Cazeaux (celui de chloro-anémie !) Mais cela ne vous a même pas contenté, et vous avez été forcé de faire intervenir encore un génie épidémique, un *quid divinum*, qui, pour me servir de votre expression, n'est pas un *zéro*, mais un *x* qu'il faut chercher à déterminer ! Ne le voyezvous pas, messieurs, cette diathèse inflammatoire escortée de son génie épidémique est-elle autre chose que notre altération primitive du sang ? altération qui ne peut être contestée par personne, et qui explique si bien tous les phénomènes de la cruelle maladie qui nous occupe ?

Aux cas de mort sans lésion locale (autre que l'altération du sang), sur lesquels je me suis principalement appuyé, qu'à répondu notre savant collègue? Ce qu'on dit toujours en pareil cas, quand les bonnes raisons font défaut : que mes autopsies négatives avaient probablement été incomplètes; que la violence de l'inflammation avait pu être si grande, qu'elle avait tué trop rapidement pour laisser des traces; enfin qu'on pourrait peut-être bien expliquer ces cas par une diminution considérable dans la proportion de la fibrine. M. Beau m'a encore adressé un autre reproche; il a prétendu que les caractères que j'avais donnés comme servant à caractériser la fièvre puerpérale n'étaient pas suffisants, car il déclare les retrouver dans sa péritonite, et à cette occasion il a énuméré les principaux : frissons, fièvre, douleurs, etc.; mais si cette manière de procéder était admissible on pourrait l'appliquer à la pneumonie, à la pleurésie, à l'arthrite, et après avoir montré que toutes ces affections ont des symptômes communs, les confondre les unes avec les autres et à la rigueur avec la fièvre puerpérale elle-même. Je n'entends pas porter un défi à notre collègue, mais je le prie de me faire voir une péritonite simple avec les mêmes lésions anatomiques que celles qui appartiennent à la fièvre puerpérale.

Quant à la thérapeutique tant vantée par lui, je crois qu'il tenterait en vain de nouveaux efforts pour faire croire à l'efficacité du sulfate de quinine; chacun de nous à pu lui dire que sa nouvelle formule n'avait pas été plus heureuse que la première. La question me paraît maintenant irrévocablement jugée, et la distinction en péritonite sous-ombilicale *curable*, en péritonite sus-ombilicale *incurable*, établie par M. Beau lui-même, n'aura pas peu servi à légitimer pareil jugement.

M. Bouillaud a cru devoir motiver son intervention dans le débat; je m'empresse de déclarer que cela n'était nullement nécessaire : sa haute position et sa grande expérience l'autorisent suffisamment pour intervenir dans toutes les questions médicales; c'est à lui surtout qu'on n'a pas besoin de demander ses titres de noblesse, et que conviennent les paroles, qu'un peu ironiquement sans doute, il a cru devoir m'adresser. En ce qui me concerne, je comprends que des assertions sans preuves ne soient pas acceptées ; cela n'est pas d'ailleurs dans mes habitudes scientifiques, et je crois que je leur suis resté fidèle dans cette discussion.

Après avoir déclaré que pour lui, il n'y avait pas de fièvre puerpérale *essentielle, sui generis*, M. Bouillaud vous a déroulé son plan de campagne. Il a d'abord donné une idée sommaire de l'état puerpéral et s'est livré à des considérations historiques ; il a fait ensuite un examen critique de quelques-uns des discours qui ont été prononcés ; puis il a disserté sur l'existence de la fièvre puerpérale, et il a terminé par des conclusions et une proposition spéciale. J'ai été quelque peu surpris d'entendre notre savant collègue faire de longues citations d'une thèse de M. Mercier, soutenue en 1804.

Ce confrère conclut bien il est vrai à la non-existence de la fièvre puerpérale, mais il n'a oublié qu'une chose, c'est de fournir les preuves de son assertion. La véritable question scientifique n'a donc pas fait un pas. C'est une opinion à joindre à beaucoup d'autres, mais voilà tout.

Après avoir accepté sans réserve la doctrine de l'infection purulente et putride, défendue par M. Hervez de Chégoin, et après s'être d'abord déclaré franchement localisateur, M. Bouillaud ne veut pas que la fièvre puerpérale soit une maladie *particulière et nouvelle*, car pour lui *l'altération primitive du sang* qu'on invoque est un fait admis depuis un temps immémorial, et surtout depuis trente ans, *pour toutes les autres fièvres continues inscrites dans les cadres nosologiques*. Il cite à l'appui de son opinion la fièvre typhoïde, le typhus proprement dit, et la fièvre qui succède à la piqûre anatomique ; à ce sujet, il ajoute que ce n'est pas lui qui niera les altérations *primitives* ou consécutives du sang. Il invoque son traité clinique et expérimental sur les fièvres dites essentielles, où il dit avoir insisté d'une manière toute particulière sur le rôle que jouait l'infection *putride ou septique* du sang dans la production des phénomènes *adynamiques ou typhoïdes, soit primitifs, soit consécutifs*. Il ajoute que depuis vingt-six ans, à sa clinique, il n'a cessé de mettre sous les yeux des élèves le *sang typhoïde et le sang inflammatoire*.

Et enfin il déclare qu'il serait très disposé à admettre l'altération primitive du sang que nous invoquons, si on lui montrait en quoi cette altération diffère de celles qui sont déjà connues et admises.

Je me permettrai de faire remarquer à notre savant contradicteur qu'en ce qui concerne les fièvres putrides ses recherches l'ont conduit à rejeter *l'altération primitive du sang.* Voici sa sixième conclusion, qui ne laisse aucun doute à cet égard :

« L'altération du sang, quelle qu'elle soit, dans les cas que nous avons examinés jusqu'ici est consécutive à une inflammation désorganisatrice plus ou moins étendue : car ce sont les parties désorganisées par l'inflammation qui constituent elles-mêmes une sorte de foyer putride d'où naissent les phénomènes consécutifs auxquels on donne le nom de *putrides.* »

La septième conclusion n'est que le développement de celle que je viens de transcrire.

Que conclure de tout cela, c'est que M. Bouillaud a toujours été beaucoup plus loin de notre manière de voir qu'il ne paraît le croire. Au reste, dans son traité des fièvres dites essentielles, il n'est pas même fait mention de la fièvre puerpérale, ce qui permet au moins de supposer qu'il était sous l'influence des idées dominantes de l'époque. Pour qu'il prêtât à notre manière de comprendre la fièvre puerpérale l'appui de sa haute autorité, M. Bouillaud voudrait qu'il nous fût possible d'assigner à cette maladie un siége, des altérations, une cause, des symptômes, une marche, un traitement, une mortalité, une dénomination, particuliers. Il me semble que c'est se montrer bien exigeant, et je crois qu'il éprouverait quelque embarras lui-même pour fournir une pareille série de preuves à l'occasion des fièvres essentielles dont il ne conteste pas l'existence. Quant à la proposition de prix par laquelle il a terminé son discours, je ne crois pas utile de le suivre sur ce terrain.

M. Cazeaux a bien voulu reconnaître que dans mon premier discours j'avais déjà nettement et franchement abordé la question de l'existence de la *fièvre puerpérale.* Je le remer-

cie de cet éloge, et j'y suis d'autant plus sensible qu'il m'a
semblé que la plupart de nos collègues qui sont montés à la
tribune ne l'ont pas mérité ; je regrette, en particulier, de ne
pouvoir le lui renvoyer à lui-même, mais je déclare que cela
m'est complétement impossible vu l'attitude, inattendue pour
moi, qu'il a prise dans le débat.

En effet, M. Cazeaux a débuté par une profession de foi. Je
suis localisateur, nous a-t-il dit, et je le suis à la façon de
M. Beau, dont j'adopte l'opinion sans réserve ; j'accepte aussi
tous les arguments qu'il a fait valoir en faveur de la localisation, et j'en tiens en réserve quelques autres qui me paraissent avoir une grande importance.

Malheureusement il n'a pas rempli cette seconde partie de
son programme. Les preuves nouvelles qu'il nous annonçait,
il ne les a pas données ; et, à cet égard, il a laissé la question au même point que M. Beau ; il y a bien ajouté quelque chose, mais ce n'est rien moins qu'un argument en faveur de la localisation ; j'y reviendrai tout à l'heure.

Après une pareille introduction, M. Cazeaux, changeant
tout à coup ses batteries, s'est engagé dans une théorie toute
différente, et vous l'avez entendu comme moi, non sans surprise, devenir plus généralisateur qu'aucun de nous. Malgré
les rectifications qu'il a fait subir à son premier discours,
avant de le livrer au *Bulletin de l'Académie*, malgré ce qu'il
nous a dit dans la dernière séance, il est de toute évidence
que pour lui une femme est presque nécessairement malade,
par cela seul qu'elle est enceinte. Il a même été plus loin, car
il n'a pas hésité à déclarer que l'altération du sang, qui est
commune chez toutes les femmes qui viennent d'accoucher,
était quelquefois portée si loin que les globules du sang
pouvaient se *transformer en pus* sur place, soit dans les organes, soit dans les canaux vasculaires.

A l'appui d'une opinion aussi hardie, qu'avait-il à citer?
une seule observation, émanée il est vrai d'un homme si haut
placé dans la science et dans notre estime à tous, que son
nom seul suffit pour faire autorité ; mais que certainement
M. Andral n'interpréterait plus aujourd'hui comme il avait
cru pouvoir le faire à une autre époque. Cette observation, en

effet déjà ancienne, avait été recueillie bien avant que les progrès de la science nous eussent appris à reconnaître la leucémie à laquelle elle se rapporte évidemment. Ce fait, si hautement invoqué, ne prouve donc absolument rien, et je m'étonne que M. Cazeaux ait pu songer à lui donner une pareille importance.

J'ai été également surpris d'une autre opinion émise par notre collègue, et qui a été reproduite avec éloge dans un travail remarquable à beaucoup d'autres titres par M. Béhier. Pour étudier fructueusement une maladie, a-t-il dit, il ne faut pas la prendre à l'état épidémique. Il faut choisir de préférence les faits isolés qu'on observe de loin en loin en dehors de toute influence de ce genre, car il y a entre ces deux formes des différences de la plus haute importance.

J'avoue que j'ai peine à comprendre une pareille assertion. Si M. Cazeaux avait dit que la forme épidémique est beaucoup plus grave que la forme sporadique, et qu'il faut tenir compte de cette différence, j'aurais été pleinement de son avis; mais je ne puis plus partager sa manière de voir quand il dit que c'est dans cette dernière forme surtout qu'on peut bien apprécier les divers caractères de la maladie; je crois, au contraire, qu'il faut spécialement étudier les épidémies, car les maladies se présentent alors avec des nuances qu'il importe de connaître, et qu'ignoreront toujours ceux qui n'ont pas vu de près, et en grand nombre, des épidémies.

J'aurais eu beaucoup d'autres assertions de M. Cazeaux à relever, mais je me bornerai à la suivante : Il a été jusqu'à dire que le choléra lui-même n'était pas une maladie primitivement générale.

Malgré la dénégation de mon collègue, je déclare qu'il a émis ici cette opinion et qu'on la retrouve dans son discours corrigé et inséré dans le *Bulletin de l'Académie*, et cela après avoir avancé que le sang pouvait entrer spontanément en suppuration chez les femmes en couches. Je me reconnais incompétent pour comprendre de pareils arguments.

Quant à M. Trousseau, je commencerai par rappeler qu'il a pris plusieurs fois la parole, et, certes, ce n'est pas pour m'en plaindre, car il a comme toujours déployé cet esprit et

cette verve que chacun de nous lui connaît, et qui a le privilége de nous captiver, même lorsque par le fond il laisse quelque chose à désirer.

Après avoir religieusement écouté et bien médité ses deux
discours je me crois autorisé à les résumer dans les deux propositions suivantes : Le premier a eu pour but de prouver qu'il
n'y avait pas de fièvre puerpérale, et le second de démontrer
que l'existence de cette maladie était incontestable. Malgré
la dénégation de M. Trousseau, je maintiens la justesse de
cette appréciation, et je fais appel au souvenir de tous ceux
qui l'ont entendu.

Ne pouvant relever toutes les assertions un peu hasardées
qu'il a émises, je m'en tiendrai à la critique de celles qui
m'ont plus particulièrement frappé.

Il s'est un peu moqué dans sa première oraison de ceux
qui seraient tentés de croire à la possibilité de la fièvre puerpérale chez l'homme ou chez les femmes en dehors de l'état
puerpéral. Il ne serait pas cependant difficile de lui prouver
par des citations empruntées à lui-même que cela n'aurait rien
de bien singulier. N'admet-il pas, en effet, qu'un chien enragé
qui a engendré lui-même son virus peut transmettre à
l'homme la même maladie? et se croit-il pour cela obligé
d'en changer la dénomination? Non, sans doute : pourquoi ne
pas reconnaître alors que la fièvre puerpérale peut être transmise même à l'homme? Il est facile sans doute de faire rire aux
dépens de ceux qui ne rejettent pas cette possibilité, et je n'ai
pas oublié que M. Velpeau lui est venu un peu en aide à ce
sujet; mais on ne détruit pas de la sorte des faits qui ont été
bien observés; et, à ce propos, permettez-moi une courte citation que j'emprunte à la médecine puerpérale du *Plesmann.*

« Un praticien en renom, accoutumé à juger des maladies
par leurs symptômes sans s'embarrasser du nom qu'on peut
leur donner, fut un jour consulté en présence de plusieurs
personnes de l'art, sur l'état d'un malade dont on ne pouvait déterminer la maladie. Après les questions et les réflexions d'usage, le praticien consulté ne craignit pas de
dire : Cet homme a *la fièvre puerpérale;* et les assistants de
rire. Mais par un léger raisonnement, le praticien mit bientôt

les rieurs de son côté, et leur prouva que quand il y a mêmes symptômes il y a même maladie, donc même traitement, et si l'on veut même nom lorsque ce dernier est de pure convention. »

Puisque M. Trousseau fait un nouveau signe d'assentiment, je lui dirai qu'il aurait pu se dispenser de faire son premier discours, car il n'a fait que confirmer des faits que j'avais cherché à mettre en évidence d'accord en cela avec MM. Dubois, Danyau et plusieurs autres.

M. Trousseau avait d'abord dit : je ne puis admettre que l'état général préexiste à la lésion locale ; plus tard, il a modifié cette proposition dans la rédaction livrée au *Bulletin de l'Académie*, et il y a ajouté cette restriction : « si ce n'est dans des cas excessivement rares. »

Il admet donc des exceptions? J'en prends note et j'y reviendrai plus tard. Toujours est-il qu'il affirme que la lésion locale préexiste dans l'immense majorité des cas. Mais a-t-il pris la peine de la démontrer? nullement ; il a déclaré seulement que les cas où il n'y avait pas quelque lésion locale étaient beaucoup plus rares qu'on ne le prétendait, et il a ajouté que depuis que M. Béhier avait appelé l'attention sur le fameux cordon induré, indice certain d'une phlébite qui existe ou qui va apparaître, il n'a jamais rencontré un cas de fièvre puerpérale où il n'y eût pas quelque lésion locale, et c'était presque toujours une phlébite. J'ai déjà en occasion de dire mon opinion sur la nécessité de la lésion locale ; j'aurai à y revenir un peu plus tard, et je pourrai m'expliquer alors sur *l'existence presque constante* de cette prétendue phlébite.

En combattant l'opinion de ceux qui pensent que la fièvre puerpérale n'est autre chose qu'une infection purulente, notre savant collègue n'a pas craint d'émettre cette singulière proposition, à savoir que la présence du pus ordinaire, dans les veines, est presque sans danger, et pour l'appuyer il a surtout cité les expériences de Gaspard. J'ai cru nécessaire de relire le récit de ces expériences qui m'avaient laissé une tout autre impression, et voici ce que j'y ai trouvé.

Le premier chien meurt après deux injections de pus, la première de 8 grammes et la deuxième de 12.

Deuxième chien ; même expérience et même résultat.

Troisième chien ; une seule injection de 12 grammes. Mort en cinq heures.

Quatrième chien ; injection de 16 grammes de pus. Mort au bout de deux heures seulement.

Cinquième chien ; injection dans la jugulaire d'un pus visqueux, tenace. Mort instantanée.

Si de pareils résultats suffisent à **M.** Trousseau pour démontrer que l'injection du pus dans les veines n'a pas beaucoup de gravité, je lui demande la permission de ne pas être de son avis.

S'il avait consulté le remarquable travail de MM. Ducrest et de Castelnau (1), il aurait pu voir que les recherches et les expériences de ces consciencieux observateurs ne laissent aucun doute sur la gravité d'un pareil mélange.

En écoutant tout ce que notre collègue nous a dit à propos de la contagion, je n'ai pu me défendre d'une pénible réflexion ; véritablement il est parfois sans pitié pour ses anciens élèves et pour ses collègues aussi. Quand il poursuit une idée rien ne l'arrête, et à des raisonnements qui peuvent être plus ou moins solides, il se complaît à mêler des traits d'esprit qui amusent son auditoire et qui le font rire ; j'ai ri comme les autres, mais il me semble que cet esprit dépensé avec tant de profusion ne fait en rien avancer la question scientifique, et je me demande même si la dignité de l'Académie n'a pas quelque chose à y perdre.

Voyez comment il a reconnu l'hommage que M. Béhier a cru devoir lui faire de son intéressant travail. Il s'est empressé d'en mettre en relief le côté faible, et il vous a dit comment notre savant confrère, malgré son habileté à reconnaître la maladie avant son existence, perdait plus de malades dans son service de Beaujon qu'on n'en perd dans les autres maisons spéciales !

(1) *Mémoires de l'Académie de médecine.* Paris, 1846, t. XII.

Pour mon compte, je me suis aussi trouvé sur son passage, et vous savez comment il m'a traité. J'admettais sans réserve la réalité de la contagion par infection, et pour ce qui est de la contagion par contact je déclarais que j'avais une grande tendance à y croire.

A cette occasion, j'avais cru devoir citer non pas *un fait*, *mais deux* pris dans ma pratique particulière, et j'en rappelais beaucoup d'autres qui appartiennent à divers praticiens. En venant raconter ces tristes récits, j'étais convaincu que je remplissais un devoir grave et sérieux, je croyais donner la preuve d'une conscience honnête : je me suis trompé d'après M. Trousseau, qui n'a trouvé pour encourager ceux qui seraient tentés de suivre mon exemple, qu'à me comparer à un personnage ridicule pris dans les animaux malades de la peste, et il s'est complu dans une longue citation de La Fontaine que je n'ai pas besoin de vous rappeler.

Ce n'est pas tout, alors que j'avais évoqué des souvenirs pénibles, qui ont plus d'une fois troublé mon sommeil, notre trop spirituel collègue s'emparant du rôle d'Orgon, dans une comédie de Molière, me prête un langage que je n'ai pas compris et que j'aurais voulu ne pas entendre, car il ne peut en aucune façon s'appliquer à mon caractère que je croyais mieux connu.

Tout cela, messieurs, aurait pu se comprendre dans la bouche d'un homme qui ne croit pas à la contagion ; mais vous vous en souvenez, M. Trousseau est plus contagioniste qu'aucun d'entre nous. Pour lui, la contagion par infection, aussi bien que la contagion par contact, sont incontestables et n'ont plus besoin d'être discutées. Ce qui l'a préoccupé avant tout, c'est le tort que de pareilles confessions peuvent faire à ceux qui ont la naïveté de les croire nécessaires. Prenez-y garde, m'a-t-il dit, je sais des médecins envieux et jaloux qui s'empareront de vos aveux, et votre clientèle en souffrira ! Eh ! que m'importe, lui répondrai-je ! j'en connais aussi qui l'ont déjà fait depuis longtemps ; mais de pareilles considérations, dans une question de cette gravité, ne sont pas faites pour m'arrêter, et je m'étonne de les trouver dans votre bouche! Voilà la seule réponse que je crois devoir faire à vos citations beaucoup trop littéraires.

M. Trousseau s'est livré dans son dernier discours à une discussion très intéressante sur la spécificité en général: il nous a parlé de l'action spécifique des divers acides, des médicaments et de la spécificité des maladies. On aurait bien pu lui répondre, comme l'a déjà fait M. Dubois dans une autre occasion : « *Nous savons tous un peu cela.* » Moi, je me contenterai de lui dire : tout cela a été très bien raconté et a été charmant à entendre ; mais, ainsi que vous l'a fait observer M. Cazeaux, vous avez éludé la véritable question. Personne ne nie qu'il y ait des maladies spécifiques avec des caractères spéciaux pendant la vie et après la mort. Ce n'était pas la peine d'y insister autant que vous l'avez fait. Ce que vous deviez démontrer avant tout c'était la spécificité de la fièvre puerpérale et tout le monde sait ici que vous ne l'avez pas même tenté.

Je demande maintenant la permission de dire quelques mots du discours de M. Guérin, car, quoique la réplique de M. Cazeaux ait laissé peu de lacunes à remplir, je ne puis laisser passer de pareilles théories sans une protestation personnelle. J'ai pu me convaincre que M. Guérin, qui n'aime pas la contradiction, la supporte difficilement ; je lui en demande pardon cependant, mais j'ai l'intention d'exprimer franchement toute ma pensée ; je le prie d'être bien convaincu seulement que je n'ai en aucune façon l'intention de le blesser ; mon seul but est de lui prouver combien sont grandes ses erreurs, et si dans l'improvisation il m'échappait quelque parole un peu trop vive et qui lui déplût, je déclare la retirer par avance.

Vous savez de quel titre (un peu ambitieux peut-être) notre collègue a décoré son discours : « *Nouvelle théorie physiologique de la fièvre puerpérale.* »

Après s'être excusé de son intervention dans le débat, il nous a prouvé bientôt que ce n'était là qu'une modestie apparente, et qu'au fond il se croyait plus autorisé que personne à prendre la parole. Vous connaissez ses maximes :

« Il est pour la spécialité dans l'art, et pour la généralisation dans la science. » Ce qui revient à dire, sans doute : A vous *accoucheurs de l'Académie*, le droit de couper le cordon, de soutenir le périnée, et à la rigueur de faire une version ou d'appliquer le forceps ! A moi les grandes lois, les vastes horizons et la discussion des grands principes. M. Guérin, vous le voyez, se fait la part belle. Lisez encore ce qu'il a ajouté avec amertume dans la *Gazette médicale*, confidente ordinaire de ses plaintes, et vous trouverez des phrases qui font rarement défaut dans ses discours; celle-ci, par exemple : « Je sais bien que les découvertes blessent toujours ceux qui ne les ont pas faites. » Et chose assez singulière, il ne se contente pas de récriminer contre M. Cazeaux, qui seul a jusqu'à présent discuté sa fameuse théorie, il me comprend dans ses vertes remontrances, moi à qui l'occasion n'avait pas encore été donnée de m'expliquer sur elle, et qui n'avais pas encore dit un mot de notre collègue. Il faut que cette théorie inspire bien peu de confiance à son auteur lui-même, puisque par instinct il considère déjà comme des adversaires ceux qui ont simplement demandé la parole.

Au reste, en ce qui me concerne, je dois avouer qu'il ne s'est pas trompé; et j'ai en même temps le regret de lui dire que je ne puis accepter dans l'espèce aucune de *ses grandes lois*. Je sais bien qu'il s'écriera encore : « Quel malheur que cette main, qui depuis douze ans cachait de si grandes vérités, ne soit pas restée fermée douze ans encore ! » Et qu'il ajoutera : « Mais enfin puisque nous l'avons imprudemment ouverte, commençons l'odyssée de cette nouvelle vérité qui s'est jetée imprudemment à la traverse des oracles de la vérité antique et immuable. » Moi, je me permettrai de lui répondre : Oui, vous auriez bien fait de ne pas l'ouvrir cette main, ou plutôt ce pli cacheté; car les idées qui s'y trouvaient renfermées, l'intérêt de la science et des femmes en couches ne les réclamait pas, et le vôtre, si vous l'eussiez bien compris, ne demandait pas qu'elles vissent le jour. Mais puisque vous en avez jugé autrement, permettez que je les examine : Vous n'avez pas oublié, messieurs, que notre collègue s'est plaint d'avoir fait de vaines recherches dans les ouvrages spéciaux, et de n'y avoir rien trouvé sur le retrait de l'utérus dans les jours qui suivent l'accouchement. Il faut qu'il ait été bien malheureux ou que ses recherches aient été bien superficiellement faites, car voici ce qu'on trouve dans un ouvrage justement estimé. Au chapitre intitulé : *Retour de l'utérus à l'état antérieur*..... « Immédiatement après la délivrance l'utérus forme encore une tumeur de 7 à 9 pouces de long sur 5 à 6 de large.... Son fond s'élève jusqu'à la partie inférieure de la région ombilicale : il augmente ordinairement un peu de volume pendant les six à douze premières heures qui suivent la délivrance. Cette augmentation de volume dépend d'une diminution sensible de la rétraction... Il diminue très lentement les trois ou quatre premiers jours... Le septième ou le huitième jour on le sent encore facilement au-dessus du pubis, qu'il dépasse de plusieurs travers de doigt.... Il n'est guère complétement caché dans le bassin que du douzième au quinzième jour, etc.... (*Jacquemier*, t. II, pag. 587 et suivante.) » Je pense que ceci est parfaitement clair, et je ne croyais pas avoir besoin de le dire; c'est là ce qui est enseigné tous les jours dans les cours et les cliniques. Il y a plus de vingt ans maintenant que je l'ai appris de mon savant maître, M. P. Dubois. Je ne rencontre pas, au cinquième examen du doctorat, un seul élève qui l'ignore. Ce sont là des choses banales pour nous, hommes spécialistes; mais je comprends qu'on puisse ne pas les savoir quand on est tout occupé de la confection *de grandes lois*.

Les praticiens n'ignorent pas non plus les conditions diverses qui peuvent influer sur le retrait de l'utérus que l'on voit parfois demeurer longtemps stationnaire, et qui même parfois subit une augmentation de volume. Toutes les maladies puerpérales un peu sérieuses produisent inévitablement l'un ou l'autre de ces effets : la métrite, la métro-péritonite, la fièvre puerpérale, une fièvre typhoïde, une pneumonie, etc. Quelques-unes d'entre elles seulement ont une influence plus marquée que les autres, et c'est ce qui n'a pas échappé à l'observation des véritables cliniciens.

Mais M. Guérin ne descend pas à des détails aussi futiles. Quand il s'agit d'une nouvelle loi dont il veut enrichir la

science, il ne s'occupe pas de savoir s'il prend l'effet pour la
cause. Pour lui *la loi* passe avant tout, et il faut, bon gré
mal gré, que les faits viennent la confirmer : convenons
d'ailleurs qu'il a su très habilement abriter derrière l'autorité de M. Louis les faits dont les détails nous sont complétement inconnus, et sur lesquels repose toute la théorie.
Personne ne connaît et n'apprécie plus que moi la sévérité
d'observation de mon vénéré maître : c'est à son école que
j'ai appris à observer les malades, et si les faits dont il a été
parlé avaient été observés par lui, je déclare qu'avant de les
juger, je voudrais m'assurer si je me suis trompé depuis que
j'examine des femmes en couches, si M. Dubois, si M. Cazeaux, si M. Danyau, si M. Moreau, si tous les praticiens
enfin se sont trompés comme moi. Mais M. Louis n'est pour
rien dans les observations de M. Guérin, et je n'hésite pas à
dire qu'il ne s'en porte pas plus garant que des théories à
l'appui desquelles on les invoque.

Que pensez-vous donc, messieurs, et que penseront tous
les médecins qui suivent avec tant d'intérêt cette discussion, de la conclusion suivante qui se trouvait dans le paquet
cacheté déposé à l'Académie des sciences depuis 1846, et
dont le secret a été livré au public, le lundi 7 juin 1858 ?

Conclusion troisième. « Toute nouvelle accouchée chez laquelle l'utérus, au quatrième jour de l'accouchement, n'est
pas revenu sur lui-même *est nécessairement* prise de fièvre
puerpérale. »

Vous reconnaîtrez que M. Guérin n'est pas accoucheur, et
qu'il a tort de dédaigner les spécialités, lui qui pendant
toute sa carrière médicale en a cultivé une avec assez de
succès pour qu'il n'eût pas dû oublier que les études spéciales servent à quelque chose.

Quand on fait des lois avec une pareille facilité, je comprends qu'on se laisse entraîner, et d'ailleurs *la loi du niveau*
de l'utérus en faisait pressentir une autre qui devait nous
donner l'explication du passage, à travers les trompes, des
liquides putrides et purulents renfermés dans la cavité utérine et de leur épanchement dans la cavité péritonéale. Les

organes génitaux, la cavité abdominale, représentent une machine hydraulique d'un nouveau système, et comme l'a très bien dit M. Jacquemier, il serait juste de changer le nom des trompes de Fallope, et de lui substituer celui de pompes de Guérin. M. Cazeaux vous a déjà dit ce qu'il fallait penser de cette nouvelle physique.

Mais les liquides contenus dans l'utérus d'une femme récemment accouchée, ont-ils la moindre analogie avec ceux que contient souvent la cavité péritonéale d'une femme atteinte de fièvre puerpérale? Il n'est pas rare d'en trouver 500, 1,000 et même 1,500 grammes dans cette dernière séreuse; est-il raisonnable d'admettre, en supposant le passage possible, qu'une pareille quantité ait pu se former dans la matrice? Mais dans ce liquide péritonéal qui a des caractères propres, on rencontre des dépôts albuminoïdes, quelquefois étalés en couches épaisses, souvent aussi sous forme de flocons mobiles, dont la grosseur peut varier depuis celle d'une noisette jusqu'à celle d'un œuf. En vertu de quelle loi ces corps ont-ils pu cheminer à travers le calibre étroit des trompes? Notre savant collègue ne nous l'a pas encore fait savoir. Il me paraît inutile d'insister davantage sur ce second point. *La théorie nouvelle* est une œuvre de l'imagination; un spécialiste ne se serait jamais laissé aller à de tels écarts. Une pareille formule étiologique devait conduire à des indications curatives particulières : empêcher d'abord l'entrée de l'air dans l'utérus; et, à cet égard, je suis surpris que l'auteur, au lieu de proposer simplement le seigle ergoté pour bien rétracter la matrice, n'ait pas conseillé l'emploi d'une soupape qui, en permettant l'écoulement des lochies, se serait opposée à l'introduction de l'air! Ou bien encore pourquoi n'a-t-il pas essayé de tenir les femmes dans un bain tiède pendant toute la durée des suites de couches?

Il faut dire cependant que le pli cacheté déposé à l'Institut contenait l'indication d'une autre intervention, et je crois être dans le vrai en disant qu'elle résume toute la pensée de l'auteur qui voulait à tout prix généraliser la méthode dite sous-cutanée. « Les indications consécutives consistent à débarrasser la cavité péritonéale de la matière purulente épanchée; dans ce but, et indépendamment des moyens internes propres à évacuer la matière par la voie intestinale ou cutanée, on aura recours à l'opération suivante. On pénètrera dans la cavité péritonéale au moyen d'une ponction sous-cutanée pratiquée au-dessus du pubis au niveau de la ligne blanche et au-devant de l'utérus gonflé. On fera par la canule du trocart à robinet une injection copieuse d'eau tiède, puis on retirera par la même voie, et au moyen de la pompe aspirante, le liquide purulent lavé par l'eau injectée. On réitérera l'injection et le lavage du pus péritonéal jusqu'à ce que le liquide extrait ait perdu tout caractère purulent. Le moment opportun, l'*occasio præceps* pour cette opération, est le moment où le ventre commence à se développer, à se météoriser. »

Une thérapeutique aussi hardie ne me semble pas avoir besoin de commentaires.

Je m'étais aussi proposé de répondre un mot à **M.** Velpeau, et je voulais lui demander la permission de jeter une toute petite pierre dans son *fameux jardin*. Mais son discours imprimé est tellement différent de celui que nous avons entendu ici, que la plupart de mes remarques seraient sans objet. Je lui dirai seulement que sa théorie des coïncidences n'est pas sérieuse. Il le sait mieux que personne, et en nous parlant de plusieurs cas d'étranglement interne observés par le même praticien dans un court espace de temps, il n'a pas entendu sans doute démontrer que la fièvre puerpérale n'était pas contagieuse.

Je reviens maintenant au cœur même de la question. J'ai cherché à établir dans mon premier discours que la fièvre puerpérale est une maladie primitivement générale, et je me suis appuyé sur l'analogie et sur les caractères propres de la maladie. Permettez-moi de revenir sur quelques-uns des arguments sur lesquels je me suis fondé et d'en ajouter quelques autres que le temps ne m'avait pas permis de développer. Cela me paraît d'autant plus nécessaire que la plupart des orateurs qui ont bien voulu parler de mes opinions, n'ont paru les connaître que par les extraits plus ou moins exacts qui en ont été donnés par les journaux. J'étais en droit d'espérer cependant que chacun aurait fait comme moi et se serait donné la peine de remonter à la source officielle, c'est-à-dire au *Bulletin de l'Académie*, qui contenait huit jours après ma première intervention, la véritable expression de ma pensée.

J'avais d'abord dit, *la fièvre puerpérale* est presque toujours épidémique ; puis raisonnant par analogie, comme nous sommes souvent obligés de le faire en médecine, je m'étais demandé quelles étaient les autres affections connues qui se présentaient à nous avec le même caractère, et il ne m'a pas été difficile d'en trouver un grand nombre ; je me contenterai de citer le typhus, le choléra, la fièvre typhoïde. Or, toutes ces maladies (quoique M. Cazeaux ait dit le contraire du choléra), ne sont-elles pas, de l'aveu de tout le monde, des troubles *primitivement généraux* de l'organisme? Est-il donc déraisonnable de conclure d'une similitude de manifestation à une similitude probable de nature? Je crois, quoi qu'on en dise, que c'est au moins une raison pour y regarder de près.

De plus, comme pour les affections dont je viens de parler, la *fièvre puerpérale* se montre surtout là où les femmes sont réunies en grand nombre, et une fois qu'elle s'est développée, ne la voit-on pas étendre ses ravages à l'entour d'elle et sévir sur des individus qui ne sont dans aucune des conditions de l'état puerpéral? C'est en vain qu'on a essayé d'élever des doutes sur les faits cités par moi et par d'autres, à ce sujet. C'est une manière commode de se débarrasser des observations qui gênent les opinions préconçues, mais il serait mieux peut-être de mettre un peu plus de réserve dans l'appréciation qu'on se croit autorisé à faire de cas qu'on n'a pas vus. Il s'agissait bien, n'en doutez pas, de la même maladie. J'ai rapporté avec tous les détails nécessaires l'autopsie d'une élève sage-femme de la Maternité, qui avait été victime d'une pareille influence, et j'ai dit que j'avais rencontré chez elle des lésions identiques avec celles que j'étais appelé à constater chaque jour chez les femmes en couches

qui succombaient : les symptômes et la marche de la maladie avaient également offert une similitude complète. J'ai
trouvé dans le fait si bien établi de la contagion un nouvel argument en faveur de l'essentialité de cette fièvre;
M. Cazeaux s'est récrié et vous l'avez entendu déclarer que
toute affection *franchement inflammatoire* (la pneumonie
par exemple) pouvait être au moins épidémique. Je ne suis
pas de son avis, car la forme épidémique suffit pour montrer qu'il y a déjà quelque chose qui domine la lésion locale, la spécificité si l'on veut, pour me servir d'une expression souvent reproduite par M. Trousseau (expression qui,
du reste, ne lui appartient pas).

M. Beau, conséquent avec sa doctrine, est à peu près le
seul qui ait nié la contagion *par infection*. Mais que peut une
simple négation en présence des faits sans nombre qui sont
définitivement acquis à la science! Il est presque superflu
d'en citer encore, et cependant je ne puis résister au désir
d'en relater très succinctement un nouveau qu'il m'a été
donné d'observer récemment, dans de telles circonstances qu'il
aura, j'espère, quelque influence sur l'esprit des plus incré-
dules.

Une jeune femme qui habite ordinairement Issoudun, était
enceinte pour la seconde fois : Depuis plusieurs semaines,
elle s'était rendue à Angers auprès de sa mère chez laquelle
elle devait faire ses couches. Peu de temps après son arrivée
dans cette dernière ville, une épidémie de fièvre puerpérale
s'y déclara et fit de nombreuses victimes même dans la classe
aisée de la société. Effrayée de la situation et cédant d'ailleurs aux instances du médecin de la famille, elle prit le
parti de retourner à Issoudun où elle accoucha peu de jours
après. Son accouchement fut des plus simples; mais trois
jours après éclata *la fièvre puerpérale* à forme extrêmement
grave. Je fus appelé à la voir le lendemain; elle était dans
un état désespéré. Or, en prenant les informations les plus
exactes, j'appris que l'état sanitaire d'Issoudun était parfait,
et qu'on ne se souvenait pas d'y avoir vu une maladie de
cette espèce. Voudra-t-on voir là un nouvel exemple de con-

tagion? ou bien admettra-t-on un jeu du hasard, et se contentera-t-on de la théorie des coïncidences de M. Velpeau? chacun est libre, mais pour moi je n'hésite pas à dire que cette jeune femme avait été infectée pendant son séjour à Angers, et que l'affection dont elle avait emporté le germe avait éclaté à Issoudun peu de temps après son accouchement.

Je n'ai pas besoin de revenir sur mon opinion relativement à la contagion par contact, je crois l'avoir exprimée avec toute la réserve que commande un pareil sujet.

J'ai reconnu, et je reconnais encore, qu'il y a souvent des lésions locales et variées dans la fièvre puerpérale; mais ce qui ne manque jamais, ce que j'ai toujours rencontré dans plusieurs centaines d'autopsies, c'est une altération du sang visible à l'œil nu; et dans plus d'un cas, cette altération, qui est le point de départ de la maladie, a été la seule lésion possible à constater. Maintenant, si on me demande sa nature intime, je n'éprouve aucun embarras à déclarer que je ne la connais pas. Mais je ne puis admettre qu'on se fasse une arme de l'impossibilité dans laquelle je suis de répondre, car, à ce compte, je pourrais renverser tout ce qu'il y a de mieux établi en médecine, et je n'aurais qu'à demander à mes contradicteurs de me donner les caractères physiques du virus syphilitique, des effluves qui produisent les fièvres d'accès, etc.

J'ai dû me contenter de rappeler ce que nous savions sur cette altération particulière du sang, et j'ai insisté surtout sur ce qu'en a dit Vogel, qui nous a appris que les globules sont devenus impropres à l'hématose, et qu'ils ne rougissent plus sous l'influence de l'oxygène.

Cela permet de comprendre assez bien, ce me semble, pourquoi cette anxiété, cette gêne profonde de la respiration qui apparaît dès le début de la maladie; pourquoi cette absence de lésions dans certains cas, pourquoi leur multiplication dans beaucoup d'autres, etc., etc.

J'avais fait également quelques efforts pour faire voir que la *fièvre puerpérale* avait un cachet particulier et qu'elle se décelait par un ensemble de symptômes qu'on ne retrouvait dans aucune autre maladie. J'avais particulièrement insisté sur les caractères du frisson initial, sur l'état si remarquable de la circulation et de la respiration, sur les taches de la peau, sur la diarrhée, sur les vomissements et sur l'aspect du visage, et on s'est contenté de me répondre : tous les symptômes que vous venez d'énumérer peuvent être rencontrés dans presque toutes les maladies. Cela sera vrai pour plusieurs d'entre eux pris isolément, si on ne veut tenir aucun compte des nuances bien tranchées qui les différencient; mais cela n'est plus soutenable si on n'oublie pas que dans la fièvre puerpérale ils se groupent d'une certaine façon, de manière à former un ensemble qui a son cachet indélébile.

Clinica clinice demonstranda, a dit bien souvent M. Bouillaud. Eh bien, qu'on prenne un médecin familiarisé avec les maladies des femmes en couches, un spécialiste, par exemple, et qu'au milieu de plusieurs malades atteintes de lésions purement locales, se trouve une *fièvre puerpérale*, vous verrez s'il s'y trompera et s'il ne saura pas vous dire, dès le début : ceci est curable, ceci ne l'est pas !

Il m'avait semblé que, pour juger du siége et de la nature d'une maladie, il n'était pas indifférent d'en consulter l'anatomie pathologique. Or voici ce qu'elle nous apprend : l'absence de toute lésion locale est un fait incontestable dans un certain nombre de cas. Les observateurs de tous les pays en ont vu et rapporté des exemples. Que MM. Trousseau, Cazeaux et quelques autres soient tentés de n'y pas croire, je le veux bien ; cela n'empêchera pas les faits d'exister. Qu'on nous dise que si, au lieu de 299 incisions pratiquées sur l'utérus, nous en avions fait une 300e, nous aurions probablement découvert quelque altération, je le veux bien encore ; mais avec un tel système, la science n'est plus possible et il faut renoncer à recueillir des observations. J'ai fait plusieurs centaines d'autopsies, et je crois que cela me donne le droit de dire que j'ai quelque habitude de ces sortes de recherches : je n'avais d'ailleurs aucune idée préconçue ; je cherchais ce qui existait, et c'est surtout dans les cas où je ne trouvais rien que ma curiosité était éveillée, que mon activité redoublait et mes investigations aussi. Eh bien, ces cas sans lésions, qu'on dit si rares, si tant est qu'on les admette, j'en ai déjà rencontré 15. M. Velpeau en a signalé 3 sur 29 autopsies; M. Blot en a noté plusieurs, et en particulier un tout récent que j'ai mentionné dans mon premier discours. Il faut donc, quoi qu'il en coûte, prendre l'habitude de compter avec ces autopsies négatives, qui ne sont pas aussi rares qu'on se plaît à le dire, et qui constituent, j'en conviens, une des objections qui doivent le plus embarrasser nos adversaires. J'en pourrais dire presque autant de la multiplicité ordinaire des lésions, qui constitue un des phénomènes les plus curieux de la maladie et qui, à lui seul, suffirait déjà pour juger la théorie des localisateurs. Voyez aussi combien ils sont loin d'être d'accord : les uns font consister toute la maladie dans une péritonite, les autres dans une phlébite, ceux-ci dans une métrite, ceux-là dans une lymphite, etc., et cela parce qu'on ne veut pas se rendre à l'évidence, et reconnaître qu'au-dessus de toutes ces lésions, il y a quelque chose de plus général qui les domine, l'altération du sang, qui à elle seule constitue toute la maladie dans un assez bon nombre de cas.

La fièvre puerpérale ne se distingue pas seulement par la multiplicité des lésions, qui marchent simultanément et qui ne sont nullement la conséquence les unes des autres, elle diffère aussi par la nature de ces lésions, et en particulier par les caractères qui appartiennent aux liquides épanchés dans les cavités séreuses. M. Cazeaux se trompe quand il affirme que dans les péritonites franches on trouve la même sérosité, plus ou moins puriforme et mêlée à des flocons fibrineux ou albuminoïdes. Chargé d'un service de chirurgie, j'ai vu plus d'une fois des péritonites traumatiques causer la mort, mais à l'autopsie, je n'ai jamais rencontré les épanchements péritonéaux qui appartiennent à la fièvre puerpérale. Si notre collègue a par devers lui des faits qui soient en opposition avec les miens, qu'il veuille bien les faire connaître.

Mais il ne suffit pas d'avoir démontré que la fièvre puerpérale a des symptômes caractéristiques et qu'elle laisse après elle des altérations cadavériques qui lui sont propres, il faut prouver encore qu'elle ne peut être confondue avec les autres maladies qui se développent pendant l'état puerpéral. C'est ce que j'ai déjà essayé de faire pour quelques-unes d'entre elles.

A propos de l'*infection purulente*, qui est une maladie bien distincte, j'ai parlé de son début, qui est toujours beaucoup plus éloigné de l'accouchement; j'ai signalé les frissons multiples revenant périodiquement pendant plusieurs jours, et séparés par des intervalles souvent parfaitement apyrétiques; j'ai dit que la peau prenait une teinte ictérique caractéristique, que les urines devenaient fétides, que la durée de la maladie était beaucoup plus longue; enfin, j'ai ajouté qu'à l'autopsie on trouvait constamment une phlébite suppurée et des abcès métastatiques dans le foie ou les poumons. Qu'a-t-on objecté à tout cela? rien; on s'est contenté de nier, ou du moins on a passé prudemment à côté de ces objections sans chercher à y répondre. Cela n'empêche pas l'infection purulente, assez rare chez les femmes en couches, mais qui s'observe cependant, de ne ressembler à la fièvre puerpérale que par sa terminaison fatale; pour le clinicien attentif et suffisamment expérimenté, le diagnostic différentiel sera facile à établir.

Pendant l'année 1856, remplaçant provisoirement M. Dubois à la clinique d'accouchement de la Faculté, deux cas d'infection purulente bien tranchés s'y sont présentés; j'ai pu les faire observer aux élèves, appeler leur attention sur ce qui les distinguait de la *fièvre puerpérale*, dont nous n'avions que trop d'exemples sous les yeux, et l'autopsie, malheureusement, ne tarda pas à me donner raison.

Quand on a une doctrine préconçue à faire prévaloir, on croit souvent, en se payant de mots, l'asseoir sur des bases qui paraissent solides, mais qui s'écroulent avec facilité quand on veut descendre au fond des choses. Les partisans de l'infection purulente ne vous ont-ils pas déclaré qu'il y avait une similitude complète entre le traumatisme utérin et le traumatisme ordinaire? N'ont-ils pas répété sans cesse que la plaie placentaire était en tout comparable à la plaie qui résulte d'une grande amputation? Une seule chose m'étonne, c'est qu'une voix ne se soit pas encore élevée dans cette enceinte pour protester contre une pareille erreur. Quoi! un acte aussi éminemment physiologique que la parturition ne pourrait s'accomplir qu'en plaçant les femmes dans des conditions identiques avec celles où se trouvent les individus qui ont subi une des opérations les plus graves de la chirurgie! Mais on n'y a pas regardé, on n'y a pas même réfléchi! Où est la peau, où sont les muscles, où sont les nerfs, où sont les os, où sont surtout les artères et les veines divisées? Mais il n'y a rien de semblable, et la séparation du placenta, aussi bien que l'exfoliation de la muqueuse utérine, se font par un tout autre mécanisme dont on paraît ne pas se douter.

M. Guérin a donc eu tort d'emprunter à ceux qui l'ont précédé l'idée d'une plaie utérine ; il a eu tort surtout d'en faire la base de sa *théorie*. Idée et théorie, tout est erroné. Il n'y a qu'une chose qui m'a paru juste dans les assertions de notre collègue, c'est que, dans l'état normal, il n'y a pas de fièvre de lait ; malheureusement, cette vérité ne lui appartient pas, elle a été enseignée et démontrée à tous les élèves qui, depuis plus de vingt ans, se sont succédé à la clinique d'accouchement de la Faculté ; c'est une expression qu'il faudrait rayer de nos ouvrages classiques, et qui n'a servi qu'à entretenir beaucoup de médecins dans des erreurs qui ont eu souvent les conséquences les plus funestes.

Quand une femme récemment accouchée est prise de frisson, quand elle a la fièvre, on doit voir dans ces phénomènes un tout autre état que celui qui appartient à la sécrétion laiteuse normale. Quelque chose est malade dans l'organisme, et si on sait bien chercher, on ne tardera pas à le reconnaître.

En réfléchissant à tout ce qui a été dit ici et en dehors de cette enceinte sur les sinus utérins, j'ai été surpris de voir que, généralement du moins, on se faisait une fausse idée de leur structure et de leurs usages. Ils constituent un système à part, temporaire, et qui n'a rien de commun avec le système veineux général.

Loin de moi la pensée de vouloir donner à mes paroles la forme d'une leçon, mais je demande la permission à l'Académie d'entrer dans quelques détails, qui sont d'autant plus nécessaires qu'ils me paraissent complétement ignorés.

L'utérus, hors l'état de gestation, a, comme tous les autres organes, ses artères et ses veines; mais chez la femme enceinte, il présente un autre appareil vasculaire parfaitement distinct de l'appareil veineux général, appareil qui se crée de toute pièce ou qui n'existe en temps ordinaire qu'à l'état rudimentaire. Ces sinus, une fois développés, sont surtout placés entre les deux couches musculaires principales de la matrice : ce sont de grosses cellules allongées, communiquant les unes avec les autres, ou plutôt de vastes lacunes, ayant pour parois le tissu propre de l'utérus, revêtu d'une pellilicule extrêmement mince, analogue à la membrane interne des veines. Quant à des communications directes avec le système vasculaire de l'utérus, ou avec celui du placenta, s'il en existe, elles sont tellement petites qu'on ne les a pas encore démontrées anatomiquement. Il y a là une espèce de grand lac sanguin, aréolaire, dans lequel l'œuf puise les éléments nécessaires à sa nutrition.

De ce qu'on trouve parfois des liquides sanieux ou putrides, et même du pus, dans l'intérieur de ces sinus, on n'est nullement autorisé à voir là les conditions d'une véritable phlébite suppurée. Pour que l'infection purulente se produise, il faut que du pus se forme ou soit introduit dans une des veines de la grande circulation générale, et puisse de là se mêler au sang et circuler avec lui. Tout au plus ces liquides sanieux pourraient-ils donner lieu aux phénomènes de l'infection putride. Qu'on n'invoque donc plus, pour édifier la théorie de la phlébite, la présence du pus dans les sinus utérins. Dans toutes les observations que j'ai recueillies moi-même ou que j'ai empruntées à d'autres, toutes les fois qu'il y a eu véritablement infection purulente, on a constaté une phlébite suppurée d'une ou plusieurs veines, telles que l'ovarique, l'utérine, les vaginales, l'iliaque, la crurale, etc., etc.

J'arrive à l'infection putride, que je n'ai pas plus niée que l'infection purulente, car je la connais, j'en ai vu de nombreux exemples, et je puis affirmer qu'elle a aussi ses caractères spéciaux. Mais pourquoi ne pas étudier ces caractères dans des cas bien tranchés et qui ne sont contestés par personne. Voyez ce qui arrive lorsqu'à la suite d'un avortement une portion ou la totalité du placenta reste emprisonnée dans la cavité de la matrice et s'y *putréfie!* Ce sont d'abord des frissons peu violents et souvent répétés ; l'écoulement qui se fait par le vagin devient infect et a une odeur caractéristique que connaissent bien les gens du métier ; puis la langue se sèche et devient comme brûlée, les dents et les lèvres se couvrent d'un enduit fuligineux, enfin une espèce de subdélirium s'empare de la malade, qui finit par succomber si elle n'a pas été convenablement secourue.

On pourrait, en se fondant sur les faits, admettre deux formes d'infection putride : l'une à marche aiguë, l'autre à marche chronique. Cette dernière est la plus commune, et c'est celle qu'on retrouve à la suite des fausses couches, lorsque du sang ou le délivre se putréfient dans les organes génitaux ; elle est guérissable dans la plupart des cas. L'autre, au contraire, marche avec une rapidité quelquefois formidable : on l'observe dans le cours de certains accouchements difficiles, lorsque le fœtus, ayant succombé, entre en décomposition au contact de l'air dont les manœuvres ont facilité la pénétration dans la cavité utérine, et dont l'action est d'autant plus prompte que la température est plus élevée. Dans ces conditions, la quantité du poison étant beaucoup plus considérable, il y a quelquefois une véritable sidération, et les femmes peuvent succomber avant même qu'on ait eu le temps de les délivrer.

Que trouve-t-on à l'autopsie dans les cas de cette espèce ? Du pus dans les muscles ou dans les articulations si la maladie a duré assez longtemps ; jamais de péritonite avec les caractères indiqués à l'occasion de la *fièvre puerpérale.* De tout cela je conclus que j'avais eu raison de dire qu'il n'y a aucun rapprochement à établir entre cette dernière maladie et les infections putride ou purulente. Ces trois affections sont parfaitement distinctes, et leur individualité se dessine avec une netteté frappante pour quiconque veut se donner la peine de les étudier au lit des malades.

N'ayant pas cru devoir m'occuper, dans mon premier discours, du diagnostic différentiel de la métrite, de la métro-péritonite, de la péritonite simple et de la *fièvre puerpérale*, M. Beau s'est fait une arme de mon silence à cet égard et a laissé entendre que j'avais été arrêté par des difficultés insurmontables. Il est dans l'erreur; je ne l'ai pas fait la première fois parce que le temps m'a manqué; je le crois inutile aujourd'hui après tout ce qui a été dit à ce sujet, et parce que cela a été fait par d'autres, de manière à ne rien laisser à désirer. S'il tient toutefois à être plus amplement édifié sur ce point, je le renvoie au travail qui a été publié sur la fièvre puerpérale par le docteur William Murphy (professeur d'accouchements à l'université collége de Londres).

Pour terminer ce que je m'étais proposé de dire en reprenant la parole, il me reste à ajouter quelque chose sur des questions qui dominent toutes les autres, je veux parler de la thérapeutique et surtout de la prophylaxie; mais avant, qu'on me permette une réflexion. Le point de départ de cette discussion qui était avant tout une question de thérapeutique, n'a pas tardé à se transformer en une question d'étiologie pure, à tel point que plusieurs orateurs ont complétement passé sous silence thérapeutique et prophylaxie proprement dites.

Quant à ceux qui s'en sont occupés, vous n'avez pas oublié avec quelle décourageante unanimité ils sont venus confesser l'impuissance des divers moyens qui ont été préconisés. Que reste-t-il aujourd'hui du dernier, dont M. Beau avait essayé de ressusciter les prétendues merveilles? rien, si ce n'est la conviction pour tous, que le sulfate de quinine continuera à grossir la liste des médicaments qui sont sans action efficace dans le traitement de la véritable *fièvre puerpérale*. De son côté, M. Velpeau, malgré la légitime autorité qui s'attache à ses paroles, fera de vains efforts pour réhabiliter les *grands vésicatoires*. Il pourra tenter quelque novice qui voudra, comme je le fis en 1839 à l'hospice de la Maternité, essayer de ce moyen tant vanté ; mais on ne tardera pas à le mettre de côté, car je déclare qu'en dehors de la péritonite, de la métro-péritonite et de la métrite simples, on n'en retirera aucun bon résultat ; et de plus, je puis ajouter qu'il ajoutera une nouvelle torture à toutes celles qui conduisaient à la mort les malheureuses femmes atteintes de la maladie qui nous occupe. Quant à moi, je le répète, les très rares guérisons qu'il m'a été donné d'observer se rapportent à des femmes qui avaient été soumises à un traitement mercuriel tel qu'il a été conseillé pour la *fièvre puerpérale*.

C'est donc surtout à prévenir le développement de cette maladie que doivent tendre tous nos efforts ; et puisqu'elle est beaucoup plus fréquente et plus meurtrière dans les hôpitaux spéciaux que dans la ville, c'est en modifiant radicalement la manière de secourir les femmes enceintes qui sont forcées de s'adresser à l'assistance publique, qu'on peut espérer atteindre un but si désirable.

Cette proposition, que j'avais déjà émise, a été acceptée par tous ceux de nos collègues qui ont cru devoir donner leur avis à cet égard.

Quelques divergences d'opinion se sont produites seulement quant au mode d'exécution. En ce qui me concerne, le temps ne m'ayant pas permis d'entrer dans des détails pour expliquer comment il me paraissait possible de venir en aide à ces pauvres femmes sans les exposer à ces cruelles épidémies, j'avais laissé percer le fond de ma pensée en disant qu'il fallait autant que possible les disséminer dans les diverses maisons hospitalières, et mieux encore trouver les moyens de les secourir à domicile.

M. Cruveilhier se joignit à moi avec toute l'autorité de sa haute expérience, et déclara qu'après tout ce qui avait été tenté, il ne restait d'autre ressource, pour prévenir le retour périodique de ces épidémies meurtrières, que la suppression des grands hospices d'accouchement et leur remplacement par des secours à domicile, auxquels on pourrait ajouter un certain nombre de petits hospices situés hors Paris, pouvant admettre seulement douze, quinze ou vingt femmes au plus, et dans lesquels chaque accouchée aurait une chambre particulière.

MM. Dubois et Danyau, si compétents en pareille matière, sont arrivés à des conclusions qui se rapprochent beaucoup des nôtres, et, dans tous les cas. ils ont été unanimes pour condamner le système actuellement suivi. Ils déclarent insuffisantes les demi-mesures adoptées jusqu'à ce jour, et demandent la création de petites Maternités dans des positions bien choisies, avec le soin de n'occuper jamais que la moitié de ces établissements et de les évacuer complétement au premier signal de l'invasion de la maladie.

Comme il est facile de le voir, la différence n'est pas aussi grande qu'on pourrait le croire, de prime abord, entre ces diverses propositions. Cependant, quelques objections ont été faites aux arguments sur lesquels je m'étais fondé, et j'ai besoin de répondre à quelques-unes d'entre elles.

On a surtout attaqué la statistique de M. Tarnier : on dit qu'elle ne pouvait pas être absolument exacte, et qu'il était impossible, pour des raisons qu'on a développées, que quelques cas de mort n'eussent pas échappé dans le relevé qui avait été fait dans le douzième arrondissement ; j'accorde très volontiers qu'il ait pu en être ainsi ; mais est-il possible, même en faisant une large part à ces causes d'erreur, de ne pas être frappé de l'*énorme* différence qui reste encore. On aura beau les multiplier, on ne comblera jamais la distance qui sépare une statistique qui donne 1 mort sur 19 et celle qui n'en donne que 1 sur 322. Voyez d'ailleurs ce qui se passe dans les campagnes ; consultez les praticiens des grandes villes, et vous verrez ce qu'ils pensent à ce sujet, en se fondant sur leur propre expérience !

La statistique de M. Tarnier n'est pas d'ailleurs aussi isolée qu'on pourrait le croire ; celle de M. Trébuchet, dont M. Velpeau vous a fait connaître les résultats, est tout aussi éloquente, car elle nous a appris que la pratique particulière, dans la ville de Paris, donne une mortalité de 4 sur 1000 seulement.

Quand j'ai dit que le moyen par excellence consistait à

donner les secours à domicile, je savais bien que, dans les grandes villes surtout, cela n'était pas applicable à un certain nombre de femmes qui habitent chez les autres, les domestiques par exemple. Aussi ma proposition consistait-elle à demander qu'on disséminât les nouvelles accouchées dans les diverses maisons hospitalières, et mieux encore qu'on les assistât chez elles. Cela voulait dire, secours à domicile pour celles qui en ont un, dissémination dans les divers hôpitaux pour celles qui n'en ont pas. Cela serait certainement beaucoup plus facile à obtenir que la création de nombreux petits établissements, qui suffiront pour perpétuer la fièvre puerpérale. Voyez, disais-je, ce qu'on observe à l'hôpital Lariboisière, cet hôpital modèle, où toutes les lois de l'hygiène ont été appliquées : en 1854, 192 accouchements seulement, 8 décès; en 1855, 505 accouchements, 22 décès; en 1856, 685 accouchements et 26 décès. Les petites maisons qu'on propose de créer, pourra-t-on les placer dans des conditions plus favorables? je ne le pense pas. Et cependant personne ne me paraît disposé à se montrer satisfait des chiffres fournis par la mortalité de ce magnifique établissement. Vous avez vainement cherché à faire disparaître les épidémies en diminuant considérablement le nombre des accouchements qui se faisaient, il y a quelques années encore, à la Clinique et à la Maternité. Vos admissions dans ces établissements sont à peine de la moitié. Dites-nous si vos épidémies y sont moins fréquentes et moins meutrières? Vous avez créé cinq ou six petits services dans les hôpitaux, dans lesquels vous déversez ce que, par prudence, vous n'admettez plus dans les Maternités! Qu'avez-vous obtenu après une expérience qui est suffisamment longue aujourd'hui? rien qui doive vous contenter, je vous l'ai prouvé par la statistique. L'hôpital Saint-Louis seul a fourni des chiffres qui, s'ils étaient exacts, donneraient une mortalité qui serait inférieure à celle du douzième arrondissement; mais il est de toute évidence, et je l'avais laissé entrevoir lors de ma première communication, qu'il s'est glissé quelque erreur dans ce relevé, qui n'a tenu compte, probablement, que des morts inscrites sous le nom de *fièvre puer-*

pérale, tandis que beaucoup, déclarées sous les noms de *péritonite* ou de *métro-péritonite puerpérales*, n'y sont pas mentionnées, quoiqu'elles eussent eu très certainement pour cause la même maladie.

Lorsqu'une épidémie se déclare dans les services spéciaux tels qu'ils existent aujourd'hui et malgré tous les perfectionnements qui y ont été introduits, la seule ressource véritablement efficace dont on dispose c'est de les évacuer et de les fermer pendant un certain temps. Mais cette mesure n'est qu'un palliatif. Pendant ce temps la fièvre puerpérale ne fait plus de victimes à la Clinique ou à la Maternité, mais elle se dédommage amplement à l'Hôtel-Dieu, à Saint-Antoine, à Lariboisière, etc., et, en dernière analyse, à la fin de chaque année, on n'a pas gagné grand'chose.

Avec les millions qui seraient nécessaires pour édifier et entretenir les Maternités nouvelles, dont la création est demandée par MM. P. Dubois et Danyau, on pourrait pendant bien longtemps secourir beaucoup plus sûrement les femmes enceintes, soit qu'elles aient un domicile, soit qu'elles n'en aient pas, et cela en dépensant beaucoup moins d'argent qu'il n'en faut, même avec le système actuel.

« Si la femme du plus modeste artisan, vous a dit M. P. Dubois, accouche à peu près en sécurité dans sa mansarde étroite et quelquefois obscure, bien qu'elle y soit privée des soins et de la plupart des choses qui abondent dans nos hôpitaux de femmes en couches, cette différence ne saurait s'expliquer que par ce fait patent, que la mansarde dans laquelle la femme de l'artisan est accouchée et s'est promptement rétablie, n'avait été occupée et infectée par les souillures et les émanations inséparables d'un nombre infini d'accouchements qui s'y seraient succédé. »

Qu'arrivera-t-il donc si l'on parvient à faire pénétrer dans cette mansarde un peu de bien-être et des soins intelligents? La sécurité la plus complète pour la femme dans l'accomplissement de la plus importante des fonctions qui lui sont dévolues, et l'abaissement du chiffre de la mortalité dans des proportions considérables.

Et ne pensez pas, messieurs, que ce soient là de vaines théories! Je m'étonne que nos contradicteurs ne se soient pas souvenus qu'à une époque qui n'est pas très éloignée de nous, le système des secours à domicile a été mis en usage avec un grand succès.

En 1837 quelques médecins qui avaient été comme nous frappés de l'effrayante mortalité que l'on constatait chaque année dans les maisons spéciales, eurent la charitable pensée de fonder une Société médicale d'accouchement, et ils la placèrent sous le patronage de la reine Amélie qui s'empressa de l'accepter. Orfila en fut le président honoraire, Capuron, MM. P. Dubois, Moreau et Velpeau, se firent inscrire comme membres consultants. Chaque arrondissement fournit parmi nos confrères des membres titulaires et actifs, et un grand nombre de sages-femmes s'adjoignit à eux.

Avec des ressources restreintes, mais soutenus par la conviction de faire une chose grandement utile, tous les membres de cette Société se mirent courageusement à l'œuvre, et bientôt on vit leur intervention se multiplier avec des résultats que je vous demande la permission de faire connaître. On les trouve consignés dans des comptes rendus qui étaient publiés à l'occasion des séances générales qui avaient lieu chaque année; malheureusement je n'ai pu me procurer des documents que jusqu'à l'année 1841 inclusivement, mais je sais par plusieurs des membres de cette Société, qu'elle continua à marcher, faisant des progrès constants jusqu'à la révolution de 1848, qui l'emporta avec beaucoup d'autres de nos institutions.

En 1837, année de sa fondation, 81 femmes furent accouchées à domicile; en 1838, il y en eut 170; en 1839, 227; en 1840, 371, et enfin en 1841, 409.

En réunissant ces divers chiffres on arrive à un total de 1258 accouchements.

Or, savez-vous ce qui fut constaté au point de vue de la mortalité, je laisse parler M. le docteur Bérard, rapporteur pour l'année 1841. « Nous avons à nous féliciter du peu d'ac-

cidents qui ont eu lieu.... Nous n'avons pas eu à déplorer la
mort d'une seule femme en couches, que l'on remarque bien
cette circonstance et qu'on la compare aux résultats obtenus
dans les maisons d'accouchement où pourtant les soins de
propreté et autres ne laissent rien à désirer. Serait-il vrai
que pour si mal que soit la femme en couches dans sa mansarde, elle s'y trouve beaucoup mieux qu'à l'hospice? »

Ainsi sur 1258 femmes accouchées chez elles par les
soins de la Société, pas une seule n'est morte, et le rapporteur de 1841 ne manque pas d'opposer ces résultats à
ceux observés à la Clinique par exemple, où sur 623 accouchées, il y avait eu 22 décès. Il montre en même temps combien aussi la mortalité est différente en ce qui concerne les
enfants. Voici les chiffres : à l'hôpital, 6,90 p. 100 ; à domicile, 3,86 p. 100 (année 1841).

La moyenne des secours accordés à chaque femme n'avait
été que de 19 fr. 42 cent. seulement : que pourrai-je ajouter
après avoir mis sous vos yeux de pareils résultats! Rien, si
ce n'est exprimer le vif regret qu'une Société aussi éminemment utile n'ait pu poursuivre son but philanthropique, et
déclarer que si à la suite de cette importante discussion
l'autorité compétente, sourde aux vœux unanimes du corps
médical, n'entre pas franchement dans une voie de réformes
et d'améliorations qui lui est tracée par l'expérience du
passé, je suis tout prêt à tenter de faire renaître une Société
qui a fait ses preuves et dont nous devons déplorer la dissolution, bien sûr de trouver dans le dévouement de mes confrères de Paris un concours qui n'a jamais fait défaut à ceux
qui l'ont réclamé au nom de la science et de l'humanité.
Je m'arrête et conclus en disant :

1° La fièvre puerpérale, c'est-à-dire *une altération primitive du sang* qui peut exister seule ou entraîner les désordres
anatomiques les plus variés, est une maladie incontestable ;

2° Elle se montre presque toujours sous forme épidémique,
et exerce surtout sa funeste influence dans les maisons spéciales où sont réunies les femmes enceintes et en couches ;

3° Sa nature contagieuse est des plus évidentes; elle se transmet certainement par voie d'infection et, selon toutes les probabilités, par contact;

4° Puisque les ressources de la thérapeutique sont à peu près impuissantes, puisque les nombreuses améliorations introduites jusqu'à ce jour, au point de vue de l'hygiène, dans les maisons ouvertes à ces pauvres femmes, n'ont pas fait descendre le chiffre de la mortalité, il n'est plus permis de laisser subsister l'état actuel des choses;

5° Il ressort de tous les documents connus que, dans la pratique de la ville, malgré les conditions défavorables créées par la misère et le dénûment le plus complet, malgré les fâcheuses influences qu'exercent les foyers d'infection qui se produisent périodiquement dans les maisons ou les services spéciaux, la mortalité est dans une proportion infiniment moins grande;

6° La conclusion logique et forcée, c'est qu'il ne faut plus réunir (même en petit nombre) les femmes enceintes et en couches;

7° Enfin, qu'il faut les secourir à domicile toutes les fois que la chose est possible, et, dans le cas contraire, les disséminer dans les divers services des hôpitaux ou chez les sages-femmes, qui ne demanderont pas mieux que de prendre ces nouvelles pensionnaires moyennant une très modique rémunération.

XXII. — COMMUNICATION DE M. J. GUÉRIN.

(Séance du 22 juin 1858.)

Messieurs, ce n'est pas un vain sentiment d'amour-propre blessé qui me ramène à cette tribune, mais un devoir impérieux et une profonde conviction.

Je ne trouve pas mauvais, en effet, que MM. Cazeaux et Depaul aient attaqué très vivement ma communication sur la fièvre puerpérale : c'était leur droit ; et quoi qu'en ait pu dire

M. Depaul, je suis aguerri dès longtemps à ces sortes d'attaques, et ne m'y montre jamais bien sensible.

Je fais même bon marché, dans le cas présent, du ton et des façons un peu exceptionnels que mes honorables collègues ont cru pouvoir prendre avec moi ; ton et façons qui ne sauraient s'expliquer que par ma très grande infériorité vis-à-vis d'eux. Il me reste cependant quelques scrupules à cet égard.

J'avais toujours cru que quand on veut établir sa supériorité sur un adversaire, il n'est pas nécessaire de l'amoindrir, de le rapetisser. Or MM. Cazeaux et Depaul ont un peu abusé de leur avantages, à ce point que j'ai eu quelque peine à me reconnaître.

Quant à moi, j'ai toujours pratiqué la méthode opposée ; et si, dans le cas présent, il m'était possible d'ajouter encore à la très grande valeur de mes collègues, je le ferais, persuadé qu'on n'a qu'à gagner à avoir des adversaires dignes et élevés.

J'ai dit que j'étais ramené à cette tribune par le sentiment d'un devoir impérieux et une profonde conviction.

L'Académie le comprendra aisément : voici près de quatre mois qu'on discute devant elle sur une des maladies les plus graves et les plus terribles qui puissent affecter l'espèce humaine ; et la discussion a eu pour résultat de montrer :

1° Qu'il n'y a pas jusqu'ici deux opinions qui se ressemblent et s'accordent sur la nature de la fièvre puerpérale ;

2° Que toutes les opinions, au contraire, sont unanimes à reconnaître la complète, la fatale stérilité des remèdes.

En présence d'une telle incertitude de la science et d'une telle impuissance de l'art, n'ai-je pas été excusable d'intervenir et d'obéir à un sentiment de profonde conviction. Oui je crois, aujourd'hui encore plus que jamais, après avoir entendu et lu toutes les critiques dont mes idées ont été l'objet, je crois fermement, dis-je, que je suis dans le vrai. Je regarde donc comme un devoir, dans l'intérêt de la science et de l'humanité, de chercher à faire prévaloir les idées que j'ai eu l'honneur de communiquer à l'Académie.

Les attaques de MM. Cazeaux et Depaul ont porté sur trois points :

1° Sur les caractères que j'ai assignés au retrait physiologique de l'utérus après l'accouchement ;

2° Sur la signification du gonflement permanent de l'utérus dans la fièvre puerpérale ;

3° Sur le passage du pus et des liquides utérins dans le péritoine à travers les trompes.

Je vais m'occuper successivement de ces trois points.

Et d'abord, l'Académie le remarquera, mes contradicteurs, au lieu de s'adresser à l'idée mère, fondamentale de mon argumentation, se sont attachés à des questions secondaires, et accessoires à la question principale. J'avais dit que le caractère de l'accouchement physiologique était la *continuité du retrait*, le *retrait sans interruption;* et voulant fixer d'une manière plus précise qu'on ne l'avait fait jusqu'alors la ligne de démarcation entre le retrait physiologique et le retrait pathologique, j'avais, d'après 21 observations, dit que l'utérus au quatrième jour se trouvait *au niveau du pubis*, en spécifiant bien que ce point tant contesté pourrait être ultérieurement mieux déterminé sans rien changer au fond de la doctrine. Or, qu'ont fait MM. Cazeaux et Depaul? Ils ont prétendu, l'un, que d'après ses observations inédites, le retrait complet de l'utérus n'avait lieu qu'au sixième, septième ou huitième jour et même plus tard. M. Depaul, sans infirmer ce que j'avais dit du silence de MM. Dubois, Moreau, Cazeaux, Chailly, m'a cité un autre auteur, *un prince de la science*, a-t-il dit, qui s'est occupé de la question et l'a résolue autrement que moi; c'est à examiner; mais quoi qu'il en puisse être, je pouvais m'en tenir aux auteurs cités, et arguer de leur silence pour chercher à remplir moi-même la lacune existante dans leurs ouvrages; car j'admets bien que tous mes collègues accoucheurs de l'Académie aient pu se faire une opinion particulière et en quelque sorte privée sur la manière dont l'utérus se rétracte; mais les opinions que nous nous formons tous, sur chaque chose, pour notre usage particulier, ne constituent pas la science. La science sérieuse, la science principe procède avec plus de précision et de rigueur. Elle compte et pèse les faits ; s'en rend un compte sévère et conclut. Telles ne sont pas les observations inédites de M. Cazeaux, ni même celles de MM. Nægele et Jacquemier. J'ai examiné l'ouvrage cité par M. Depaul, et il m'a paru avoir commis une légère inexactitude : la citation qu'il a lue est extraite du *Manuel d'accouchement* de Nægele, traduit par M. Jacquemier, p. 203 (1). Voici le passage :

« Mais s'il (l'utérus) est ferme au toucher et que la mère » soit bien portante, cet état n'a rien de fâcheux. Le cin- » quième, le sixième et même le septième jour, on peut en- » core sentir distinctement la matrice à travers les tégu- » ments de l'abdomen. »

Si M. Depaul avait bien voulu lire ce que j'ai dit, il aurait pu s'épargner des méprises, et une critique qui porte complétement à faux. Or, qu'avais-je dit ? que sur 21 accouchements considérés comme physiologiques, 16 m'avaient permis d'établir que l'utérus est au niveau du pubis du troisième au quatrième jour. Cela veut-il dire qu'il est impossible de sentir l'utérus à travers les parois de l'abdomen ? Non. Cela veut dire que l'utérus est au niveau du pubis. Eh bien ! Nægele et M. Jacquemier établissent qu'il se sent encore au cinquième, au sixième et même parfois au septième jour ; il y a donc un certain nombre de cas dans lesquels on ne le sent plus le cinquième jour : n'ai-je pas dit que sur les 21 accouchements considérés comme physiologiques il y en avait 5 qui s'écartaient déjà de la règle normale. Je reconnaissais donc que la règle que j'ai cru pouvoir poser est sujette à varier ; je l'ai dit très explicitement, et je le répète une dernière fois : lorsque l'observation aura été plus approfondie et répétée un plus grand nombre de fois, on pourra confirmer ou infirmer le niveau que j'ai indiqué, sans que cela puisse changer rien au

(1) Je me suis assuré que le passage cité par M. Depaul existe bien réellement aussi dans l'ouvrage de M. Jacquemier, mais avec des différences notables.

fonds de choses. Le fond des choses, l'idée que mes contradicteurs ont passée sous silence, pour n'en poursuivre que l'om-
bre, est celle-ci : La condition physiologique capitale qui a
pour effet de transformer la plaie utérine en plaie physiologique couverte, fermée, c'est le retrait continu de l'utérus :
que ce retrait ait lieu en quelques jours de plus ou de moins,
peu importe; ce qu'il importe, c'est qu'il soit continu et
qu'il ait pour effet de fermer la plaie, d'en rapprocher les
bords et de favoriser sa cicatrisation par première intention.
Je n'ai pas voulu établir autre chose, et MM. Cazeaux et Depaul n'ont rien objecté de sérieux qui puisse ébranler mes
convictions à cet égard.

A l'égard de l'inertie, de l'état globuleux permanent de
l'utérus que j'ai donné comme caractère et condition de l'accouchement pathologique et comme fait initial important,
très important de la maladie, MM. mes collègues ont commis deux méprises. J'ai dit en premier lieu que l'importance
de ce fait avait été méconnue, et en second lieu que c'était
là le point de départ, la condition de la transformation de la
plaie utérine fermée en plaie utérine qui suppure. Qu'ont
objecté MM. Cazeaux et Depaul? Ils ont répondu que j'ai pris
l'effet pour la cause. Nous verrons tout à l'heure. Mais je constate immédiatement qu'ils n'ont rien dit du fait en lui-
même, comme fait d'observation, et qu'ils n'ont rien objecté
à ce que j'ai dit du silence général des auteurs à cet égard.
Je lisais ces jours derniers deux thèses, fort bien faites d'ailleurs, de deux élèves très distingués de l'école de Paris, sur
la fièvre puerpérale, thèses de MM. Charrier et Lorain, dans
lesquelles il n'est pas même fait mention du gonflement permanent de l'utérus comme phénomène intégrant de la fièvre
puerpérale. Qu'incidemment on ait mentionné le gonflement
inerte de l'utérus dans la fièvre puerpérale, je ne le conteste pas;
je l'ai dit, au contraire : On avait vu le fait, mais on ne l'avait
pas regardé. Ce premier point est donc acquis à la discussion.

A l'égard de la signification du non-retrait de l'utérus,
de son gonflement permanent, que j'ai dit être le point de
départ de la conversion de l'accouchement physiologique

en accouchement pathologique, mes collègues se sont bornés à répondre magistralement que j'avais pris *l'effet pour la cause*. Mais ce n'est là qu'une affirmation sans preuves. Je pourrais reproduire simplement une affirmation contraire, et attendre la démonstration qu'ils n'ont pas donnée; car il leur incombait de prouver que j'avais pris l'effet pour la cause. Mais cette preuve, ils ne l'ont pas donnée, ils s'en sont tenus à une simple allégation : pourquoi? Parce que, qu'ils me permettent de le leur dire, il est plus facile de terminer un accouchement par les pieds et d'employer le forceps, même avec le talent que je me plais à leur reconnaître, que d'établir la relation étiologique de deux faits, de prouver, dans le cas qui nous occupe, que l'inertie de l'utérus est l'effet et non la cause d'un certain ordre de phénomènes morbides. Eh bien ! quoique je puisse m'en référer à ce que j'ai dit précédemment, je ne recule pas devant cette démonstration, ou plutôt j'en donnerai deux pour une.

Au point de vue purement expérimental, le fait de la précession du gonflement inerte de l'utérus est incontestable. Pour mes contradicteurs, la maladie débute par le frisson; mais le frisson ne vient qu'après, et, comme on le verra plus loin, il est le signal de la suppuration. Puis vient l'altération des lochies, leur fétidité, puis avec la persistance du gonflement la persistance de la maladie; puis les rapports invariables de l'un avec la marche, les degrés, les variations, en mal comme en bien, de l'autre. Enfin à tous les instants, à tous les degrés, la cause (gonflement inerte de l'utérus) précède et commande certains effets, c'est-à-dire qu'il est cause physiologique de la maladie; que l'Académie veuille bien le remarquer, je ne dis pas : *cause de toute la maladie*, mais seulement *cause physiologique* des troubles qui caractérisent l'accouchement pathologique, c'est-à-dire de la suppuration de la plaie utérine et de ses conséquences. Cette démonstration pourrait déjà suffire, mais établissons entre l'inertie utérine et les phénomènes qu'elle engendre la relation physiologique et rationnelle qui peut éclairer leur subordination étiologique.

Qu'est-ce, à ce point de vue, que le gonflement inerte de

l'utérus ? C'est la formation d'un espace, d'une capacité plus
ou moins considérable, en communication avec l'air extérieur,
à travers le col et le vagin qui restent largement ouverts.

Qu'est-ce que la plaie utérine dans cette condition, sinon
une surface traumatique étalée à laquelle viennent aboutir
une foule d'orifices vasculaires déchirés?

Qu'est-ce que le contact de l'air dans ces conditions, sinon la
cause nécessaire d'une irritation, d'une inflammation suppurative, d'une altération des liquides et des caillots qui bai-
gnent ou couvrent la surface de la plaie?

Qu'est-ce enfin que l'action de cet air qui ne se renouvelle pas ou ne se renouvelle que difficilement dans un espace
confiné, si ce n'est la cause de la putréfaction, dont je n'ai
pas besoin de vous rappeler les effets?

Vous le voyez : la relation étiologique que j'ai voulu établir entre le gonflement persistant de l'utérus comme cause,
et les phénomènes d'inflammation suppurative et de putréfaction comme effets, éclate à chaque moment de cette analyse. Tous les phénomènes, comme chacun en particulier,
témoignent rationnellement et physiologiquement de cette
relation, depuis le premier moment de la maladie jusqu'à la
mort ou jusqu'à la guérison du sujet.

Mais je ne veux pas qu'on me fasse aller au delà de ma
pensée. En établissant que le gonflement inerte de l'utérus
après l'accouchement décide, par sa persistance, du caractère et du mode de cicatrisation de la plaie utérine, je n'ai
pas et je n'ai jamais eu la prétention d'en faire l'unique
cause de la maladie. Celle-ci, je l'ai dit, implique d'autres
influences, d'autres facteurs, qui font d'abord que l'utérus ne
se rétracte pas, qu'il reste gros et inerte, puis, qu'au lieu de
suppurer physiologiquement, il suppure pathologiquement,
c'est-à-dire devient le point de départ et le théâtre de la fièvre
puerpérale. Mais ce n'est pas le moment d'insister sur ces
questions.

Ces principes posés, ou plutôt maintenus, que dirai-je de la
critique de M. Depaul à l'endroit d'une des conclusions que
j'avais déposées à l'Académie des sciences en 1846, à savoir,

qu'après quatre jours de persistance du gonflement inerte de l'utérus, il y a imminence de fièvre puerpérale? Si notre collègue avait bien voulu me comprendre et ne pas me faire dire autre chose que ce que j'ai dit, il se serait épargné de grands frais d'imagination. En effet, la fièvre puerpérale, à mes yeux, n'est pas nécessairement et toujours la maladie qui tue, qui se montre d'emblée dans toute son activité morbide. Comme toutes les maladies, la fièvre puerpérale a ses degrés, ses complications, depuis le simple frisson, le simple accès de fièvre éphémère jusqu'à l'empoisonnement immédiat. M. Depaul en est convenu lui-même : le frisson, a-t-il dit, est toujours un indice grave, c'est la maladie dans sa première manifestation. Quelle maladie? Pour moi, je l'avais dit à propos des cinq cas qui m'ont servi à marquer les confins de l'accouchement physiologique et de l'accouchement pathologique, pour moi ces symptômes de fièvre, appelée par certains auteurs *fièvre éphémère*, sont tout simplement les symptômes avant-coureurs d'une véritable fièvre puerpérale. Que, dans un grand nombre de cas, la maladie avorte et s'arrête à ses premiers symptômes : ce n'en est pas moins la fièvre puerpérale, mais avec une intensité variable, comme 1, comme 2, comme 4, comme 10, comme 100. N'en est-il pas ainsi de presque toutes les maladies épidémiques? N'avons-nous pas vu, par exemple, pendant les épidémies de choléra, une foule de personnes se plaindre de nausées, de diarrhée, de crampes, sans subir nécessairement le choléra asiatique? Quelques personnes, je le sais, ont voulu faire de tous ces symptômes autant de maladies distinctes, différentes du choléra; mais pour d'autres, et pour moi en particulier, ces symptômes sont des atteintes légères, superficielles de la cause épidémique. Il n'est pas plus nécessaire, pour que la fièvre puerpérale ou le choléra existent, qu'ils se manifestent dans leur complet développement, qu'il n'est indispensable, pour attester l'identité d'une plante, que la graine ait réalisé la plante tout entière. La graine comme la maladie peuvent s'arrêter aux différents degrés de leur germination et n'en être pas moins, dans leur essence, la plante et la maladie elles-mêmes.

En considérant comme une menace presque certaine de la maladie la persistance, pendant quatre jours, du gonflement inerte de l'utérus, je n'ai donc rien dit qui ne soit d'accord avec les faits, mais avec les faits considérés et acceptés à tous les degrés de leur développement. J'ajouterai volontiers qu'ayant fait mes observations dans le cours d'une épidémie et sous l'influence épidémique, il se pourrait que, pour être absolument vraie, ma proposition dût se restreindre aux conditions de cette nature. L'expérience et l'observation ultérieures en décideront. Je persiste à croire, néanmoins, que la permanence du gonflement inerte de l'utérus pendant quatre jours, *avec communication incessante avec l'air*, est toujours, et dans toutes les circonstances, une condition imminente de la maladie. J'engage mes confrères à s'assurer du fait.

Il me reste à examiner les objections qu'ont faites MM. Cazeaux et Depaul à la possibilité et à la réalité du passage des liquides utérins altérés à travers les trompes.

Quelles sont ces objections? J'ai presque regret de les reproduire. Mes collègues se sont très agréablement moqués de cette transformation des *trompes* en *pompes*, répétant, avec certain critique, que j'attacherais mon nom à cette transformation. J'accepte très sérieusement ce titre de célébrité, et je ne négligerai rien pour l'établir. — Ils nient ensuite que les flots de pus que l'on trouve souvent dans le péritoine puissent provenir de l'utérus et avoir passé par les trompes; ils nient enfin que les flocons souvent durs et volumineux que l'on trouve mêlés au pus aient pu se frayer un chemin par cette voie presque capillaire. (M. Cazeaux interrompt pour faire remarquer que ces objections ne lui appartiennent pas, mais appartiennent exclusivement à M. Depaul.) Voilà toute l'argumentation de M. Depaul, puisque M. Cazeaux en décline une partie. Voilà les idées qu'il me prête, idées que je ne qualifierai pas, parce qu'elles se qualifient d'elles-mêmes; je me borne à les renvoyer à leur auteur, comme lui appartenant en toute propriété et comme n'ayant rien de commun avec les miennes.

Mes idées, à moi, les voici.

Quand j'ai dit que les liquides utérins passent à travers les trompes dans le péritoine, je n'ai pas prétendu qu'il n'y eût là qu'un transport mécanique grossier. Le pus et autres liquides utérins sont portés dans le péritoine comme des levains-pathologiques ; ils sont absorbés dans l'utérus par les orifices béants des trompes, comme ils le sont par les vaisseaux utérins. Vous admettez parfaitement l'un, pourquoi contestez-vous l'autre? Parce que l'un est un fait connu et l'autre une chose nouvelle : il n'y a donc que le préjugé qui nous divise. Mais, de même que le pus et les autres liquides utérins dont se chargent les vaisseaux vont porter dans toute l'économie des germes de suppuration, de même les liquides altérés passant par les trompes vont porter dans les diverses parties du péritoine des ferments de sécrétion morbide et de suppuration. Telle est mon opinion, telles sont mes idées.

Voici maintenant mes preuves.

Déjà, à une autre époque, lorsque j'ai signalé, dans certaines circonstances, le fait du passage de l'air dans le péritoine à travers les trompes, il m'a été fait, contre la possibilité de ce passage, des objections peu sérieuses auxquelles j'ai répondu par l'énoncé d'un principe et des expériences à l'appui.

La capacité abdominale, comme toutes les cavités closes de l'économie qui contiennent des parties mobiles, ai-je dit, est soumise à des ampliations variables, d'où des modifications corrélatives de tension élastique de son milieu. Ce fait, que j'ai établi dès longtemps pour les cavités articulaires, pour les cavités thoracique, cérébrale, spinale, je l'ai établi aussi pour l'abdomen. Après un temps d'opposition, on a admis le fait pour les articulations, pour les cavités crânienne et pectorale; quant à la cavité abdominale, on a objecté que, confinée par des parois souples, mobiles, dépressibles, elle ne peut présenter à l'intérieur ces variations de tension, attendu que toutes les parties molles se moulent incessamment et complétement les unes sur les autres, et préviennent ainsi toute espèce de vide relatif. J'ai répondu par des faits et par des expériences. Voici les uns et les autres.

Il n'est pas rare, à la suite des plaies pénétrantes de l'abdomen, de constater l'entrée et la sortie de l'air. J'ai lu dans les recueils de médecine plusieurs cas de ce genre. On plaçait une bougie en regard de l'orifice de la plaie; la flamme était alternativement repoussée ou attirée, et attestait ainsi le mouvement de va-et-vient de l'air. Or l'air ne pouvait rentrer qu'en vertu d'une diminution instantanée et momentanée de la tension abdominale, réalisant une sorte de vide relatif. Inutile de rappeler d'autres faits déjà cités, tels que l'ascension, pendant les mouvements respiratoires, du testicule chez les enfants dont la cavité vaginale reste en communication avec la cavité abdominale; le sifflement qui annonce, pendant la castration chez les jeunes animaux, l'entrée brusque de l'air dans le péritoine. La signification de ces faits a été contestée, il est vrai; mais à ces négations il suffit d'opposer les expériences suivantes.

J'ai introduit en plusieurs points de l'abdomen, à travers le péritoine, comme je l'avais fait pour les cavités articulaires, crânienne et thoraciques, un tube recourbé de Velther, à deux colonnes ascendantes et remplies d'une certaine quantité de liquide; sous l'influence des mouvements respiratoires, et d'autres mouvements moins réguliers des intestins, j'ai constaté l'ascension et la descente alternatives de la colonne de liquide correspondant à l'intérieur de la cavité (1).

Il ne faut pas s'attendre, dans des expériences sur l'organisme, à des résultats toujours faciles, toujours identiques, toujours évidents. Les infiniment petits y concourent à des infiniment grands; et pour ce qui regarde les différences de tension des milieux, il suffit souvent de quelques millimètres pour produire des modifications fonctionnelles importantes.

Voici une autre expérience : Après avoir enlevé la peau chez un lapin albinos, on aperçoit distinctement, à travers le

____

(1) Il est utile, pour assurer le succès de l'expérience, que l'extrémité du tube qui pénètre dans l'abdomen soit percé de trous latéraux, et qu'on ait soin de l'introduire au niveau des parties résistantes, sous les fausses côtes par exemple.

péritoine, les intestins, dont on peut suivre les mouvements péristaltiques. Si on pique en cet endroit le péritoine, l'air ne tarde pas à s'y introduire. Ou bien, si l'on veut soulever une portion du péritoine avec des pinces, l'anse intestinale est entraînée en même temps, comme collée contre la paroi interne ; mais dès qu'on a fait une légère piqûre au péritoine, l'intestin se détache et s'affaisse, en même temps que l'air pénètre par l'ouverture péritonéale. Cette expérience me semble décisive et n'a pas besoin de commentaires.

Voici maintenant des faits de l'ordre pathologique, et qui établissent bien réellement le passage du pus par les trompes.

A l'ouverture du cadavre, il n'est pas rare de trouver les trompes gorgées de pus. Cependant j'ai constaté par le lavage l'absence de toute trace d'inflammation. Sur le vivant, le passage du pus par les trompes est annoncé par la sensation d'une corde correspondante, peu snsible d'abord, et n'étant accompagnée d'aucun symptôme fébrile. Sur le cadavre, on peut suivre en quelque sorte pas à pas la route parcourue par le pus versé. C'est d'abord autour des pavillons, sur les ovaires, puis dans le petit bassin, puis dans l'hypogastre, puis enfin, comme je l'ai dit, dans les différentes parties où les variations de tension sont plus faciles à réaliser : tels que la surface des intestins et les interstices intestinaux. Ainsi que je l'ai dit dans mon argumentation précédente, le pus et les fausses membranes ne sont que comme appliquées et collées sur les portions de la surface qu'elles recouvrent ; et par le lavage et le grattage, on constate la presque complète intégrité des organes sous-jacents. Si je me bornais à citer ces faits comme produit de mon observation exclusive, l'Académie pourrait croire à l'illusion et conserver quelque doute sur leur signification. Mais voici quelques passages empruntés à deux auteurs qui n'ont pas observé à mon point de vue, mais que la fidélité et l'exactitude de leurs observations rendent très précieux pour la confirmation de mes idées.

Voici d'abord pour la topographie du parcours des matières versées dans le péritoine :

« Ainsi, dit **M. Béhier** (1), j'ai trouvé la péritonite limitée
» chez une femme à quelques traces pseudo-membraneuses
» au niveau de la trompe droite, qui était saine d'ailleurs, et
» au niveau du repli rétro-utérin. Ces fausses membranes
» étaient fibrineuses, peu adhérentes, offrant tous les carac-
» tères d'une formation un peu ancienne : la femme avait été
» longtemps malade.

» Ailleurs, j'ai trouvé la péritonite tout à fait limitée au
» pourtour du pavillon d'une trompe, lequel était comme en-
» goué, englué par le dépôt plastique. Ou bien encore une
» fausse membrane enveloppait un ovaire profondément
» altéré, et lui formait comme une enveloppe pseudo-mem-
» braneuse.

» Ces faits divers ne sont pas des exemples uniques, ils
» sont assez multipliés, comme aussi ceux qui présentent les
» altérations de la séreuse limitées aux fosses iliaques, dans
» lesquelles sont soudés les ovaires et les trompes, ou encore
» au petit bassin, de telle façon, pour ces derniers, par
» exemple, qu'on pouvait penser, au premier examen, qu'il
» n'existait aucune trace de péritonite jusqu'au moment où,
» soulevant l'utérus, on pénétrait dans le petit bassin rempli
» de pus phlegmoneux et de débris fibrineux plus consistants.
» Enfin, c'est encore, dans certaines observations, autour de
» l'un des ligaments ronds qu'existaient les fausses mem-
» branes, sans grand épanchement dans le petit bassin, et,
» dans deux autres, les fausses membranes entourées *d'un*
» *petit épanchement purulent réunissaient l'ovaire et la trompe*
» *à la masse utérine,* sur le fond de laquelle ils *se repliaient,*
» *au lieu de gagner les parties latérales de l'abdomen vers les*
» *fosses iliaques.* . . . .
» . . . Vous avez dû rencontrer ces trompes volumineuses
» contenant souvent du pus véritable dans leur cavité, même
» chez des femmes qui n'ont pas d'épanchement péritonéal
» considérable. . . . .
» Ce qui n'est pas moins remarquable, dans certains cas

____

(1) UNION MÉDICALE : *Lettre à M. le professeur Trousseau.*

» que vous avez dû rencontrer comme moi, c'est l'état dans
» lequel on trouve les pavillons. Dans une première variété,
» les franges sont démesurément étendues, sous forme de
» longs filaments rouges tuméfiés et disposés en houppes.. .
    » ... Enfin, dit en terminant M. Béhier, c'est, en effet,
» *toujours autour des annexes, et surtout des annexes ainsi*
» *altérées (trompes et ovaires)*, que les désordres péritonéaux
» ont été le plus marqués, ce qui vous paraîtra certainement,
» comme à moi, une preuve de l'influence que ces lésions des
» annexes ont sur la production de la péritonite. »
    Voilà certainement des documents qui, quoique recueillis
au point de vue de la théorie des inflammations, ne laissent
pas que d'être d'un grand poids au point de vue des simples
épanchements et de la migration des matières épanchées.
    Mais voici un extrait bien plus significatif encore, em-
prunté à l'ouvrage de M. Jacquemier, au point de vue du caractère d'altération des tissus qui correspondent aux dépôts
purulents et à la formation des fausses membranes. Que l'Académie veuille bien prêter quelque attention à ce passage, car
il est décisif.
    « Au milieu des épanchements les plus considérables, dit
» M. Jacquemier (*Manuel des accouch.*, t. II, p. 606), le péri-
» toine peut n'offrir que des altérations à peine appréciables.
» Il m'est arrivé plusieurs fois, après avoir enlevé la matière
» molle, déposée sur les circonvolutions des intestins et sur
» d'autres parties, de la trouver *lisse, humide, transparente et*
» *sans trace de rougeur anormale.* » (Peut-on rien observer de
plus significatif ; un organe qu'on dit enflammé, au point de
produire une abondante sécrétion de pus, reste lisse, humide,
transparent, et sans trace de rougeur anormale. Qu'est donc
devenue la prétendue inflammation ? Car enfin l'inflammation
pyogénique ne saurait être une altération superficielle ; c'est
une altération profonde comprenant tous les éléments des
parties qu'elle occupe. Mais continuons le passage.) « Il sem-
» blerait même que dans un assez grand nombre de cas où la
» marche de la maladie est très rapide, les épanchements les
» plus abondants non-seulement de sérosité trouble et flo-

» conneusé, mais de matière fibrineuse et purulente, se pas-
» sent sans être *précédés et accompagnés de l'injection vive*
» des vaisseaux capillaires qui viennent se distribuer à la
» surface externe du péritoine. D'ailleurs celui-ci ne paraît,
» dans *aucun cas*, ni sensiblement épaissi ni ramolli. » Que
veut-on de plus? Voici une inflammation formidable, qui a
produit les flots de pus de M. Depaul, et dont l'épanchement
s'est fait sans être précédé ou accompagné de l'injection vive
des vaisseaux capillaires, et sans que le péritoine soit, dans
aucun cas, sensiblement épaissi ou ramolli? Est-ce ainsi que
sont les plèvres dans les pleurésies purulentes? A la place de
ce mythe appelé inflammation, qui n'est la plupart du temps
que le refuge de notre ignorance, placez le fait tout simple
du transport des liquides utérins, le contact des matières versées, produisant une excitation superficielle et une sécrétion
en raison de ce contact, et vous n'aurez plus besoin de recourir à une hypothèse contraire à tous les faits et en contradiction avec vos propres doctrines.

Voilà donc, messieurs, comment on peut suivre pas à pas
et reconnaître à ses moindres vestiges la matière prise dans
l'utérus par les trompes, la suivre dans ses diverses migrations et stations; comment on peut à chaque instant, à chaque degré de son action, mettre en parfaite concordance
l'effet avec la cause, et finalement faire la part de tous les
éléments auxiliaires qui, dans les corps vivants, témoignent
de l'impossibilité d'une action isolée, uniforme et absolue, et
réclament, au contraire, une analyse et une observation des
faits en rapport avec leur multiplicité et leur complexité.

J'en ai fini, messieurs, avec la critique de MM. Cazeaux et
Depaul. A leur autorité j'ai opposé l'autorité des faits. Que
dirai-je de plus?

En face de mes idées, nos collègues accoucheurs avaient
deux rôles à choisir :

Celui de la négation;

Celui de la confirmation.

Ils ont essayé du premier avec un succès que l'Académie a pu apprécier.

Qu'ils me permettent de leur conseiller d'essayer du second : je leur promets plus de succès, et tout le monde en profitera : eux d'abord, moi ensuite, puis la science et l'humanité.

XXIII. — COMMUNICATION DE M. BEAU.

(Séance du 22 juin 1858.)

Messieurs, si j'ai paru une première fois à cette tribune, c'est sur les pressantes instances de M. Depaul, qui me demandait de vous exposer les résultats que j'avais obten s en traitant la fièvre puerpérale par le sulfate de quinine à haute dose. J'ai montré à M. Depaul que j'étais en dissidence avec lui, non-seulement sur le traitement de la maladie, mais encore sur sa pathogénie.

Je reprends une seconde fois la parole pour confirmer tout ce que j'ai dit dans mon premier discours, et pour y ajouter quelques développements rendus nécessaires par les difficultés ou objections qui m'ont été adressées, soit sur la partie pathologique, soit sur la partie thérapeutique.

1° *Partie pathologique*. — Dans la fièvre puerpérale, il y a de la fièvre et des phlegmasies. Il s'agit de savoir dans quel rapport pathogénique se trouvent la fièvre et les phlegmasies. A ce sujet on distingue les fièvres accompagnées de phlegmasies en deux grandes classes très circonscrites.

Dans les unes, comme la variole, la phlegmasie est consécutive à la fièvre, ou plutôt à l'altération du sang qui produit la fièvre. Si on analyse le sang, on trouve que la proportion de la fibrine n'est jamais en excès ; elle est ou normale ou au-dessous de l'état normal. Ces fièvres s'appellent *pyrexies, fièvres essentielles*.

Dans les autres, au contraire, comme la pneumonie, la phlegmasie est primitive et donne lieu à la fièvre qui est ici le symptôme de la phlegmasie. Le sang contient une proportion de fibrine qui s'élève plus ou moins au-dessus de l'état normal. Ces affections fébriles s'appellent *phlegmasies fé-*

briles ou *fièvres symptomatiques des phlegmasies*, ou encore *fébri-phlegmasies* (Pidoux).

Eh bien! nous avons démontré par la considération du début de la maladie, des symptômes, des lésions de tissu et des altérations du sang, que la fièvre puerpérale se rattachait à la seconde classe des affections fébriles, c'est-à-dire que la fièvre était ici symptomatique des phlegmasies puerpérales; et c'est dans ce sens que nous admettons la locution de *fièvre puerpérale*.

Ainsi donc la fièvre puerpérale n'est pas une pyrexie ou une fièvre essentielle, mais bien une fièvre symptomatique de phlegmasies; et par conséquent se trouve résolue la principale question, la question de fonds qui se présente à l'esprit toutes les fois qu'il s'agit de fixer les rapports que l'on a constatés entre la fièvre et une phlegmasie.

On peut se demander secondairement si la phlegmasie est franche, si elle est spéciale ou spécifique, si l'affection est locale ou résultant d'une influence générale, si elle est contagieuse, etc.... Mais ces différentes questions accessoires, de quelque manière qu'on les envisage ou qu'on les résolve, ne peuvent en aucune manière faire revenir sur la nature phlegmasique de la fièvre puerpérale, car cette nature, je le répète, est positivement démontrée par l'ensemble des caractères que j'ai exposés dans mon premier discours, et que je viens de rappeler. Passons maintenant en revue quelques-unes de ces questions accessoires.

Diathèse. — En faisant intervenir une diathèse inflammatoire propre à l'état puerpéral, pour expliquer la production si facile des phlegmasies nombreuses et rapidement purulentes qui se montrent après l'accouchement, je ne pensais pas rien innover. Je croyais être sur un terrain parfaitement classique puisque j'avais pour moi l'autorité de Chomel. J'ai vu depuis que j'avais encore pour moi l'appui de ses élèves, puisque M. Grisolle, dans sa thèse de concours sur les diathèses (Paris, 1851), admet une diathèse puerpérale qui donne lieu aux inflammations si fréquentes chez les accouchées.

Ceux qui m'ont le plus dénié l'existence de cette diathèse des phlegmasies puerpérales, ont admis l'intervention d'une *opportunité* morbide, d'une *prédisposition* spéciale, et m'ont aussi donné raison pour le fonds, tout en attaquant la dénomination que j'avais employée. Mais je tiendrais à avoir raison sur le nom comme sur la chose, et dans ce but je vous demande la permission de vous dire comment je comprends la diathèse en général et la diathèse puerpérale en particulier.

Il y a deux manières principales de comprendre la diathèse. Les uns, d'après son sens étymologique, la regardent comme une prédisposition plus ou moins éloignée à une maladie; les autres, tels que Frank, Hildenbrand, etc., la considèrent à plus juste raison comme la constitution morbide de l'organisme qui fait immédiatement les lésions locales, que cette constitution morbide soit permanente ou passagère.

J'adopte complétement cette dernière définition de la diathèse qui, ainsi qu'on vient de le voir, fait de la diathèse la cause interne des lésions locales.

C'est ainsi que la diathèse tuberculeuse, la diathèse cancéreuse, sont les constitutions morbides propres à certains individus, qui font que l'organisme produit de la matière tuberculeuse ou de la matière cancéreuse. Certaines maladies aiguës d'une nature très spécifique, telles que la rage et la morve, se développent spontanément sur certains animaux sous l'influence d'une condition morbide de l'organisme ou d'une cause interne, qui n'est pas autre chose qu'une diathèse rabique ou une diathèse morveuse. Un individu qui est affecté pendant un mois environ de furoncles se développant successivement dans divers points du corps, recèle une condition morbide qui produit d'une manière passagère des furoncles, c'est-à-dire une diathèse furonculeuse.

On sait, comme l'a dit M. Velpeau, que certaines personnes, pendant toute la durée de leur existence, ne peuvent être affectées de la moindre lésion locale sans que cette lésion ne suppure beaucoup et longtemps. Il y a chez ces personnes une constitution pyogénique de l'organisme ou bien une diathèse purulente qui sont permanentes et pour ainsi dire constitutionnelles. Eh bien! cette condition morbide de l'organisme, cette diathèse, en un mot, qui produit des inflammations purulentes à la moindre occasion, chez certaines personnes pendant toute leur vie, peut exister d'une manière passagère dans certaines circonstances physiologiques et pathologiques, c'est-à-dire dans l'état puerpéral et dans l'état traumatique; bien que ces deux états ne soient pas identiques.

Maintenant quelle est précisément cette constitution morbide de l'organisme, ou cette diathèse, qui d'une manière permanente ou passagère, avec ou sans cause occasionnelle, produit les diverses lésions locales. Voilà une question qu'on se posera longtemps sans pouvoir la résoudre. Mais, en attendant qu'elle le soit, on est obligé de conserver le nom vague, mais indispensable de *diathèse*. Cette dénomination est donc provisoire et cessera du moment que dans une maladie dite *diathésique*, on aura précisé l'altération de l'organisme qui produit les manifestations locales.

Je dois dire que plusieurs des orateurs qui se sont fait entendre dans la question actuelle, ont cherché à préciser la condition diathésique morbide qui, chez les accouchées, donne lieu aux manifestations des phlegmasies puerpérales.

C'est ainsi que M. Cazeaux la trouve dans l'altération du sang propre surtout aux accouchées, altération consistant dans la diminution des globules, de l'albumine, et dans l'augmentation de la fibrine. Cependant cette altération du sang n'implique pas suffisamment la production des phlegmasies puerpérales, car elle existe chez toutes les accouchées, et pourtant la production des phlegmasies est heureusement très exceptionnelle.

M. Velpeau et d'autres orateurs s'adressent aux différentes matières contenues dans la matrice, pour expliquer les phlegmasies de l'appareil utérin. Je l'accorde volontiers. Mais pourquoi ces matières sont-elles exceptionnellement irritantes, ou pourquoi l'utérus est-il exceptionnellement inflammable? Il y a donc au-dessus de cette altération des matières utérines, ou de cette irritabilité de l'utérus, une condition morbide qui les domine et qui les occasionne, et qui nous échappe complétement.

Au dehors de cette enceinte, parmi les médecins qui ont pris part à la discussion, je vois M. Mattei qui cherche à démontrer que chez les accouchées la disposition inflammatoire est offerte par toutes les causes qui peuvent altérer, chez la femme, la fibrine du sang et la lymphe plastique.

M. Pidoux, lui, trouve cette disposition inflammatoire de l'état puerpéral dans le sang, qui, après avoir fourni les matériaux propres à la nutrition du fœtus dans l'utérus, change de destination et va fournir les matériaux de la sécrétion lactée.

Ces deux théories de MM. Mattei et Pidoux sont-elles l'une ou l'autre l'expression de la vérité, je suis tout disposé à ne plus employer le mot *diathèse inflammatoire*. Mais si la chose n'est pas parfaitement démontrée, je conserverai jusqu'à nouvel ordre cette dénomination, qui a l'avantage de nous montrer une disposition morbide de l'organisme, sans qu'on soit obligé de dire précisément en quoi elle consiste.

J'avais donc raison de dire, dans mon premier discours, que la diathèse n'est pas un 0, c'est un x, c'est-à-dire une valeur inconnue qu'il s'agit de dégager et de préciser.

M. Trousseau, dans les nombreuses réflexions critiques qu'il a faites sur mon discours, aurait désiré me voir préciser l'espèce de diathèse inflammatoire que j'avais admise dans l'état puerpéral. Je réponds aujourd'hui qu'une diathèse ne se précise pas, ou plutôt qu'on ne peut pas exiger, dans le courant d'une discussion, une précision semblable, qui serait après tout une grande découverte. Si j'avais pu préciser la constitution morbide qui donne lieu aux nombreuses et graves inflammations de l'état puerpéral, je n'aurais pas employé le mot *diathèse*.

La production des phlegmasies puerpérales avec la constitution morbide qui les précède, c'est-à-dire la diathèse, est souvent le résultat d'une constitution épidémique : j'ajoute que la constitution épidémique renferme aussi une inconnue, un *quid divinum*. M. Depaul me fait à ce sujet un reproche

que je n'ai pas bien compris. Nie-t-il qu'il y ait dans les épidémies une inconnue, un *quid divinum?* mais cela n'est pas
de moi, c'est d'Hippocrate. Nie-t-il que les épidémies produisent des phlegmasies? mais les phlegmasies, comme les
pyrexies, peuvent reconnaître une influence épidémique.

Passons maintenant à la prédominance phlegmasique de la
fièvre puerp rale.

Prédominance phlegmasique. — Parmi les phlegmasies qui
donnent lieu à la fièvre puerpérale, notons d'abord la péritonite, suppurant tantôt à la surface libre du péritoine, tantôt
à sa surface adhérente et affectant alors le tissu sous-séreux;
c'est à cette péritonite sous-séreuse qu'il faut rattacher les
abcès des ligaments larges, du tissu cellulaire du bassin ou
du tissu préabdominal. Il y a de plus de la métrite, de la
lymphangite, de la phlébite, de l'ovarite, etc.

De toutes ces phlegmasies, c'est assurément la péritonite
qui joue le principal rôle dans la fièvre puerpérale et qui est
vraiment prédominante. Elle est quelquefois seule; d'autres
fois, et le plus souvent, elle est accompagnée d'une ou de plusieurs des phlegmasies que je viens d'énumérer. Cette prédominance de la péritonite, parmi les phlegmasies qui produisent la fièvre puerpérale, est admise surtout par MM. Velpeau,
Cazeaux et Jacquemier. Je dirai même qu'elle est admise implicitement par nos adversaires qui soutiennent le dogme de
l'essentialité. Car ce gonflement abdominal considérable,
qu'ils présentent comme un symptôme important et en quelque sorte physique de leur fièvre puerpérale essentielle, est
le résultat nécessaire de la tympanite intestinale déterminée
par l'inflammation du péritoine.

Il est probable que dans les cas si nombreux où la péritonite s'accompagne de lymphangite ou de phlébite, il y a, au
milieu des symptômes de la péritonite, des symptômes tenant
à la présence ou au transport du pus dans les vaisseaux enflammés; mais il est très-difficile, pour ne pas dire impossible, de faire la part de ces symptômes accessoires, parce
qu'après avoir diagnostiqué la péritonite au gonflement
énorme de l'abdomen qui en résulte, on ne peut jamais

compléter ce diagnostic jusqu'à dire si cette péritonite est simple, si elle est accompagnée, et quelle est la lésion qui l'accompagne; si c'est une métrite, une lymphangite, une phlébite, une ovarite, etc.

Ce n'est donc pas la phlébite qui domine la fièvre puerpérale, comme tient à le démontrer mon honorable collègue M. Béhier, c'est la péritonite; la phlébite ne s'y trouve, quand elle s'y trouve, qu'à l'état d'espèce anatomique accessoire.

Ce n'est pas que je prétende nier l'existence de la phlébite puerpérale dominante et essentielle, de cette phlébite que Dance a fait connaître dans un mémoire enrichi de nombreuses observations; mais cette phlébite diffère de la fièvre puerpérale par des caractères importants : elle ne survient jamais qu'après le premier septénaire qui suit l'accouchement ; elle dure plus longtemps que la fièvre puerpérale ; elle est marquée habituellement par un ictère vrai, et par des accès fébriles avec stades, quotidiens ou tierces ; elle se termine dans des symptômes comateux, et à l'autopsie on trouve du pus dans les sinus utérins et des abcès métastatiques dans les poumons, le foie, la rate, etc. C'est pour cela que dans la thèse de M. Barbrau que j'ai déjà citée, cette phlébite essentielle ou dominante est désignée sous le nom de *phlébite à abcès métastatiques*, et se trouve séparée de la phlébite simple lésion accessoire de la péritonite. Cette phlébite à abcès métastatiques a été justement distraite de la fièvre puerpérale par M. Depaul, sous le nom d'*infection purulente*.

Jusqu'à présent j'ai confirmé ce que j'avais démontré dans mon premier discours, à savoir : 1° que la fièvre puerpérale n'est pas une pyrexie ou une fièvre essentielle ; que cette fièvre est symptomatique des phlegmasies ; 2° que les phlegmasies donnant lieu à la fièvre puerpérale, se développent sous l'influence d'une constitution morbide de tout l'organisme complétement inconnue, que pour cela j'appelle *diathèse inflammatoire puerpérale ;* 3° que de toutes ces phlegmasies, il y en a une qui est prédominante et qui, dans la grande majorité des cas, peut être diagnostiquée, c'est la péritonite.

Maintenant, reste une dernière question, c'est de savoir quelle est la nature de ces phlegmasies.

Nature des phlegmasies puerpérales. — Les phlegmasies, comme on le sait, diffèrent de nature : il y a des phlegmasies franches, des phlegmasies qui ne sont pas franches, des phlegmasies spéciales, des phlegmasies spécifiques, etc.

Je ne sais pourquoi M. Depaul veut absolument que, pour moi, les phlegmasies puerpérales soient des phlegmasies franches. J'ai fait tous mes efforts, il est vrai, pour prouver que, dans la fièvre puerpérale, la phlegmasie prime la fièvre et la produit, mais je ne pense pas avoir soutenu nulle part que cette phlegmasie était franche. J'ai toujours professé, au contraire, que la phlegmasie puerpérale n'était pas franche; voici, en effet, ce qu'on trouve à ce sujet dans la thèse déjà citée de M. Barbrau : « Ce sont, si l'on veut, des phlegmasies peu franches, des phlegmasies gouvernées par de fâcheuses diathèses, mais néanmoins ce sont des phlegmasies (19). »

Je me borne à dire qu'elles sont peu franches, parce que ces phlegmasies sont rapidement purulentes et qu'elles sont surtout très réfractaires à l'emploi des antiphlogistiques, mais il y a loin de là à la spécificité.

En effet on ne peut pas accepter l'opinion de MM. Trousseau et Guérin, qui regardent la fièvre puerpérale comme une maladie spécifique; on ne trouve pas dans elle les grands caractères d'origine, d'évolution, de symptômes propres aux maladies spécifiques. Les savants collègues que je viens de nommer ont prouvé amplement la spécificité de la morve, du sang de rate, de la variole, etc., mais ils n'ont pas encore démontré la spécificité de la fièvre puerpérale. Ce serait tout au plus, comme l'a dit M. Velpeau, une maladie spéciale. Mais spécifique ou spéciale, il faut accorder que c'est d'abord une phlegmasie.

M. Depaul a voulu établir, dans la dernière séance, que la fièvre puerpérale avait pour cachet anatomique des flocons albuminoïdes qu'on ne trouve pas dans les péritonites ordinaires. Ce fait me paraît en lui-même fort contestable. Quand la fièvre puerpérale a été rapide dans sa marche, on n'observe à l'autopsie qu'une matière purulente sans concrétions. Mais enfin j'accorde que cela est exact; qu'en résultera-t-il pour les opinions que défend M. Depaul? que la fièvre puerpérale est une pyrexie ou une fièvre essentielle? nullement. La fréquence habituelle des flocons albuminoïdes prouverait tout simplement que la péritonite des femmes en couches diffère par ce caractère anatomique des phlegmasies non puerpérales du péritoine, mais elle ne prouverait nullement que la fièvre n'est pas symptomatique de la péritonite.

Ainsi, comme on le voit, j'accorderais au besoin que la péritonite puerpérale diffère de la péritonite non puerpérale par des circonstances anatomiques ou autres qu'on précise difficilement parce qu'elles ne sont pas frappantes. Mais ce que je n'accorderai jamais, c'est que cette péritonite puerpérale n'est pas une phlegmasie et qu'elle ne prime pas ou qu'elle ne produit pas la fièvre puerpérale. Et c'est là le grand point qui me sépare de M. Depaul.

2° *Partie thérapeutique.* Je dois vous dire tout d'abord que je n'ai nullement été étonné de voir attaquer les différentes propositions que j'ai émises sur le traitement de la péritonite puerpérale par le sulfate de quinine. On ne pouvait les accepter pour deux raisons :

1° La première raison se tire de la théorie que mes principaux adversaires se font de la fièvre puerpérale. « Cette maladie, disent-ils, est une fièvre essentielle qui tue toujours, avec ou sans lésions anatomiques; c'est à cela qu'on la distingue des autres affections fébriles de l'état puerpéral. » Ainsi je traite par le sulfate de quinine une affection puerpérale; je prétends guérir cette affection; donc ça ne peut pas être la véritable fièvre puerpérale. « M. Beau, dit M. Dubois, veut-il bien se rendre compte de l'exactitude de mes assertions, il lui suffira de relire avec quelque attention les six premières observations de la thèse de M. Barbrau, son élève et, selon toute apparence, son interprète » (Voy. p. 235).

Je répondrai à cela que M. Barbrau a fait sa thèse, non sur la fièvre puerpérale, comme l'entend M. Dubois, mais simplement sur la métro-péritonite puerpérale. Et il démontre, dans les six observations précitées, que le sulfate de quinine guérit cette maladie dans la limite des conditions nécessaires à l'efficacité du médicament.

Maintenant, le dirai-je? j'avoue humblement ne pas connaître parfaitement les symptômes constituants de la fièvre puerpérale essentielle. Je sais bien où elle finit, mais je ne sais pas où elle commence. J'avais cru d'abord que la fièvre puerpérale essentielle répondait à la péritonite, quand celle-ci occupe tout le péritoine, mais à présent je n'oserais plus le soutenir depuis que M. Depaul a émis ces paroles que vous trouverez plus haut (p. 47) : M. Beau « confond la métrite, la métro-péritonite, la péritonite partielle ou *générale*, etc., avec la fièvre puerpérale. Comme tout le monde, il guérit le plus souvent ces divers états pathologiques ; mais il reste impuissant quand il a à traiter une véritable fièvre puerpérale. » Ainsi donc on guérit la péritonite générale, mais on ne guérit pas la véritable fièvre puerpérale. Je ferai remarquer en passant que le sulfate de quinine ne guérit pas les péritonites générales. Sous ce rapport, M. Depaul lui fait un honneur qu'il ne mérite pas encore. Je ne voudrais pas soutenir que cela ne puisse jamais arriver ; mais jusqu'à présent je n'ai pas constaté de semblables guérisons. Revenant au fond de la question, je tiens à répéter que décidément, pour nos adversaires, la péritonite puerpérale généralisée est différente de la fièvre puerpérale essentielle. Le diagnostic de cette dernière maladie est donc un véritable secret qui n'est pas donné à tout le monde, et qui rend impossible toute discussion sur le traitement de cette mystérieuse maladie.

Telle est donc la première raison pour laquelle on n'accorde pas que le sulfate de quinine guérisse la fièvre puerpérale véritable. C'est que cette maladie, essentiellement différente de la péritonite puerpérale, même de la péritonite généralisée, est essentiellement incurable.

2° La seconde raison qui fait repousser la médication quinique, comme toutes les médications nouvelles, est aussi ancienne que la médecine ; elle résulte tout simplement d'une exigeance en quelque sorte traditionnelle et assez injuste, par suite de laquelle on veut que tout médicament nouveau guérisse toujours et sans condition. C'est ainsi que mes savants adversaires ont attaqué certains détails d'administration thérapeutique, importants et nécessaires, pour la bonne action du sulfate de quinine, bien que dans le fond ils fussent parfaitement orthodoxes.

En effet, j'ai dit qu'on pouvait espérer de guérir la péritonite puerpérale par le sulfate de quinine, tant que la maladie était limitée à la région sous-ombilicale; que ce traitement n'avait plus d'efficacité quand l'inflammation du péritoine était sus-ombilicale ou généralisée. Il n'y a rien d'étonnant à cela. On sait que dans toutes les maladies il y a une limite d'intensité ou de généralisation après laquelle les meilleurs moyens échouent. Si quelqu'un venait proposer un remède nouveau contre la tuberculisation pulmonaire, on aurait tort d'exiger que ce nouveau remède dût guérir même dans le cas où les deux poumons seraient complétement envahis par la matière tuberculeuse. Mais, me dit-on, nous guérissons comme vous la péritonite sous-ombilicale, qu'est-il besoin d'en venir au sulfate de quinine? A cela je réponds que vous guérirez bien mieux et plus souvent quand vous emploierez ce médicament en suivant tous les détails d'administration que je vous ai indiqués.

Un autre point thérapeutique qui rentre dans le précédent, et dont on ne veut pas, est que la maladie soit attaquée aussitôt après son début, pour que l'inflammation, enrayée dans sa marche, ne s'étende pas dans les parties supérieures du péritoine. *Principiis obsta, occasio præceps,* telles sont les sentences classiques qui légitiment cette tutélaire indication.

Quand un médecin voit pour la première fois, à sa visite du matin, une femme affectée de fièvre puerpérale depuis la visite précédente, il arrive très souvent que l'inflammation du péritoine soit assez étendue déjà pour braver tous les moyens thérapeutiques. Il faut donc que le médecin ait un aide intelligent et dévoué qui soit toujours prêt à commencer le traitement aussitôt après l'invasion de la maladie. Sur

52 malades traitées pendant l'internat de M. Barbrau, 20 seulement ont été traitées pour la première fois à ma visite du matin, les 32 autres étaient déjà en voie de traitement quand le matin j'observais et je constatais pour la première fois les symptômes de la maladie.

Si, dans le voisinage d'une de nos cliniques, il y avait un foyer paludéen qui donnât lieu à des fièvres pernicieuses du plus mauvais caractère, on n'attendrait certes pas le matin pour attaquer cette redoutable maladie; pourquoi ne fait-on pas de même quand il s'agit de la péritonite puerpérale?

Je suis donc parfaitement dans mon droit et, qui plus est, je suis dans les vrais principes en tenant aux différents détails que je vous ai donnés sur l'administration du sulfate de quinine dans le traitement de la fièvre puerpérale. Je pourrais, s'il en était besoin, les légitimer par la pratique et les sentences des médecins qui ont fait et qui font encore autorité dans la science. Mais je dois me borner, et à ce sujet je me contenterai de citer M. Trousseau.

On sait que notre savant collègue insiste avec raison, dans son *Traité de thérapeutique*, sur le mode d'administration des médicaments. C'est ainsi qu'en traitant du quinquina il discute au long la question de savoir si, dans les fièvres d'accès, il faut donner le quinquina avant ou après l'accès, à quelle dose il faut le donner, à quels intervalles les doses doivent être répétées, si on doit le donner dans les fièvres pernicieuses comme dans les fièvres bénignes, etc., etc.

Vous avez dû recevoir comme moi, ces jours derniers, une notice *Sur les eaux minérales de Contrexéville*, ayant pour épigraphe les belles paroles suivantes, qui ont été recueillies aux leçons cliniques de M. Trousseau et qui témoignent de l'importance extrême qu'il accorde à la médication; les voici: *Le remède n'est rien, la médication est tout; et le mode d'administration principalement a quelque chose de sacramentel.*

N'ai-je pas maintenant quelque raison de m'étonner que les détails que je vous ai exposés sur les conditions de dose, de temps, etc., qui constituent le traitement de la fièvre puerpérale par le sulfate de quinine à haute dose, et qui lui don-

nent, sinon quelque chose de sacramentel, au moins quelque
chose d'essentiel, n'aient pas été acceptés plus sérieusement
qu'ils ne l'ont été? Il y a à ce sujet, dans un discours de
M. Dubois (voy. plus haut, p. 236), un passage qu'il m'est
impossible de ne pas relever, en l'accompagnant de quelques
remarques qui seront aussi brèves que possible; voici donc
ce passage : « Le sulfate de quinine n'a pas été plus heureux
que les autres moyens. Je sais bien que M. Beau conteste la
légitimité de cette proposition, parce que les conditions de
temps et de doses n'auraient pas été strictement observées. »
Cela est parfaitement vrai. Je me fonde à ce sujet sur le témoignage des élèves qui ont vu l'énorme différence qu'il y a
entre le traitement de la Clinique et celui de l'hôpital Cochin. « C'est, continue M. Dubois, la ressource commune des
promoteurs de médications impuissantes. » Vous le voyez,
messieurs, ces détails thérapeutiques qui font la médication,
qui la caractérisent et qui lui donnent, comme le dit M. Trousseau, quelque chose de sacramentel, me sont reprochés comme
un thème à ressources ou à faux-fuyants de polémique. «Mais,
ajoute encore M. Dubois, les contradicteurs de notre ingénieux et excellent collègue pourraient à leur tour se plaindre
des modifications presque soudaines qu'il a fait subir à une
thérapeutique qui s'était annoncée tout d'abord dans les
termes que j'ai rappelés, et avec une assurance qui semblait
devoir écarter tous les doutes et défier toutes les polémiques. »
Il y a dans cette phrase deux reproches : un reproche d'assurance pour les résultats annoncés dans ma lettre, et un autre
reproche de modification de traitement; vous verrez que je
ne les mérite ni l'un ni l'autre.

En effet, pour ce qui est de mon *assurance qui semblait devoir écarter tous les doutes et défier toutes les polémiques*, je
me borne à annoncer, dans la lettre que j'ai eu l'honneur
d'écrire à l'Académie le 25 mai 1856, « que je viens d'employer avec un grand succès le sulfate de quinine à haute
dose dans la fièvre puerpérale. » Toutefois, vous voudrez bien
remarquer, messieurs, que par fièvre puerpérale je ne comprends pas cette véritable fièvre essentielle qui se termine

toujours par la mort, mais seulement la fièvre symptomatique des phlegmasies puerpérales, la fièvre puerpérale, en un mot, de la plupart des orateurs qui se sont fait entendre dans la discussion actuelle. J'annonce mes résultats avec une *assurance* si mitigée que j'ajoute immédiatement : « Le sulfate de quinine ne réussit pas toujours dans la fièvre puerpérale : une circonstance fâcheuse qui vient empêcher son action est le vomissement assez fréquent dans cette maladie, etc. »

Passons maintenant au reproche de modification ou de contradiction.

La lettre que j'ai eu l'honneur de vous écrire était très courte. Après vous avoir annoncé d'une manière sommaire et à grands traits en quoi consistait mon traitement, je terminais par cette phrase si employée en pareil cas et oubliée par M. Dubois : « J'aurai l'honneur plus tard de communiquer à l'Académie tous les détails de cette médication. »

Eh bien, ces détails complets sur la médication quinique, ces détails de dose, de temps et d'administration, je vous les ai fait connaître dans mon premier discours ; ils étaient déjà consignés l'an passé dans la thèse de M. Barbrau, et même en 1856, c'est-à-dire quelque temps après l'envoi de ma lettre à l'Académie, je les publiais dans la *Gazette des hôpitaux*.

Je n'ai donc rien fait ici qui ne se fasse habituellement. On annonce un résultat principal en quelques mots, et puis on donne ensuite les détails.

J'ose me flatter, messieurs, que mes contradicteurs, qui, selon notre savant collègue, M. P. Dubois, pourraient se plaindre de la différence qu'ils ont cru voir entre la médication que je vous ai exposée et les termes de ma lettre, ne peuvent guère persister dans leur plainte contre moi, après les explications que je viens de vous donner.

M. Trousseau, je dois le reconnaître, a été parfaitement conséquent avec ses belles paroles sur l'importance des méthodes thérapeutiques. Il a tenu expressément à connaître tous les détails de mon traitement avant de le mettre en pratique, mais malheureusement ses bonnes intentions n'ont pas été secondées. Il s'est adressé pour cela à M. Lepetit, croyant

se mettre en communication avec un de mes élèves. Mais ici,
je dois le dire, il y a eu un regrettable malentendu entre
M. Trousseau et M. Lepetit : M. Lepetit n'est pas mon élève,
ni officiel ni bénévole. Je ne dirai pas qu'il n'a jamais paru
dans mon service, mais ce dont je suis sûr, je ne l'y ai jamais
vu. J'ai appris qu'il avait fait sa thèse (1) sur le traitement de
la fièvre puerpérale par le sulfate de quinine, thèse dans laquelle il se pose comme l'adversaire de la médication quinique. Je dois ajouter que M. Lepetit a suivi avec zèle et assiduité, à la Clinique, les expérimentations contradictoires de
M. Depaul sur le sulfate de quinine. Il n'est pas étonnant,
dès lors, que cette thérapeutique, qui a été importée par
M. Lepetit dans le service de M. Trousseau, ait échoué également à l'Hôtel-Dieu.

XXIV. — COMMUNICATION DE M. DANYAU.

(Séance du 29 juin 1858.)

Dans la discussion qui sera probablement close aujour-
d'hui, il a été plusieurs fois question, ici et dans la presse
médicale, du très faible chiffre de la mortalité du douzième
arrondissement, au moment même où la Maternité était ravagée par une épidémie terrible. A cette époque, printemps de
1856, 1 femme seulement sur 322 aurait succombé à la fièvre
puerpérale dans cette partie si populeuse et généralement si
peu aisée de la ville de Paris. J'ai dit, lorsque j'ai pris la parole le 6 avril, que, les renseignements sur lesquels M. Tarnier s'était fondé pour établir cette proportion fussent-ils
aussi exacts que possible, il faudrait encore bien d'autres
listes comparatives, à des époques diverses, pour établir
comme démontrée et pour faire admettre comme habituelle,
l'énorme différence de mortalité sur laquelle M. Depaul avait
si fortement insisté.

(1) *De la fièvre puerpérale. Épidémie observée en 1856 à l'hôpital des
Cliniques et à l'Hôtel-Dieu de Paris.* Lepetit ; thèse, 1856.

Je regrettais de n'être pas en mesure d'opposer des chiffres à ceux produits par notre honorable collègue. Depuis lors, et dans ces derniers jours seulement, le hasard m'a fourni une petite statistique qu'il m'a paru utile de faire connaître. Elle démontrera que l'état sanitaire du douzième arrondissement est loin d'être toujours aussi favorable qu'il l'était à l'époque où M. Tarnier entreprit ses intéressantes recherches, et qu'on aurait tort de regarder comme constante la proportion de 1 sur 322, qui a fait tant de bruit depuis quatre mois.

Une de mes anciennes élèves de la Maternité, sage-femme très intelligente, très instruite et très occupée dans le douzième arrondissement, étant venue me voir il y a quelques jours, la conversation tomba sur le sujet qui occupe en ce moment tous les esprits. J'appris qu'au commencement de 1854, une épidémie très meurtrière de fièvre puerpérale avait régné à la Glacière, à la barrière de Fontainebleau, à la Gare d'Ivry et dans le douzième arrondissement; que, dans l'espace de cinq semaines, en février et mars, elle avait eu à elle seule, sur 35 accouchées, 20 malades, et sur ces 20 malades, 14 décès; que ces femmes étaient, pour la plupart, mortes en quelques jours, et avaient toutes offert les symptômes qu'elle n'avait eu que trop d'occasions de voir et d'étudier pendant deux ans de séjour à la Maternité; que sur ces 14 femmes décédées, 8 appartenaient au douzième arrondissement, 6 aux localités voisines ci-dessus indiquées. D'autres qu'elle, docteurs, officiers de santé, sages-femmes, avaient eu de semblables malheurs. Elle croyait que la proportion en avait été assez forte, mais elle était dans l'impossibilité absolue de l'indiquer.

L'épidémie ayant été plus forte encore dans les trois communes attenantes au douzième arrondissement que dans cet arrondissement lui-même, les recherches à faire pour arriver à la connaissance complète de cette épidémie dans tous les points envahis, eussent dû comprendre, outre l'arrondissement, les trois communes. Mais, d'une part, c'eût été trop demander à la complaisance de M. Tarnier, qui avait bien voulu, à ma prière, se charger de ces recherches, et, d'autre

part, il s'agissait d'opposer une proportion à celle de 1 sur
322, et il fallait se renfermer dans la circonscription à laquelle il s'était borné dans son premier travail.

Or, du relevé fait, à l'occasion de cette épidémie, par
M. Tarnier sur les registres de la douzième mairie, il résulte
que 20 femmes au moins (nous sommes un peu incertains
pour une 21e) sont mortes de fièvre puerpérale en janvier,
février, mars et avril 1854 dans le douzième arrondissement.
Pendant cet espace de temps, il y a eu dans cette circonscription 1,205 accouchements, non compris ceux des hôpitaux,
ce qui donne, pour la ville, la proportion de 1 décès sur
60 accouchées. Quelle eût été la proportion pour les communes attenantes, il est probable qu'elle eût été plus forte si,
comme l'assure mon ancienne élève, l'épidémie y avait ses
principaux foyers.

La signification de ces chiffres est assez claire. Il m'a paru
important de les faire connaître, ne fût-ce que pour montrer
l'impossibilité de rien établir de précis d'après une seule statistique, et la nécessité d'en dresser un grand nombre si l'on
veut arriver à des proportions quelque peu exactes.

J'espérais pouvoir communiquer à l'Académie, en même
temps que ce document, les détails qui m'ont été promis sur
une épidémie de fièvre puerpérale qui vient de désoler une
petite commune du département de la Vendée. Je regrette
vivement qu'ils ne me soient pas encore parvenus.

XXV. — COMMUNICATION DE M. BOUILLAUD.

(Séance du 29 juin 1858.)

Messieurs, — I. Quels que puissent être les résultats défi-
nitifs de la discussion qui, depuis plusieurs mois déjà, s'est
ouverte dans le sein de cette Académie, il est certain qu'elle
devra figurer au premier rang de celles qui ont le plus ému,
j'ai presque dit passionné et l'Académie et le public médical,
et les journaux, cette autre institution, cette sorte d'académie

libre et universelle dont la puissance ne le cède à aucune
autre. Il est vrai qu'en même temps qu'on discutait ainsi sur
un sujet d'une si haute importance, on a malheureusement
tellement élargi le cercle de la discussion, tellement multi-
plié les questions, tellement confondu les éléments qu'il fallait, au contraire, distinguer à tout prix ; tellement oublié de
bien déterminer les objets qu'on étudiait, de bien définir les
termes dont on se servait, que je ne m'étonne pas d'entendre
proclamer de toutes parts que nulle vérité fondamentale n'a
jailli du choc de tant d'opinions, développées, d'ailleurs,
dans de si belles dissertations, dans des discours si élo-
quents.

Avant de revenir, en très peu de mots d'ailleurs, sur le
fond même de la grande question que j'ai abordée dans mon
premier discours, qu'il me soit permis de prouver à mes savants collègues, MM. Depaul et Trousseau, combien ils se
sont fait illusion sur les doctrines qu'ils m'ont attribuées. Il
s'agit donc d'abord d'une sorte de *réhabilitation doctrinale*
à laquelle je tiens beaucoup, d'abord pour l'Académie tout
entière à laquelle j'ai l'honneur d'appartenir, et ensuite pour
mes deux collègues, que j'estime trop pour ne pas tenir à les
désabuser au sujet des doctrines dont il s'agit, et qui sont
relatives à la *spécificité*, à la *fermentation septique* ou *putridité*, à l'*altération primitive du sang*, et par suite à ce qu'on
appelle l'*essentialité*. Il ne me sera pas difficile de leur démontrer, par les textes mêmes d'ouvrages qu'ils sont, assurément,
très excusables de ne pas connaître, que j'ai écrit, enseigné des
principes diamétralement opposés à ceux qu'ils m'ont prêtés
avec une complaisance et une générosité dont j'ai le regret de
ne pouvoir les remercier.

J'ai déjà répondu à M. Trousseau, par une simple interruption pour laquelle j'ai demandé grâce, que depuis trente-deux
ans j'avais très explicitement admis, avec expériences et observations à l'appui, qu'un travail de fermentation septique ou
putride pouvait s'opérer au sein de l'économie vivante, et que
le sang, soit secondairement, soit *primitivement*, en était le
siége dans les affections dites *adynamiques* ou typhoïdes,

comprenant les fièvres typhoïdes d'une part et les typhus proprement dits de l'autre.

II. Il ne s'agit plus maintenant que de prouver la vérité de mon assertion et justifier ainsi mon interruption forcée.

En 1826, époque à laquelle les deux écoles qui se disputaient le sceptre de la médecine (écoles de Pinel et de Broussais) s'accordaient, au moins dans leur antipathie contre l'humorisme, je publiai le *Traité clinique et expérimental des fièvres dites essentielles*, ouvrage le plus ouvertement *humoriste* qui eût paru depuis longtemps sur la matière, mais dans lequel les vérités du *solidisme* n'étaient point sacrifiées à celles de l'*humorisme*.

Au chapitre IV, entre autres, consacré à l'histoire des fièvres *putrides* ou *adynamiques*, on trouve la doctrine de la septicité ou *fermentation septique* du sang professée de la manière la plus formelle.

En effet, après avoir expressément établi : 1° que sous la dénomination de *fièvres putrides* ou *adynamiques* se trouvent comprises les idées de deux états morbides *essentiellement* différents, savoir : l'état *fébrile* proprement dit et l'état *septique* ou de décomposition putride; 2° que cet état *septique* peut être *local* ou *général* (avec cette réserve, toutefois, que l'état septique général n'est possible qu'à un certain degré, une putréfaction complète de l'universalité des solides et des liquides constituant évidemment un état incompatible avec la vie); je rapporte des observations particulières, au nombre de dix-sept, relatives à des phlegmasies locales, terminées par suppuration *septique*, par gangrène, avec développement de phénomènes *adynamiques* ou *putrides* (1), et j'expose en

____

(1) Des observations de phlébite suppurative se trouvent au nombre de ces observations particulières. Je citerai entre autres l'observation XXXI, et portant le titre suivant : *Accouchement. — Péritonite et pneumonie, guéries par les antiphlogistiques. — Ensuite, fièvre violente, irrégulière, rémittente. — Mort le quinzième jour. — Inflammation des veines* UTÉRINES, *rénale, cave, etc., avec matière purulente dans la cavité de ces vaisseaux, et décomposition du sang.*

ces termes la *physiologie* de ces phénomènes putrides. « En examinant attentivement toutes les circonstances au milieu desquelles se sont trouvés les sujets qui nous ont présenté des symptômes de putridité, on en rencontre une qui nous paraît se rattacher essentiellement au développement de ces symptômes : je veux dire l'existence d'un foyer de putridité dans l'économie elle-même. Mais il s'agit de savoir comment, dans le cas d'un foyer putride local, il se manifeste des phénomènes d'une putridité générale. Ce fait ne peut s'expliquer, il nous semble, qu'en admettant que, à la faveur des organes absorbants, une certaine quantité des matières putrides de ce foyer pénètre dans le sang, l'infecte et lui *communique pour ainsi dire le mouvement fermentatif auquel la partie primitivement malade est elle-même en proie.* Suivant cette hypothèse, qui ne répugne pas à la plus saine physiologie, la putridité se généralise en quelque sorte au moyen de l'espèce de levain qui circule dans le sang (1). »

On fera peut-être remarquer ici que nous n'avions traité que de l'état putride ou adynamique général *consécutif* à des foyers locaux de septicité ou de putridité, et que nous avons méconnu l'état putride ou adynamique général et *primitif.* Une telle remarque ne sera faite que par ceux, hélas! trop nombreux, qui n'ont aucune idée de nos recherches et de nos doctrines. Nous avons consacré, dans l'ouvrage indiqué, un chapitre spécial à cet empoisonnement septique d'*emblée,* aux *typhus.* En effet, les *typhus* (2) y sont formellement séparés des fièvres *putrides* consécutives à des *infections* septiques du

---

(1) J'ajoute : « Si cette hypothèse est juste, on pourrait produire, comme de toutes pièces, les phénomènes putrides, en injectant dans les veines des animaux des matières septiques ou putréfiées. Or, les expériences de MM. Gaspard, Dupuy et Magendie ont démontré que les choses se passent effectivement ainsi que la théorie et le raisonnement l'avaient en quelque sorte *prédit.* J'ai moi-même fait quelques expériences qui m'ont présenté des résultats analogues. » — Suivent ces expériences, précédées des principaux corollaires, déduits par M. Gaspard de ses belles et importantes recherches.

(2) Ces typhus, au nombre de trois, sont le *typhus nostras,* ou typhus

sang provenant de foyers de *fermentation septique locale*. Ils y sont considérés comme des *maladies produites par des miasmes qui se dégagent des matières animales en putréfaction, et qui infectent, empoisonnent, pour ainsi dire, l'air environnant*.

Dans l'article consacré à des considérations théoriques sur ces typhus, on lit ce qui suit relativement aux rapports entre ceux-ci et la fièvre putride ordinaire : « Cette affinité n'a point échappé aux observateurs ; elle n'a plus rien qui doive nous surprendre. En effet, en traitant de la fièvre putride, nous avons fait voir que les phénomènes putrides qui la caractérisent provenaient d'une véritable infection du sang, infection dont les organes, profondément altérés, *suppurés*, gangrenés, étaient eux-mêmes le foyer. Or, nous venons de voir que les typhus reconnaissent pour cause *essentielle* une infection *putride* du sang. Il est donc tout naturel que l'on trouve entre la fièvre putride et les typhus des traits de ressemblance.

» Il existe cependant entre ces maladies une différence qu'il est important de noter : *c'est que dans la fièvre putride ou adynamique proprement dite, les phénomènes de putridité sont consécutifs à une phlegmasie locale* (1), *tandis que dans les typhus ils se développent pour ainsi dire d'emblée.* » (J'aurais pu dire *primitivement*, si j'avais pensé que cela ferait plaisir à M. Depaul.)

Parmi les considérations propres à démontrer que les phénomènes de l'infection septique du sang sont bien autrement graves et prochainement mortels que les phénomènes provenant de la plupart des phlegmasies concomitantes, je place la suivante : « Une autre considération qui prouve que ce n'est pas à l'inflammation seulement, et à la *gastro-entérite* en particulier, qu'il faut rapporter les principaux accidents des typhus, c'est que la fièvre putride consécutive à une

---

proprement dit ; le *typhus oriental*, ou la peste ; et le *typhus américain*, ou la fièvre jaune.

(1) Phlegmasie terminée, bien entendu, par une suppuration septique ou la gangrène.

gastro-entérite ordinaire, est certainement moins grave que les typhus proprement dits, bien que, dans le premier cas, les altérations de la membrane muqueuse digestive soient plus profondes que dans le second.... N'oublions pas d'ailleurs que la gastro-entérite elle-même n'entraîne de graves dangers que parce qu'il se développe à sa suite une altération du sang analogue à celle qui se remarque dans les typhus.

» Je livre les réflexions précédentes à la méditation des médecins de la *nouvelle école;* qu'ils les examinent de sang-froid et sans prévention. Je ne leur dirai point que les plus illustres médecins des temps passés admettaient l'existence de l'altération du sang dans les maladies miasmatiques et putrides. Ils pourraient, avec quelque droit, récuser leur autorité, mais je leur rappellerai que les trois plus grands physiologistes des temps modernes, Haller, Bichat et M. Magendie, sont en ce point d'accord avec les anciens, et je pense que l'opinion de ces trois auteurs sera de quelque poids auprès de médecins qui tiennent à honneur de porter le nom de physiologistes. »

Cela suffit, je pense, pour prouver à tous les lecteurs impartiaux que, dès l'année 1826, j'avais signalé, de la manière la plus explicite, la *septicité*, la *putridité* du sang, tant *primitive* que consécutive, et que je n'avais pas manqué de la considérer comme un élément pathologique *sui generis*, ou, si l'on veut, spécifique. En même temps, j'avais rattaché très explicitement aussi cet état au grand phénomène chimique de la *fermentation putride*, dont la théorie a, depuis cette époque, fait de si importants progrès.

Voici maintenant les mêmes doctrines reproduites dans un ouvrage, publié vingt ans après le *Traité clinique et expérimental des fièvres dites essentielles.*

Les maladies *septiques*, et les *typhus* en particulier, sont étudiés dans la classe IIIᵉ de ma *Nosographie* (1). Assurément,

____

(1) Cette classe est relative aux maladies miasmatiques et virulentes en général. On y déclare, en commençant, que « cette classe n'est qu'une

disais-je, ces états morbides, considérés en eux-mêmes, diffèrent essentiellement de ceux dont nous avons traité sous le titre de *fièvres* et d'*inflammations*. Cependant, les uns et les autres se trouvent souvent réunis. Ce n'est pas, d'ailleurs, uniquement la présence d'un élément *septique* ou *putride* que nous avons dû signaler en nous occupant des maladies de notre première classe (phlegmasies et fièvres continues), il nous a fallu signaler encore, dans quelques-unes d'entre elles, des éléments contagieux tout à fait *spécifiques*, et qui n'appartiennent pas au *genre* de ceux qu'on appelle *septiques*. Telles sont les maladies connues sous le nom de *fièvres éruptives*, la variole, la rougeole et la scarlatine particulièrement.

Laissant de côté ces infections ou contagions *spécifiques*, on s'exprime ainsi qu'il suit sur les *infections septiques* (générales), décrites sous les noms de *fièvres pestilentielles*, de *typhus*, etc. « Une chose nous frappe au premier abord, c'est la constante coïncidence de phénomènes et de lésions inflammatoires avec des phénomènes et des lésions qui révèlent un *travail d'infection putride ou septique, dont le foyer est tantôt au dehors et tantôt au dedans de l'individu.* Mais dans les vrais *typhus*, dans les typhus *d'emblée*, pour ainsi dire, l'élément typhoïde (*septique, putride*) se manifeste dès l'origine même de la maladie, et prédomine le plus ordinairement sur l'élément fébrile ou inflammatoire, tandis que dans d'autres maladies également désignées sous le nom de *typhus*, l'état typhoïde n'existe pas à leur origine, et se *greffe* seulement plus tard sur l'élément inflammatoire, par un mécanisme que nous avons souvent exposé dans le cours de cet ouvrage. Nous avons décrit les diverses maladies locales pendant l'évolution desquelles on voit se produire l'appareil typhoïde ou septique. Il ne nous reste donc plus qu'à étudier les *typhus proprement*

sorte de démembrement d'une grande *famille* d'affections morbides, connues sous le nom d'*empoisonnements*, lesquelles, dans l'état actuel de l'enseignement médical de nos facultés, forment une *spécialité*, qu'on a séparée de la pathologie interne et externe, bien qu'elle n'en soit évidemment qu'une des plus importantes subdivisions. »

*dits, ou les affections produites par l'action des miasmes prove-
nant de foyers septiques placés hors de l'individu* (1). » Suit la
description générale et spéciale des trois typhus généralement
admis (typhus *nostras* ou *européen*, typhus d'*Amérique* ou
fièvre jaune, typhus *égyptien* ou peste).

III. En voilà bien assez et trop, peut-être, pour qu'il ne
reste aucun doute touchant l'*inexactitude* où sont tombés
MM. Depaul et Trousseau dans le jugement qu'ils ont porté
sur mes doctrines en matière de *septicité*, de *spécificité*, d'*altération primitive du sang*, etc. Cependant M. Depaul persiste
hardiment dans son erreur !!! Et notez bien que dans ma
Nosographie, publiée en 1846, j'avais déjà placé la fièvre
puerpérale parmi les fièvres dites *putrides* ou *pestilentielles* (2).

Mais de ce que j'admets, avec tous les médecins, la spécificité en général et un grand nombre de spécificités particulières, et diverses altérations *primitives* comme des altérations *secondaires* du sang, il ne s'ensuit pas nécessairement
que je doive, en conscience et en bonne logique surtout,
admettre toutes les spécificités particulières et toutes les altérations primitives du sang qu'il plairait à des imaginations
un peu trop fécondes de créer et engendrer. Je n'admets que
les maladies ou affections, ou états *organopathiques* démontrés, et c'est uniquement parce que mes savants et très honorables collègues, MM. Depaul et Trousseau, n'ont pas démontré, l'un que son *entité* ou *fièvre puerpérale essentielle*, l'autre
que sa *spécificité puerpérale*, étaient réellement distinctes de
toutes les *entités* et de toutes les *spécificités* morbides actuel-

(1) Pour la satisfaction de mon honorable collègue, M. Depaul, je tra-
duis ainsi les mots soulignés : Les typhus, proprement dits, ou les infections *primitives* du sang, produites par l'action des miasmes provenant de
foyers septiques placés hors de l'individu.

(2) « Qu'il s'agisse, disais-je, de l'affection qu'on appelle *fièvre typhoïde*,
de celle qu'on désigne sous le nom de fièvre puerpérale (typhus puerpéral
de M. Cruveilhier), ou des typhus dits *européen*, *américain* et *oriental*,
ou du charbon, ou de la pustule maligne, ou de la morve aiguë, etc.,
toujours vous constaterez la présence du double élément que nous venons
de signaler. » (*Traité de nosographie médicale*, t. V, p. 24.)

lement connues, que je n'ai pu les admettre. Personne, d'ailleurs, n'est plus disposé que moi, on peut m'en croire, à admettre les choses nouvelles qui peuvent nous venir de collègues tels que MM. Trousseau et Depaul.

Le premier de ces savants confrères, sur une simple réclamation de ma part, au moment où il prononçait son discours, a bien voulu, avec sa bonne grâce accoutumée, reconnaître que je n'étais ni *dichotomiste*, puisque j'ai composé ma classification nosologique (*Nosogr. médic.*) de douze classes de maladies parfaitement distinctes les unes des autres, ni *antispécificiste*. Il s'est seulement empressé de répliquer que je n'étais pas *spécificiste* à sa manière. C'est là une autre question, et je conviens qu'il ne me siérait guère de me proclamer *spécificiste* absolument comme M. Trousseau, précisément aujourd'hui qu'il s'agite, dans cette enceinte, une question pour la solution de laquelle notre collègue fait intervenir une nouvelle *espèce* de spécificité (qu'on me passe ce jeu de mots) dont je continue à combattre l'existence.

Avant d'en finir avec le sujet qui nous occupe, qu'il me soit permis d'ajouter que non-seulement tout médecin, tout clinicien vraiment digne de ce nom, ne voit pas seulement des *espèces* morbides, mais que, au lit des malades, il ne trouve, à rigoureusement parler, que des individualités morbides. Ce n'est point, en effet, d'espèces, mais d'individualités, de cas particuliers qu'il s'agit alors.

Particulariser, individualiser au lit du malade, généraliser plus ou moins, classer dans les traités médicaux, voilà quelles sont, parmi beaucoup d'autres, les éternelles opérations du médecin. Pour ma part, j'ai toujours attaché beaucoup d'importance à cette partie du travail intellectuel du médecin, qui consiste à bien peser, à bien déterminer toutes les particularités qui appartiennent à chaque malade individuellement observé et traité; et c'est pour cela que j'ai écrit quelque part, et souvent répété à ma clinique, que le *clinicien* ou le *praticien* doit être un bon *casuiste*. Ainsi, cas ou faits particuliers, espèces, classes, familles de faits, de maladies; particularisations, généralisations, catégorisations, classifications, autant d'actes intellectuels dont aucun ne doit être négligé par le nosologiste. Mais il n'existe en *réalité*, dans la nature, que des divers cas particuliers ou individuels; et les espèces, les classes, etc., ne sont que des collections de ces cas individuels, rapprochés d'après les lois de la saine logique.

IV. Abordons maintenant de nouveau la grande question de la nouvelle *entité fébrile essentielle* de M. Depaul et d'autres. Tout en tenant compte de la plaie qui succède à l'accouchement, je ne veux point dans ce discours, non plus que dans le premier, en exagérer la valeur. On ne saurait néanmoins s'empêcher de reconnaître que, dans *certains cas*, c'est un élément de grande, de première importance. Mais quand il s'agit d'apprécier exactement l'influence de l'état puerpéral dans les maladies fébriles (ou autres) des nouvelles accouchées, ce n'est pas de la plaie utérine et de ses suites qu'il doit être uniquement question. Étudiée en elle-même, et à part de toutes les autres conditions qu'il ne faut pas négliger chez les sujets dont nous nous occupons, l'*opération* de l'accouchement, soit simple ou *naturel*, soit laborieux et *artificiel*, se compose d'autres éléments bien dignes d'être pris en considération. Tels sont entre autres : 1° ces douleurs si violentes qu'elles ne peuvent être comparées qu'à elles-mêmes, qui n'arrachent pas seulement des cris ordinaires à celles qui les éprouvent, mais ces cris bien connus : *Je vais mourir! je me meurs! c'en est fait de moi!* et d'autres pareils; 2° les pertes de sang quelquefois abondantes qui surviennent, et dont il faut d'autant plus se préoccuper qu'une bonne partie des nouvelles accouchées étaient plus ou moins *chlorotiques* ou *chloro-anémiques* avant comme pendant le cours de leur grossesse (1); 3° les émotions morales plus ou moins vives auxquelles sont exposées un bon nombre de nouvelles accouchées; 4° les diverses manœuvres plus ou moins douloureuses, plus ou moins fatigantes, plus ou moins pro-

______

(1) Je diffère en ceci de mon excellent et savant collègue, M. Cazeaux, qui fait jouer un rôle important à la grossesse dans la production de la

pres quelquefois à compromettre la vie elle-même de la femme et de l'enfant; 5° les caillots, les débris du placenta qui peuvent quelquefois séjourner dans l'utérus et y subir un travail de décomposition ou de fermentation septique; 6° l'air plus ou moins chargé de miasmes putrides que les nouvelles accouchées respirent dans certaines occasions, etc.

Sous le rapport de la marche, de la gravité, de la mortalité des maladies fébriles intercurrentes, et communes à tout le monde, qui peuvent sévir sur les nouvelles accouchées, n'est-il pas clair comme la lumière que les diverses circonstances tout à l'heure signalées, exercent la plus puissante influence, produisent des effets considérables et constituent un ensemble de *causes* au moyen desquelles s'expliquent suffisamment toutes les particularités sur lesquelles on s'est fondé pour créer l'hypothèse d'une *fièvre nouvelle, sui generis, exclusivement propre aux nouvelles accouchées* (1)? et notez bien, d'ailleurs, que les circonstances *aggravantes* que nous mentionnons ici pour les maladies intercurrentes des nouvelles accouchées, sont elles-mêmes de véritables états morbides, dont quelques-uns constituent le point de départ, l'origine, et pour ainsi dire le foyer de cette fièvre puerpérale *à forme septique ou putride* (typhoïde, adynamique de divers auteurs), qui compte tant de victimes, emportées quelquefois avec une rapidité foudroyante, comme il arrive à certains élèves à la suite d'une piqûre dite *anatomique*, en d'autres termes, à une piqûre avec *infection septique*, à certains malades atteints du

chloro-anémie. Vingt-cinq années d'études non interrompues sur cette affection, encore aujourd'hui si souvent méconnue, et dont le premier, il m'est permis de le dire, j'ai signalé et démontré la fréquence sans pareille, m'autorisent à soutenir que la chloro-anémie des femmes grosses était antérieure à leur grossesse, du moins dans l'immense majorité des cas. Je demande pardon à M. Cazeaux, dont j'estime si haut et la personne et les talents, de ne pas partager son opinion à cet égard.

(1) Je n'ai pas besoin de rappeler ici ce que, dans mon premier discours, j'ai dit de l'opinion de ceux qui admettent le fœtus, l'enfant nouveau-né, etc., au triste privilége de n'être pas exemptés de la fièvre *hypothétique* dont il s'agit.

typhus, c'est-à-dire d'une fièvre *putride*, *septique* par excellence, et dans laquelle l'empoisonnement septique du sang est bien réellement *primitif*, dans l'acception généralement reçue de ce mot. C'est à cette forme que convient la dénomination de typhus puerpéral, proposée par M. le professeur Cruveilhier, et dont je me suis très volontiers servi souvent dans mon enseignement, en faisant bien remarquer toutefois qu'il s'agit alors de phénomènes généraux, semblables à ceux du typhus proprement dit, mais non *primitifs* comme dans ce dernier; qu'en un mot, c'est un typhus *consécutif* et non *primitif* ou d'emblée. Ce typhus *consécutif* est tout à fait comparable à celui qui survient à la suite de blessures, de plaies, d'inflammations intérieures ou extérieures, lorsqu'elles viennent à se compliquer d'une suppuration *septique*, d'une décomposition gangréneuse, autre forme de la septicité, etc., et que rien ne s'oppose à l absorption des principes fermentescibles, du *levain* septique et de son introduction dans la masse du sang, introduction d'où naissent les phénomènes *septicémiques* ou la septicémie avec toutes ses conséquences.

On ne saurait trop répéter qu'il existe au moins une grande *catégorie* de cas dans lesquels les phénomènes généraux, à l'ensemble desquels nos adversaires eux-mêmes ont donné le nom de *fièvre puerpérale*, reconnaissent *évidemment* pour cause *première*, pour origine, pour point de départ l'espèce d'affection *locale* indiquée, c'est-à-dire une *infection septique* ayant pour siége, soit l'intérieur de l'utérus, soit les sinus, soit les veines de l'excavation pelvienne, etc. Donc aussi, il est clair comme la lumière, qu'en supposant qu'il existât une autre série ou catégorie de cas dans lesquels les phénomènes généraux, caractéristiques de la *fièvre puerpérale* de nos adversaires, se manifestéraient *primitivement* ou d'emblée, il n'en faudrait pas moins, sous peine de forfaire en quelque sorte à la plus évidente vérité, admettre la précédente catégorie, sans préjudice d'une troisième *catégorie* dans laquelle les phénomènes pourraient être à la fois et *primitifs* et *consécutifs*.

V. Il nous reste à ajouter, relativement à ces cas de la première catégorie, les seuls peut-être dont la démonstration ne laisse rien à désirer, qu'ils ont été observés, non-seulement dans les établissements de femmes en couches; mais dans la ville, dans des habitations particulières, parfaitement saines, à des époques où nulle épidémie de fièvre puerpérale ne régnait dans nos établissements obstétricaux, et sans qu'on pût accuser le doigt de l'accoucheur d'avoir été un instrument d'infection ou de contagion. Il n'est point d'accoucheur qui n'ait rencontré bien des cas de ce genre, et il n'est pas de praticien ordinaire, un peu répandu, qui n'en ait aussi observé au moins quelques cas. J'en ai rencontré pour ma part, et les trois derniers pendant le cours même de cette discussion. Le premier est relatif à une jeune femme de vingt et un ans, dont je présente à l'Académie l'observation très détaillée, accouchée le 24 mars dernier, et admise dans mon service, le 29 du même mois. Après quelques imprudences, elle fut prise de frissons, suivis d'une fièvre violente (1). Le jour de son arrivée et le lendemain à ma visite, absence de douleur abdominale notable et de tous les autres phénomènes d'une péritonite puerpérale; le pouls était à 136, 140, petit, faible et flasque; profond abattement, intelligence nulle, point de réponse aux questions, langue, lèvres et dents sèches, croûteuses, haleine un peu fétide, la malade urine sous elle, etc. Un pronostic des plus funestes est porté, et en effet la malade meurt dans la soirée du 30 (des vésicatoires avaient été appliqués aux cuisses et avaient bien pris).

MM. Potain, Duroziez, chefs de clinique, et moi, nous fîmes l'ouverture avec le plus grand soin, et nous ne trouvâmes aucune trace de péritonite, ni d'inflammation des veines iliaques et hypogastriques, des veines ovariques, de la veine cave, de la veine porte, qui contenaient un sang très liquide, d'un brun noirâtre, sans aucune imbibition rouge de leur membrane interne. Les ligaments larges et ronds, ainsi que les ovaires, étaient sains. Mais l'utérus, d'un volume très

(1) Bien que pauvre, cette jeune femme habitait une vaste maison rue du Faubourg-du-Temple, 117, propre, aérée, et n'avait pas de malades autour d'elle.

considérable, s'élevant encore jusqu'à l'ombilic, parfaitement sain à l'extérieur, offrait à l'intérieur un état pultacé général; et, vers l'un des angles supérieurs, une plaque grisâtre, molle, assez analogue à cette exsudation pseudo-membraneuse connue sous le nom de *pourriture d'hôpital*. Dans une étendue d'environ la moitié de la paume de la main, on trouve de petits caillots de sang mous, *altérés*, mais fortement adhérents. Le cœur, dans ses cavités droites, contient des caillots *excessivement* mous, en partie décolorés, ayant l'aspect de gelée.... Nous avons vainement cherché du pus ou une matière purulente, soit dans les sinus, soit dans les vaisseaux lymphatiques de l'utérus, soit dans le foie, soit dans les poumons, soit dans la rate, soit dans les reins.... Estomac et intestins sans altération notable; cerveau de bonne consistance. Point d'épanchement notable dans la cavité de l'arachnoïde et dans le réseau de la pie-mère et des plexus choroïdes, qui étaient modérément rouges et injectés. Un peu de sérosité rougeâtre dans les extrémités postérieures des ventricules latéraux....

Il me suffira d'avoir mentionné les deux autres cas que j'ai observés en consultation avec mon excellent confrère et ami, M. le docteur Heauregard, et dans lesquels l'autopsie ne fut point pratiquée. Au reste, ce n'est pas seulement dans la ville, mais dans les salles d'hôpitaux non consacrés aux femmes grosses exclusivement, mais même dans les établissements qui leur sont spécialement affectés, qu'on observe, à l'*état sporadique*, la fièvre puerpérale sous la forme dont il s'agit en ce moment. Dans les cas de ce genre, tout se réunit pour éloigner de l'esprit l'idée d'une cause *extérieure spécifique* à laquelle on puisse, sans violer les lois de la plus saine expérience et de la plus saine logique, rapporter la *fièvre puerpérale*. Nous maintenons cette catégorie de cas avec d'autant plus d'assurance, qu'ils comptent pour leurs défenseurs nos savants collègues MM. Cazeaux, Hervez de Chégoin, et tant d'autres observateurs distingués, tels que MM. Béhier, Gallard, etc., etc., qui, en dehors de cette enceinte, ont en quelque sorte pris part à notre discussion.

Il s'agit de savoir maintenant s'il faut admettre comme incontestablement démontrée l'existence de la seconde catégorie de cas ; savoir celle où la *fièvre puerpérale*, toujours de la forme qui nous occupe, se développerait *primitivement, d'emblée*, comme le *typhus* proprement dit, par exemple, sous l'influence d'une cause *inconnue jusqu'ici, spécifique*, et tellement *spécifique* qu'elle n'agirait que sur les nouvelles accouchées. C'est là précisément la doctrine que nous enseignent nos honorables adversaires, à la tête desquels s'est placé, dès l'ouverture de ces débats, un collègue pour lequel je me plais à faire profession, depuis déjà longtemps, d'une profonde estime, d'une véritable sympathie : j'ai nommé M. Depaul. Je ne lui avais pas d'abord donné ce premier poste, mais je me rends très volontiers à l'opinion du public et de la presse médicale, qui l'ont proclamé le plus net, le plus ferme, le plus franc, le plus courageux représentant de l'opinion ou de la doctrine que je combats à regret, mais avec une pleine et entière conviction : *amicus Plato, magis amica veritas*.

Si les cas sur lesquels doit rouler maintenant notre discussion sont bien réels, ce que nous examinerons de nouveau tout à l'heure, avant de faire intervenir pour leur production une cause aussi *exclusive*, aussi *extraordinaire*, on en conviendra, n'était-il pas plus simple, plus logique d'examiner attentivement d'abord s'ils ne pourraient pas être attribués, en raison de leur ressemblance séméiologique avec ceux dont nous venons de traiter, à une cause du même genre, c'est-à-dire à une *infection septique*, mais infection *primitive* et non secondaire ou consécutive comme dans ces derniers cas ? Une telle hypothèse était d'autant plus naturelle, même de leur part, qu'ils placent l'*encombrement* des nouvelles accouchées au premier rang des causes propres au développement des épidémies de cette seconde catégorie de fièvre puerpérale, et que, pour faire cesser ces épidémies, ils ont proposé et mis à exécution le procédé le plus expéditif et le plus certain, si elles sont bien le résultat de l'encombrement, à savoir : l'évacuation et la clôture des salles dans

27

lesquelles sévissaient les fièvres puerpérales sous forme épidémique. On sait déjà que je n'ai point désapprouvé cette mesure prophylactique dans mon premier discours. Mais qu'eût-on fait et que ferait-on de plus ou autrement, s'il s'agissait d'épidémies de vrais typhus régnant dans des établissements de nouvelles accouchées, et non d'épidémies produites par un principe miasmatique qu'on distingue essentiellement du miasme producteur des typhus, et dont on fait un *principe nouveau,* étrange, d'une espèce particulière, et qui, par je ne sais quelle propriété élective, par quelle affinité mystérieuse, n'exercerait sa funeste puissance que sur les nouvelles accouchées?

VI. Demandons à nos antagonistes, une dernière fois, à quels signes, à quels caractères certains, ils veulent qu'on reconnaisse leur *nouvelle entité pyrétologique,* essentiellement différente de toutes celles admises déjà dans les cadres nosologiques. M. Depaul m'a reproché de m'être montré trop exigeant à cet égard dans mon premier discours : je n'ai pourtant demandé rien autre chose que ce qui constitue une maladie quelconque, savoir, un siége et une lésion, des signes, une cause, un traitement, une dénomination. Aucune réponse catégorique ne nous a été faite. Relativement à la dénomination, M. Depaul a semblé croire qu'il s'agissait ici d'une question relative à la nouvelle nomenclature. S'il en est ainsi, il s'est complétement trompé sur le fond de ma pensée. Non, je n'ai point voulu, comme on l'a dit, à l'occasion d'un autre discours, ajouter la *confusion des langues* à la confusion des choses, et faire assister l'Académie au miracle d'une double *Babel.* Ma pensée était toute simple : je demandais un nom nouveau pour une chose nouvelle, comme on l'a toujours fait en pareille circonstance, depuis les temps les plus reculés et, si j'ose le dire, depuis l'origine du monde jusqu'à nos jours. Comment s'entendre, en effet, dans une discussion quelconque, si chaque chose n'est pas distinguée par son nom propre ou spécial, et si l'on ne donne pas des noms différents à des choses distinctes, ou les mêmes noms à des choses semblables? Certes, c'est bien ici

le cas de dire qu'en agissant autrement ce serait vouloir renouveler le miracle dont nous parlions tout à l'heure, celui
de la confusion des langues.

L'expression de *puerpérale*, que les partisans de la nouvelle entité pyrétologique ont adoptée, est entachée d'un
double vice. En effet, 1° elle est depuis longtemps acceptée
pour signifier ou représenter les modifications que l'état
puerpéral peut imprimer aux diverses maladies connues, qui
sévissent sur les nouvelles accouchées comme sur les autres
personnes (péritonite puerpérale, pneumonie puerpérale, etc.),
tandis que, dans la doctrine de nos antagonistes, cette expression signifie une maladie, une fièvre *essentiellement* distincte
de toutes les autres maladies connues, et tellement distincte,
je ne saurais trop le répéter, que, par une exception qui
n'appartient qu'à elle, elle sévit exclusivement sur les nouvelles accouchées ; 2° cette expression de *puerpérale*, n'étant
plus employée dans le sens généralement reçu, ne repose plus
sur aucune base logique de nomenclature, est la plus arbi-
traire qu'on pût imaginer, puisqu'elle ne se rapporte à aucun
caractère donné de la prétendue maladie nouvelle (1).

Or, il faut de l'*exactitude* dans le langage comme dans les
doctrines médicales, et ce n'est pas, je le sais, une chose
facile, même aux meilleurs esprits.

VII. En voici la preuve. Dans une de ses conclusions,
M. Depaul dit que la fièvre puerpérale, tel qu'il l'entend avec
ses partisans, est une *altération du sang*. Eh bien ! dans l'école
médicale exacte, une telle définition pour une maladie, pour
une fièvre essentiellement distincte de toute autre affection
morbide comprise dans le cadre nosologique, serait sévèrement

(1) On dira peut-être que le mot *puerpérale* convient éminemment à
cette maladie, par cela même qu'elle appartient exclusivement aux nouvelles accouchées. C'est là un argument dont je ne contesterais pas la
valeur, si, encore une fois, l'expression dont il s'agit n'avait pas déjà une
autre signification universellement reçue. Mais, dans ce cas même, il resterait toujours à démontrer l'existence de la nouvelle *entité*, ainsi dé-
nommée.

blâmée. Qu'est-ce, en effet, qu'une *altération* indéterminée du sang? de combien d'espèces d'*altérations* parfaitement distinctes et connues le sang n'est-il pas susceptible? Faites-nous donc la grâce de nous *spécifier*, de nous *spécialiser*, de nous *particulariser* cette altération, si vous voulez que nous en ayons une *idée* et que nous puissions la distinguer de toutes celles que nous connaissons déjà. Nous ne vous demandons là qu'une donnée sans laquelle il est absolument impossible de discuter sérieusement. Il est vrai que M. Depaul, et je l'en remercie, a dit quelques mots de cette altération du sang, mais sans la préciser suffisamment. Or, telle qu'il l'a indiquée, elle rentrerait dans la classe de celles que l'on a trouvées chez les individus qui succombent aux maladies fébriles désignées sous les noms de fièvre typhoïde ou putride, de typhus, etc., c'est-à-dire qu'elle appartiendrait à une *espèce* d'altération du sang très connue, au lieu d'être une *altération nouvelle et essentiellement différente de toutes les altérations connues du sang*, ce qui devrait être, en effet, si elle constituait, comme on le déclare, l'élément ou le caractère anatomo-pathologique fondamental de la nouvelle *entité fébrile*.

VIII. C'est peut-être ici le lieu de faire remarquer que si l'on met de côté toutes les fièvres évidemment produites par un agent, une cause vraiment spécifique, telle que la variole, la scarlatine, la rougeole, la morve aiguë, etc., les autres *fièvres*, les fièvres *communes*, qu'elles soient primitives ou consécutives, et quelque nombreux que soient les foyers intérieurs ou extérieurs d'où ces dernières peuvent tirer leur origine, l'état général (1) connu sous le nom de fièvre, ne

(1) N'est-ce pas une chose singulière qu'on accuse ce qu'on appelle les *localisateurs*, et l'auteur de ce discours en particulier, de ne pas admettre les maladies **générales**, lorsqu'ils déclarent que tout état fébrile, qu'il soit *primitif* ou *consécutif*, est une maladie ou un état morbide général, et qu'il en est de même de toutes les infections, de toutes les altérations de la masse du sang, etc.? Il est vrai qu'en procédant ainsi, ils donnent un *siége*, un *lieu* aux maladies générales elles-mêmes, ce qui est là sans doute une hérésie bien impardonnable, surtout depuis l'avénement de Bichat avec son admirable *anatomie générale*.

se présente réellement que sous deux grandes formes, savoir :
la *fièvre inflammatoire* et la *fièvre putride* ou *typhique*,
typhoïde. Rien de plus distinct, ou mieux de plus opposé,
que le *caractère* ou l'élément propre à chacune de ces deux
formes. Dans l'une (forme inflammatoire), caillot du sang
ferme, glutineux, ou caillot recouvert d'une couenne épaisse,
résistante, rétractée, augmentation de la quantité normale
de la fibrine du sang ; dans l'autre, caillot mou, non rétracté,
facile à déchirer, pas de couenne, ou couenne mince,
molle, infiltrée, facile à déchirer, nulle augmentation et
même diminution de la quantité normale de la fibrine du
sang. Même opposition si nous poursuivions le parallèle de
ces deux formes, sous tous les autres rapports.

Cela posé, nous n'avons point à nous occuper de la *forme
inflammatoire franche* que la fièvre puerpérale peut revêtir,
puisque M. P. Dubois et ses disciples ont mis de côté cette forme
qu'ils ne nient point, mais qui ne constitue pas la *fièvre
puerpérale* telle qu'ils l'entendent. Reste la seconde forme, à
laquelle se rapportent, de l'aveu de tous les observateurs
compétents, au moins un certain nombre des cas pour lesquels nos adversaires ont réservé la dénomination de fièvre
puerpérale. De quel droit, à quels titres les autres cas se-
raient-ils considérés comme constituant une fièvre d'une
nature différente ? S'il en est ainsi, d'ailleurs, pourquoi ne
les a-t-on pas tout d'abord séparés des autres ?... Mais j'entends mon savant collègue, M. Depaul, qui m'interrompt pour
me dire que la *fièvre puerpérale*, telle qu'ils la comprennent,
est *spécifique*, à la manière de la variole, de la scarlatine, de
la rougeole, dont j'avais eu soin tout à l'heure de faire un
groupe pyrétologique à part. Je ne me dissimule point, au
reste, la valeur de l'argument de notre collègue et je vais y
répondre de mon mieux. Et d'abord, il ne fera pas difficulté
d'avouer que, comme nous l'avons déjà dit, il est des cas où
la *fièvre puerpérale*, telle qu'elle a été *déterminée* dans le
premier discours de M. P. Dubois, provient évidemment d'un
foyer de *septicité*, soit dans l'utérus lui-même, soit dans les
veines plus ou moins remplies d'un pus putréfié, etc. Voilà

donc une série de cas qu'il faudrait commencer par éliminer. D'un autre côté, en réservant ainsi une autre catégorie de cas dans lesquels la *fièvre puerpérale* de nos adversaires serait une *fièvre spécifique* à l'instar de la variole, de la scarlatine et de la rougeole, M. Depaul ne s'aperçoit donc pas qu'il abonde dans le sens de M. Trousseau, qu'il a cependant si vivement combattu. Ce n'est pas, ce me semble, une idée et une défense des plus heureuses que d'invoquer contre moi ce système de la *spécificité* dont on avait fait une si éclatante justice dans la personne d'un autre collègue. Il est vrai que de la *spécificité* nouvelle de M. Trousseau à l'*essentialité* également *nouvelle* de M. Depaul, il n'y a qu'un pas, et qu'on ne peut guère admettre ou rejeter l'une sans admettre ou rejeter l'autre. Mais M. Depaul sait très bien qu'il ne suffit pas d'affirmer que la *fièvre puerpérale*, à la manière dont il la conçoit, constitue une nouvelle fièvre ou pyrexie *spécifique* qu'il faut admettre, comme la variole, la scarlatine, etc. Il faut d'abord le démontrer, de même qu'on démontre avec une extrême facilité la *spécificité* de ces dernières. Toujours des affirmations et jamais de démonstrations! Si la fièvre puerpérale avait une éruption qui lui fût propre, si elle se communiquait d'un individu à un autre, à l'instar de la variole, de la scarlatine, etc., se trouverait-il parmi nous quelqu'un qui osât nier la spécificité de la fièvre puerpérale? Il n'y a d'ailleurs ici en jeu aucun de ces intérêts, aucune de ces préventions qui empêchent quelquefois de découvrir, de reconnaître ou de proclamer la vérité. Je serais bien heureux, pour ma part, d'adopter une doctrine nouvelle présentée par M. Depaul, pour la personne duquel je me sens une vive sympathie, et aux talents duquel je me plais depuis bien longtemps à rendre hommage. La distance qui nous sépare est peut-être au fond si peu de chose, qu'il nous suffirait de tendre un peu la main l'un ou l'autre, ou l'un et l'autre, pour nous mettre en contact, c'est-à-dire pour nous concilier. Je ne suis pas ennemi de la conciliation; j'ai bien souvent, au contraire, voulu l'établir. Mais, hélas! je n'y ai jamais réussi, et je conviens que ma position ne s'y prêtait guère. M. Depaul, dans le cas actuel, n'aurait qu'à remplacer le *principe*, l'*agent*, jusqu'ici tout à fait *imaginaire*, ou bien hypothétique (si l'on aime mieux ce dernier mot), le *miasme inconnu, indéterminé*, auquel il attribue la fièvre puerpérale, par le *principe septique*, le *miasme*, le *ferment putride*, sur le rôle duquel nous avons si souvent insisté, et nous nous trouverions d'accord sur le fonds même de la discussion. En faisant une telle concession, du moins jusqu'à ce qu'il soit parvenu à *saisir* par quelque côté le miasme *nouveau* qui *altère* (c'est l'expression vague de M. Depaul) le sang, ce n'est pas à moi, d'ailleurs, c'est à la saine philosophie que notre collègue ferait une concession, car la saine philosophie nous enseigne à ne point *créer et admettre des êtres sans nécessité*. Or, en conscience, dans le cas qui nous occupe, existait-il un pressant besoin, une nécessité flagrante, de *créer* le nouveau *principe* auquel nos antagonistes ont recours, et que l'on crée même de la manière la plus gratuite, au moins pour une grande série de faits, savoir : 1° ceux relatifs aux femmes qui dans la ville, hors des établissements spéciaux consacrés aux femmes en couches, présentent, au milieu des conditions hygiéniques les plus favorables, tous les phénomènes les plus caractéristiques de la *fièvre puerpérale*, telle qu'elle a été *spécialisée* par M. P. Dubois (1) ; 2° ceux relatifs à des femmes accouchées dans les établissements dont nous venons de parler, et atteintes de ces affections *septiques locales* auxquelles nul observateur impartial et compétent, ne saurait refuser la fatale puissance de donner naissance, indépendamment de toute influence ou cause extérieure (2) à *cet état général*, auquel M. P. Dubois a réservé le nom de *fièvre puerpérale*.

Que si cette influence manque évidemment dans les faits

(1) On doit rapprocher de ces faits, ceux relatifs à des femmes, en assez grand nombre, qui, accouchant dans les salles ordinaires de médecine, y sont affectées de la *fièvre puerpérale* qui vient d'être indiquée.

(2) Ajoutons que la maladie ainsi produite peut régner alors à l'état *sporadique* et à l'état *épidémique*, bien que, nous l'accordons volontiers, les grandes épidémies de *fièvre puerpérale* ne se manifestent guère en

que nous signalons, la doctrine de nos antagonistes pèche donc au moins par la généralisation qui lui a été donnée.

IX. Reste à examiner maintenant si, d'après les données que nous trouvons dans les discours des confrères que nous combattons, on ne pourrait pas s'en tenir aux *causes pathogéniques* actuellement connues, pour rendre compte des faits d'une autre série, nous voulons dire ceux dans lesquels se développe *primitivement* l'état général auquel on a spécialement *affecté la dénomination de fièvre puerpérale*. Ces faits, on le sait, appartiennent particulièrement à la fièvre puerpérale régnant sous le *mode épidémique*. Or, que nous disent de positif nos antagonistes sur les causes des épidémies de ce genre? Ils nous parlent de l'*encombrement* et de toutes les autres conditions ou circonstances capables de développer une infection de l'ordre ou de l'espèce *septique* autour des nouvelles accouchées, dans l'atmosphère qu'elles respirent. En d'autres termes, ils nous parlent d'influences qui n'ont rien de *nouveau*, plus ou moins connues même de la plus haute antiquité médicale, et propres à produire une affection qui n'est pas plus nouvelle, à savoir le *typhus*.

Ainsi donc, dans les cas mêmes de cette nouvelle et grande catégorie, non-seulement nos antagonistes ne nous démontrent pas la présence d'un *agent nouveau* propre à engendrer une maladie nouvelle, mais ils signalent comme nous un agent bien connu dans ses effets et produisant une maladie décrite depuis longtemps dans tous les cadres nosologiques.

Voilà ce qui est certain : pressés par cette argumentation si simple, si naturelle et comme éperdus, en présence d'une *théorie* ou d'une doctrine, qui n'est que l'*expression*, la représentation la plus fidèle des faits bien observés, nos antagonistes ont recours à l'*expédient* des comparaisons, et nous objectent, ainsi qu'on l'a déjà vu, la variole, la rougeole et

l'absence de toute influence d'encombrement, ou d'autre circonstance propre à *infecter septiquement* l'air que respirent les nouvelles accouchées.

la scarlatine. Ils ne voient pas que des comparaisons ne sont pas des raisons, et que dans l'*espèce* ce mode d'argumentation est d'autant plus vicieux, qu'on ne trouve dans leur *nouvelle entité fébrile* aucun élément qui autorise une pareille comparaison. Quoi! vous comparez aux fièvres dites *éruptives*, ces *spécificités* par excellence, qui, à moins d'une *préservation* par des conditions connues, sévissent sur les sujets de tout sexe, de tout âge, se communiquent par une contagion flagrante et *modèle*, se révèlent *séméiologiquement* par une éruption cutanée pathognomonique, vous comparez, dis-je, à de telles fièvres une *entité fébrile nouvelle*, qui sévit *uniquement*, *exclusivement* sur les nouvelles accouchées, qui ne se communique par *contagion proprement dite*, ou d'une accouchée à une autre, que dans des cas vraiment exceptionnels (tellement exceptionnels que je pardonnerais facilement à quiconque les révoquerait en doute après les avoir bien examinés), qui ne se révèle par aucune éruption cutanée pathognomonique, et contre laquelle assurément on n'a pas trouvé de préservatif ou de vaccine, s'il m'est permis de parler ainsi (1)!

X. Que si maintenant nos antagonistes persistent dans leur système, c'est-à-dire s'ils continuent à considérer *leur fièvre puerpérale* comme une *entité fébrile nouvelle*, qui man-

---

(1) On dira peut-être que je semble nier ici la contagion de la *fièvre puerpérale*, et que je l'ai cependant formellement admise dans mon premier discours. Ceci mérite bien une explication. Je n'ai pas nié, il est vrai, dans mon premier discours, la contagion, sur laquelle MM. Depaul, P. Dubois, et surtout M. Danyau, avaient insisté. Mais, tout en applaudissant à leur bonne foi, à leur croyance, à leur courage, je leur avais abandonné toute la responsabilité d'une pareille doctrine, et je m'étais formellement déclaré incompétent en cette matière.

Pour être compétent, en effet, il faudrait avoir observé des épidémies de fièvre puerpérale dans les établissements consacrés aux femmes en couches, et, à mon grand regret, je n'ai pas ce triste avantage. Je me défie un peu, je l'avoue, des faits qui ont été empruntés à l'étranger, et j'aurais mieux, infiniment mieux aimé des cas tirés de la pratique personnelle de

que au cadre nosologique, ce que de notre côté nous persis-
tons à nier, ils savent, aussi bien que nous, que ce n'est plus
désormais à cette tribune que les débats doivent être pour-
suivis; que la cause a pour ainsi dire été suffisamment en-
tendue dans cette enceinte, et qu'elle doit être renvoyée à un
plus ample informé, à une nouvelle instruction. C'est là,
messieurs, que nous attendons tranquillement les défenseurs
de la *nouvelle entité* pyrétologique. De quelle instruction
s'agit-il? demandera-t-on, peut-être. Mais, messieurs, il n'en
est qu'une dont on ne puisse plus appeler, quand elle aura
prononcé, c'est une nouvelle *instruction clinique*. En effet, de
même que les problèmes de physique doivent être démontrés
physiquement *(physica physicè demonstranda)*, de même les
questions de clinique doivent être cliniquement démontrées
(clinica clinicè demonstranda). Que nos antagonistes nous
appellent donc sur le véritable champ de bataille, c'est-à-
dire au lit des malades. Les nouvelles accouchées ne sont
pas rares, et malheureusement elles sont toujours sujettes à
la maladie dont la discussion, déjà depuis plusieurs mois,
agite cette Académie, et on peut le dire, le monde médical
tout entier. Eh bien! qu'on nous montre, nous sommes tous
gens de bonne volonté, qu'on nous montre donc ou qu'on
nous *démontre* cette *fièvre puerpérale*, qu'on ne doit confondre
avec aucune autre des maladies contenues dans les cadres

mes savants antagonistes. Or, les cas de ce dernier genre sont aussi rares
que sont nombreux, au contraire, ceux qui nous viennent de l'étranger.
Timeo Danaos, c'est bien l'occasion de le répéter, quand les Grecs nous
apportent un si fatal présent.

Il ne s'agit, pour le moment, que de la fièvre puerpérale non compliquée d'un typhus proprement dit, ou d'une infection septique primitive du
sang, provenant d'un foyer septique extérieur. A l'égard de la contagion
de cette maladie (typhus), je m'en réfère à ce que j'ai écrit dans ma *Nosographie médicale*.

Quant à la contagion de la fièvre puerpérale proprement dite, à sa transmission par le *contact*, je ne l'admettrai, je le déclare, qu'après un plus
ample et plus *exact* informé.

pyrétologiques, qui constitue une *entité fébrile primitive*, essentiellement différente de toutes celles que nous connaissions et qui ont reçu des noms particuliers. Je me ferai gloire de compter parmi ceux qui se presseront autour de nos antagonistes, pour acquérir la connaissance de cette singulière *entité fébrile, qui ne frappe que sur les nouvelles accouchées*, et qui, je ne saurais trop le répéter, est essentiellement distincte de toutes les autres maladies fébriles connues, communes aux nouvelles accouchées et aux femmes non accouchées, aux deux sexes, plus ou moins modifiées seulement par l'état puerpéral, simple modification qu'il ne faut pas prendre pour une différence de nature. Mais jusqu'à ce que la démonstration dont il s'agit ait eu lieu, jusqu'à ce qu'on nous ait fait voir et toucher le corps ou du moins quelques-uns des membres de la *nouvelle entité*, qu'il me soit permis de me déclarer en quelque sorte le *saint Thomas* de la fièvre puerpérale telle qu'on l'entend, et de dire : *Etiamsi omnes, ego non !*

XI. Ma tâche serait terminée, messieurs, si M. Beau, dans son dernier discours, où il a défendu les opinions émises dans son premier sur la nature et le traitement de la fièvre puerpérale, n'avait, en proclamant solennellement l'impuissance de la méthode antiphlogistique dans une maladie qui, selon lui, consiste en des phlegmasies locales et une *diathèse inflammatoire*, n'avait, dis-je, commis une de ces erreurs capitales, que, dans ma position particulière, je ne pouvais m'empêcher de relever, sans être justement accusé de la plus insigne, pour ne pas dire de la plus coupable faiblesse. Non, messieurs, non, il n'est pas conforme à la vérité de dire que la méthode antiphlogistique, *bien formulée, appliquée dans une juste mesure*, est impuissante contre les phlegmasies locales et la diathèse inflammatoire. Pour que M. Beau ne s'imagine pas que ce mot *diathèse inflammatoire* doit sonner mal à mon oreille, je commencerai par lui citer le passage suivant, écrit par moi, il y a déjà vingt ans. A l'occasion du parallèle entre l'arthrite traumatique et l'arthrite rhumatismale, après avoir dit qu'il fallait tenir compte de la *spécialité* de la cause de cette dernière et des particularités de son mode d'action, d'application, et expliqué par cette *donnée* la dissémination si commune des fluxions inflammatoires, j'ajoute ce qui suit : « Parce que dans le cas d'arthrite rhumatismale, au lieu d'une seule inflammation articulaire, vous en trouvez dix, vingt et plus, à un degré plus ou moins prononcé; parce que, en même temps que ces fluxions inflammatoires articulaires *multiples*, *disséminées*, vous rencontrez une péricardite, une endocardite, une pleurésie, etc..., et parce qu'en même temps encore vous constaterez une sorte de *diathèse inflammatoire* GÉNÉRALE comme la cause, vous nieriez la nature inflammatoire de la maladie que vous observez (1) ! »

Je reviens maintenant à mon sujet. Depuis vingt ans passés, là haut, dans les salles de clinique, qui sont au-dessus de vos têtes, il n'est pas d'années, il n'est pas de mois, il n'est pas de semaine, il n'est pas de jour où des faits authentiques ne donnent le plus heureux et le plus éclatant démenti, à tous ceux qui nient la suprême efficacité de la méthode antiphlogistique, telle que je viens de la caractériser, contre les phlegmasies locales et la diathèse inflammatoire ou l'état phlegmasique général. Comme ce point si important de thérapeutique a été débattu, il y a déjà bien des années, au sein de cette assemblée, et que je sais mieux que personne à quel point cette matière est brûlante, j'ai toujours évité, et notamment dans mon premier discours, de provoquer de nouveaux débats à son sujet. Mais je suis bien obligé de ne pas laisser sans quelques mots de réponse, les provocations directes ou indirectes des autres. Je fais une proposition à M. Beau, qui dans cette question comme dans tant d'autres, semble s'être réellement complu (cela soit dit sans nulle mauvaise intention) à se poser comme mon contradicteur, à ce point que, sans exagération, je puis dire qu'il est mon *antithèse* perpétuelle, de sorte que si la raison et la vérité se trouvent de son côté, il ne me reste plus qu'à

___

(1) *Traité clinique du rhumatisme articulaire, et de la loi de coïncidence des inflammations du cœur avec cette maladie*, 1840, p. 330-331.

m'humilier profondément et à consacrer à la pénitence la
plus dure les quelques années que le ciel peut encore m'accorder. Je propose donc à mon honorable collègue M. Beau,
dans les *maladies inflammatoires*, de soumettre à l'épreuve
de la clinique la méthode antiphlogistique telle que je
l'emploie, et la méthode par le sulfate de quinine, telle
que la pratique et la formule M. Beau. S'il accepte, je m'engage à lui montrer, ainsi qu'à tous ceux qui pourront être
chargés de suivre l'expérience, que dans le genre de maladies
dont il s'agit, la méthode de traitement par le sulfate de
quinine, comparée dans ses résultats à la méthode antiphlogistique appliquée à temps et formulée dans une juste mesure, selon les cas, est une méthode, qu'on me passe ces
expressions qui ne s'adressent qu'à elle, il n'est pas besoin
d'en faire la remarque à M. Beau et à l'Académie, une méthode vraiment meurtrière et homicide. Vous êtes jeune,
cher collègue, et il y a longtemps que j'ai cessé de l'être;
vous avez pour vous la faveur publique, et, à mon grand regret, je ne l'ai pas; vous avez tous les avantages sur moi.
Néanmoins, je vous réitère ma proposition. L'acceptez-
vous?....

Quant à la méthode antiphlogistique telle que je viens de
la signaler, même dans les phlegmasies puerpérales elle fait
encore éclater toute sa supériorité sur les méthodes qu'on a
essayé de lui substituer. Nous en avons eu de nombreux
exemples chez les femmes accouchées dans nos salles, ou
chez les accouchées qui nous sont venues du dehors. Dans le
cours même de cette discussion, j'en ai recueilli un remarquable et nouvel exemple. Une cliente de M. le docteur Delarue fut prise, après son accouchement, d'une violente pleuro-
pneumonie. Après trois saignées de 3 à 4 palettes, et un large
vésicatoire volant, elle résistait et se maintenait au second
degré. C'est alors que mon honorable confrère me fit appeler
en consultation avec lui. Le cas était fort grave. « Connais-
sez-vous, dis-je à M. le docteur Delarue, quelque moyen
autre qu'une nouvelle saignée, secondée par un nouveau vésicatoire volant, qui puisse sauver votre malade? Si vous en

connaissez un, indiquez-le moi, et je serai bien heureux de
m'en servir en pareille occasion, car je sais, par une très longue expérience, tout ce qu'il en coûte d'efforts au médecin
pour l'emploi des émissions sanguines, à la dose et au nombre
quelquefois nécessaires pour obtenir la guérison. » Il me ré-
pondit que non. « Eh bien! ajoutai-je, ayez le courage de
faire ce que je viens d'indiquer et des chances de guérison
nous restent encore. » La malade et son mari consentirent
sans hésiter. Huit jours environ plus tard, M. le docteur Delarue m'écrivait que la malade était guérie, et me demandait
s'il ne devait pas communiquer le fait à l'Académie. Je ne
pouvais que lui répondre affirmativement. Mais j'ignore s'il
a persisté dans son projet.

Si donc la méthode antiphlogistique bien formulée ne réussissait pas dans des cas désignés sous le nom de fièvre puerpérale, ce ne serait pas parce qu'elle est impuissante en elle-
même, mais bien parce qu'elle serait employée dans des cas où
il ne s'agit pas seulement de phlegmasies locales et de diathèse
inflammatoire, mais bien de ces fièvres puerpérales dans lesquelles prédominent, dans lesquelles règnent, sinon exclusivement, du moins à un très haut degré, les phénomènes
provenant d'une infection septique, c'est-à-dire d'un genre
d'affection dans lequel les émissions sanguines sont formellement contre-indiquées.

Que M. Beau n'ait vu dans ce qu'on a désigné sous le nom
de *fièvre puerpérale* qu'un élément inflammatoire, que des
phlegmasies locales et une diathèse inflammatoire; qu'il
n'ait pas pris en sérieuse considération l'élément septique,
infiniment plus grave que l'élément inflammatoire, voilà
réellement ce que je n'aurais jamais pu croire, si ce n'était
notre collègue qui l'eût déclaré lui-même.

XII. Il est temps de quitter cette tribune, et de conclure. Or,
je déclare que je n'ai rien à changer au fond des conclusions
de mon premier discours, que je vais exposer de nouveau.

L'existence de la fièvre puerpérale, telle qu'elle a été caractérisée ou définie par MM. P. Dubois, Depaul, Danyau, etc.,

c'est-à-dire constituant une *entité fébrile* nouvelle, *sui generis*, essentiellement distincte de toutes celles inscrites dans les cadres nosologiques, *n'est aucunement démontrée.*

L'élément inflammatoire, soit local, soit général; l'élément putride ou septique, soit local, soit général, tantôt secondaire ou consécutif, tantôt primitif; ces deux éléments, isolés ou combinés, sont les seuls qu'une exacte analyse ait constatés dans les diverses maladies désignées sous le nom de fièvres puerpérales. Étudiés dans toutes leurs manifestations, dans tous leurs effets, dans toutes leurs conséquences; en d'autres termes, envisagés sous tous leurs rapports, ces deux éléments suffisent pour l'intelligence de tout ce qui compose l'histoire des fièvres dites puerpérales.

Cette épithète (puerpérale), excellente en tant que signi-liant des *fièvres ordinaires* développées chez les nouvelles accouchées, et les modifications que l'état puerpéral peut leur imprimer, sans en changer la nature ou le fonds, ne serait plus propre désormais qu'à induire en erreur et à produire de la confusion, si on lui donnait un autre sens.

Quant au sens particulier dans lequel l'adjectif dont il s'agit a été employé par les médecins dont nous avons combattu la doctrine, il leur a été jusqu'ici impossible de le déterminer, de le préciser, ce qui ne serait pas arrivé s'ils avaient eu une *idée*, une *conception* nette de leur entité nouvelle; car en médecine comme en toutes choses,

> Ce que l'on conçoit bien, s'énonce clairement,
> Et les mots pour le dire arrivent aisément.

Et l'on continuerait à présenter comme une affection réelle-ment existante, une *fièvre essentielle nouvelle* à laquelle on ne peut pas donner un nom *propre*, spécial, différent de tous ceux employés jusqu'ici pour désigner les *fièvres* déjà connues, à laquelle on ne peut assigner ni *cause*, ni *symptômes*, ni lésions anatomiques, ni traitement au moyen desquels on puisse la distinguer de ces dernières maladies (1).

____

(1) Je me trompe : il est bien un caractère *spécial particulier*, qu'on attribue à l'*entité supposée nouvelle*, c'est de n'atteindre que les femmes

XXVI. — COMMUNICATION DE M. GUÉRARD.

(Séance du 6 juillet 1858.)

Messieurs, la longue et importante discussion dont je suis appelé à vous présenter le résumé a excité dans le public médical l'intérêt le plus vif et le plus soutenu. Nos confrères de la presse ne se sont pas bornés à offrir à leurs lecteurs une analyse critique et détaillée de vos séances, ils ont accueilli ou même rédigé sur les questions en litige des travaux dont plusieurs ont une valeur considérable. D'autres médecins, tant nationaux qu'étrangers, ont adressé directement à quelques-uns de nos collègues et à moi-même des notes ou mémoires sur le même sujet.

Cette active participation à vos débats complète l'espèce d'enquête que vous avez ouverte sur la question obscure et complexe de la *fièvre puerpérale*.

Elle m'impose, jusqu'à un certain point, le devoir de tenir compte dans mon résumé de tous ces éléments d'appréciation, qu'ils aient ou non été produits dans le sein de la Compagnie, et de les faire servir à fixer l'état actuel de la science sur les questions qui, depuis plus de quatre mois, ont rempli à peu près exclusivement vos séances.

Je suivrai, dans l'exposé des faits, l'ordre que j'ai adopté dans ma première communication. Je traiterai, par conséquent, successivement :

en couches. Mais nous avons montré qu'on observait chez toutes les femmes et chez les hommes une *fièvre* de la même *espèce*, et que les seules modifications que la maladie présente chez les nouvelles accouchées tient à l'état puerpéral proprement dit. Répétons qu'une *fièvre*, qu'on l'appelle essentielle ou autrement, produite par un *miasme extérieur*, qui sévirait ainsi exclusivement sur une portion restreinte de l'espèce humaine, constituerait réellement une telle exception à toutes les *fièvres* connues, une telle sorte de *monstruosité* ou de *prodige nosologique*, que, pour l'admettre, il faudrait qu'elle fût aussi clairement démontrée qu'une proposition de géométrie, ce qui n'est pas, assurément, pour la nouvelle entité.

De la nature,

Du mode de transmission,

Du traitement de la maladie.

Toutefois, je crois utile de prévenir qu'afin d'éviter les répétitions et de ne point abuser des moments que l'Académie veut bien m'accorder, je chercherai à faire ressortir les faits et les arguments sur lesquels repose l'opinion à laquelle je me rallie, tandis qu'ils sont incompatibles avec les opinions contraires. La critique de celles-ci se déduira donc tout naturellement de cette incompatibilité.

Et d'abord, messieurs, permettez-moi de repousser, ainsi qu'on l'a déjà fait, l'assimilation de la surface de l'utérus après l'accouchement à une plaie récente. Cette assimilation, sur laquelle plusieurs orateurs ont tant insisté, d'après Simpson, me paraît, *à priori*, tout à fait inadmissible. Je ne puis croire qu'un acte aussi éminemment physiologique que l'accouchement, un acte sur lequel repose la perpétuité de l'espèce, place la femme dans les conditions anormales où se trouve le malade qui vient de subir une grande opération. Je suis d'autant moins disposé à l'admettre que, dans la médecine vétérinaire, on ne connaît pas de maladie analogue à la *fièvre puerpérale*, bien que les conditions de la parturition, chez les femelles des animaux domestiques, ne diffèrent pas essentiellement de ce qu'elles sont chez la femme, quant à ce qui regarde la surface de l'utérus après que le placenta s'en est détaché.

Quand cette séparation s'opère, on ne peut pas dire qu'il se fasse, dans les vaisseaux utéro-placentaires, une solution de continuité. Ils étaient juxtaposés et comme enchevêtrés ; les contractions utérines font cesser leur abouchement réciproque, et, aussitôt après l'accouchement, la rétraction de l'utérus en détermine, du côté de ce viscère, le resserrement, l'occlusion et bientôt l'oblitération complète, par suite du dépôt de la lymphe plastique.

Les lochies blanches ne sont pas formées de pus, comme le croient beaucoup de personnes : elles constituent une sécrétion spéciale à l'utérus, de nature albuminoïde, où le pus n'existe qu'accidentellement, et lorsque par exception, la surface de l'utérus devient le siége d'une inflammation superficielle sur le point où adhérait le placenta.

Il est un autre phénomène physiologique que plusieurs médecins ont rangé parmi les accidents morbides, dont il constituerait le premier degré : je veux parler de la *fièvre de lait*.

Doublet lui donnait le nom de *fièvre puerpérale éphémère*.

M. Cruveilhier l'appelle la *fièvre traumatique* des nouvelles accouchées.

Pour M. Raciborski, c'est aussi une *fièvre traumatique*, occasionnée par le travail de l'accouchement et bornée aux veines de l'utérus. L'extension de l'inflammation aux troncs veineux, aux veines des ligaments larges, des ovaires, etc., donne lieu à la *phlébite utérine suppurée*, etc. (1).

Enfin, d'après M. Mattei, la fièvre de lait serait due à l'inflammation très limitée de la surface utérine après le travail de l'accouchement (2).

Ces diverses opinions, qui, en définitive, se confondent en une seule, ont leur point de départ dans l'idée théorique du *traumatisme* de l'utérus par le fait de l'accouchement, et la délimitation des désordres dus à ce traumatisme, nécessaire pour ne produire que la *fièvre* dite *de lait*, n'a jamais été constatée par personne.

Au contraire, il ne répugne nullement à l'esprit d'admettre que l'établissement d'une sécrétion aussi importante que la sécrétion lactée, chez une femme affaiblie par les douleurs de l'enfantement et une perte de sang plus ou moins considérable, entraîne le développement d'un mouvement fébrile dont l'intensité ne peut manquer de s'accroître quand la femme ne nourrit pas, sous l'influence de la perturbation qui en résulte pour cette nouvelle fonction. Il ne faut pas oublier, d'ailleurs, que la suspension ou la non-apparition de la sécrétion lactée est un des premiers effets des maladies aiguës

(1) H istoire du système veineux, etc., dans les *Mémoires de l'Académie de médecine*, t. IX, p. 621.

(2) *Essai sur l'accouchement physiologique.* Paris, 1855, p. 375.

qui se montrent chez les femmes en couches, et de la fièvre puerpérale en particulier.

1° *Nature de la maladie.* — Il est une circonstance qui, dans le cours de la discussion, a été remarquée de tous, à savoir, la communauté de principes professés par trois de nos collègues, livrés à la pratique des accouchements et depuis longtemps en relation intime avec l'hospice de la Maternité.

La cause de cette particularité me semble avoir été indiquée par M. Depaul quand il a dit que, pour se faire une idée juste de la *fièvre puerpérale,* il faut en avoir observé un grand nombre d'épidémies. Or, cette condition, conséquence malheureusement fatale de la fréquentation habituelle de la Maternité, MM. Dubois, Depaul et Danyau la présentent au plus haut degré.

Dans mon premier discours, j'ai emprunté au mémoire de M. Tonnelé une citation (1) qui montre combien sont variables, sous le rapport de la marche, des symptômes, des lésions, etc., les différentes épidémies de fièvre puerpérale. Cette variabilité explique tout à la fois la concordance d'opinions entre ceux qui en ont été témoins et leur dissidence avec ceux de nos confrères dont le champ d'observation s'est trouvé plus restreint.

Je réunirai donc, dans un seul et même exposé, les idées et les doctrines de nos trois collègues, idées et doctrines auxquelles je m'associe pleinement.

La femme en couches est exposée à plusieurs affections morbides fort différentes les unes des autres ; mais nous croyons, avec nos trois collègues, que l'épithète de *puerpérale* doit être exclusivement attribuée à celle de ces affections qui ne se développe jamais que sous l'influence de la parturition imminente, commençante ou achevée, que la grossesse soit ou non parvenue à son terme normal.

Voyons donc d'abord quelles sont les maladies autres que la fièvre puerpérale qui peuvent se montrer chez la femme en couches.

En première ligne se trouve cet ensemble de symptômes

(1) Séance du 23 février 1858, p. 14.

que nous désignerons, avec M. Dubois, sous le nom d'*embar-ras gastrique*, et qui réclame l'emploi des évacuants, de l'ipé-cacuanha en particulier. Cet état morbide se déclare le plus souvent sous certaines influences atmosphériques ou hygié-niques qui n'ont rien de spécial aux femmes en couches. Il se manifeste après l'accouchement et, en général, un peu avant l'établissement de la sécrétion laiteuse.

Viennent ensuite les *phlegmasies locales*, qui ne diffèrent en rien des *phlegmasies franches*, par la marche qu'elles affectent, les symptômes qui les caractérisent, les terminaisons qu'elles présentent et le traitement qu'elles réclament.

Ces phlegmasies, quel qu'en soit le siége, péritoine, uté-rus, ovaires, etc., conservent jusqu'à la fin leur physionomie propre.

Quand elles se terminent par suppuration, elles peuvent donner lieu à des collections purulentes énormes,. sans s'ac-compagner des symptômes caractéristiques de la fièvre puer-pérale. Aussi, n'est-on pas en droit de considérer celle-ci comme due à l'extension de ces phlegmasies.

Le traitement antiphlogistique est celui qui doit leur être opposé.

Quant à l'époque de leur apparition, elle peut être fixée aux premiers jours des couches, comme l'a démontré M. Wil-lemin (1) pour la *métrite*, contrairement à l'opinion de Cho-mel, qui reportait le développement de cette maladie à quel-ques semaines après l'accouchement, et lui avait donné pour cette raison le nom de *métrite post-puerpérale* (2).

Notons ici que M. Beau a cité, en en faisant d'ailleurs la critique, le diagnostic différentiel consigné par M. Huet dans sa thèse inaugurale de la métro-péritonite et de la fièvre puer-pérale sporadique à forme inflammatoire (3).

Les femmes en couches peuvent aussi être atteintes d'*in-*

(1) *De la métrite puerpérale idiopathique*, etc., dans les *Archives gé-nérales de médecine*, 4ᵉ série, 1847, t. XV, p. 289 et 450.

(2) Article UTÉRUS, dans le *Dictionnaire de médecine*, etc. 2ᵉ édition, t. XXX, p. 228. 1846.

(3) Séance du 9 mars, p. 66.

fection putride. Cette maladie, que M. Depaul s'est attaché avec le plus grand soin à distinguer de la fièvre puerpérale (1) et que M. Hervez de Chégoin regarde comme une des deux formes qu'il admet pour cette dernière affection (2), cette maladie tient à la présence et à la putréfaction dans l'utérus de caillots, de débris de placenta, du fœtus lui-même, et les accidents qu'elle détermine sont en relation directe avec l'étendue et le degré de la putridité. Des soins hygiéniques suffisent pour en prévenir le développement, et, quand elle est déclarée, pour amender les symptômes et hâter la guérison.

Remarquons, d'ailleurs, avec M. Dubois, que le séjour et l'altération dans l'utérus d'une certaine quantité de sang liquide ou coagulé est, chez la femme en couches, une condition naturelle, constante, inoffensive (3).

Pour que cette décomposition putride donne lieu par elle-même à des accidents un peu sérieux, il faut donc qu'elle dépasse en étendue et en intensité les limites ordinaires, celles dans lesquelles se trouve l'immense majorité des nouvelles accouchées.

Notons encore que l'infection putride dont nous parlons se montre quelquefois chez les femelles des animaux domestiques, mais seulement chez celles dont le placenta est cotylédoné. Chez elles aussi, on ne la voit paraître que postérieurement au huitième ou dixième jour après le part, et elle est également due à la rétention dans l'utérus de portions de placenta putréfiées.

Enfin, l'*infection purulente* attaque quelquefois les femmes en couches au huitième et dixième jour, et quelquefois plus tard. Dans ce cas, on trouve à l'autopsie des *abcès métastatiques*, lésion inconnue dans la véritable fièvre puerpérale, et que les partisans de l'opinion, qui confond ces deux affections en une seule, avouent être des plus rares.

M. Depaul n'a pas manqué d'établir le diagnostic différentiel de ces deux maladies (4).

(1) Séance du 2 mars, p. 40.
(2) Séance du 16 mars, p. 91.
(3) Séance du 30 mars, p. 113.
(4) Séance du 2 mars, p. 39.

En résumé, l'*embarras gastrique*, les *phlegmasies franches*, l'*infection putride* et l'*infection purulente*, rattachés par les médecins, qu'on a désignés sous le nom de *localisateurs*, à la *fièvre puerpérale*, en sont tout à fait distincts sous les rapports de la cause, de l'époque d'apparition, des symptômes, des lésions et du traitement.

Quelles sont donc les conditions propres à caractériser la *fièvre puerpérale ?*

« Cette maladie, nous a dit M. Depaul, qui peut se décla-
» rer pendant la grossesse, pendant le travail ou dans les pre-
» mières heures qui suivent l'accouchement, apparaît surtout
» dans les quatre ou cinq premiers jours, et en particulier au
» bout de quarante-huit ou cinquante heures ; il est très rare
» de la voir faire invasion après le huitième jour (1). »

C'est à juste titre que M. Depaul ajoute que cette fixation de l'époque à laquelle surviennent les premiers accidents n'est pas une chose indifférente.

Elle exclut les influences si fréquemment invoquées du traumatisme et de l'inflammation de l'utérus par le fait de l'accouchement, ainsi que l'altération putride des caillots, pour les cas où la maladie se déclare pendant la grossesse, avant le commencement du travail ; et, pour la plupart des autres cas, c'est-à-dire pour ceux où l'invasion a lieu dans es quarante-huit heures, cette putréfaction des caillots ou des débris de placenta ne saurait être mise en cause, car les lochies ne présentent pas encore les caractères inhérents à ce genre de décomposition.

Dès le début de la maladie, apparaissent des désordres caractéristiques du côté de la circulation, de la respiration et de l'innervation. Dans la plupart des cas, un frisson intense marque ce début ; bientôt le pouls s'accélère, et donne 130, 140, 150, et même 160 pulsations par minute ; en même temps il est remarquable par sa petitesse et sa dépressibilité. Cependant la face pâlit, les traits s'altèrent, la respiration s'embarrasse, l'intelligence se trouble, etc,

La description détaillée que M. Depaul a donnée de ces

____

(1) Séance du 2 mars, p. 36.

divers symptômes, l'examen critique auquel il les a soumis, le soin tout particulier qu'il a apporté à en fixer la valeur et la signification, me dispensent d'y revenir ici.

Je me hâte donc d'arriver à un troisième ordre de conditions propres, selon moi, à caractériser la fièvre puerpérale : je veux parler de la *variabilité*, suivant les épidémies, des *lésions* que les autopsies mettent en évidence; de la *formation rapide du pus*, de sa *diffusion* dans une foule d'organes, etc., et enfin de l'*absence*, dans quelques cas, de *toute altération apparente*.

On a opposé à cette dernière assertion une fin de non-recevoir en attribuant l'absence d'altération à l'insuffisance des recherches. Le nom et l'autorité des savants qui ont déclaré que les plus minutieuses investigations avaient quelquefois été infructueuses ne permettent pas d'accueillir cette objection.

Chomel ne révoquait pas en doute la réalité du fait quand il écrivait les lignes suivantes : « Toute fièvre puerpérale » n'est pas une métrite, et quelques accouchées meurent après » avoir présenté tous les symptômes propres à cette fièvre » grave, sans que l'on trouve à l'autopsie d'altération phleg-» masique de l'utérus, ni aucune des autres lésions anato-» miques précitées (*métro-péritonite*, *métrite gangréneuse*, » *putrescence*, *ramollissement de l'utérus*, *phlébite*, *angioleu-» cite ou lymphangite utérine*, *pyogénie des femmes en couches*), » et cependant, alors même que l'anatomie pathologique ne » montre rien, tout semble indiquer que l'utérus est le point » de départ, le siége primitif des lésions qui ont amené la » mort (1). »

Nous n'avons point à discuter ici l'opinion exprimée dans la phrase qui termine la citation qu'on vient de lire. Il nous suffit d'avoir fait connaître l'opinion du célèbre professeur relativement à la réalité du fait contesté.

En présence de cette production habituelle, rapide et considérable du pus chez les femmes mortes de fièvre puerpérale,

(1) Article UTÉRUS, dans le *Dictionnaire de médecine*, etc. 2ᵉ édition, t. XXX, p. 229. 1846.

un grand nombre de médecins ont pensé que la maladie n'est qu'une *infection purulente* analogue à celle qu'on observe chez les blessés.

Mais, comme nous l'avons déjà dit, cette interprétation des faits, qui est une déduction nécessaire de l'assimilation, erronée à notre avis, de l'utérus après l'accouchement à une plaie récente, ne peut pas être acceptée pour les cas où la maladie se déclare avant ou pendant l'accouchement.

Pour tous les autres, on peut objecter que les collections purulentes trouvées à l'autopsie ne ressemblent en rien aux *abcès métastatiques*.

De plus, en chirurgie, la phlébite traumatique et les abcès métastatiques, outre qu'ils ne se montrent que plusieurs jours après l'opération, ne sont ni *épidémiques*, ni transmissibles par *contagion*, comme l'est la fièvre puerpérale.

Ce n'est pas que la femme en couches ne puisse parfois être atteinte d'une véritable *infection purulente*. Dans ce cas, symptômes et lésions cadavériques concourent également à caractériser la maladie et à la différencier de la fièvre puerpérale (1).

Pour ce qui est de l'*infection putride*, à laquelle plusieurs de nos collègues ont attribué une grande part dans la production de la maladie qui nous occupe, indépendamment de la différence des symptômes, signalée par M. Depaul (2), on ne doit pas oublier que les conditions physiques propres à la faire naître ne se montrent qu'à l'époque où le développement de la fièvre puerpérale est exceptionnel, c'est-à-dire après le huitième ou le dixième jour.

Un quatrième trait caractéristique de la fièvre puerpérale est une certaine altération du sang, que M. Depaul regarde comme constante, et dont il rapproche les résultats obtenus dans cette voie de recherches par Vogel, Lehmann et Scanzoni (3).

---

(1) M. Depaul : séances du 3 mars, p. 39, et du 15 juin, p. 361.
(2) Séances du 3 mars, p. 40, et du 15 juin, p. 364.
(3) Séance du 2 mars, p. 34.

« Quel est, dit notre savant collègue, le point de départ
» du poison qni se mêle au sang? Quelle est sa véritable
» nature? »

Dans l'état actuel de la science, il ne nous est pas donné
de répondre d'une manière positive à ces questions. Ce n'est
pourtant point un motif pour ne pas chercher, dans l'analyse
des faits connus, à démontrer l'existence de cet élément
toxique, à le saisir même, s'il se peut, au passage.

L'histoire naturelle nous fournit un exemple d'où nous
pourrons tirer quelques inductions utiles.

Le *Bothrops lancéolé* ou *Vipère fer de lance* (*Trigonocepha-
lus lanceolatus*) fait chaque année de nombreuses victimes à la
Martinique. — Sur 125,000 âmes dont se compose la population de cette colonie, on compte environ *mille* individus
qui annuellement sont blessés par ce reptile venimeux. Plus
de *cinquante* en perdent la vie, beaucoup demeurent estro-
piés, et les moins malheureux en sont quittes pour être mis
hors de travail pendant quinze jours ou trois semaines au
moins. — La mortalité a lieu principalement parmi les
hommes adultes travaillant aux champs. — M. Rufz, notre
collègue, appelé aux fonctions de médecin de l'hôpital civil
créé en 1850, après l'émancipation des nègres, nous a dit
avoir fait en moyenne, pendant six ans, trois amputations de
membre par an, par suite de la piqûre du *Bothrops*, sans
compter d'autres opérations moins graves.

Le poison est absorbé aussitôt qu'inoculé; le membre devient promptement le siége d'un gonflement énorme, comme
emphysémateux; le sang, profondément altéré, avec une rapidité qui rappelle l'action de la diastase sur la fécule, s'épanche
hors des vaisseaux, et donne lieu à des ecchymoses étendues.
Quelques heures suffisent à la production de vastes abcès, de
suppurations profondes, origine d'ulcères incurables, de gangrènes, d'engorgements du tissu cellulaire, etc.

Quand ces lésions locales sont moins prononcées, on voit
apparaître des accidents nerveux redoutables, des paralysies,
l'amaurose, la perte de la parole, des céphalées opiniâtres, etc.

Ces redoutables effets, produits par une proportion minime

de matière toxique, me semblent pouvoir être rapprochés de ce qu'on observe dans la fièvre puerpérale, et rien ne montre mieux la légitimité de ce rapprochement que le fait observé par M. Depaul, et dont il a communiqué les détails à l'Académie (1). En voici les principaux traits :

Pendant le cours d'une épidémie grave qui sévissait en 1839 à la Maternité, une jeune élève sage-femme, procédant au lavage des parties génitales d'une des malades confiées à ses soins, éprouva instantanément une sensation pénible, causée, suivant elle, par les émanations qu'elle venait de respirer en soulevant les couvertures du lit; elle se sent très malade, entre le soir même à l'infirmerie, et est prise d'un frisson intense ; la fièvre puerpérale la mieux caractérisée se déclare (ventre très douloureux, pouls petit et fréquent, diarrhée, vomissements verdâtres, etc.). — La mort arriva le troisième jour, et à l'autopsie, M. Depaul trouva dans la cavité péritonéale toutes les lésions que présentaient les femmes mortes dans le cours de cette épidémie.

Peut-on se refuser à voir ici un véritable empoisonnement, dont les circonstances sont d'autant plus caractéristiques que la jeune élève dont il s'agit ne se trouvait dans aucune des conditions qui se rapprochent de l'état puerpéral : elle était vierge et n'avait pas alors ses règles.

N'assistons-nous pas, pour ainsi dire, à la migration du virus ; nous connaissons le foyer d'où sont parties les émanations toxiques, la sensation pénible éprouvée par la jeune élève à l'instant où elle respire l'air qui en est chargé nous indique le moment précis de leur arrivée, et tout aussitôt leur influence délétère se manifeste ; la jeune fille déclare qu'elle se sent très malade, elle qui tout à l'heure était pleine de vie et de santé ; quelques heures après, les symptômes caractéristiques de l'épidémie régnante se succèdent chez elle avec une effrayante rapidité, et l'autopsie met en évidence des désordres en tout semblables à ceux qu'offraient les nouvelles accouchées victimes de la maladie.

(1) Séance du 3 mars, p. 31.

J'ai dit plus haut que les effets du venin du Bothrops lancéolé ont plus d'une analogie avec ceux du miasme toxique
que je regarde comme la cause de la fièvre puerpérale.

Les phénomènes observés de part et d'autre, quand les lésions locales sont peu prononcées, viennent encore à l'appui
de ce rapprochement ; en effet, dans ces deux sortes d'intoxication, les désordres nerveux sont alors beaucoup plus intenses, comme si presque toute l'influence délétère s'était
épuisée sur le système cérébro-spinal.

Enfin, comme dernier argument à l'appui de l'existence de
l'élément toxique chez les femmes atteintes de fièvre puerpérale, j'ajouterai que les blessures reçues en pratiquant des
autopsies, à la suite de cette affection, donnent généralement
lieu à des accidents plus graves que dans les cas contraires.

Les médecins reconnaissent la possibilité de la transmission par infection de l'*angine couenneuse*, et, par conséquent,
le développement, à une certaine période de cette affection,
d'un principe toxique spécial, dont l'air expiré par le malade
est le véhicule.

Pourquoi se refuserait-on à admettre que les choses se passent d'une manière sinon identique, du moins fort analogue
dans la fièvre puerpérale?

Serait-ce parce que les lésions anatomiques observées dans
cette dernière maladie n'offrent pas un caractère de localisation invariable comme dans le croup?

Mais cela tient à la nature même du miasme délétère qui,
comme le venin du trichocéphale, donne lieu à une altération
du sang, à sa rapide transformation particulière en pus, sans
localisation constante et toujours la même.

Il est une circonstance secondaire que nous croyons devoir
rappeler ici, parce qu'elle vient encore s'ajouter à celles qui
précèdent : je veux parler de la *diarrhée*, que l'on observe
dès le début de la fièvre puerpérale. N'est-il pas remarquable
que ce symptôme se montre également dès qu'un miasme délétère comme, par exemple, celui des salles d'autopsie ou de
dissection, pénètre dans l'économie?

Quant à la formation première du principe morbide chez la

femme en couches, elle dépend sans doute de l'action combinée des influences atmosphériques et des conditions physiologiques propres à l'état de grossesse ou de parturition.

N'est-ce pas ainsi que prennent naissance les *maladies charbonneuses ?* et l'*infection purulente* des blessés, à laquelle on a si souvent, dans le cours de cette discussion, assimilé la fièvre puerpérale, l'infection purulente ne réclame-t-elle pas aussi, pour se manifester, l'intervention d'une cause extérieure au malade lui-même (1).

Enfin, puisque nous parlons des influences atmosphériques et de la part qu'elles semblent devoir prendre à la production de la fièvre puerpérale, n'est-ce pas le lieu de faire remarquer l'immunité de certaines localités par rapport à cette redoutable affection?

M. Trousseau, comparant les conditions dans lesquelles se trouvent les femmes qui accouchent dans nos maternités à celles des femmes de la campagne, vous a dit que parmi ces dernières *on accouche et l'on ne meurt pas*, et cela malgré l'encombrement, la saleté, la souillure des pièces par des émanations multipliées, etc. (2).

Cette assertion de notre collègue, quant à ce qui regarde la fièvre puerpérale, a été contestée ; et, il faut bien en faire l'aveu, l'absence d'une bonne statistique nosologique des décès ne nous permet pas de décider la question.

Mais il est un document dans la valeur duquel nous pouvons avoir toute confiance : c'est la pratique personnelle et très étendue de notre collègue M. Rufz, qui, pendant plus de vingt ans d'exercice à la Martinique, n'a pas observé un seul cas de *fièvre puerpérale*. M. Dutrouleau a fait une remarque semblable pour cette même localité tant en ville qu'à l'hôpital de la marine, où il se trouvait constamment quelques femmes en couches.

En résumé, la *fièvre puerpérale* est caractérisée par :

____

(1) Raciborski, *Histoire du système veineux*, etc., dans *Mémoires de l'Académie de médecine*, t. IX, p. 617.

(2) Séance du 11 mai 1858, page 276.

1° L'époque à laquelle elle se déclare ;

2° L'évolution et la nature des symptômes qui lui sont propres ;

3° Son caractère anatomique, consistant en une altération spéciale du sang avec formation rapide du pus qui ne se rassemble pas constamment sur les mêmes points ;

4° Sa transmissibilité par *infection* et peut-être aussi par *contagion* ou inoculation directe.

Voyons maintenant quelles ont été les opinions émises sur la nature de la maladie, tant par nos collègues que par nos confrères étrangers à l'Académie.

M. Beau la considère comme étant une phlegmasie ; le plus souvent une péritonite liée à une *diathèse inflammatoire* dépendant de l'altération du sang.

Le siége de cette phlegmasie est déterminé par les parties lésées dans l'accouchement ; sa gravité est subordonnée à l'extension de la phlegmasie.

M. Piorry regarde la fièvre puerpérale comme consistant, soit en une inflammation de l'utérus, du péritoine, des veines, soit en une infection purulente (pyémie) ou une infection putride (septicémie), etc.

Le développement de l'un ou l'autre de ces états morbides s'explique, d'ailleurs, par les circonstances d'organisation propres à l'état de gestation, de parturition, de sécrétion lactée, modifiées par l'encombrement ou l'action d'une cause septique.

M. Piorry admet aussi qu'il n'est pas impossible qu'il existe un virus doué de la funeste prérogative de communiquer le mal.

D'après M. Cazeaux, on ne doit voir dans la fièvre puerpérale qu'une phlegmasie dont la gravité dépend et de l'étendue qu'elle affecte, et de l'importance de l'organe qui en est le siége. Les cas sporadiques trouvent leur explication dans l'altération profonde du sang à la fin de la grossesse : l'influence du génie épidémique rend raison du développement des épidémies.

M. Jacquemier s'appuyant sur ce fait que les lésions phleg-masiques du péritoine, compliquées le plus souvent de celles de l'utérus, accompagnent toujours le groupe de symptômes assignés à la fièvre puerpérale, regarde celle-ci comme étant de nature inflammatoire. Il la désigne sous le nom de *métro-péritonite puerpérale*, et décrit à part la *métrite puerpérale*, affection tout à fait distincte de la métrite ordinaire par ses symptômes et ses caractères anatomiques (1).

M. Legroux rattache à cette fièvre « les phlébites, les lym-» phangites, les métrites, métro-péritonites et autres phlegma-» sies spéciales, sans rien préjuger sur la cause tout à fait » inconnue des épidémies.

» Il pense qu'il y a avantage, surtout en temps d'épidémie, » de confondre dans la fièvre puerpérale et les formes graves » que MM. Depaul et P. Dubois ont offertes comme types de » cette maladie, et les accidents moins intenses à leur dé-» but, mais susceptibles de revêtir rapidement la première » forme. »

L'opinion de notre savant confrère, chargé à l'Hôtel-Dieu du service d'une salle exclusivement consacrée aux femmes en couches, mérite d'être prise en grande considération. Aussi, croyons-nous devoir nous y arrêter un instant.

M. Legroux insiste particulièrement sur deux circonstances essentielles, à savoir la coexistence dans une même salle de cas légers et de cas graves, ou, en d'autres termes, d'*acci-dents* puerpéraux et de *fièvre puerpérale ;* et, en second lieu, la transformation possible et rapide des premiers en la seconde.

Le premier fait, celui de la coexistence précitée dans un même service, au milieu des mêmes conditions hygiéniques, ne prouve pas que les affections dont il s'agit soient congé-nères et de même nature, et la comparaison avec la variole, la fièvre typhoïde, le choléra, etc., ne me semble pas rigou-reusement exacte. Ainsi les pustules varioliques, si rares soient-elles, suffisent pour caractériser la maladie, comme

____

(1) *Manuel des accouchements,* t. II, p. 604.

pour la fièvre typhoïde, le gonflement ou l'ulcération des plaques de Peyer. De même pour le choléra, la nature des déjections, l'altération de la face, l'extinction de la voix, la suppression de la sécrétion urinaire, l'algidité, les crampes, etc., quel qu'en soit le degré, ne permettent pas de méconnaître la maladie.

Il ne saurait en être de même pour la fièvre puerpérale, comparée à l'embarras gastrique ou aux phlegmasies franches qui, comme nous l'avons rappelé, peuvent aussi atteindre les femmes en couches. Les symptômes propres à ces différentes entités morbides me semblent assez tranchés pour qu'il soit impossible de les confondre, ou même de les regarder comme congénères.

Leur coexistence dans une même salle prouve seulement qu'à un moment donné différentes maladies peuvent se déclarer parmi les femmes en couches, et nullement que ce soient des degrés d'une seule et même maladie.

Le soin avec lequel notre habile confrère pose les règles du traitement, d'après les symptômes observés, vient encore à l'appui de cette manière de voir. Nous y reviendrons tout à l'heure.

Quant à la transformation possible ou rapide des *accidents* puerpéraux en *fièvre puerpérale*, elle est plus apparente que réelle et s'explique à mon avis beaucoup mieux par l'invasion brusque de cette dernière maladie. La femme plus ou moins débilitée par les accidents eux-mêmes, ou par le traitement qu'on leur a opposé, est moins apte à réagir contre le miasme toxique, et en subit promptement l'influence.

Il faut, pour repousser l'idée d'une simple transformation, idée qui entraîne celle de l'aggravation progressive, bien que rapide des symptômes, avoir été témoin, comme j'ai eu le malheur de l'être dans ma propre famille, du changement brusque et subit qui s'opère dans tous les symptômes offerts par la malade, au moment de l'invasion de l'agent délétère.

M. Béhier fait dépendre de la phlébite et de la résorption purulente tous les désordres tant symptomatiques qu'anatomiques attribués à la fièvre puerpérale. Il s'est surtout appliqué, dans le travail important dont il a enrichi les colonnes de l'*Union médicale* (mars, avril, mai et juin 1858), à bien faire connaître les prodromes de la maladie, afin de l'attaquer dès le début, et d'en prévenir, s'il se peut, le développement.

Pour M. Bouillaud, la fièvre puerpérale n'est autre chose qu'une infection septique et purulente du sang, à laquelle vient s'ajouter un élément phlegmasique, dont il importe de tenir compte.

M. Velpeau n'y voit qu'une péritonite, une angioleucite, une phlébite ou infection purulente, modifiées par l'état puerpéral.

M. Trousseau admet qu'il y a, dans ce qu'on appelle fièvre puerpérale, quelque chose de *spécifique*, qui produit des phlegmasies d'une nature particulière ; mais ce quelque chose ne procède pas toujours de la femme et ne lui appartient pas exclusivement ; on le retrouve chez le fœtus, le nouveau-né, les blessés, et en général chez tous les malades de l'un et de l'autre sexe qui peuplent les salles de chirurgie.

Cette théorie, dont on a blâmé l'extension, est une déduction de celle qu'a proposée Simpson (d'Edimbourg), dans l'assimilation qu'il a faite de l'accouchement au traumatisme chirurgical.

M. Depaul a fait remarquer de son côté que l'érysipèle venant à se montrer dans les salles de chirurgie, est un signe précurseur de l'invasion de la fièvre puerpérale.

D'autre part, M. Botrel a donné la relation d'une épidémie d'*angioleucite utérine puerpérale*, qui a exercé ses ravages en 1842 et 1844, d'abord dans la ville de Rennes, puis à l'hôpital, à la salle de Gésine. — A la même époque, un grand nombre d'individus des deux sexes arrivaient à l'Hôtel-Dieu de la même ville, déjà atteints ou seulement menacés d'*angioleucites* très graves (1). — L'analogie de symptômes et de lésions frappant des personnes placées dans des conditions physiologiques ou pathologiques fort diverses, prouve l'existence d'une cause unique et générale dont l'action était favorisée par les circonstances propres à chaque individu en particulier.

_____

(1) *Archives générales de médecine*, 1845, 4° série, t. VIII, p. 138.

Ainsi, en admettant qu'il s'agît, dans les deux épidémies de Rennes, d'une véritable *fièvre puerpérale*, et non d'une *infection purulente*, comme on serait tenté de le croire, d'après la fréquence des abcès métastatiques du poumon et l'analyse des symptômes observés, on serait encore en droit, avant d'accepter les vues de M. Trousseau, de demander à la statistique d'établir la coexistence habituelle des accidents caractéristiques de la fièvre puerpérale dans les maternités et dans les salles de chirurgie. C'est donc là une recherche à faire.

M. Cruveilhier définit la fièvre puerpérale une maladie par infection, contagieuse, miasmatique, dont le trait le plus caractéristique est la purulence des vaisseaux lymphatiques de l'utérus et de ses dépendances ; notre savant collègue la désigne même sous le nom de *typhus puerpéral*.

Infection purulente ou infection putride, telles sont, pour M. Hervez de Chégoin, les deux formes sous lesquelles existe la maladie qui nous occupe.

M. Guérin n'y voit qu'une infection putride, consécutive au défaut de retrait régulier de l'utérus et à une action mécanique spéciale de cet organe et des trompes. MM. Cazeaux et Depaul ont vivement critiqué ces vues théoriques.

M. Raciborski, dans le mémoire que nous avons déjà cité, attribue la fièvre puerpérale à l'extension des lésions dues au travail de l'accouchement (fièvre traumatique), qui, dépassant les veines utérines, s'étendent aux troncs veineux voisins.

M. Mattei adopte une théorie analogue, et l'a consignée dans un mémoire publié par le *Moniteur des hôpitaux* (1858).

M. Murphy, professeur d'accouchement au collége de l'Université de Londres, regarde la fièvre puerpérale comme une intoxication ; le poison morbide prend naissance au sein des matières animales en putréfaction, et les symptômes de la maladie ne sont que les manifestations de son influence délétère (1).

M. Faye, professeur à la Faculté de médecine de Christia-

(1) *The Dublin's Quarterly Journal of Science.* August. 1857. Traduit dans la *Revue étrangère médico-chirurgicale*, 1858.

nia, etc., dans une lettre qu'il m'a fait l'honneur de m'écrire à l'occasion de la présente discussion, exprime l'opinion que sla fièvre puerpérale est une affection miasmatique, contagieuse, due à l'altération du sang, naissant spontanément et sans cause spécifique dans les salles encombrées, et pouvant et ransmettre par inoculation directe.

Enfin M. Pidoux, qui a publié dans le journal l'*Union médicale* (avril, mai et juin 1858) un travail très étudié sur la question, s'est attaché à établir les propositions suivantes : 1° la fièvre puerpérale, à raison des lésions locales qu'elle présente, ne peut pas être considérée comme une fièvre essentielle; 2° elle n'est pas non plus entièrement renfermée dans les lésions locales précitées ; 3° elle a une triple base ou origine, à savoir : l'état physiologique de la femme au moment de la parturition, le traumatisme de l'accouchement, enfin l'influence épidémique.

Dans le résumé que nous venons de faire des opinions émises par nos honorables contradicteurs sur la nature de la fièvre puerpérale, nous avons cru devoir nous abstenir de toute observation critique, afin de ne pas nous écarter de notre rôle de rapporteur.

Toutefois, il nous sera permis, je pense, de faire observer que la plupart de nos confrères ont fait intervenir l'*influence épidémique* et l'*encombrement* comme causes essentielles du développement de la maladie. Or, il ne faut pas oublier que ces deux causes manquent dans une grande partie des cas sporadiques qui se montrent en ville au milieu des meilleures conditions d'hygiène et de salubrité. Et cependant, la marche de cette redoutable affection n'en est pas moins rapide et la terminaison moins funeste.

Nous rappellerons encore que la *putridité* est loin d'avoir l'influence qui lui est également attribuée par plusieurs médecins dans la production de la fièvre puerpérale. « Cette re- » doutable maladie, dit M. Legroux, frappe souvent des » emmes dont les lochies n'ont encore subi aucune décompo- » sition putride et respecte celles dont le vagin et l'utérus » sont devenus un affreux cloaque d'infection. »

2° *Mode de transmission*. — Une particularité digne de remarque, c'est que tous les médecins dont nous avons résumé
l'opinion, sont d'accord sur ce point, que la maladie est transmissible par *infection*. Quelques-uns admettent aussi la transmissibilité par *contagion*. Il me semble que la funeste propriété de se communiquer d'un individu malade à un individu
sain, ne fût-ce que par *infection*, entraîne à sa suite, comme
conséquence nécessaire, l'existence d'un miasme ou virus, et
exclut l'idée que la maladie n'est qu'une inflammation. Jamais phlegmasie *franche* ne s'est ainsi propagée, et l'ophthalmie purulente, de même que la dysentérie (je parle seulement
de celle qui est contagieuse), ne peuvent pas être citées, ainsi
que l'a fait M. Beau, pour prouver la transmissibilité des
phlegmasies par infection ou par contagion.

MM. Depaul et Danyau ont appuyé, par des faits qui leur
sont personnels ou qui ont été observés par d'autres praticiens,
l'opinion de la transmissibilité de la maladie par contagion.

M. Dubois s'est surtout attaché à discuter les observations
rapportées à ce sujet par les médecins anglais (1). Il a fait
en outre ressortir la part qui doit être attribuée aux coïncidence dans les faits de contagion directe.

J'avoue, pour ce qui me concerne, que l'argumentation de
M. Dubois a bien ébranlé mes croyances sur ce point parti-
culiér de la discussion. Je ne suis plus guère disposé à admettre la transmission de la maladie par l'intermédiaire des
personnes qui assistent l'accouchée ; mais je reste pleinement
convaincu de la possibilité pour elles-mêmes de la contracter,
et, à plus forte raison, pour les femmes en état de parturition
qui sont placées dans le même milieu.

M. Hervez de Chégoin repousse l'idée de la transmissibilité
par contagion directe, parce que la quantité de miasme dont
on peut se charger en visitant une accouchée atteinte de fièvre
puerpérale lui paraît insuffisante pour ce mode de transmission (2).

(1) Séance du 27 avril 1858, p. 222.
(2) Séance du 16 mars 1858, p. 95.

M. Cazeaux proteste contre la dénomination de *typhus puerpéral* proposée par M. Cruveilhier, dénomination qui suppose l'encombrement comme condition étiologique : or, il n'a jamais remarqué que l'encombrement fût pour quelque chose dans la production des épidémies. Avec le même nombre de lits, la même aération, les mêmes conditions hygiéniques de l'établissement, on voit tout à coup, après un calme de plusieurs mois, éclater une épidémie des plus meurtrières (1).

Cette opinion est également professée par M. Legroux. « On a l'habitude, dit-il, de considérer l'encombrement » comme la cause principale des épidémies puerpérales. » N'est-ce point une erreur? Quand l'épidémie se montre dans » un hôpital, elle fait presque toujours des ravages ailleurs, » et dans les meilleures conditions d'isolement, de salubrité » et de bien-être. Dans l'hôpital contaminé, ne voit-on pas » toute une série de femmes, accouchant un jour, devenir la » proie de l'épidémie et celles qui accouchent le lendemain » être préservées? Cependant, l'encombrement existe pour » les unes comme pour les autres. S'agit-il bien d'encombre- » ment, d'ailleurs? Nullement. Les hôpitaux destinés aux » accouchements ne sont jamais surchargés, et l'on a l'atten- » tion d'espacer davantage les lits, de les isoler, quand passe » le vent de l'épidémie. Pourquoi donc la réunion des accou- » chées serait-elle plus funeste dans un temps que dans un » autre, sous l'influence des mêmes conditions hygiéniques? » C'est que la *cause épidémique* est indépendante de l'encom- » brement; mais elle frappe précisément là où ses victimes » sont en plus grand nombre. Je dois dire, néanmoins, que » l'accumulation des femmes en couches peut agir au bénéfice » de cette cause, qui nous échappe complétement. »

M. Cazeaux, avec plusieurs de nos confrères, insiste sur la nécessité de soins personnels : « Il faut que tout médecin, » ayant ou non un service d'hôpital, qui donne des soins à des » femmes affectées de fièvre puerpérale, prenne les plus » grandes précautions lorsqu'il va voir d'autres femmes en

____

(1) Séance du 13 avril 1858, p. 193.

» couches. Il devra, ainsi qu'on le lui a conseillé, se laver
» soigneusement les mains et changer ses habits. Que si, mal-
» gré toutes ces précautions, des faits malheureux de conta-
» gion se produisaient, il serait de son devoir, pourquoi ne
» pas le dire? d'abandonner momentanément sa clientèle (1).»

M. Danyau professe les mêmes opinions (2).

Je ne dois point omettre, en parlant des lotions comme
moyen prophylactique, que M. Faye recommande, d'après
M. Simpson (d'Édimbourg), l'emploi d'une solution aqueuse
de *cyanure de potassium*, à laquelle il attribue la propriété
d'anéantir toute mauvaise odeur et tout principe contagieux,
et qu'il déclare exempte d'inconvénients, malgré sa nature
toxique, quand on se borne à l'employer pour les mains.

3° *Traitement.* — L'aveu de l'impuissance de la médecine
contre les ravages de la fièvre puerpérale a excité parmi les
médecins une surprise et une inquiétude d'autant plus vives
qu'il partait du sein de l'Académie et était prononcé par ceux
de nos collègues dont la voix a le plus d'autorité en pareille
matière.

Toutefois, des réclamations se sont fait entendre, et, depuis
le commencement de la discussion, les journaux médicaux
ont enregistré un certain nombre de cas de *fièvre puerpérale*
soumis avec succès à des médications empiriques ou rationnelles.

Mais il ne faut pas oublier que la déclaration de nos collègues n'est pas applicable aux maladies qu'avec eux je me
suis attaché à distinguer de la fièvre puerpérale.

C'est uniquement contre celle-ci, dont les caractères distinctifs ont été énumérés plus haut (3), qu'il n'est pas possible de formuler une méthode de traitement qui mérite la
confiance des praticiens.

Au contraire, les autres accidents morbides qui surviennent
parfois chez les femmes en couches peuvent être soumis à un

(1) Séance du 13 avril 1858, p. 192.
(2) Séance du 6 avril 1858, p. 169.
(3) Pages 438 et suivantes.

traitement rationnel ou empirique, et souvent avec de grandes chances de succès.

Vient-on à réunir dans une seule et même dénomination tous ces états morbides divers et la fièvre puerpérale, telle que nous l'admettons, on se croira en droit d'accuser nos savants collègues d'avoir fait un aveu non moins compromettant pour l'art que peu conforme à la réalité.

A l'appui de cette interprétation des faits, je vais rapporter en quelques mots les règles de traitement adoptées par M. Legroux dans son service d'accouchements de l'Hôtel-Dieu, et qui se trouvent formulées dans la note qu'il a bien voulu rédiger pour moi à l'occasion de la présente discussion.

M. Legroux, on doit se le rappeler, professe l'opinion, qu'il convient de confondre dans la fièvre puerpérale les formes graves offertes comme type de la maladie et les accidents moins intenses au début, c'est-à-dire toutes les phlegmasies spéciales, etc.

On se rappelle encore que notre confrère admet que ces accidents sont susceptibles de revêtir rapidement la première forme.

Comme moyens prophylactiques, M. Legroux s'adresse principalement à l'hygiène :

Il demande d'abord que les femmes en couches soient placées dans des salles peu ou rarement frappées par les épidémies. On doit bien aérer ces salles, en ayant soin d'envelopper convenablement les accouchées pendant cette opération.

L'alimentation, chez la femme qui nourrit, est subordonnée à ses besoins. Dès le premier jour, elle peut manger une ou deux portions de l'hôpital ; les jours suivants, cette ration est augmentée s'il n'y a ni *fièvre de lait* ni *accidents*.

Beaucoup de femmes commettent impunément, en temps ordinaire, des imprudences qui, en temps d'épidémie, deviennent le point de départ de fièvres puerpérales : par exemple, elles se lèvent dès les premiers jours, se découvrent, se lavent à l'eau froide, etc. ; il faut donc, quand la maladie règne, redoubler de surveillance et de sévérité.

En cas d'anémie profonde, le fer, le vin de quinquina, administrés de bonne heure, accélèrent la réparation et augmentent la force de résistance contre la cause épidémique.

Aux coliques passagères, qui annoncent un certain degré d'éréthisme ou de congestion utérine, et s'accompagnent parfois de tension et de douleur à la pression, M. Legroux oppose un julep *opiacé* additionné d'*acétate d'ammoniaque*.

Si l'utérus est volumineux et flasque, il donne avec avantage le *seigle ergoté* à doses fractionnées.

Les évacuations alvines sont l'objet d'une surveillance attentive : quand un lavement administré le premier jour ne les provoque pas, 8 à 10 grammes d'*huile de ricin* déterminent trois à huit selles, purgation favorable au dégorgement de l'utérus et qui suffit souvent pour faire disparaître des symptômes inquiétants.

La fétidité des lochies réclame l'emploi d'injections vaginales, émollientes et chlorurées, employées seulement comme prescription hygiénique générale et non en vue de s'opposer à une infection d'où naîtrait la fièvre puerpérale.

Toutes ces pratiques conseillées par M. Legroux, sont conformes aux règles d'une bonne hygiène et à ce que l'expérience nous a appris.

Voyons maintenant le traitement des accidents :

1° S'il y a frisson avec réaction fébrile franche, pouls large et plein, peau sudorale, congestion lactée vers les seins, douleurs modérées vers le bas-ventre sans altération des traits, M. Legroux se borne à prescrire des boissons douces et la potion opiacée et ammoniacale ci-dessus indiquée ;

2° Le frisson est-il suivi de fièvre, d'altération des traits, d'une coloration jaunâtre, d'amertume de la bouche, de douleurs encore modérées vers l'utérus, accidents qui se montrent ordinairement dès les premiers jours, M. Legroux administre aussitôt un vomitif, que la révolution lactée s'accomplisse ou non. Il donne la préférence à l'*ipécacuanha*, associé au *tartre stibié*, quand l'état des forces le permet. Les vomissements abondants, et surtout s'ils sont bilieux et suivis de selles de même nature, amènent un soulagement immédiat et parfois la disparition complète des accidents.

Cette méthode, nous devons le faire observer ici, est celle que suit M. Dubois, et avec lui tous les praticiens de son école, contre le même cortége de symptômes, auquel il donne le nom d'*embarras gastrique*.

M. Legroux conseille de revenir le lendemain aux évacuants si l'état saburral persiste et s'il n'y a pas eu d'évacuations alvines.

Les secousses du vomissement ont l'avantage d'exercer sur les viscères abdominaux une compression répétée, d'expulser le sang accumulé dans les vaisseaux de cette cavité et dans celle de l'utérus, de favoriser ainsi le retrait de cet organe, etc.

3° Mais l'amélioration produite par les évacuants ne se soutient pas; la fièvre persiste ou augmente; des douleurs plus vives occupent la région inférieure du ventre : il existe une *métro-péritonite*. Ou bien encore, cette maladie se développe d'emblée et succède au frisson.

Alors, une indication nouvelle se présente : le vomitif, s'il n'a pas été employé, peut être utile; mais il faut combattre l'inflammation localisée et l'empêcher de s'étendre aux parties supérieures du ventre. Une saignée de trois à puatre palettes et quinze à vingt *ventouses scarifiées*, ou des *sangsues* appliquées une ou plusieurs fois, peuvent enrayer la marche de la maladie et amener la guérison dans l'espace de quelques jours.

Nous avions affaire ici à une de ces *phlegmasies franches* qui, ainsi que nous l'avons dit en commençant, doivent être combattues par le traitement antiphlogistique (p. 918).

4° Enfin, l'on se trouve en présence d'une de ces fièvres graves caractérisées par la fréquence du pouls, l'altération profonde des traits, la dyspnée, un délire typhique plus ou moins prononcé, un *sentiment d'épuisement* et d'*inanition* qui se traduit par la demande instante d'aliments que les malades ne peuvent pas prendre, que cet ensemble de symptômes ait débuté d'emblée ou qu'il ait succédé rapidement aux accidents précédemment indiqués.

« Ici, dit M. Legroux, je l'avoue, je suis obligé de recon-
» naître l'impuissance de l'art.

» Ni les émissions sanguines employées avec une hardiesse
» extraordinaire,

» Ni le sulfate de quinine, que j'ai aussi expérimenté sans
» succès,

» Ni les mercuriaux, ni les purgatifs, ni les vésicatoires,
» ne m'ont donné un résultat satisfaisant. »

C'est qu'alors il s'agissait de la *fièvre puerpérale*, de cette intoxication spéciale que nous nous sommes efforcé, avec MM. Dubois, Depaul et Danyau, de distinguer des autres maladies qui peuvent atteindre les femmes en couches.

Les détails dans lesquels nous venons d'entrer prouvent, d'ailleurs, une fois de plus, que les divergences d'opinions qui peuvent exister entre des praticiens habiles, quand ils agitent certaines questions au point de vue doctrinal et théorique, s'effacent complétement au lit du malade, et qu'en fin de compte ils agissent d'un commun accord pour mettre en œuvre toutes les ressources de l'art.

De cette impuissance de la thérapeutique en présence de la *fièvre puerpérale*, devrons-nous conclure à l'inaction forcée du médecin? Non, sans doute, pas plus que l'impossibilité de formuler un traitement contre le *choléra* ne nous justifierait d'abandonner le malade à lui-même.

Ne savons-nous pas, en effet, que, dans une des dernières épidémies du fléau asiatique, il a été prouvé par des relevés statistiques faits avec soin que la mortalité était moindre parmi les malades bien soignés que parmi ceux qui ne l'étaient pas du tout ou qui ne recevaient qu'un traitement insignifiant?

Il est une foule de maladies qui sont dans le même cas que la *fièvre puerpérale* : le typhus, les formes malignes des fièvres éruptives, etc., résistent trop souvent aux soins les plus empressés, aux efforts les plus soutenus. Et néanmoins, il n'est pas de médecin qui ne puisse se flatter d'avoir été parfois assez heureux, en suivant les inspirations du moment, pour conjurer les accidents les plus fâcheux, enrayer leur marche et arracher le malade au sort funeste qui le menaçait.

Ajoutons cependant que, s'il est permis d'espérer qu'on trouvera un jour le moyen de neutraliser le poison qui donne lieu au développement de la fièvre puerpérale, on peut dire à l'avance que les chances de succès seront d'autant plus grandes qu'on administrera l'antidote plus près du début de la maladie.

C'est avec cette condition qu'il conviendra d'expérimenter de nouveau les agents énergiques déjà proposés, tels que l'*opium*, le *sulfate de quinine*, l'*ellébore vert*, etc.

Des trois médicaments que nous venons de rappeler, le *sulfate de quinine* seul a été l'objet, dans la discussion, de considérations de quelque intérêt.

M. Depaul a annoncé à l'Académie qu'il avait reçu de M. Barker de la teinture de *veratrum viride*, et qu'il la tenait à la disposition des praticiens.

L'*opium* a été à peine mentionné. M. Faye, qui, en 1849, avait écrit à l'Académie pour en signaler les merveilleux effets, m'apprend, dans la lettre dont j'ai déjà parlé, qu'à partir de 1850 il n'en a obtenu aucun bon résultat et qu'il lui a fallu y renoncer. M. Faye attribue ce changement au caractère adynamique de la constitution morbide nouvelle (1).

Le *sulfate de quinine* a été employé par plusieurs de nos collègues, soit à titre de *préservatif*, soit comme agent *curatif*.

M. Depaul a donné l'historique de l'emploi de ce sel comme prophylactique; il a rappelé les expériences de M. Leudet, consignées dans la thèse de M. de Folleville (6 mars 1847), celles de M. Cazeaux à la Clinique (1848), et enfin la note présentée à l'Institut par M. Piédagnel (1856).

(1) Je crois devoir mentionner ici l'application sur le ventre d'un linge plié en six ou huit, imbibé d'eau froide, puis tordu : on le recouvre d'un taffetas gommé, et on le renouvelle trois ou quatre fois dans les vingt-quatre heures. — M. Faye se loue beaucoup de ce topique, qu'il préfère aux cataplasmes émollients ordinaires, et il en vante les propriétés résolutives et fortifiantes tout à la fois.

Dans les recherches qui lui sont propres, M. Depaul a déclaré que l'action du sulfate de quinine, administré au point de vue de la prophylaxie, lui a paru complétement nulle.

Ce moyen a également échoué entre les mains de M. Trousseau.

Les observations de M. Danyau, bien que moins défavorables que les précédentes, sont encore loin de mettre hors de doute l'efficacité réelle du sulfate de quinine comme préservatif de la fièvre puerpérale (1).

M. Beau a fait connaître avec détails le traitement curatif par le même composé, tel qu'il l'a institué et mis en usage à l'hôpital Cochin (2).

Ce traitement, essayé à l'Hôtel-Dieu par M. Trousseau, à la Maternité par M Delpech, à la Clinique par M. Depaul, n'a pas conduit à d'heureux résultats.

En présence de tant d'efforts infructueux et de l'effrayante mortalité qui frappe les femmes en couches dans les hospices qui leur sont destinés, M. Depaul est venu réclamer d'importantes modifications dans le régime de ces établissements (3).

Il les a reproduites dans les conclusions de sa seconde communication (4) et a fait ressortir les beaux résultats obtenus de 1837 à 1841 par la Société maternelle (5).

M. Cruveilhier a fait à ce sujet une proposition qui a été prise en considération par l'Académie : il a demandé que l'on renvoyât à la section d'hygiène, avec adjonction de nos collègues les plus versés dans l'étude spéciale des maladies des femmes en couches, la question « de la suppression des grands » hospices d'accouchement et leur remplacement par des se- » cours à domicile auxquels on pourrait ajouter un certain » nombre de petits hospices, situés hors Paris, pouvant ad- » mettre 12, 15, 20 femmes en couches, dans lesquels chaque

(1) Séance du 6 avril 1858, p. 171.
(2) Séance du 9 mars 1858, p. 68.
(3) Séance du 2 mars 1858, p. 48.
(4) Séance du 15 juin 1858, p. 371.
(5) Séance du 15 juin 1858, p. 370.

» accouchée pourrait avoir une chambre particulière (1). »

Suivant M. Danyau, la suppression des hôpitaux et des services spéciaux d'accouchement serait moins avantageuse aux femmes qu'on ne le suppose (2). Un grand nombre de celles qu'on y reçoit viennent y chercher non-seulement des secours, mais encore un asile. Dans les établissements hospitaliers spéciaux, on peut prévenir beaucoup d'accidents, les combattre avec avantage, administrer de prompts secours, etc. Enfin, l'instruction des élèves, et notamment des sages-femmes, souffrirait beaucoup de la suppression proposée : le niveau de l'instruction serait abaissé, circonstance toujours fâcheuse au point de vue de la santé publique.

D'après ces considérations, M. Danyau est d'avis que, loin de supprimer les hôpitaux d'accouchement, il faut en augmenter le nombre, avoir des salles toujours libres et ne les occuper qu'à tour de rôle, après aération prolongée, nettoyage minutieux, fumigations désinfectantes, blanchiment à la chaux, renouvellement de la literie, etc. Il ajoute qu'au moment où éclate une épidémie, il y a urgence de suspendre les entrées et d'évacuer les salles aussi promptement que possible (3).

Ces conditions se trouvent en partie réalisées à l'hôpital Saint-Louis où existent, pour les femmes en couches, deux salles de huit lits chacune, et huit petites chambres à un lit : or, d'après les tableaux présentés par M. Depaul dans sa première communication, de 1852 à 1856 inclusivement, il n'y a eu, dans le service d'accouchement de Saint-Louis, que 9 décès par fièvre puerpérale sur 3,748 accouchements, ou 1 sur 416 (p. 400).

On a fait des tentatives du même genre en Angleterre, mais elles n'ont pas toujours réalisé les espérances qu'on s'était cru en droit de fonder sur elles.

A l'hôpital destiné aux femmes mariées (*British Lying in*

(1) Séance du 6 avril 1858, p. 154.
(2) Séance du 6 avril 1858, p. 179.
(3) *Loc. cit.*, p. 180.

hospital for married women), on compte quarante-deux lits distribués en plusieurs chambres, qui, chacune, en contiennent cinq à six. On les emploie alternativement et on procède annuellement au nettoyage et à l'assainissement. Le nombre des accouchements est de 100 à 300 par an ; or, on a compté :

De 1789 à 1798, 1 décès sur 288.

De 1829 à 1838, 1 décès sur 39,3.

De juillet 1812 à août 1815, on n'a pas eu 1 cas de mort sur 1,059 accouchements.

Dans l'établissement appelé *City of London Lying in hospital* existent 50 lits : l'air y est bien renouvelé : le nombre annuel d'accouchements varie entre 500 et 600. Après quelque temps d'usage, les chambres sont lavées.

Voici quelques-uns des résultats observés :

De 1827 à 1846,   1 décès sur 84,3 accouchements.
    En 1847,   1   79
    En 1848,   1   20,2

A Copenhague, après avoir assaini l'hôpital, donné une chambre bien aérée, bien ventilée à chaque femme en particulier, il y eut, vers 1849, 1 décès sur 20 accouchements.

On prit le parti d'envoyer les femmes en couches chez des sages-femmes préparées pour les recevoir: d'abord on eut à s'applaudir de cette mesure; mais bientôt la mortalité s'accrut, chacun de ces refuges étant devenu un petit foyer d'infection (1).

Nous croyons inutile de multiplier ces exemples, qui prouvent que, même en entrant dans la voie proposée, il est difficile de fixer à l'avance les résultats auxquels on sera conduit par l'expérience et l'usage de ces conditions nouvelles.

Espérons pourtant que la commission nommée, sur la proposition de M. Cruveilhier, trouvera dans les travaux préparatoires et les recherches auxquels elle aura à se livrer,

(1) Professeur Faye, *État hygiénique de plusieurs hôpitaux*, etc., dans *Union médicale*, 12 novembre 1850.

des éléments propres à la fixer avec quelques chances de succès sur la nature et l'étendue des réformes que pourra réclamer l'Académie dans le régime des maisons d'accouchement.

J'ai accompli, messieurs, la tâche difficile qui m'incombait en quelque sorte de droit, comme promoteur de la discussion importante dont je viens de vous présenter le résumé :

L'intérêt que cette discussion a excité dans le corps médical me justifierait, s'il en était besoin, d'avoir pris l'initiative en cette circonstance. Mais, croyez-le bien, avant de me décider à la prendre, j'ai mûrement réfléchi sur les conséquences et l'opportunité de la démarche que j'allais faire. J'ai étudié sous toutes ses faces le problème à résoudre, j'en ai sondé toutes les difficultés et je ne me suis déterminé à faire appel à vos lumières qu'après avoir reconnu l'insuffisance des miennes.

Toutefois, je ne crois pas que cet appel puisse être assimilé, comme l'a fait un de nos honorables collègues, à une *pomme de discorde* jetée au milieu de vous.

Quelles que soient nos divergences d'opinion sur la meilleure route à suivre pour arriver au but vers lequel nous marchons, nous avons tous les mêmes tendances et les mêmes aspirations ; tous nous obéissons au même mot d'ordre : *progrès de la science et soulagement de l'humanité.*

Quoi qu'il en soit, j'ai l'espoir que cette discussion ne sera pas aussi stérile qu'ont paru le craindre plusieurs de nos honorables confrères. Sans parler des conséquences scientifiques qu'il me semble permis d'en déduire, n'est-ce pas, comme l'a dit M. Depaul, un résultat considérable que d'avoir démontré l'urgence et spécifié la nature des réformes à introduire dans les maternités, service immense rendu à l'hygiène, et qui sera pour l'Académie un titre impé
à la reconnaissance publique.

FIN.

TABLE DES MATIÈRES.

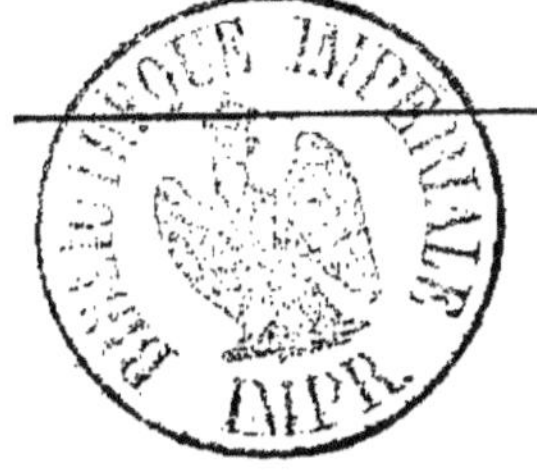

www.ingramcontent.com/pod-product-compliance
Lightning Source LLC
LaVergne TN
LVHW020131030726
842520LV00001B/110